高等学校"十四五"医学规划新形态教材

普通高等教育"十一五"国家级规划教材

（供临床·基础·预防·护理·口腔·药学等专业用）

耳鼻咽喉头颈科学

Er Bi Yanhou Toujing Kexue

第 3 版

主　编　韩德民

副主编　叶京英　徐　文　文卫平　殷善开

编者（以姓氏笔画为序）

马瑞霞	宁夏医科大学	王　硕	首都医科大学
王宁宇	首都医科大学	王海波	山东省耳鼻喉医院
文卫平	中山大学	孔维佳	华中科技大学
叶京英	清华大学	冯　永	中南大学
朱冬冬	吉林大学	刘　争	华中科技大学
江红群	南昌大学	孙敬武	中国科学技术大学
李永新	首都医科大学	李湘平	南方医科大学
余力生	北京大学	余洪猛	复旦大学
陈波蓓	温州医科大学	周　兵	首都医科大学
周水洪	浙江大学	房居高	首都医科大学
赵守琴	首都医科大学	胡国华	重庆医科大学
柯朝阳	暨南大学	查定军	空军军医大学
倪　鑫	首都医科大学	徐　文	首都医科大学
殷善开	上海交通大学	唐安洲	广西医科大学
崔晓波	内蒙古医科大学	崔鹏程	空军军医大学
阎艾慧	中国医科大学	韩德民	首都医科大学
程　雷	南京医科大学		

编写秘书　李彦如　首都医科大学

中国教育出版传媒集团

高等教育出版社·北京

内容提要

本书主要内容包括耳鼻咽喉头颈科疾病相关的解剖学及生理学知识,临床常用专科检查方法及设备,常见疾病的病因、病理、诊断及治疗,常用手术的适应证、禁忌证及手术方法,新增儿童耳鼻咽喉头颈外科学的特点。

本书在内容上较以往教科书做了较大的调整,体现了疾病谱的变化,并将成熟的对疾病的最新认识和最新诊疗技术介绍给读者。为将耳鼻咽喉和头颈部解剖结构及疾病生动、形象地介绍给读者,同时提高学生学习的兴趣,本书大幅度地增加了插图的数量,并采用套色印刷。此次修订后以新形态教材的形式出版,数字课程包括拓展图片和拓展知识等数字资源,扩展了教材内容。

本书除主要适用于临床、基础、预防、护理、口腔、药学等专业本科和长学制学生外,同时也可作为耳鼻咽喉头颈外科专业工作者临床工作、考研、职称晋升的重要参考书和手册用书。

图书在版编目(CIP)数据

耳鼻咽喉头颈科学 / 韩德民主编 . -- 3 版 . -- 北京 :
高等教育出版社,2023.1

供临床、基础、预防、护理、口腔、药学等专业用

ISBN 978-7-04-059282-5

Ⅰ. ①耳… Ⅱ. ①韩… Ⅲ. ①耳鼻咽喉科学 – 医学院校 – 教材②头 – 外科学 – 医学院校 – 教材③颈 – 外科学 – 医学院校 – 教材 Ⅳ. ① R76 ② R65

中国版本图书馆 CIP 数据核字(2022)第 154523 号

策划编辑 瞿德竑　责任编辑 瞿德竑　封面设计 张　楠　责任印制 存　怡

出版发行	高等教育出版社	网　　址	http://www.hep.edu.cn
社　　址	北京市西城区德外大街4号		http://www.hep.com.cn
邮政编码	100120	网上订购	http://www.hepmall.com.cn
印　　刷	唐山嘉德印刷有限公司		http://www.hepmall.com
开　　本	889mm×1194mm　1/16		http://www.hepmall.cn
印　　张	30		
字　　数	860 千字	版　　次	2005 年 2 月第 1 版
插　　页	5		2023 年 1 月第 3 版
购书热线	010-58581118	印　　次	2023 年 1 月第 1 次印刷
咨询电话	400-810-0598	定　　价	79.00元

数字课程（基础版）

耳鼻咽喉头颈科学
（第3版）

主编　韩德民

登录方法：

1. 电脑访问 http://abook.hep.com.cn/59282，或手机扫描下方二维码、下载并安装 Abook 应用。
2. 注册并登录，进入"我的课程"。
3. 输入封底数字课程账号（20位密码，刮开涂层可见），或通过 Abook 应用扫描封底数字课程账号二维码，完成课程绑定。
4. 点击"进入学习"，开始本数字课程的学习。

课程绑定后一年为数字课程使用有效期。如有使用问题，请点击页面右下角的"自动答疑"按钮。

Abook

耳鼻咽喉头颈科学（第3版）

（供临床·基础·预防·护理·口腔·药学等专业用）

耳鼻咽喉头颈科学
第3版

主编　韩德民

　　耳鼻咽喉头颈科学第3版数字课程与纸质教材一体化设计，紧密配合。数字课程包括拓展图片、拓展知识等，在提升课程教学效果的同时，为学生学习提供思维与探索的空间。

| 用户名： | 密码： | 验证码： | 5360 | 忘记密码？ | 登录 | 注册 |

http://abook.hep.com.cn/59282

扫描二维码，下载Abook应用

前言 FOREWORD

光阴荏苒,距离本教材上一次修订已有 10 年时间。在此期间我国经济社会和科学技术取得了长足的进步,高等医学教育的发展也随之面临着新的机遇和挑战。我国耳鼻咽喉头颈外科的高速发展,新的科学理论、学术思想及新技术成果不断涌现。在这样的大背景下,我们决定对第 2 版教材进行改版修订,使新版教材能够体现最新的学科进展。

根据第 2 版教材使用情况的反馈,结合近年来学科发展的前沿动态,总论在第 2 版内容的基础上新增了耳鼻咽喉头颈外科多学科诊疗及应用、人工智能和机器人手术的应用等本学科进展迅速的内容。各论中新增了自身免疫病、人工听觉技术等内容的新进展。此外,还根据新的指南和证据,更新了对鼻腔及鼻窦肿瘤、鼻部炎性疾病、睡眠呼吸障碍、临床嗓音医学与言语病理学、鼻颅底疾病等内容的介绍,供广大医学生在学习中参考。在形式上,采用套色印刷,使绘图更加生动、清晰、明了,不仅解剖学和手术学部分应用各种插图,同时在疾病的病理生理机制、检查法的应用等方面使用了大量的绘图和照片,使得相关内容更易于理解、掌握。第 3 版升级为新形态教材,数字课程中包括拓展图片、拓展知识等资源,丰富了内容的呈现形式,扩展了教材内容。

本教材各部分的执笔者大多是我国著名医学院校的知名专家,同时还新增了中青年骨干,他们具有很好的国内外教育背景,并长期活跃在临床和教学一线,能够准确把握学科的前沿动态及临床教学需求,使本书更好地体现了时代特色和需求。

谨此,对参加教材编写、绘图及编辑的全体同仁所付出的艰辛努力深表谢意,尤其是承担编写助理工作的王丹妮、羡慕、胡蓉、冯凌和何时知几位医师的辛勤劳动,并对为本书出版发行做出卓越贡献的各位同道表示衷心的感谢。

　　由于本书涉及的若干新领域有待进一步发展完善,加之时间仓促,篇幅有限,书中难免有疏漏不足之处,还望读者海涵,并提出宝贵的修改意见,以便再版时能予以补充完善。

韩德民

2022 年 3 月

目录 CONTENTS

第五篇 喉及喉咽疾病

第六篇 气管食管疾病

第七篇 颈 部 疾 病

第八篇 颅 底 疾 病

第九篇　特殊感染性疾病及自身免疫病

第 一 篇

总　　论

第一章　病史采集及常规检查法

概　述：

　　详细、准确地采集病史和进行专科检查是进行耳鼻咽喉头颈疾病诊断和治疗的前提。本章根据耳鼻咽喉头颈科学的专科特点，简述病史采集的内容和方法，重点介绍耳鼻咽喉头颈的常规检查方法以及内镜检查技术。本章是学习耳鼻咽喉头颈科学应掌握的内容。

第一节　病史采集

　　耳鼻咽喉头颈科学与其他临床学科一样，详细、准确地采集病史是做出正确诊断的重要一环。病史采集首先应询问患者姓名、性别、出生日期、职业、婚姻状况、籍贯、住址等一般项目，然后重点了解患者的主诉、现病史、既往史、个人史、家族史等，女性患者按病情需要了解其月经史和生育史。一般而言，就诊耳鼻咽喉头颈科的患者，其症状主要围绕耳、鼻、咽、喉及头颈部发生，应详细了解这些症状发生的时间、演变过程以及伴随的症状。

　　耳、鼻、咽、喉部及头颈部既相互独立，又相互联系，并且与神经系统、消化系统、呼吸系统及全身其他系统的关系甚为密切，如急性鼻炎可并发中耳炎、咽炎、喉炎，耳聋影响准确发音与言语交流。询问病史时，不仅要了解局部的情况，更要了解局部症状与全身疾病的相关性。

　　（一）耳部疾病的病史采集

　　耳司听觉及平衡觉功能，耳部及其周围的病变除可导致听觉和平衡觉功能障碍，出现耳聋、耳鸣、眩晕外，还可出现耳痛、耳漏等症状。这些症状也可以是全身疾病在耳部的反映。耳聋伴眩晕既可以是突发性聋或梅尼埃病等内耳疾病的症状，也可以是糖尿病、高血压等全身性疾病在耳部的表现。询问病史时，要了解症状发生的时间、演变过程，也要了解各症状之间的关联性，如耳痛伴有耳漏提示外耳或中耳的疾病，常见于外耳道炎、中耳炎等。由于中耳以咽鼓管与鼻咽部相连，在采集病史时还应了解有无鼻部及咽部的症状，如有无鼻阻塞、鼻漏等，中耳炎往往由于鼻腔炎症而加重。

　　（二）鼻部疾病的病史采集

　　鼻腔具有呼吸、嗅觉和共鸣等功能，鼻功能障碍表现为鼻塞、嗅觉减退和缺失及共鸣功能障碍。鼻部疾病还可导致头痛、鼻漏、鼻出血等症状。鼻塞是鼻及鼻窦疾病的常见症状，应了解鼻塞的时间，是间歇性、交替性或持续性，发生于单侧抑或双侧。嗅觉功能障碍伴鼻塞，应考虑呼吸性嗅觉减退和缺失。鼻源性头痛多为深部痛；使用鼻腔黏膜收缩剂或表面麻醉剂后，头痛可以减轻；应详细询问头痛部位和时间。遇鼻漏患者，应详细了解分泌物的性质。鼻出血应了解出血的量、时间及伴随症状等。注意遇大出血时，应首先采取止血措施，然后再详细了解病情。

（三）咽部疾病的病史采集

咽部病变可以出现咽痛、吞咽困难、咽部异物感、打鼾等症状。对咽痛的患者应了解有无发热、寒战等全身症状。吞咽困难者应了解其程度，咽部有无异物、堵塞、瘙痒、干燥等异常感觉。打鼾与睡眠时咽部软组织塌陷、上呼吸道气流受阻有关，应了解有无呼吸暂停等现象。

（四）喉部疾病的病史采集

喉部的主要生理功能为呼吸和发音，喉部及其周围的病变可引起声嘶和吸气性呼吸困难。喉部本身的病变以及支配声带运动的神经受损均可导致声嘶，应了解声嘶出现的时间和程度，是否逐渐加重，是否伴呼吸困难。喉部病变引起的呼吸困难可轻重不一，较轻者表现为体力活动时气促，严重时可窒息、死亡，应了解呼吸困难发生的时间和程度，有无声嘶、咳嗽等症状。

（五）头颈部疾病的病史采集

患头颈部疾病的患者多因自己或他人发现头颈部肿物而就诊。询问病史时，应了解肿物出现的时间，是否逐渐增大，有无疼痛、局部红肿等。颈部肿物多伴有鼻、咽、喉的症状，应详细询问。

第二节 常规检查设备的使用

耳、鼻、咽、喉各器官为管腔状结构，位置深，腔道小，必须借助合适的光源和专用器械，才能窥清深部结构。

（一）检查设备

耳鼻咽喉科的基本检查设备包括光源、额镜（head mirror）（图 1-1）、检查椅及耳镜（otoscope）、鼓气耳镜（pneumatic otoscope）（图 1-2）、前鼻镜（anterior rhinoscope）、间接鼻咽镜（indirect nasopharyngoscope）、间接喉镜（indirect laryngoscope）等（图 1-3）。

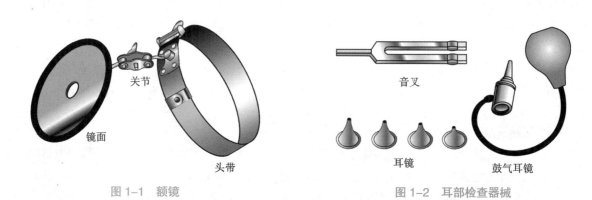

图 1-1 额镜

图 1-2 耳部检查器械

专科用光源以 100 W 附聚光透镜的检查灯最好，立地灯、明亮的自然光、电筒等均可利用。

额镜镜面是一个能聚光的凹面反光镜，焦距约 25 cm，中央有一小孔。镜体借一转动灵活的双球关节连接于额带上，光源可通过凹面镜反射至被检查部位，镜中央的小孔用于眼窥视。附带光源的头灯适于手术中使用。

耳镜和前鼻镜分别用于撑开外耳道和鼻前庭。间接鼻咽镜和间接喉镜为圆形反光镜，通过镜面反射可观察后鼻孔、鼻咽部和咽喉部。为防止镜面起雾，检查时应备酒精灯或加热器给镜面加温。

耳鼻咽喉检查时，患者一般取坐位，配备的检查椅应能升降，方便检查。

耳鼻咽喉综合诊疗台专为耳鼻咽喉检查和治疗而设计，配检查椅，集光源、加热设备、喷雾及吸引功能于一体，方便操作（图 1-4）。

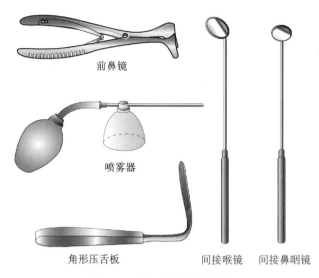

图 1-3 鼻咽喉部检查器械

前鼻镜
喷雾器
角形压舌板
间接喉镜
间接鼻咽镜

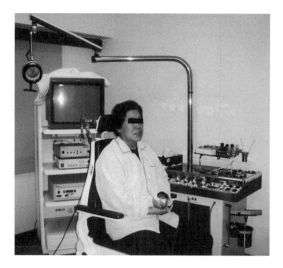

图 1-4 耳鼻咽喉综合诊疗台

（二）额镜的使用方法

如同内科医生必须学会使用听诊器一样,耳鼻咽喉科医生应掌握正确使用额镜的方法。

戴额镜前,先调节双球状关节的松紧度,使镜面既能灵活转动又不松滑下坠为宜。然后将额镜戴于头部,拉直双球状关节,使镜面与额面平行,镜孔正对检查者平视时的右眼或左眼。将光源置于额镜镜面同侧,略高于患者耳部,并距耳侧 10～20 cm,使光线投射到额镜镜面上,再调整额镜镜面,将光线反射聚焦到要检查的部位。检查者的视线则通过镜孔正好看到反射的聚焦光点,进行检查(图 1-5)。

对光是正确使用额镜的重要一环,应注意:① 光线与视线一致,随时保持瞳孔、镜孔、反光焦点和检查部位成一直线;② 焦距远近适宜(约 25 cm),调整光源的投射方向和额镜镜面的反光角度,并调整患者的头位,使反射的最明亮焦点光准确照射到检查部位;③ 双眼平视以成立体像;④ 保持舒适姿势,切勿扭颈弯腰及转身来迁就光源和反射光线。

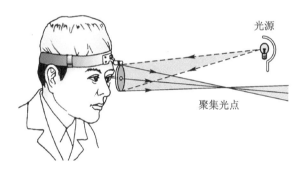

光源

聚集光点

图 1-5 额镜的佩戴与对光

（三）耳镜的使用方法

将耳镜从外耳道口顺外耳道长轴方向放入,耳镜前端不要超过软骨部,以免引起疼痛。当外耳道狭小或炎症肿胀时,可使用漏斗状的耳镜撑开狭窄、弯曲的耳道,避开耳道软骨部耳毛,保证光源照入,可清楚地观察鼓膜(图 1-6)。

（四）鼓气耳镜的使用方法

鼓气耳镜由一可以封闭外耳道的耳镜和一个可以向外耳道鼓膜加压的橡皮球组成(图 1-7)。将鼓气耳镜置于外耳道,使之密闭,通过挤压、放松橡皮球,向外耳道内加压和减压,使鼓膜向内、向外运动,可以判断鼓膜的运动度以及难以观察的小穿孔。

（五）前鼻镜的使用方法

先将前鼻镜的两叶合拢,与鼻腔底平行伸入鼻前庭,勿超过鼻阈,然后将鼻镜的两叶轻轻上下张开,抬起鼻翼,扩大前鼻孔进行鼻腔检查。检查完毕后应以半张开状态退出,以免夹住鼻毛(图 1-8)。

（六）间接鼻咽镜的使用方法

将镜面稍加热,防止检查时起雾,放入患者咽部前先在检查者手背上试温,确认不烫时,方可将间接鼻

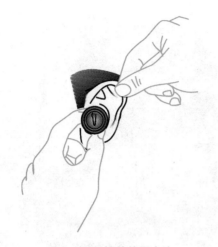

图 1-6 耳镜的使用方法

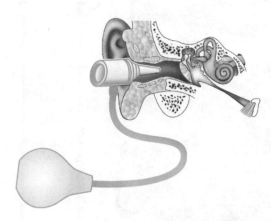

图 1-7 鼓气耳镜的使用方法

咽镜放入患者口咽部。患者端坐,用鼻呼吸以使软腭松弛。检查者左手持压舌板,压下舌前 2/3,右手持镜,镜面朝上,由张口之一角伸入口内,置于软腭与咽后壁之间,勿触及周围组织,以免引起恶心而妨碍检查(图 1-9)。调整镜面角度,依次观察后鼻孔、鼻咽各结构。对于咽反射较敏感者,可用 1% 丁卡因喷雾剂喷咽部黏膜,表面麻醉后再进行检查。

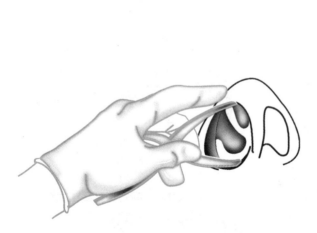

图 1-8 前鼻镜的使用方法

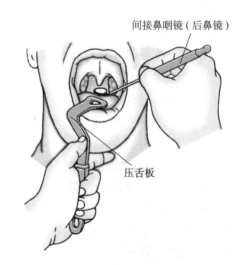

间接鼻咽镜(后鼻镜)

压舌板

图 1-9 间接鼻咽镜的使用方法

(七) 间接喉镜的使用方法

检查时患者端坐,张口、伸舌,检查者面对患者,先将额镜反射光的焦点调节到患者腭垂处,然后用纱布裹住舌前 1/3,用左手拇指和中指捏住舌前部,将其向前下方拉,示指抵住上唇,右手持间接喉镜,将加温而不烫的镜面朝前下方,镜背将腭垂和软腭推向后上方,进行喉及喉咽部检查(图 1-10)。

(八) 受检查者体位

在进行耳鼻咽喉常规检查前,应嘱受检查者保持合适体位。成年人受检查者应端坐在检查椅上,腰臀部紧靠椅背,上身稍向前倾,腰直头正,双膝并拢,双手置于膝上。检查者与受检查者可平行对坐,或受检查者取坐位,检查者站立,两者距离约 30 cm,调整椅凳高低,使检查者与受检查者头位同高。检查不合作的小儿,由家属或助手搂抱小儿于怀中坐在椅上,两大腿夹住小儿下肢,右手按住小儿双手及上胸,左手固定头部(图 1-11)。

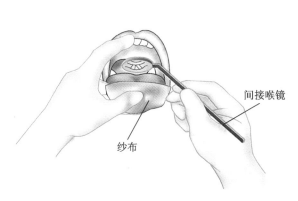

图 1-10　间接喉镜的使用方法

间接喉镜

纱布

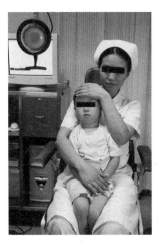

图 1-11　小儿检查体位

第三节　耳部检查

(一)耳郭及乳突部检查

耳郭及乳突部检查以望诊和触诊为主。注意有无耳郭畸形、耳郭囊肿、耳屏压痛和牵拉痛及乳突叩击痛。

(二)外耳道及鼓膜检查

由于外耳道呈弯曲状,应用单手或双手将耳郭向后、上、外方轻轻牵拉,使外耳道变直;同时可用示指将耳屏向前推压,使外耳道口扩大,以便看清外耳道及鼓膜(图 1-12)。婴幼儿外耳道呈裂隙状,检查时应向下牵拉耳郭,方能使外耳道变直。对于外耳道狭小、耳毛多的患者,可用耳镜检查。

正常外耳道软骨部有耳毛,覆有少量淡黄色耵聍碎片;骨部的皮肤较薄而平滑,略淡红,无耳毛。

正常鼓膜呈椭圆形浅漏斗状,向前外下方倾斜,小儿倾斜尤为明显。鼓膜呈珍珠样银灰色,半透明,有光泽(彩图 1-1)。鼓膜前上部的灰白色小突起为锤骨短突;从锤骨短突至鼓膜中央,有一白色条纹状结构,为锤骨柄;锤骨柄的末端、鼓膜紧张部的中央为鼓膜脐;自鼓膜脐、锤骨柄末端向前下达鼓膜边缘的一个三角形反光区称光锥。自锤骨短突到鼓膜前、后边缘的皱襞称前、后皱襞,在前、后皱襞以上部分的鼓膜为鼓膜松弛部,而以下的部分为鼓膜紧张部。为便于描述,经锤骨短突和鼓膜脐画一直线,另作一经鼓膜脐与上述直线垂直的线,将鼓膜分为前上、前下、后上和后下 4 个象限(图 1-13)。

检查鼓膜时,可先找从鼓膜脐到前下方的光锥,然后相继观察锤骨柄、短突及前、后皱襞,区分鼓膜松

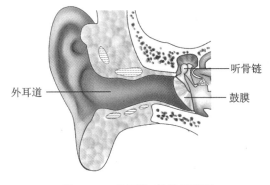

听骨链

外耳道

鼓膜

图 1-12　外耳道、鼓膜示意图

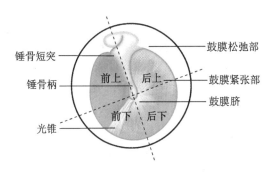

锤骨短突

锤骨柄

前上　后上

前下　后下

光锥

鼓膜松弛部

鼓膜紧张部

鼓膜脐

图 1-13　鼓膜示意图(左)

弛部和紧张部。观察鼓膜的颜色、位置和形态是否正常。

第四节 鼻 部 检 查

(一)外鼻检查

观察外鼻形态,有无外鼻畸形,皮肤有无变色或损害、肿胀。叩击额窦前壁有无叩击痛,以拇指和示指压迫眶内上角、尖牙窝有无压痛。

(二)鼻腔检查

先以拇指将鼻尖抬起并左右转动,观察鼻前庭。然后用鼻镜按下述头位顺序检查。第一头位:患者头面部呈垂直位或头稍低,观察鼻腔底、下鼻甲、下鼻道、鼻中隔前下部及总鼻道的下段。第二头位:患者头后仰30°,检查鼻中隔和总鼻道的中段及中鼻甲、中鼻道和嗅沟的一部分。第三头位:患者头继续后仰至60°,检查鼻中隔的上部、中鼻甲的前端、鼻丘、嗅沟和中鼻道的前下部。检查时,可随时调整头位,至看清需要观察的结构为止(图1-14)。最后通过间接鼻咽镜检查,可了解后鼻孔及鼻甲和鼻道的形态、颜色、分泌物等。

正常鼻黏膜呈淡红色,光滑,湿润,柔软而具弹性,各鼻道均无分泌物积聚。如鼻甲肿胀或肥大,可用1%麻黄碱生理盐水或其他鼻用喷雾状减充血剂,以收缩鼻黏膜,暴露鼻甲和鼻道。

(三)鼻窦检查

上颌窦、额窦、筛窦在体表有相应的投影区,观察局部皮肤有无红肿,有无压痛或叩击痛,可初步了解鼻窦有无病变。

通过前鼻镜、间接鼻咽镜的检查,观察鼻道中有无脓液及其所在部位,借以判断是哪一组鼻窦炎症。此外,尚需注意鼻道内有无息肉或新生物,鼻甲黏膜有无肿胀或息肉样变。

体位引流适用于疑为鼻窦炎而检查时未见鼻道中有脓液者。先用1%~2%的麻黄碱生理盐水棉片收缩鼻腔黏膜,使窦口通畅后,再进行体位引流,通过判断鼻腔脓性分泌物的来源,借以确定患者是否有鼻窦炎。若疑为上颌窦积脓,取侧卧位,健侧向下;如疑为额窦或筛窦积脓,则取正坐位。约15 min后再进行前鼻镜、间接鼻咽镜检查,观察鼻道中有无脓液。

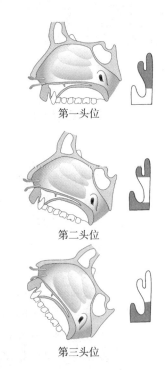

第一头位

第二头位

第三头位

图1-14 三种头位鼻腔检查的范围

第五节 咽喉部检查

(一)口咽部检查

患者端坐,放松,自然张口,用压舌板轻压舌前2/3处,观察口咽黏膜有无充血、溃疡或新生物;软腭有无松弛或裂开,双侧运动是否对称;腭垂是否过长、分叉;扁桃体表面有无瘢痕,隐窝口是否有脓栓或干酪样物;咽后壁有无淋巴滤泡增生、肿胀和隆起。咽部触诊可以了解咽后、咽旁肿物的范围、大小、质地及活动度。

(二)鼻咽部检查

利用间接鼻咽镜依次观察鼻咽各壁、软腭背面、鼻中隔后缘、后鼻孔、咽鼓管咽口、咽鼓管圆枕、咽隐窝及腺样体(图1-15),观察鼻咽黏膜有无充血、出血、溃疡、隆起及新生物等。

（三）喉咽部及喉部检查

喉咽部及喉部的检查需要使用间接喉镜。通过间接喉镜先检查舌根、会厌谷、会厌舌面、喉咽后壁及侧壁。然后再嘱患者发"衣"声，使会厌抬起暴露声门，此时可检查会厌喉面、杓区、杓间区、杓状会厌襞、梨状隐窝、室带、声带、声门下，有时还可见到气管上段的部分气管软骨环。在发声时可见到两侧声带内收，吸气时两侧声带外展（图 1-16）。正常情况下，喉咽及喉部的结构两侧对称；黏膜为淡粉红色，表面光滑；梨状隐窝无积液；两侧声带为白色，声带运动两侧对称。

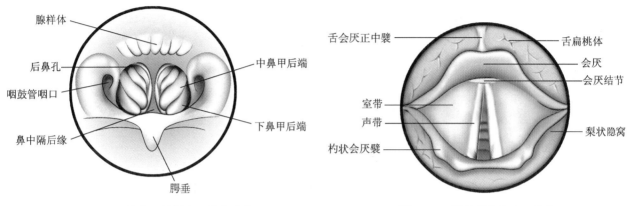

图 1-15　间接鼻咽镜检查正常鼻咽像　　　　图 1-16　间接喉镜检查正常像

有的患者咽反射敏感，需要行口咽黏膜表面麻醉后才能完成检查。如经口咽黏膜表面麻醉后仍不能顺利完成间接喉镜检查，则可选用纤维喉镜或电子喉镜检查。

第六节　颈部检查

颈部临床检查主要是望诊和触诊。先观察颈部两侧是否对称，有无肿胀、隆起或肿物。触诊时，医生宜站在患者背后，用双手触摸患者颈部，右手四指在颈部右侧，左手置颈部左侧。自乳突处开始，先沿胸锁乳突肌前缘向下，检查颈总动脉周围组织，至锁骨头处。再检查胸锁乳突肌及后缘，在斜方肌前缘检查颈后三角，至锁骨上缘。然后，检查下颌下、舌骨、甲状软骨、环状软骨及气管等软骨和软组织，注意上述器官有无肿胀或偏移。在气管两侧检查甲状腺情况。检查颈部肌肉活动情况时，可使患者左右转动颈部；或者医生用手推下颌骨前端向对侧，使患者用力向同侧转动，可见胸锁乳突肌突起。检查斜方肌时，医生在患者背后用手压两肩，使患者上提双肩，可感觉两侧运动是否对称。

触摸到颈部肿物时，应明确肿物的大小、位置、活动度及与颈总动脉的关系。

第七节　内镜检查技术

内镜技术在耳鼻咽喉科的应用，扩大了可视范围，使检查更详细，手术更准确，并可将检查结果和手术过程通过显示屏、照相打印和录像等方法记录和保存，便于开展科学研究和教学。

耳鼻咽喉科使用的内镜分软性镜和硬性镜两大类（图 1-17）。一般而言，软性镜管径细，头部可弯曲，可进入管腔、裂隙内；硬性镜管径大，亮度高，适合手术操作。

（一）耳内镜检查

耳内镜包括鼓膜镜、鼓室镜及咽鼓管镜。鼓膜镜为硬性镜，鼓室镜有硬性镜和软性镜两种，咽鼓管镜为软性镜。鼓膜镜直接经外耳道观察鼓膜。中耳鼓室镜需在鼓膜表面麻醉后切开一小孔，经小孔或是鼓

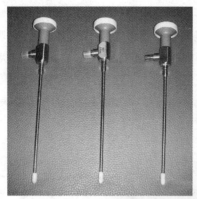
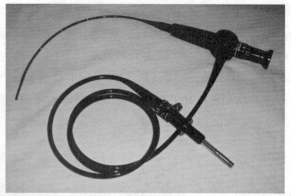

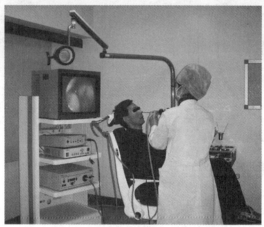

图 1-17　耳鼻咽喉科常用内镜及检查法

膜穿孔,进入鼓室进行检查,可观察咽鼓管有无炎症,听骨链是否完整等。咽鼓管镜检查则经咽鼓管咽口,依次观察咽鼓管软骨部、峡部、鼓部,进入中耳鼓室后,可进一步观察鼓室内结构(图 1-18)。

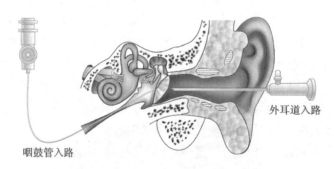

咽鼓管入路　　　　外耳道入路

图 1-18　耳内镜检查入路示意图

(二)鼻内镜检查

临床常用硬质鼻内镜,有 0°、30°、70° 及 120° 等多种视角镜。收缩并麻醉鼻黏膜后,按顺序逐一部位检查。首先观察下鼻甲表面、下鼻道和鼻中隔,通常使用 0° 镜;然后观察中鼻甲、中鼻道、蝶筛隐窝,多使用 70° 或 30° 镜;再观察额隐窝、嗅裂、上鼻甲、上鼻道,多使用 70° 镜;最后进入鼻咽部检查,观察咽隐窝、鼻咽顶、咽鼓管咽口等。120° 镜可经口咽部向上观察后鼻孔和鼻咽部(图 1-19)。

(三)咽喉内镜检查

咽喉内镜有硬性镜和软性镜之分。硬性镜为 90° 和 120° 视角镜,向上可观察鼻咽部,向下可观察喉咽部和喉部。软性镜包括纤维咽喉镜和电子咽喉镜。软性镜检查前根据情况行鼻、口咽及喉咽黏膜表面麻醉,

然后,将咽喉镜从鼻腔导入,通过鼻咽、口咽到达喉咽,或直接经口导入,对鼻咽部、喉咽部及喉部进行检查
(图 1-20)。

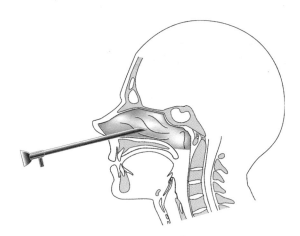 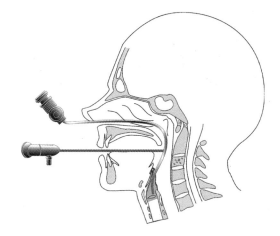

图 1-19　鼻内镜检查示意图　　　　　　　　　　图 1-20　咽喉内镜检查示意图

（唐安洲）

第二章　抗生素及糖皮质激素的应用原则

概　述：

　　耳鼻咽喉头颈科就其发展历史虽属外科范围,但随着人们对耳鼻咽喉头颈部炎症机制和本质认识的加深,抗炎药物的使用已成为临床治疗的重要组成部分。临床上使用的抗炎药物有抗感染药(抗生素)、糖皮质激素和非甾体抗炎药(阿司匹林制剂),本章就耳鼻咽喉头颈科常用的抗生素和糖皮质激素作简要介绍。

第一节　抗生素的应用

(一) 耳鼻咽喉感染的常见细菌

　　人的上呼吸道及外耳道有多种菌属寄居,正常情况下,这些微生物对人体无害。它们不仅与人体处于平衡状态,且菌群之间也互相制约,维持相对平衡。当人体或呼吸道局部防御功能降低时,原已存在于上呼吸道或从外界侵入的病毒或细菌迅速繁殖,导致感染。各种导致全身或呼吸道局部防御功能降低的原因,如劳累、淋雨、气候突变等均可成为感染的诱因。常见的病原菌有溶血性链球菌、金黄色葡萄球菌(简称金葡菌)、肺炎链球菌(又称肺炎球菌)、流感嗜血杆菌、卡他莫拉菌、铜绿假单胞菌、支原体及特异性感染的结核分枝杆菌、白喉杆菌。其中溶血性链球菌多引起咽部感染,肺炎链球菌、变形杆菌、金黄色葡萄球菌、铜绿假单胞菌多引起中耳感染,流感嗜血杆菌、肺炎链球菌、卡他莫拉菌、金黄色葡萄球菌、铜绿假单胞菌多引起鼻部感染。颈部间隙感染往往为多种细菌的混合感染。值得注意的是,细菌在中耳腔、鼻窦腔可形成细菌生物膜(bacterial biofilm),成为这些部位慢性感染的主要原因。因此,治疗耳鼻咽喉细菌感染性疾病的首选措施是应用抗生素清除病灶中的细菌。

(二) 细菌对抗生素的耐药性

　　在应用抗生素治疗细菌感染性炎症时主要面临两个问题,即细菌对抗生素的敏感性和耐药性。细菌耐药性的产生和增加常使其对抗生素的敏感性下降而使抗感染治疗失败。

　　细菌耐药性(bacterial resistance)是微生物固有的天然抗生现象。微生物接触到抗生素后,大部分微生物被抗生素杀灭,但有极少数微生物通过相关基因的突变,产生了具有抗药性的 DNA 片段,这个 DNA 片段能够通过细菌之间的接触转移给本无抗药性的细菌,使后者变成了耐药菌。一个耐药菌株又将自己的耐药基因遗传给 24 h 之后的 16 777 220 个后代。这样,抗生素在清除感染的同时,又可使微生物产生耐药性。目前,临床上难治性感染越来越多,治疗感染性疾病的费用越来越高,多是因为耐药菌感染所致。耐药菌株迅速增加已构成对人类健康新的威胁,耐药菌引起的感染已经使人类在生命和经济上付出了沉痛和高昂的代价。据我国原卫生部(2018 年已重组为国家卫生健康委员会)疾病控制司 2000 年发布的资料,在我国因呼吸道感染得不到有效控制而死亡已成为主要死亡原因之一。细菌耐药作为全球范围内的重大公共卫生问题之一，中国细菌耐药监测网（China Antimicrobial Resistance Surveillance System, CARSS）每年度统计临床常见分离菌对各类抗菌药物的敏感率和耐药率，编写年度细菌耐药监测报告，并持续监测耐药性变迁情况，为制定和评价抗菌药物临床应用管理政策提供了科学依据。

滥用抗生素是耐药细菌迅速增加的主要原因。世界卫生组织（WHO）药物检测小组的调查（2000 年）显示，在初级医疗保健体系中 30% ~ 60% 的抗生素用量是临床真正需要的 2 倍，住院患者中应用抗生素药物的约占 30%（我国为 57%），抗生素药费占全部药品支出的 15% ~ 30%。外科患者有 42% 不恰当地使用了抗生素，而我国呼吸道病毒感染者有 97% 使用了抗生素。滥用抗生素主要表现为：适应证掌握过宽，不重视病原菌的检查；过多地以预防药用于临床；不了解各种抗生素的药物代谢动力学特点，采用不规范的给药途径、剂量和间隔时间。滥用抗生素的后果使人们不能不担心是否会有一种对所有抗生素都具有耐药性的细菌出现。因此，密切关注细菌的耐药趋势和规范使用抗生素，是临床医生的重要职责。

（三）抗生素简介

1. **青霉素类**　主要对革兰阳性菌、阴性球菌敏感，包括青霉素 G（penicillin G）、青霉素 V（phenoxymethylpenicillin）、耐青霉素酶的甲氧西林（methicillin）、广谱青霉素类的氨苄西林（ampicillin）、阿莫西林（amoxicillin）、羧苄西林（carbenicillin）等。

迄今为止，青霉素 G 仍为耳鼻咽喉科常见感染的首选药物。其中，氨苄西林、阿莫西林对流感嗜血杆菌、大肠埃希菌有良好的抗菌作用，羧苄西林对铜绿假单胞菌有良好的抗菌作用。

青霉素类吸收后迅速分布于全身组织器官，其血清半衰期一般较短，为 0.5 ~ 1 h。在颈部间隙感染灶、脓肿和有炎症的中耳、鼻窦渗出液中，其浓度足以抑制多数细菌。

2. **头孢菌素类**　具有抗菌谱广，抗菌作用强，耐青霉素酶，临床疗效高，毒性低，过敏反应较青霉素类少见等优点。根据抗菌谱和抗菌活性将其分为 4 类。

（1）第一代头孢菌素　包括头孢氨苄（cefalexin）、头孢拉定（cefradine）、头孢噻吩（cefalotin）、头孢唑林（cefazolin）、头孢噻啶（cefaloridine）、头孢曲秦（cefatrizine）等。头孢噻吩、头孢唑林主要用于产酶金黄色葡萄球菌所致的严重感染。口服制剂主要用于轻、中度呼吸道感染，颌面部软组织感染，但其疗效并不优于价格低廉的喹诺酮类、青霉素类。

（2）第二代头孢菌素　包括头孢呋辛（cefuroxime）、头孢呋辛酯（cefuroxime axetil）、头孢克洛（cefaclor）等。对革兰阴性菌的作用较强，用于治疗大肠埃希菌、克雷伯菌、变形杆菌、肺炎链球菌、流感嗜血杆菌所致的感染。

（3）第三代头孢菌素　注射用制剂有头孢噻肟（cefotaxime）、头孢唑肟（ceftizoxime）、头孢甲肟（cefmenoxime）、头孢曲松（ceftriaxone）、头孢他啶（ceftazidime）、头孢哌酮（cefoperazone）、头孢匹胺（cefpiramide）等。口服品种有头孢克肟（cefixime）、头孢布烯（ceftibuten）、头孢地尼（cefdinir）、头孢他美酯（cefetamet pivoxil）。第三代头孢菌素主要用于治疗革兰阴性和阳性需氧菌所致的严重感染和败血症，但对肺炎嗜血球菌的疗效不比青霉素或头孢唑林强；对院内感染的大肠埃希菌、克雷伯菌和铜绿假单胞菌有效。头孢噻肟、头孢曲松可通过血脑屏障，用于治疗革兰阴性杆菌脑膜炎。

（4）第四代头孢菌素　在保留第三代头孢菌素相似的对革兰阴性菌强大活性的同时，增强了对革兰阳性菌的抗菌作用。有头孢匹罗（cefpirome）、头孢吡肟（cefepime）、头孢克定（cefclidin）等。

3. **β- 内酰胺酶抑制剂**　许多致病菌能产生 β- 内酰胺酶，该酶能水解青霉素类和头孢菌素类结构中的 β- 内酰胺环而使抗生素失去抗菌活性。目前应用于临床的 β- 内酰胺酶抑制剂主要有：

（1）克拉维酸（clavulanic acid）　常与阿莫西林制成联合制剂，为阿莫西林 – 克拉维酸（Augmentin，奥格门汀），主要用于产酶金黄色葡萄球菌、肠球菌感染，对产酶的流感杆菌、卡他莫拉菌也有较强活性，但不适于耐甲氧西林金黄色葡萄球菌感染。

13

（2）舒巴坦（sulbactam） 常与氨苄西林制成联合制剂，为氨苄西林－舒巴坦（Unasyn，优立新）。主要用于产酶的流感嗜血杆菌、卡他莫拉菌、金葡菌、肠杆菌科细菌等感染。对铜绿假单胞菌无效。

（3）他唑巴坦（tazobactam） 为作用更强的β－内酰胺酶抑制剂，与哌拉西林（piperacillin）制成复方制剂在临床使用。

4. 氨基糖苷类 包括链霉素（streptomycin）、新霉素（neomycin）、卡那霉素（kanamycin）、庆大霉素（gentamycin）、妥布霉素（tobramycin）等。主要用于敏感需氧阴性杆菌所致的严重全身感染，亦可用于金葡菌或病原未查明的严重感染或败血症。氨基糖苷类由于有显著的耳毒性和肾毒性，如新霉素、卡那霉素已基本不用。现在临床上链霉素主要用于治疗结核，庆大霉素、妥布霉素应用时也应注意监测听力改变和肾功能。药物可通过胎盘而影响胎儿，孕产妇慎用。肾功能正常者，氨基糖苷类的用法以每日给药1次为宜。

5. 大环内酯类 以往常用者有红霉素、麦迪霉素、螺旋霉素，近年又有罗红霉素、阿奇霉素、克拉霉素、氟红霉素、地红霉素等。大环内酯类吸收后，其在组织中的浓度高于血液浓度。对金葡菌、卡他莫拉菌、流感杆菌、支原体、衣原体有较强的抗菌活性。大环内酯类属于快效抑菌剂，仅适用于轻、中度感染，一般不宜作为严重感染的主要用药。近年发现，大环内酯类尚有免疫调节作用。

6. 喹诺酮类 是近年发展较快、应用广泛的化学合成药。目前临床应用的第三代氟喹诺酮类有诺氟沙星（norfloxacin）、培氟沙星（pefloxacin）、氧氟沙星（ofloxacin）、环丙沙星（ciprofloxacin）等。近年又有多种品种上市，如司帕沙星、莫西沙星、加替沙星等。主要用于革兰阴性菌感染。18岁以下的患者禁用，因其可影响骨及软骨发育。

7. 其他抗生素

（1）林可霉素与克林霉素 克林霉素是林可霉素的半合成衍生物，但其疗效优于后者。主要用于金葡菌等革兰阳性球菌及各种厌氧菌所致的感染，也适用于对青霉素和头孢菌素过敏者的各种链球菌所致的咽喉炎、中耳炎等。

（2）多肽类抗生素 包括万古霉素、多黏菌素、杆菌肽等。对各种革兰阳性菌有强大作用，很少有耐药菌株。由于有显著的耳毒性和肾毒性，故仅用于多重耐药的耐甲氧西林金葡菌引起的严重感染。

（3）磷霉素 对金葡菌等革兰阳性菌、多种革兰阴性菌有一定抗菌作用。

（四）抗生素的合理应用

1. 抗生素使用的一般原则 合理使用抗生素系指在明确指征下选用适宜的抗生素，采用适当剂量和疗程，同时采取其他措施增强患者的免疫力和防止各种不良反应的发生。

（1）尽早确立病原学诊断，尽可能在病变组织分离、鉴定病原菌并进行药物敏感试验。没有任何感染临床表现的细菌阳性结果多无意义，常为污染菌、正常菌群或寄殖菌，因而不应使用抗生素。

（2）在病原菌和药物敏感试验未获结果前，可根据经验选用合适的抗生素。例如，急性扁桃体炎多为溶血性链球菌感染，首选青霉素。这就要求医生应熟悉常用抗生素的适应证、抗菌活性、药物代谢动力学和体内分布特点及不良反应。

（3）选用抗生素，应将其最突出的特点用于临床。其特点主要从抗菌特点、组织分布和安全性考虑。如青霉素类、头孢类在血中、组织液中浓度高，而大环内酯类则在细胞内浓度高，很难清除中耳炎分泌物中的病原菌，因此，治疗流感嗜血杆菌性中耳炎时以前者效果较为明显。第三、四代头孢菌素，氟喹诺酮类的抗菌谱广，对革兰阴性菌作用更为突出。氟喹诺酮类如环丙沙星、氧氟沙星等对革兰阴性菌作用明显，不适用于溶血性链球菌、肺炎链球菌等革兰阳性菌引起的急性扁桃体炎、急性鼻窦炎、急性咽炎，但可用于下呼吸道感染。掌握几种广谱抗生素便可对付诸多致病菌感染的做法是不对的，广谱抗生素的效果不一定优于窄谱抗生素，滥用反而增加细菌的耐药性。

（4）应按患者的生理和病理状况选用抗菌药，因不同人群其器官病理、生理状况不同，药物在体内的代谢、排除途径也不同，故选用药物时应注意：老年人应常用毒性较小的β－内酰胺类，剂量应低于成年人；

儿童应按体重计算剂量,新生儿则按日龄计算,最安全的药物是β-内酰胺类;孕妇宜选用β-内酰胺类、大环内酯类(酯化物除外)、磷霉素等。避免应用对胎儿有影响的抗生素,如四环素类、红霉素酯化物、磺胺、呋喃类、氟喹诺酮类、万古霉素类、氯霉素和氨基糖苷类。

(5)对预防用药要严加控制。预防用药仅适用于:① 风湿性或先天性心脏病患者行扁桃体切除术;② 严重感染性病灶的清除;③ 大的肿瘤手术;④ 耳蜗植入术或其他成形、修复和重建手术;⑤ 耳鼻咽喉外伤。

2. 抗生素的治疗性应用　抗生素在临床上的治疗性应用应该只限于细菌感染性炎症。从这个意义上讲,将抗生素与抗炎药等同是不正确的。耳鼻咽喉头颈科所涉及的细菌性感染性疾病大多为常见多发病,抗生素的主要应用方法如下。

(1)急性化脓性感染的序贯治疗　序贯治疗(sequential therapy)是指在感染的早期采用静脉给药,待临床症状基本稳定或改善后,改为口服方式给药。适用于急性化脓性鼻窦炎、急性化脓性扁桃体炎、急性会厌炎、急性化脓性中耳炎等。序贯治疗的概念是基于抗感染治疗费用迅速增高、医疗资源浪费较大、患者负担日益加重的情况下提出的,其目标是在保证有效治疗的前提下,节省医疗资源,减轻患者负担。序贯治疗的基本原则是采用同类抗生素或抗菌谱相仿的不同类药物分两阶段进行治疗。第一阶段为静脉给药3天,第二阶段为口服给药7~10天。给药方式转换的临床标准为:① 急性期症状好转。② 体温恢复正常至少24 h。③ 白细胞计数和分类计数恢复正常。④ 无严重并发症。

(2)重度感染　包括严重的颈部间隙感染和感染性颅内并发症。必须采取快速、足量给药,根据药物代谢动力学特点、组织穿透能力和半衰期确定抗生素的选择、每天给药次数和间隔。通常每日量分2~4次给予,如临床效果欠佳,可在用药后48~72 h考虑调整。

(3)病毒性感染和发热原因不明者,除病情危重或并发细菌感染外,不宜轻易采用抗菌药物。

(4)青霉素至今仍是治疗细菌感染性疾病的首选药物。大环内酯类适用于皮肤、软组织和呼吸道的轻、中度感染。氨基糖苷类因其耳毒性和肾毒性,不宜作为门诊一线药物,尤其用于小儿和孕妇更为不当。

(5)头孢菌素类除第一代、某些第二代及口服制剂外,一般均为首选药物。

(6)皮肤、黏膜及创腔等局部应尽量避免应用抗生素,因易引起细菌耐药性或超敏反应。主要供局部应用的有莫匹罗星(mupirocin)。

3. 外科手术抗生素的预防性应用　预防性抗生素应用的目的是杀灭手术区域来自空气、局部环境及患者自身的细菌,以防止手术区的感染,故预防性抗生素的作用也只限于手术时段。抗生素的预防性应用多主张在手术切开前30 min内输入足够剂量的抗生素,如手术时间超过6 h,在术中应再次给药。术后可继续给药至48~72 h。这种方法主要适用于无菌清洁性手术。如手术部位原有感染或手术区域含菌量较多,则术后可用药数日。耳鼻咽喉头颈外科手术既有清洁手术(如内耳手术、耳神经外科手术),也有污染手术(如颈部间隙脓肿切开引流、化脓性乳突炎的乳突根治术),还有直接与外界暴露的手术区域含菌量较多的手术(如口咽部手术、鼻腔手术、喉部手术)。因此,手术预防性用药的使用应根据具体情况而定。合理地预防性使用抗生素不仅可减轻患者的经济负担,更是减缓耐药菌株产生的有力措施之一。应注意的是,术后在局部术腔涂撒抗生素粉末的做法实不可取。

4. 抗生素的局部应用　一般来说,属全身应用的抗生素不宜局部使用,但莫匹罗星局部用于中耳腔、鼻窦腔可减少细菌生物膜的形成,可用于皮肤的化脓性感染。

第二节　糖皮质激素的应用

临床上应用的糖皮质激素主要是指由肾上腺皮质束状带分泌的糖皮质激素,这类激素又称皮质激素或皮质类固醇(corticosteroids)。糖皮质激素有抗炎、抗水肿、减轻小血管痉挛和抗内毒素损伤等重要药理作用,因此在耳鼻咽喉科临床占有重要地位。

(一) 糖皮质激素应用的药理学基础

1. 抗炎和免疫抑制作用　现代免疫病理学的研究表明,炎症的发生一般有三个阶段:激发因子(病原微生物、抗原及其他刺激因子)——对组织的攻击;炎性应答——免疫活性细胞和炎性细胞的激活、汇聚和释放多种细胞因子、炎性介质;炎性反应——终末器官对细胞因子、炎性介质的应答反应(血管扩张、血浆渗出、腺体分泌等)。超过 4 周以上的慢性炎症明显地表现出第二阶段的特征,可能为细胞介导下的免疫应答。糖皮质激素可在炎症发生的第二个阶段,通过抑制免疫活性细胞的激活及细胞因子(cytokine)、促炎介质(proinflammatory mediator)和炎性介质的释放,发挥显著的抗炎和免疫抑制作用。

2. 抗组织水肿作用　由物理或化学因素造成的组织损伤,使组织释放蛋白水解酶引起血管内皮细胞破坏,血管通透因子大量合成和释放。糖皮质激素可拮抗上述作用,迅速减轻组织水肿。

3. 抗毒素作用　病原微生物释放的内毒素可使溶酶体膜破坏,释放内源性致热原。糖皮质激素有中和毒素的能力。

4. 糖皮质激素可减轻小血管对缩血管因子的应答能力,因此能解除小血管痉挛,改善微循环。

5. 糖皮质激素可抑制成纤维细胞活性,故能减轻创伤后的纤维增生、组织粘连和瘢痕。

糖皮质激素的给药方式分为全身给药(注射或口服)和局部用药(喷入或滴抹)。前者多用于病情急重者,后者用于病情较轻或呈慢性者。在耳鼻咽喉头颈外科,全身给药多为突击或短程给药,应注意其不良反应,如骨质疏松、消化道溃疡等,以及禁忌证,如严重高血压、骨折或创伤恢复期、新近胃肠手术、中重度糖尿病、溃疡病、角膜溃疡、精神病等。

(二) 临床常用的糖皮质激素

1. 全身用药　根据药物在体内的半衰期,临床常用的糖皮质激素分为:

(1) 短效　可的松(cortisone)、氢化可的松(hydrocortisone)(前者在肝内转化为后者才生效)。

(2) 中效　泼尼松(prednisone)、泼尼松龙(强的松龙,prednisolone)(前者在肝内转化为后者才生效)。

(3) 长效　地塞米松(dexamethasone)、倍他米松(betamethasone)。

2. 鼻腔局部用药　常用的药物有倍氯米松(beclomethasone)、氟替卡松(fluticasone)、布地奈德(budesonide)和曲安奈德(triamcinolone acetonide)。这类药物均制成喷鼻剂使用。

(三) 糖皮质激素在耳鼻咽喉科的应用

1. 局部给药　耳鼻咽喉与外界直接相通,给直接用药带来方便。因为糖皮质激素有较强的局部活性,因此对病变部位直接用药已成为耳鼻咽喉头颈外科临床治疗的主要方法之一。

(1) 经鼻给药　是治疗呼吸道慢性炎性反应的最常用的给药方式。经鼻腔直接给予全身剂量的几十分之一的药量便可使其在局部以较高的浓度发挥作用。同时,近年随着人工合成技术的进步,使一些局部用糖皮质激素的全身生物利用度降低至最低,避免了糖皮质激素的全身不良反应。经鼻给药的剂型是鼻腔喷剂,主要用于治疗:

1) 免疫性疾病　变应性鼻炎、变应性真菌性鼻窦炎、鼻息肉和鼻息肉病。由于这类疾病常影响下呼吸道或并发支气管哮喘,故经鼻给药还可治疗和预防哮喘。

2) 非免疫性非感染性鼻炎　血管运动性鼻炎、嗜酸细胞增多性非变应性鼻炎、药物性鼻炎等。因这类鼻炎的发生有多种介质、某些细胞因子的参与,故组织学有类似炎症的改变。

3) 感染性鼻窦炎　尽管病原微生物是感染性鼻窦炎发病的主要因素,但鼻黏膜原有的非感染性炎症也是促发因素,因此在应用抗生素控制炎症 3 天后可鼻内给予糖皮质激素。

4) 鼻窦炎的围手术期　鼻内应用有助于减轻鼻黏膜的炎症反应。

(2) 鼻内给药的不良反应

1) 鼻腔局部的不良反应　仅有轻度的刺激感、干燥感,偶有轻度鼻出血。个别患者可在用药第 1 年内发生鼻中隔穿孔,与其喷药时喷嘴经常对着鼻中隔一个位点有关。应嘱咐患者掌握好喷药方向。

2)对下丘脑-垂体-肾上腺(HPA)轴的影响 理论上,鼻内给以糖皮质激素可吸收至全身。但由于临床上鼻内给药的剂量很低,限制了药物的生物利用度,以致 HPA 轴受影响的风险降到最低。临床研究已证实,除了地塞米松和倍他米松外,目前鼻内用的糖皮质激素制剂如氟替卡松、布地奈德和曲安奈德等皆未发现对 HPA 轴的影响。

3)其他不良反应 对于只接受鼻内糖皮质激素的患者,至今尚未发现有影响幼童生长、代谢障碍、眼压增高和易形成白内障等不良反应。虽然尚无胎儿畸形的报告,但应用时仍需注意。

(3)其他部位的局部给药 外耳、鼻前庭湿疹以霜剂涂抹,分泌性中耳炎鼓室内注入,渗出较多的中耳急、慢性化脓性炎症可与抗生素滴剂并用。

2. 全身用药

(1)感染性炎症 首选措施是应用抗生素清除病灶部位的致病菌。下列情况应同时注射糖皮质激素。

1)急性喉炎、会厌炎 如出现黏膜水肿,应及早注射糖皮质激素以尽快减轻水肿,解除喉阻塞(又称喉梗阻)症状。

2)下颌下蜂窝织炎、颈部间隙感染等严重感染所致的感染性休克。

(2)变应性疾病

1)过敏性喉水肿 因发病急,引起明显喉阻塞,故应及时注射糖皮质激素。

2)季节性变应性鼻炎(花粉症) 症状严重甚至伴哮喘者,可应用 1 周,继之鼻内给药。

3)鼻息肉 鼻息肉体积较大,已达鼻内孔,影响手术器械深入鼻腔,或伴有哮喘发作者。

4)阿司匹林三联症 亦称 Widal 三联症(Widal triad),患者同时患有阿司匹林不耐受、支气管哮喘和鼻息肉。

此外,梅尼埃病急性发作时也可使用。

(3)严重损伤

1)上消化道化学性烧伤 应及时应用糖皮质激素,以减轻局部水肿和防止后期严重瘢痕粘连而造成消化道狭窄。

2)上呼吸道创伤 包括物理性(烫伤、顿挫伤)、化学性(有害气体、液体)刺激所致的黏膜损伤,为减轻黏膜水肿,维持呼吸道畅通和减少后期粘连,应及时应用糖皮质激素。

3)颅底、颌面创伤 早期应用以减轻面神经、听神经和视神经水肿。如神经障碍明显,可采用冲击疗法。地塞米松每日静脉滴注 40～50 mg,3 日后每 3 天递减 10 mg。

(4)与微循环障碍有关的神经功能障碍 突发性聋、面瘫等可给予泼尼松 30 mg/d 连服 7 天,7 天后每日递减 5 mg;或地塞米松每日静脉滴注 10～20 mg,3 日后每 3 天递减 5 mg。

3. 不良反应及处理措施

(1)诱发和加重感染 应用糖皮质激素可使机体免疫功能降低,易诱发感染和潜在病灶扩散,尤其是当泼尼松 >15 mg/d 时。常见的感染有金葡菌、真菌和病毒感染,以及结核病灶的扩散。一旦有相关证据应及时加用抗生素。

(2)诱发和加重溃疡 消化性溃疡是常见的不良反应之一,与剂量有关。每日 10 mg 的泼尼松,胃肠道不良反应低于各种常用的非甾体抗炎药,无需特殊用药;但大剂量使用糖皮质激素时,建议加用胃黏膜保护剂或抑酸剂。

(3)医源性肾上腺皮质功能亢进 急性期应注意低血钾、水肿、高血压、高血糖。多在停药后消失或减轻。

(4)其他 如无菌性股骨头坏死、对生殖功能的影响、对儿童生长发育的影响、行为与精神异常等。长期使用者,不论剂量大小,均应补充钙盐及维生素 D。

(朱冬冬)

第三章　头颈部恶性肿瘤非手术治疗概述

概　述：

　　头颈部恶性肿瘤是一类严重危及患者生命健康的恶性疾病。解剖位置的相关性，病因、病理的相似性，以及器官功能的重要性，决定了头颈部恶性肿瘤的治疗既要根治肿瘤，又要兼顾功能保护和重建。现有的治疗方法包括手术、放射治疗（简称放疗）、化学药物治疗（简称化疗）及靶向免疫药物治疗。近年来，以免疫检查点抑制剂为代表的肿瘤生物治疗，在复发或转移性头颈部鳞状细胞癌治疗中表现出色，具有广阔的研究前景。

第一节　头颈部恶性肿瘤的特点

　　头颈部恶性肿瘤在解剖上位于上呼吸道和消化道的入口，因此具有一些共同的特征。

　　在病因上，多数头颈部恶性肿瘤都与吸烟和饮酒有关。如喉癌、下咽癌等。在病理上，除了甲状腺和涎腺等部位的恶性肿瘤外，其他头颈部的恶性肿瘤以鳞状细胞癌（简称鳞癌）多见。

　　生长于耳、鼻、咽喉或头颈部的恶性肿瘤，无论原发部位在哪个器官，都可对机体产生严重的危害。例如，位于咽喉部的肿瘤，可以引起声嘶（又称声音嘶哑）、咽喉疼痛、吞咽困难及呼吸困难，严重者可引起喉阻塞、窒息，甚至危及生命。发生于鼻腔、鼻窦的恶性肿瘤，可引起鼻塞、鼻出血、头痛和张口困难等症状。发生于耳部的恶性肿瘤，可破坏耳部的结构，引起听力下降、头晕、耳鸣、面瘫等症状。

　　由于头颈部肿瘤部位深而隐蔽，早期症状不明显，易造成漏诊和误诊。例如，声门上喉癌、下咽癌早期都缺乏特征性的症状，直至病变发展到相当程度，出现相关症状，患者才会就诊。部分鼻咽癌患者，早期并无症状，出现颈淋巴结转移就诊才被确诊。鼻窦癌早期症状不明显，出现症状确诊时多属晚期。

　　头颈各部位的恶性肿瘤由于解剖上的特点，常可相互影响或侵犯周围的重要结构。例如，耳部的恶性肿瘤可侵犯颅底，引起脑神经受损的症状，出现头痛、面瘫等；鼻腔及鼻窦的恶性肿瘤，向后扩展侵犯翼肌，可引起张口困难，向上侵犯可破坏颅底而引起脑神经功能障碍的症状；下咽癌可累及喉部或食管；甲状腺癌可侵及喉和气管等。

　　由于头颈部恶性肿瘤多数位于上呼吸道和消化道的入口，因此手术切除后都有重建咽、喉等器官的发音、呼吸和吞咽功能的问题。为此，头颈外科术后的组织缺损修复重建技术显得格外重要。

　　总之，认识头颈部恶性肿瘤的上述特点，早期诊断，早期治疗，是提高治愈率，改善预后的关键。

第二节　头颈部恶性肿瘤的多学科团队诊疗模式

多学科协作诊治（multidisciplinary team，MDT）是指以患者为中心，针对特定疾病，依托多学科团队，制定规范化、个体化、连续性的综合治疗方案。MDT 与普通科室间会诊的不同在于：①普通会诊多专注对于疾病本身在各自学科领域的视角建议；而 MDT 更关注把疾病放在患者全身的视角和不同学科专业的综合判断，并以疾病诊治的指南和共识作为重要参考。②普通会诊多为本次诊治过程制订方案，而 MDT 是以诊断及整个治疗全过程和之后的康复等为目标。

MDT 的核心目标是：①为患者设计最佳治疗方案，确保最佳疗效；②提升学科诊疗能力和学术水平；③医教研、健康管理真正融合，推动医学科学进步。MDT 的开展将实现卫生服务的横向整合，打破不同科室专业之间的屏障，避免过度治疗、随意治疗，减少误诊误治，从而提高诊疗效率与质量，最终使患者获益。

头颈部恶性肿瘤因其病变部位、病理性质的复杂多样性，以及患者对功能保留和生活质量的要求，诊治方法及策略多样，需要耳鼻喉科、头颈外科、化学治疗科、放射治疗科、影像科、病理科等多个专科进行充分沟通及讨论，共同分析患者的临床表现、影像、病理和分子生物学资料，对患者的一般情况、疾病的诊断、临床分期和预后等做出综合且全面的评估，并根据当前国内外治疗规范及指南、循证医学证据，结合现有的治疗手段，将个体化医学、精准医学、快速康复理念融入肿瘤的诊疗，为患者制订最适合的综合治疗策略。

头颈部恶性肿瘤 MDT 的顺利开展需要对参与学科、参与专家、讨论时间、讨论场所、讨论程序、讨论病例、讨论意见进行规范化、标准化，进一步提高肿瘤诊疗水平和效率（表 3-1）。MDT 应根据治疗过程中患者机体状况的变化、肿瘤的反应而适时调整治疗方案，以期最大限度地延长患者地生存期、提高治愈率和改善生活质量。MDT 讨论会后需持续对讨论病例追踪随访，确保 MDT 治疗方案在临床实施，定期总结及评价 MDT 病例治疗效果。

表 3-1　头颈部肿瘤 MDT 学科构成、讨论内容及日常活动专家推荐表

内容	Ⅰ级专家推荐	Ⅱ级专家推荐	Ⅲ级专家推荐
学科构成	外科：头颈外科、耳鼻咽喉科、口腔颌面外科 肿瘤内科 放疗科 放射诊断科 病理科	核医学科 整形科 营养科	口腔科 康复科 心理科
讨论内容	局部晚期头颈部鳞癌患者	需要评判局部根治性治疗手段利弊的患者	
日常活动	固定学科 / 固定专家 固定时间 固定场所 固定设备（投影仪、信息系统）	根据具体情况设置	

第三节　放射治疗概述

外科手术、放疗和化疗是肿瘤治疗的三个主要手段。提高头颈部恶性肿瘤治疗效果的关键是合理地

运用现有的治疗手段,进行肿瘤综合治疗。这无疑是当前受到广泛关注的研究课题,也是肿瘤治疗的发展方向。

放疗从技术上讲分为三种:远距离放疗、近距离放疗和术中放疗。主要设备为直线加速器和后装机。远距离放疗的特点是剂量分布均匀,技术简单,应用广泛,但需要穿过肿瘤周围的正常组织。这些正常组织是放疗的剂量限制因素。近距离放疗是 1905 年居里夫人发现镭以后得以发展的。其特点是射线的剂量与距离的平方成反比。在放射源的周围,组织接受的剂量比较大,而周围的正常组织得以很好的保护。近距离放疗常作为远距离放疗的补充,主要用于唇癌、舌癌和鼻咽癌的治疗。术中放疗是用直线加速器对肿瘤切除后的邻近组织和颈部淋巴结进行术中照射,可以提高局部剂量,减少正常组织的照射损伤,减少复发,提高疗效。

在头颈部恶性肿瘤的综合治疗中,放疗可作为根治性、辅助性或者姑息性治疗手段发挥作用。而在 20 世纪初,放疗还是一种姑息性治疗手段。随着设备及技术更新迭代,单纯放疗目前已能根治多种早期肿瘤,如鼻咽癌和喉癌等,其中,调强放疗(intensity-modulated radiotherapy,IMRT)是目前治疗头颈部恶性肿瘤的常规放疗形式。同期放射和化疗是应用化疗药物的放射增敏作用来增加肿瘤对放射线的敏感性,可根治晚期鼻咽癌及大部分头颈鳞癌。和外科手术一样,放疗属于一种局部治疗,对肿瘤的局部控制起着十分重要的作用。部分头颈恶性肿瘤病例在术后辅助放疗,以利于消灭手术残留的亚临床病灶,提高局部控制率。由于放疗会引起一系列局部和全身反应,因此放疗前应做血常规、尿常规、X 线胸片等全身检查;保持口腔清洁,必要时拔除病灶牙及照射区附近的牙。放疗过程中,应每周做白细胞计数或全血细胞检查,特别注意白细胞下降幅度。同时应注意补充营养及维生素 B_1 和维生素 C 等。放疗主要的局部反应有皮炎、黏膜溃疡、口干、咽喉疼痛、颌骨坏死等,全身反应有胃肠道反应及造血系统抑制等。

第四节 化学药物治疗概述

虽然单用手术、放疗或手术联合放疗可治愈多种头颈部恶性肿瘤,但对于很多患者,单靠手术、放疗并不能防止肿瘤的复发和远处转移。因此肿瘤的现代治疗原则,强调多学科综合治疗的合理应用。由于化疗的系统性、合理性及可靠性,其在肿瘤治疗中的作用日益受到重视。

化疗药物按其作用时相分为两大类:细胞周期特异性药物和细胞周期非特异性药物。前者对给药的时机有依赖性,后者呈剂量依赖性。联合化疗是化疗药物应用的主要方式,其原则如下:①单药有效;②各药的作用机制和作用时相不同;③各药之间互相增敏;④毒性作用的靶器官不同;⑤各药之间无交叉耐药。

头颈部恶性肿瘤应用化学药物的一般原则为:①应根据肿瘤病理学类型选择有效药物,一般鳞癌首选平阳霉素、甲氨蝶呤、顺铂等,腺癌首选喜树碱、氟尿嘧啶、顺铂,恶性肉芽肿首选洛莫司汀(环己亚硝脲,CCNU),肉瘤类则以细胞毒性药物为主;②药物剂量除按规定外,还应视患者全身情况及肿瘤反应而灵活增减,不宜单纯追求足量和限量;③综合化疗,或化疗合并手术,或化疗合并放疗时,均应少于单独应用剂量;④综合化疗时,应考虑到细胞动力学、药物作用周期以及药物不同的不良反应,做到合理配合、合理使用,以期增加疗效,减少毒性;⑤失效快的药物应行静脉注射,而不宜滴注。手术后的创口冲洗,应选用细胞毒性药物。

治疗头颈部恶性肿瘤常用的化疗药物有:①细胞毒性药物:如氮芥、环磷酰胺、洛莫司汀等;②抗代谢药物:如氟尿嘧啶、替加氟、甲氨蝶呤、阿糖胞苷等;③抗生素类:如平阳霉素、丝裂霉素、放线菌素 D、多柔比星等;④植物类:如喜树碱、羟喜树碱、长春碱、长春新碱等;⑤其他:如顺铂、达卡巴嗪、丙卡巴肼、羟基脲等。

化疗常见的不良反应有:胃肠道反应、造血功能抑制、口腔炎及咽喉炎、发热、出血性膀胱炎、脱发、色素沉着等。

第五节　生物治疗概述

肿瘤的生物治疗是指通过肿瘤宿主防御机制或生物制剂的作用以调节机体自身的生物学反应,从而抑制或消除肿瘤生长的治疗方法。其特征表现为不仅通过基因重组获得大量生物制剂,而且其生物学效应包括免疫、神经和内分泌整个调节系统。其抗肿瘤机制包括:①增强宿主的防御机制效应,降低荷瘤宿主的免疫抑制,以提高对肿瘤的免疫应答能力;②给予天然的或基因重组的生物活性物质,以增强宿主的防御机制;③修饰肿瘤细胞诱导强烈的宿主反应,促进肿瘤细胞的分化、成熟,使之正常化;④减轻放疗、化疗的不良反应,增强宿主的耐受力。目前肿瘤生物治疗的范畴主要包括细胞因子、过继性细胞免疫治疗、靶向抗体、肿瘤疫苗、免疫检查点药物等内容。

细胞因子是指一类由免疫细胞(淋巴细胞、单核吞噬细胞等)和相关细胞(成纤维细胞、内皮细胞)产生的调节细胞功能的高活性、多功能蛋白质多肽,包括以往的淋巴因子和单核因子等,但不包括免疫球蛋白和补体以及一般生理性细胞产物。与肿瘤生物治疗有关的细胞因子主要为白细胞介素(IL)、干扰素(IFN)、肿瘤坏死因子(INF)、集落刺激因子等。目前应用于肿瘤治疗取得较好疗效的细胞因子主要有IL-2、IFN-α 和 TNF-α 等。

过继性细胞免疫治疗是通过输注免疫活性细胞增强肿瘤患者的免疫功能,达到抗肿瘤效果的一种免疫治疗方法。以肿瘤细胞为靶细胞,具有直接杀伤肿瘤细胞作用的免疫活性细胞主要包括自然杀伤细胞(NK 细胞)、细胞毒性 T 细胞(CTL)和巨噬细胞三类细胞。过继性细胞免疫治疗不仅使患者被动接受自身或同种异体特异性或非特异性肿瘤杀伤细胞,补充体内细胞免疫功能,而且直接或间接调动患者本身的特异性和非特异性抗肿瘤机制。目前肿瘤过继免疫输注治疗主要应用的是淋巴因子激活的杀伤细胞和肿瘤浸润淋巴细胞。

杂交瘤技术问世以来,单克隆抗体(简称单抗)的制备及其在肿瘤诊断、治疗中的应用取得了极大的进展。单独使用单抗具有抗肿瘤作用,但对实体瘤的作用有限。目前更多的是应用单抗与化疗药物、放射性核素、生物毒素或其他生物制剂构成交联物,利用单抗与肿瘤细胞的特异结合,将对肿瘤细胞有更大破坏作用的杀伤药物导向肿瘤细胞,从而更有效地发挥杀伤效应。单抗对肿瘤细胞和免疫细胞上的抗原具有高度特异性,有利于"个体化治疗"的顺利开展。

肿瘤疫苗即肿瘤特异性主动免疫治疗,是利用肿瘤细胞或肿瘤抗原物质诱导机体的特异性细胞免疫和体液免疫反应,增强机体的抗肿瘤能力,阻止肿瘤的生长、扩散和复发。其抗肿瘤作用在动物实验中得到肯定,许多疫苗已进入临床实验研究。肿瘤疫苗可依其效应分为预防型和治疗型。其中,HPV 疫苗是已研发使用的预防型肿瘤疫苗。

免疫检查点药物主要分为两大类,一类是以 PD-1 为代表的抑制剂,另一类是激活剂,后者目前还处于临床研究阶段。免疫检查点药物可通过共抑制或共刺激信号等一系列途径,调节 T 细胞活性,从而发挥杀伤肿瘤细胞的作用。以 PD-1/PD-L1 单抗药物为例,PD-1 属于 T 细胞的抑制信号的一种重要受体,其配体为 PD-L1。药物通过阻止肿瘤细胞的 PD-L1 与 T 细胞的 PD-1 结合,从而解除 T 细胞的功能抑制,起到杀伤肿瘤的疗效。

随着分子生物学、免疫学和生物工程学等相关学科的发展和交叉渗透,肿瘤生物免疫治疗方面的研究正在走向高潮,部分已进入临床应用阶段。过去 10 年,头颈部鳞癌最显著的治疗发展亦在于此。许多创新且富有前景的组合方法处在对晚期肿瘤治疗可行性的评估阶段。越来越多的循证医学证据肯定 PD-1/PD-L1 抑制剂对复发或转移性头颈部鳞癌治疗的积极作用。尽管肿瘤生物治疗目前还是一种辅助性抗肿瘤疗法,但展望 21 世纪,它完全可以成为与手术、放疗、化疗并驾齐驱甚或后来居上的肿瘤第四大疗法。

(文卫平)

第四章

激光应用及防护

概　述：

　　激光（laser）是 light amplification by the stimulated emission of radiation 的缩写。自爱因斯坦首次阐述了激光的原理至今，其作用已经辐射到生活的各个角落。本章着重介绍激光在耳鼻咽喉科、头颈外科的应用及防护。

　　1960年，美国人 Maiman 研制出世界上第一台红宝石激光器，1965年 CO_2 激光诞生。20世纪70年代，Strong 及 Jako 将 CO_2 激光应用在喉科手术；80年代，激光在医学领域的应用日趋成熟。激光在耳鼻咽喉头颈外科领域的应用，大大突破了传统技术的局限，使治疗的领域不断拓宽，手术的精细程度进一步提高。

（一）激光作用原理

　　医用激光属于紫外光。不同类型的激光，由于波长不同，对组织的生物效应不同，因此应用范围也不同。激光对组织的生物学效应由其释放能量及组织吸收能量两方面因素决定。当激光作用于组织时，组织会反射、吸收、传导及散射一部分光。其中反射及传导的那部分能量根本不产生作用，而散射的能量受穿透深度的限制，同时，波长越短，组织内散射越多。因此，真正可利用的就是组织吸收的那部分光能。激光释放的能量被组织吸收越多，作用越强；组织的含水量越高，吸收能量越多。激光释放的能量是否被组织吸收与激光的种类和所作用组织的性质直接相关。

　　组织吸收能量不同，会产生不同的热效应，其作用主要包括：① 凝固作用。② 气化作用。③ 碳化作用。组织吸收能量后，局部温度达 $60 \sim 65℃$ 时，蛋白质出现变性，组织表面变白，深部结构的完整性受到破坏。组织进一步吸收热能，温度达 $100℃$ 时，细胞内水分气化，引起空泡变性、火山口样改变及组织收缩。当温度达几百度时，产生碳化，组织分解，继而产生烟雾及气体等，组织进一步被破坏。伤口中心的气化区域仅有少量碳化碎片，邻近区域可出现坏死带，其中小的血管、神经及淋巴管可被封闭。

　　激光手术可控制的参数主要包括：① 功率（W）。② 光斑大小。③ 曝光时间（s）。三个参数中，通常激光输出功率越大，作用于组织的光斑越小，时间越长，则激光释放至组织的能量越大。

（二）医用激光分类及应用

　　耳鼻咽喉头颈外科常用的激光包括：二氧化碳（CO_2）激光、掺钕钇铝石榴石（Nd:YAG）激光、准分子激光、磷酸钛氧钾（KTP）激光、钬（Ho:YAG）激光、氩（Ar）离子激光、半导体激光等。

　　1. CO_2 激光（carbon dioxide laser）　波长 $10.6\ \mu m$，为不可见光，需用同轴的氦氖激光作为指示光。CO_2 激光可被水吸收，组织穿透能力 $0.1\ mm$，对深部组织影响小，热损伤小。主要作用于表面组织的切割、气化。CO_2 激光在耳鼻咽喉头颈外科的应用范围非常广泛，包括：① 喉科：喉部增生性病变（息肉、小结、囊肿等），喉部良性肿瘤（乳头状瘤、血管瘤、纤维瘤等），喉狭窄及声带麻痹，癌及癌前病变，其他如喉淀粉样变、腭垂腭咽成形术（UPPP）等；② 耳科：耳硬化症的镫骨切除、鼓膜打孔；③ 神经外科；④ 小儿耳鼻咽喉头颈外科；⑤ 鼻科：后鼻孔闭锁、下鼻甲肥大、遗传性毛细血管扩张、乳头状瘤；⑥ 面整形外科：鼻整形、皮肤良恶性肿瘤、皮肤痣等。

2. Nd:YAG 激光（neodymium yttrium aluminum garnet laser） 波长 1 064 nm，属于红外光谱，需通过光纤传递，组织穿透能力非常强（可达 4 mm），在组织中易散射，不被水吸收，可气化较大体积的组织，因此不宜作为激光刀，可应用在皮肤及黏膜表面的操作及止血治疗，应注意防止对周围其他重要组织的损伤。在耳鼻咽喉头颈外科主要应用在气管 - 支气管狭窄、食管狭窄的治疗，头颈部血管病变及淋巴管畸形的激光凝固治疗，口咽部肿瘤的切除等。

3. 半导体激光 由半导体电子装置产生，应用在耳鼻咽喉头颈外科时，其发射波长为 810 μm，可为水及色素吸收；可经光纤传送，在组织表面产生高温，导致迅速气化及其下组织凝固。应用时可通过近接触或接触模式。接触模式时，纤维与组织直接接触，纤维的尖端加热，产生的热效应起到切开、切除及气化作用，同时具有良好的止血作用，但周围的热损伤可达 300 ~ 600 μm。也可应用冷光纤（非接触模式）进行近距离操作。

4. Ar 离子激光 属于蓝绿可见光范围，波长为 0.448 μm 及 0.514 μm。根据组织的生物特性不同，Ar 离子激光在不同的组织中具有较强的吸收、散射及反射作用。可用于治疗中耳粘连的松解手术等。

5. KTP 激光（potassium titanyl phosphate laser） 在最近 10 年才出现在市场。属于可见绿色光范围，波长 532 ~ 1 064 nm，光束很容易通过光纤传送。组织吸收程度同 Ar 离子激光，但被血红蛋白特异性吸收的能力更强，可与 Ar 离子激光联合应用。可应用于镫骨切除手术等。

（三）激光手术特点

激光手术的优点在于切除准确，出血少，术野清晰，创伤小，术后并发症少，手术恢复快。但需要相应的各类手术显微镜、显微外科器械等配套设施。

目前激光应用的范围越来越广阔，但仍存在许多潜在的危险，如可引起气管内麻醉插管燃烧，引起激光束照射组织（眼、皮肤、神经及血管）损伤。因此，术中应注意加强激光安全防护措施，操作人员必须经过严格的专业培训。

（四）激光安全防护措施

1. 眼部防护 根据激光波长的不同，光束可造成不同程度的角膜或视网膜灼伤或晶状体混浊。当激光的波长范围在可见光或近红外光时（0.4 ~ 1.4 μm），主要引起明显的视网膜损伤。而当激光在紫外线（<0.4 μm）或红外线范围内（>1.4 μm）时，主要引起角膜损伤。为减少激光对眼部的损伤，术中应保护好患者、术者及其他手术人员的眼部。进入操作间的人员应佩戴防护镜，最好佩戴针对特殊波长的特殊眼镜，严禁直视激光束。患者可在眼部覆盖以双层湿盐水眼垫。在显微镜下应用 CO_2 激光操作时，术者无须佩戴防护镜。应用 Nd:YAG 激光进行操作时，所有人员应佩戴波长特异的蓝绿防护镜；而应用 Ar、KTP 激光或染料激光时，所有人员应佩戴波长特异的琥珀色防护镜。

2. 皮肤防护 术野周围暴露的皮肤及黏膜需应用双层盐水敷料保护，以防激光的灼伤。

3. 手术室内烟雾的处理 应注意及时吸引激光手术产生的烟雾，以防术者、患者及其他人员吸入。

4. 麻醉 全身麻醉下激光手术特别是喉部手术，气管内插管有爆炸、燃烧的危险，燃烧后的产物有毒性，同时可引起周围组织严重的损伤，因此麻醉的管理及实施有一定的难度。手术中，要求麻醉师应经过良好的专业培训，选择适宜的气管内插管，控制好吸入氧的浓度及有效的氧化气体是非常重要的。一般应用的是混合气体，其中包括氦、氮或空气与氧气混合等，同时配合静脉麻醉剂、镇静剂及肌肉松弛剂等静脉复合麻醉。一旦发生燃烧，应立即停用激光，停止通气、供氧，拔除麻醉套管，改用口咽通气道及麻醉面罩吸入纯氧，同时及时处理烧伤创面，严重者需要进行气管切开。

（韩德民）

第五章

呼吸道免疫学基础

概　述：

　　本章简要介绍呼吸道的固有免疫系统和获得性免疫系统,两者相辅相成,组成人体与外界之间的重要防御性屏障。本章内容将有助于对呼吸道炎症发生机制的了解和制定正确的临床防治措施。

　　呼吸道与外界直接相通,在各种抗原物质的侵入中首当其冲。故在长期的进化过程中,呼吸道黏膜逐步具备了固有免疫和获得性免疫功能,并形成了呼吸道的免疫系统。了解呼吸道的免疫学特点,对认识鼻黏膜的重要功能,制订防治措施有重要参考价值。

　　呼吸道黏膜免疫系统是免疫系统的重要组成部分,该系统具有固有免疫和获得性免疫两种形式。

（一）呼吸道黏膜的固有免疫

　　1. 黏液纤毛转运系统（mucociliary transport system）　黏液中来源于上皮细胞、免疫细胞、腺体和体液的抗菌物质及向后摆动的黏液层形成了呼吸道黏膜免疫的第一道天然屏障。

　　2. 上皮细胞　黏膜上皮除了作为呼吸道衬里构成了抵御病原菌和变应原的第一道组织学屏障外,上皮细胞还通过表达 Toll 样受体（Toll like receptor,TLR）、释放多种抗微生物物质来抵御病原微生物的侵害。

　　（1）Toll 样受体　是一类负责信号传递的跨膜受体,其在上皮细胞的胞外区识别病原微生物胞壁的共有成分后激活,将激活信号传递给胞质中的核转录因子（NF-κB）,并进入细胞核内与相应的转录单位结合,编码多种细胞因子（IL-1、IL-6、IL-12,TNF-α 等）、NO（杀伤微生物的有效成分）和抗微生物多肽,产生一系列固有免疫应答,抵御病原微生物的攻击。

　　（2）防御素（defensin）　是指一类带正电荷、富含半胱氨酸和精氨酸的低分子多肽,参与抵抗病原微生物的早期宿主防御反应,体外试验显示其有很强的抗细菌、真菌、病毒及细胞毒性作用。人类防御素分为 α、β 两大类,前者主要分布于中性粒细胞和小肠的帕内特（Paneth）细胞中,后者则广泛表达于各器官黏膜上皮中。其功能失活与细菌定植、集落于黏膜上皮,进而导致黏膜感染关系密切。

　　（3）干扰素（interferon）　上皮细胞可在病毒感染的诱导下合成和分泌干扰素。干扰素具有抑制病毒复制、激活自然杀伤细胞的作用,对病毒的急性感染有显著的抗病毒作用。

　　（4）一氧化氮（NO）　呼吸道中的 NO 主要由鼻窦黏膜的上皮细胞产生。NO 在鼻腔及鼻窦中保持着较高的浓度并参与组成鼻黏膜抵御外来病原菌的第一道防线,其固有免疫功能主要表现在抗菌、抗病毒及增强鼻黏膜纤毛的运动活性。

　　3. 细胞因子　多为促炎性细胞因子（pro-inflammatory cytokine）,主要包括白细胞介素（interleukin,IL）如 IL-1、IL-2、IL-6、IL-18,肿瘤坏死因子（tumor necrosis factor,TNF）和干扰素（interferon,INF）。它们的细

胞来源较为多样,如上皮细胞、内皮细胞、成纤维细胞、巨噬细胞和辅助性 T 细胞 1(Th1 细胞)等。它们是多功能、非特异性的炎症反应和宿主防御的上调因子,可表现出多种生物效能,主要参与抗病毒感染和激发抗菌性炎症反应。对内皮细胞可引起炎症细胞的黏附和汇聚,诱导 E 选择素的表达。IL-18 活化 T 细胞和 B 细胞,诱导黏附分子的表达,刺激促炎性细胞因子和趋化因子的释放,特别是在慢性炎症反应中的作用较为突出。

4. 吞噬细胞　在上皮细胞释放的趋化因子和黏附因子的作用下,吞噬细胞向炎症区域移动,将病原微生物吞噬杀死。这类细胞包括中性粒细胞、单核巨噬细胞和自然杀伤细胞(NK 细胞)。它们也是多种细胞因子的来源,如 IL-2、IL-13、IL-1、TNF-α,NK 细胞在病毒诱导下还可产生干扰素。最近证实,中性粒细胞可合成和分泌 α 防御素。

5. 固有免疫分子

(1) 补体　是存在于血清和组织液中的一组具有酶活性的蛋白质,通过不同激活途径,依赖溶细胞效应抵御病原微生物的侵袭,广泛参与机体抗微生物的防御反应以及免疫调节作用。

(2) 溶菌酶　为相对分子质量 14 700 的不耐热碱性蛋白质。主要来源于吞噬细胞,存在于鼻黏液中。它通过水解革兰阳性菌胞壁黏肽的乙酰氨基多糖而使细菌溶解。它还有激活补体和促吞噬作用。

(二) 呼吸道黏膜的特异性免疫

1. 呼吸道黏膜相关淋巴组织　组织学研究发现,数量不同的成群淋巴滤泡位于上皮下的固有层或黏膜下,这些滤泡主要由 B 细胞和滤泡树突状细胞组成。在每个滤泡上方有一个特化的淋巴组织区,由 T 细胞和 B 细胞组成,并且其上皮细胞凸出内腔。上述结构形成了黏膜相关淋巴组织(mucosa-associated lymphoid tissue,MALT)。呼吸道 MALT 即咽部的 Waldeyer 环,主要由腭扁桃体、鼻咽扁桃体(腺样体)和舌扁桃体组成,还包括咽鼓管扁桃体和咽侧索等。Waldeyer 环的淋巴组织位于呼吸道和消化道的入口,是首先接触吸入和咽入微生物的部位,被认为是抵御外来侵略的第一道免疫防线。

鼻黏膜存在许多淋巴细胞。它们分布在鼻黏膜的固有层和上皮细胞层,形成了鼻黏膜相关淋巴组织(nasal mucosa-associated lymphoid tissue,NMALT),其中包括激活的淋巴细胞、树突状细胞、巨噬细胞和表达 HLA-DR 的其他细胞。

2. 呼吸道黏膜的免疫应答和免疫反应　抗原物质(病原微生物、变应原)进入呼吸道后,刺激呼吸道黏膜的免疫系统,经过抗原呈递细胞(antigen presenting cell,APC)对抗原的处理、加工,使 T 细胞特异性识别抗原肽信号而发生分化。其中,Th1 细胞释放的细胞因子(IL-2,IL-17,INF-γ,TNF-β)主要介导抗感染免疫产生免疫学生物效应;Th2 细胞释放的细胞因子(IL-4,IL-5,IL-6,IL-10)主要介导 B 细胞产生抗体,产生体液免疫,也是发生超敏反应的主要机制。这就是呼吸道免疫应答(immune response)的基本概念。当机体再次受到相应抗原攻击,所产生的细胞因子及化学介质作用于呼吸道的终末器官(血管、腺体、神经末梢),就发生呼吸道的免疫应器。黏膜部位由获得性免疫应答产生的保护作用,在很大程度上是通过分泌型 IgA(SIgA)获得的。双聚体的 SIgA 由黏膜下浆细胞产生,并与腺细胞产生的分泌片结合,从基膜转运至黏膜上皮表面的分泌物中,是黏膜部位的主要抗体,也是目前人体内最丰富的抗体。其功能主要是阻抑病原体黏附到黏膜表面,使之不能在黏膜表面定植、繁殖,从而防止感染发生。

(三) 呼吸道免疫反应的调节

免疫调节的机制影响着许多临床疾病的发生、发展和转归。呼吸道感染性炎症和变态反应性炎症的发生在个体之间有很大的差异性。临床上反复发生的上呼吸道感染、鼻窦炎的反复发作以及鼻超敏反应和支气管哮喘的发生皆与遗传基因控制下的免疫调节(immune regulation)有关。由于个体所携带的组织相容复合体等位基因型不同,其所能提供的抗原肽也各异,故对特定抗原刺激产生应答的能力也不同。因此,基因水平的调节是其他免疫调节机制的基础。

现在已知,存在于呼吸道黏膜中的免疫活性细胞都有不同的神经递质及内分泌激素的受体。而且,某些免疫细胞还可产生、分泌神经肽类物质和激素。这说明，神经－内分泌系统与免疫系统之间也有互为调节的关系。呼吸道变态反应性炎症时，黏膜高反应性的发生就与肥大细胞释放的神经肽有关。而妊娠前期鼻黏膜反应性增高则与雌激素有关。

在临床实践中，人们利用免疫调节机制治疗某些呼吸道炎性疾病。如采用特异性的免疫耐受诱导和非特异性的免疫抑制治疗变应性鼻炎、鼻息肉、支气管哮喘，利用干扰素、卡介苗提取物治疗感染性疾病等。

（四）上、下呼吸道的免疫联系

组织学观察显示，鼻黏膜与下呼吸道黏膜大多数组织成分是相同的。下呼吸道同样存在黏膜相关淋巴组织，称为支气管相关淋巴组织（bronchus-associated lymphoid tissue，BALT）。BALT 所含有的免疫成分与上呼吸道相同。按照共同黏膜免疫系统的概念，上呼吸道免疫应答通过活化的 T 细胞和多种促炎性细胞因子，在肥大细胞和嗜酸细胞的参与下，也可诱导下呼吸道免疫反应。临床上可见变应性鼻炎诱发的支气管哮喘，鼻窦炎引发的下呼吸道感染，其黏膜病理和免疫学改变与鼻黏膜有惊人的相似，因此近年有人提出"一个气道，一种疾病"的概念。

（刘　争）

人工智能和机器人手术

随着计算机技术的发展及多领域、多学科的交流合作,人工智能和机器人技术在医学领域应用中蓬勃发展,为疾病的筛查、诊断、治疗及随访提供了新方法、新手段。

一、人工智能与耳鼻咽喉头颈外科学

(一)人工智能概述

医学人工智能(artificial intelligence, AI)有别于传统的基于规则分析的程序,其最大的特征是能从大量医疗数据中进行归纳性"学习"并自我纠正,以此提高判定的准确性。通过自身数据更新,可提供来自期刊、教科书和临床实践的最新医疗信息来帮助医生提高临床工作效率。

深度学习(deep learning)是机器学习研究中的一个新领域。常用学习模型包括距离模型、单层神经网络模型、能量模型、双线性模型、矩阵分解模型、翻译模型等,以模仿人脑的机制来解释数据。简单来说,深度学习是让计算机自己掌握学习能力。利用深度学习技术,可以探索多源异构医学知识的学习算法,建立从抽象数据到实际应用场景的通路,已逐渐成为研究者们分析大数据的首选方法。

AI对于医疗领域的改造是颠覆性的,它不仅仅是一种技术创新,更是连接未来医疗模式的桥梁,是医疗健康服务创新模式的核心技术。AI在医学上的应用主要分为三个方面:①识别信息量庞大的数字化影像和生理数据,代替影像科医生和病理科医生进行疾病识别与诊断;②为"金标准"尚不明确的疾病建立单独的识别验证模型;③建立疾病预后模型,识别患者亚组,为治疗方案的选择和护理提供更加精确的指导。

在实际应用中,训练数据和标签的异质性,数据格式和标准不统一,如何安全、准确地共享标准化数据等问题是目前面临的重要挑战,因此,各AI模型的泛化性还有待提高。同样,数据隐私及安全、伦理、主体责任和知识产权等一系列问题也有待解决。

(二)人工智能在耳鼻咽喉头颈外科学中的应用

1. 耳科学　应用AI和图像处理技术识别鼓膜图像辅助诊断中耳炎。使用从功能磁共振成像(functional MRI, fMRI)中获得的信息建立深度学习模型,用于预测人工耳蜗植入术后儿童的语言发展趋势和植入效果。在听力学方面,利用患者听力损失的特征、助听器的特性及声音频率特征的深度学习模型,有助于改善听觉障碍患者佩戴助听器的效果。

2. 鼻科学　建立AI多维模型,用于慢性鼻窦炎的鼻内镜术后疗效评估,早期疗效预测准确率达90%。

3. 咽喉科学　鉴于睡眠障碍疾病诊断金标准多导睡眠监测生理信号复杂,手工分图时程长,技术普及率低,AI辅助信号分析及疾病筛查与诊断模型率先在睡眠领域建立并推广。睡眠分期的AI模型准确率可达 80% 以上。鼾声、语音及面容的机器学习分析模型可用于阻塞型睡眠呼吸暂停综合征患者的筛选。AI 也可应用于对声带运动图像及生理学信号的分析,利用喉镜图像的颜色和纹理分析检测咽喉病变等。

4. 头颈外科 AI 主要应用在肿瘤的影像学识别及临床决策支持中。AI 对于头颈部肿瘤病理学特征的识别,可区分肿瘤组织和正常组织,肿瘤组织和正常组织的高光谱成像分析中,识别准确度可达 80%。通过完善电子健康档案,收集患者临床数据并对其特征进行深度学习,可建立头颈部肿瘤治疗的决策系统和疾病转归预测模型,指导临床诊疗方式。AI 在肿瘤的特异性基因和标志物筛选方面也可发挥作用。

二、机器人手术技术与耳鼻咽喉头颈外科学

(一)机器人手术技术概述

1994 年,美国研制了第一台协助微创手术的内镜自动定位系统——"伊索"。尽管它还只是一只"扶镜"的电子机械手,却迈出了机器人技术介入外科手术的关键一步。1999 年,"达芬奇"和"宙斯"机器人手术系统分别获得欧洲统一认证,这标志着真正的"手术机器人"产生了。"手术机器人"包括高质量的图像传送显示器,医生手控的计算机辅助手术器械,能翻译和传送外科医生手部动作的网络以及支撑移动该系统机械臂的活动支架。"达芬奇"于 2000 年通过了美国食品与药品管理局(FDA)的市场认证,成为世界上首套可以正式在腹腔手术中使用的机器人手术系统。

目前机器人辅助外科手术虽然并不完善,但具有良好的发展前景。其在微创外科领域的优势包括:①机器人可实现精确的定位,保持稳定的手术图像;②机器人操作可消除人手的震颤,如"达芬奇"系统可以平滑式过滤医生 8 ~ 10 Hz 的生理性震颤;③机器人装置的紧凑性和兼容性(通用性),实现较少手术台空间的占用,这对微创外科手术有着极为重要的意义;④更为重要的是,机械手的微小、适形、细致可以完成许多人手完成不了的操作。

(二)机器人手术技术在耳鼻咽喉头颈外科学中的应用

1. 机器人手术技术在咽喉部手术中的应用 机器人手术可应用于口腔、声门上及下咽部多个区域良恶性病变的处理。在术中,机械臂上的无创手术钳可反折并灵活地进行抓持、分离等动作。同时,在狭窄的术腔里,机器人可完成精细的缝合动作,对于下咽部的组织缺损,可以进行局部的缺损修复,能防止术后瘢痕收缩引起的进食困难。机器人手术技术提供给耳鼻咽喉头颈外科医生一种全新的手术方式。

2. 机器人手术技术在人工耳蜗植入手术中的应用 机器人辅助技术对进一步实现内耳精细结构的保留具有非常高的临床实用价值。耳科手术机器人能够安全地辅助人工耳蜗植入手术,能客观地实现电极的缓慢、无震颤植入,实时精准调整植入角度,有利于实现人工耳蜗植入时的内耳精细结构保留及全鼓阶植入。

3. 机器人手术技术在甲状腺手术中的应用 甲状腺肿瘤的临床治疗方式以手术为主,传统的开放手术会在颈部留下明显手术瘢痕,对患者的心理、社交、工作及学习等造成一定的影响。机器人甲状腺手术具有更好的美容效果,操作方式灵活可控,并可开展较为复杂的甲状腺手术,在放大的 3D 视野下精确定位并凝闭血管,做到确切止血。同时通过灵活可靠的手术器械,使喉返神经和甲状旁腺得到充分保护。

(韩德民)

第七章

儿童耳鼻咽喉头颈外科学的特点

概　述：

　　儿童耳鼻咽喉头颈外科学是耳鼻咽喉头颈外科学与儿科学的一门交叉学科。儿童耳鼻咽喉头颈外科的疾病既有其一般性，又有特殊性，其发生、发展、性质、症状、诊断和治疗等与成年人不尽相同。本章仅就儿童生长发育及耳鼻咽喉头颈部的解剖、生理特点和常见病作简要介绍。

　　儿童期机体尚未发育成熟，生理功能尚不完善，以及免疫防御功能差，婴幼儿易患的许多耳鼻咽喉头颈外科疾病，在成年人中很少或不发病；年长儿童的一些耳鼻咽喉头颈外科疾病虽可见于成年人，但其临床表现和危害性则与成年人相差悬殊。儿童与成年人相比，疾病谱具有明显的差异性，儿童遗传性疾病、先天性畸形发病率相对较高。儿童耳鼻咽喉头颈外科医生不但要熟悉耳鼻咽喉头颈外科知识，还要熟悉有关儿童生长发育的特点和儿科领域的各种基础理论和临床技术，以利于认识儿童耳鼻咽喉头颈外科疾病，并进行得当的检查、诊断和治疗。

第一节　儿童生长发育及耳鼻咽喉头颈的解剖、生理特点

（一）儿童生长发育的特点与耳鼻咽喉头颈外科疾病的关系

　　根据儿童生长发育及功能成熟程度，一般将儿童生长发育过程分成以下几个阶段。

　　1. 胎儿期（自妊娠到出生）　先天性的因素主要为基因遗传因素和胎儿发育过程中母体内环境异常因素。基因因素有家族遗传倾向。而胎儿发育过程中，母体内环境异常如母体妊娠期营养不良、内分泌紊乱、损伤或感染性疾病导致的畸形一般不具有遗传特性。第一鳃弓和第二鳃弓融合不全导致先天性耳前瘘管。第一鳃沟腹侧消失不全可出现第一鳃裂瘘管。鼻部脑膜脑膨出是脑膜和部分脑组织经过未发育完善或钙化不全的鼻部骨质疝至颅外而构成的先天畸形。由于杓状软骨的两侧原基未能融合及食管气管隔未能向尾端生长可造成喉气管食管裂。下颌髁状突生发中心受到干扰抑制可导致各种颌面畸形。

　　2. 生后期　又分为如下几个阶段。

　　（1）新生儿期（从出生至满1个月）　由于刚脱离母体，各器官发育还未完善，器官功能自身调节能力较差，与耳鼻咽喉头颈外科有关的呼吸道疾病的病死率比其他任何年龄期都高。引起新生儿死亡的呼吸道疾病有鼻、咽、喉、气管、食管先天畸形，更主要的是新生儿气道相对狭窄，易为分泌物所堵塞，气道黏膜略有肿胀或肿物稍有压迫即可导致呼吸道梗阻，出现阻塞性呼吸困难，缺氧时间较长可导致患儿不可逆性的脑损伤。耳鼻咽喉头颈外科处理呼吸困难的方法主要是气管插管术和气管切开术。耳鼻咽喉头颈外科医生参与新生儿呼吸困难的抢救工作，能降低新生儿的死亡率。

新生儿期的听力筛查对于听力障碍的患儿能起到早期发现、早期干预的作用,这也同样是这个年龄段时期应予以重点关注的儿童耳鼻咽喉头颈外科问题。

（2）婴幼儿期（出生后2个月至3岁）　特点是儿童生长发育快,所需热量大,由母体带来的免疫力逐渐减退,出生6个月后,后天所获得的免疫能力尚不足,机体抵抗力低下,与感染、免疫相关的耳鼻咽喉问题逐步突出,易患细菌、病毒感染导致的相应的耳鼻咽喉头颈外科疾病,如急性鼻窦炎、急性中耳炎、急性喉炎等。同时气管、支气管异物和食管异物也是幼儿时期容易发生且非常凶险的意外伤害。呼吸道异物能导致患儿急性气道阻塞,严重危害患儿生命。

（3）学龄前期（4~6岁）　由于儿童咽鼓管发育的特点,临床上这个年龄段的分泌性中耳炎患病率明显较成年人高。另外由于活动能力的增加,一些意外伤害事故,如车祸伤、坠楼伤、烫伤、咽喉食管化学腐蚀伤等发生情况明显增多。随着与环境改变等因素相关的变态反应性问题增多,罹患变应性疾病以及睡眠呼吸障碍疾病患儿逐渐增多。

（4）学龄期（7~14岁）　儿童许多器官已发育,与外界的接触更为复杂、更加多样化,智力发育已达到相当水平。此期儿童已经逐渐具备对急性传染病的免疫力,传染病患病机会显著减少,但病灶性疾病则比较多见,对此期儿童耳鼻咽喉头颈外科疾病的治疗,应重视局部病灶的清除。

（二）儿童耳鼻咽喉头颈的解剖、生理特点及临床意义

1. 鼻及鼻窦　鼻的发育主要在胚胎时期,出生后鼻的形态已基本形成,但随着面部生长而逐年变化。鼻窦是位于颅内且通向鼻腔的若干不规则的小腔,窦壁衬有鼻黏膜的延续部分,鼻窦的发育或扩大主要在出生之后。鼻窦中以上颌窦发育最早,其次是筛窦和额窦,7岁时发展迅速,12~15岁时蝶窦成形。婴儿期缺少鼻毛,鼻黏膜柔嫩,极易于感染。黏膜富于血管组织,感染时黏膜充血肿胀,可使鼻腔更加狭窄,鼻塞症状明显,严重时有呼吸困难。

2. 咽　新生儿的鼻咽较低,高仅5~7 mm,成年人则高约25 mm,新生儿鼻咽呈弧形渐变为口咽,两者分界不明显。5岁以前鼻咽部发育最旺盛,高度增加2~3倍,5岁以后发育渐弱。腭扁桃体是最大的集结淋巴组织,早期腺体及血管组织均不发达,至1岁随着全身淋巴组织的发育而逐渐增大,4~10岁时发育达最高峰,至14~15岁时又逐渐退化。故扁桃体炎在1岁以内婴儿少见,多发生在学龄儿童。咽后壁间隙组织疏松,当该处淋巴组织感染后可发生咽后壁脓肿,临床上多见于1岁以内的婴儿。

3. 喉　其生理功能主要是呼吸、发音和保护三方面。儿童的喉腔较成年人狭窄,具有喉软骨支架薄弱、喉内黏膜松弛、黏膜下淋巴组织丰富等特点,炎症时极易引起黏膜肿胀,使喉腔更窄,出现喉阻塞、喉痉挛,治疗不及时可危及生命。生后即出现喉喘鸣或呼吸困难者,多见于声带麻痹、先天性声门下狭窄。喉软化症是婴幼儿呼吸喘鸣最常见的原因,多在出生后2周出现。生后1~3个月发生呼吸困难者,多继发于声门下血管瘤。反复发作喉炎,应高度怀疑先天解剖异常所致的气道狭窄。

4. 耳　其发育主要是在母体的妊娠早期完成的,由于遗传、先天性因素以及感染可能会导致耳的发育受到损害。妊娠7个月的胎儿已初具听力。生后3~5天的新生儿已具有对刺激强度、音调高低及节奏的分辨力,生后1个月已能对言语、哭声等不同声音做出不同的反应。婴幼儿颞骨中岩部最大,内有中耳和内耳,大小几乎与成年人相同,岩部和鳞部结合处有岩鳞缝,鼓室黏膜和脑膜的血管经此相通,故临床上婴幼儿急性中耳炎常可引起假性脑膜炎。岩部、鳞部和乳突内的结缔组织,随着婴儿发育成长逐渐为骨组织所代替。小血管和神经束贯穿于结缔组织和骨组织中,常成为相互感染的通路。婴儿的咽鼓管宽直且短,呈水平位,并且儿童时期咽口附近多腺样体组织,上呼吸道感染时易患中耳感染。

5. 头颈　在儿童的颈部包块中,一半以上属于先天性颈部肿物,主要为发育性囊肿。大多数是在胚胎发育过程中,由于其残余的上皮退化不全而形成的囊肿,如鳃裂囊肿及瘘管、甲状舌管囊肿及瘘管、皮样囊肿等。

第二节 儿童耳鼻咽喉头颈外科常见病的特点

一、儿童听力障碍

儿童处于听力、言语发育的关键时期,若出现听力障碍,将导致言语发育落后,出现社会交往、精神发育和学习困难等问题。

儿童听力障碍比成年人更难以发现,对于儿童的听力损害必须遵循早期发现、早期诊断和早期干预的原则。普遍开展的新生儿听力筛查对于早期发现听力障碍起到重要作用。

(一)感音神经性听力障碍

儿童最常见的感音神经性听力障碍为遗传性聋,尤其是学语前重度聋,无法感知外界语声的刺激,亦不能感知自己发出的声音,从而影响言语发育。

另一类为非遗传性耳聋,其原因包括产前母体患病及其他环境因素等,某些急性传染病(如脑膜炎、腮腺炎等)也可使儿童致聋。

及时地进行听觉干预,才能为言语发育提供条件。

(二)中耳病变导致的听力障碍

儿童中耳炎是儿童门诊最常见的疾病之一,诊断过迟和治疗不当会导致儿童听力障碍,影响儿童言语发育甚至造成智力、社交障碍。与上呼吸道感染、超敏反应、鼻窦炎、胃食管反流等多因素相关。

1. 急性中耳炎(acute otitis media,AOM) 是指 48 h 内发生的中耳急性炎症反应,伴或不伴有中耳积液。儿童 AOM 症状差别较大,婴幼儿多以全身症状为主,体温升高,可伴有消化系统症状,如呕吐、腹泻等,可出现水、电解质紊乱,因高热和细菌毒素影响,可发生惊厥及脑膜刺激征。而大龄儿童 AOM 多以上呼吸道感染后出现急剧耳痛为主要临床表现。查体可见鼓膜充血,部分患儿甚至可见鼓膜后脓液平,鼓膜穿孔后出现耳道溢脓。在临床中,仔细询问病史和鼓膜检查非常重要,治疗必须着重处理中耳积液引流,给予鼻腔减充血剂、足量抗生素,积极治疗上呼吸道感染。

2. 分泌性中耳炎(secretory otitis media,SOM) 是指不伴急性中耳感染的中耳积液。SOM 又称中耳积液及浆液性、渗出性或非化脓性中耳炎。SOM 可出现于上呼吸道感染期间,因咽鼓管功能不良而自发,或者表现为 AOM 之后的炎症反应。多见于 6 个月 ~ 4 岁的儿童,超过 50% 的婴幼儿在 1 岁以内曾患 SOM,到 2 岁时 60% 以上的患儿曾患 SOM。多数 SOM 可在 3 个月内自行缓解,但是有 30% ~ 40% 的儿童 SOM 会复发,且 5% ~ 10% 的患儿病程可持续 1 年或更长时间。SOM 是导致儿童听力障碍的最常见病因之一,而除此之外,儿童 SOM 还可引起儿童行为问题、平衡症状,并可导致监护人的不良情绪随之增加。

(1)诊断 ①鼓气耳镜检查见中耳积液;②鼓室导抗图检查呈"B"或"C"形曲线,对于 <6 个月的婴儿,应采用高频探测音(1 kHz);③主观纯音测听、客观听性脑干反应(ABR)存在骨气导阈值差。

(2)治疗 儿童 SOM 会对听力和言语造成影响,但同时 SOM 又为自限性疾病,具有一定的自愈率,因此如何治疗、选择什么时机治疗成为关注的焦点。目前就治疗问题主要有以下观点:①观察期待疗法:发病 3 个月内密切观察。②药物的选择:抗生素、糖皮质激素不作为常规治疗药物,对于不伴有过敏的 SOM,不应将抗组胺药作为一线用药。③外科治疗:对于病程 >3 个月的 SOM 患者,鼓膜置管是手术治疗的首选方法;对于 ≥4 岁且同时伴有腺样体肥大的 SOM 患者,建议同期行腺样体切除术;对于明确伴有咽鼓管功能障碍的患者,可采用球囊扩张咽鼓管成形术改善咽鼓管功能,以期从病因上治疗 SOM。

二、儿童变应性鼻炎与鼻窦炎

(一)儿童变应性鼻炎

变应性鼻炎(allergic rhinitis,AR)是儿童常见病和多发病。

儿童变应性鼻炎的症状及体征具有不典型性,患儿主观感受常不能准确描述。有多种介质的鼻分泌物向后流向咽部导致咳嗽为主要临床症状。其易和呼吸道感染并发,可以表现为慢性或反复性咽喉痛,甚至仅表现为上呼吸道感染症状。并发症较多,伴有支气管哮喘、变应性结膜炎、慢性鼻窦炎、分泌性中耳炎、睡眠呼吸障碍、鼻出血等。

根据"变应性鼻炎及其对哮喘的影响"(ARIA)指南,儿童变应性鼻炎的治疗原则包括环境控制、药物治疗、免疫治疗和患者教育。第2代抗组胺药和鼻内糖皮质激素为主的药物治疗是目前临床上最常用的对症治疗方法,但应注意各种药物的适用年龄和剂量。特异性免疫治疗(SIT)过去也称脱敏(desensitization)或减敏(hyposensitization)疗法,能改善临床症状,而且可以预防变应性鼻炎发展为哮喘。

近年来的研究表明,变应性鼻炎是儿童哮喘致病和发展的危险因素,与哮喘的难治性关系密切。对鼻部疾病的早期干预也极大地影响着气道疾病的转归和治疗效果。变应性鼻炎、哮喘同属气道炎性疾病,它们之间的诸多相同和相关之处涉及流行病学、生理学、组织学、病理学、免疫学、基因学及临床治疗学等诸多方面。

(二)儿童鼻窦炎

儿童鼻窦炎(sinusitis in children)是儿童较为常见的疾病,其病因、症状、诊断和治疗与儿童变应性鼻炎相似。目前将儿童鼻窦炎分为3种:①急性鼻窦炎:症状持续存在不超过8周;②急性复发性鼻窦炎:症状持续存在不超过8周,每年发作3次以上;③慢性鼻窦炎:症状持续存在12周以上。

儿童鼻窦炎的致病因素较多,感染是鼻窦炎最重要的病因之一。肺炎链球菌、流感嗜血杆菌是急性鼻窦炎的主要致病菌(占76%),厌氧菌是慢性鼻窦炎的主要致病菌。超敏反应因素在儿童鼻窦炎发病中的作用远远超过成年人。因此,抗炎、抗水肿成为治疗儿童鼻窦炎的关键环节。

儿童鼻窦炎临床上以脓涕、鼻塞、后鼻滴涕、咳嗽、呼气有臭味、头痛等为主要症状,可同时伴有中耳炎、腺样体炎、哮喘和支气管炎。儿童鼻腔、窦口鼻道复合体、鼻窦开口相对狭窄,炎症发生时容易造成通气与引流受阻。儿童鼻窦炎一旦发生,尽管病程不长,计算机体层成像(CT)常显示为全鼻窦不透光现象,因此对儿童慢性鼻窦炎的诊断显然不宜仅凭CT扫描来判定,而要根据症状和体征作综合分析。同时,CT显示鼻窦不透光也不能作为手术治疗的唯一依据。

儿童慢性鼻窦炎的治疗提倡阶梯性治疗方案。

第一阶段,系统药物治疗,包括抗生素和局部糖皮质激素及黏液促排剂,药物剂量和疗程要足够,应持续应用4周以上,局部糖皮质激素至少1个月以上,同时应注意评估疗效。其他药物治疗包括鼻黏膜血管收缩剂、全身抗组胺药等。

第二阶段,开放鼻阻塞和病原菌隐蔽部位。系统药物治疗无效时,方可考虑辅助性手术方法干预。如扁桃体、腺样体切除,鼻内镜下单纯鼻息肉切除手术。

第三阶段,鼻内镜功能性鼻窦微创手术。手术适应证为已经作了充分的药物和前期治疗但效果不佳,有明确的鼻息肉阻塞鼻腔通气或多发性息肉和严重的鼻腔鼻窦解剖结构异常,同时伴有哮喘并有高抗药性细菌群存在。在大多数情况下只要求切除钩突和开放前筛(称为mini-FESS),手术的基本原则是小范围、精细和微创。

三、鼻出血和鼻腔异物

(一) 鼻出血

鼻出血(epistaxis)是儿童耳鼻咽喉科常见急症之一。可发生于鼻腔任何部位,但 90% 的患儿出血区在鼻中隔前下方的 Little 区。

病因:儿童鼻出血病因与成年人有些不同,常见原因有:①外伤:儿童跌倒撞伤鼻部。②鼻腔异物:儿童把玩具、纸团、瓜子等异物塞入鼻腔继发感染,引起黏膜糜烂出血。③鼻腔炎症:分泌物积聚在鼻腔、鼻前庭,引起干、痒、痛等不适,因儿童不会擤鼻,经常用手挖鼻所致。④肿瘤:良性肿瘤如鼻腔血管瘤或鼻咽血管纤维瘤,出血一般较剧,多发于青壮年。⑤急性发热性传染病:流行性感冒(简称流感)、出血热、麻疹和疟疾等疾病,鼻黏膜干燥血管破裂出血。⑥血液病:以白血病、血小板减少、血友病、再生障碍性贫血为多见。⑦营养障碍或维生素缺乏:由偏食等不良饮食习惯导致营养摄入不全,维生素或钙缺乏常导致儿童鼻出血。⑧其他:风湿热和遗传性毛细血管扩张症患儿常有鼻出血。

治疗原则:首先止血,在达到止血目的后,再进行病因的检查和治疗。

(二) 鼻腔异物

鼻腔异物(foreign bodies in the nasal cavity)多发生于 5 岁以下儿童,这个年龄段的孩子好奇心强,注意缺陷障碍伴多动的儿童更为多发。

大多数患儿有明确的异物置入史,诊断不难,但约 30% 的患儿无明确的异物置入病史,由于不能诉说异物史或者不理解父母的警告或者惧怕家长的责骂而隐瞒病史,这类患儿早期可能无症状,直到患儿出现鼻塞、鼻出血或者单侧鼻腔脓涕有臭味而确诊。并发症包括疼痛、鼻漏、鼻出血、鼻黏膜溃疡,鼻中隔穿孔,鼻或后鼻孔狭窄,感染和可能的吸入等。

遇到患儿一侧鼻塞、鼻臭、流脓血性分泌物,首先应想到鼻腔异物,应及时检查取出异物。

四、腺样体肥大与睡眠呼吸障碍

(一) 腺样体肥大

儿童期腺样体增生肥大引起鼻塞、张口呼吸、睡眠打鼾、听力下降等一系列临床症状,称为腺样体肥大(adenoid hypertrophy)。纤维鼻咽镜检查可见鼻咽顶壁红色团块状的分叶淋巴组织。诊断明确后,保守治疗无效者应行腺样体切除术(详见第四十章第二节)。

(二) 睡眠呼吸障碍

睡眠呼吸障碍(sleep disordered breathing,SDB)是一组以睡眠时呼吸异常为特征的疾病。在儿童睡眠障碍问题中,阻塞性睡眠呼吸暂停发病率最高。

其主要原因为结构或功能异常导致上气道阻塞,可引起患儿生长迟缓、神经认知障碍、行为心理异常、颌面畸形及心肺功能异常等。早诊断、早治疗十分关键,应积极解除上气道梗阻因素,预防和治疗并发症。

五、儿童头颈部包块

儿童头颈部包块以先天性疾病多见,主要表现为颈部肿物,生长缓慢,无特殊症状。如继发感染,可破溃形成经久不愈的瘘管等。如包块继续增大,压迫周围组织可出现吞咽困难及呼吸困难等。主要包括甲状舌管囊肿及瘘管,鳃裂囊肿及瘘管,颈部脉管畸形等。

颈部包块超声检查是临床上首选的检查手段,可了解包块的位置、性质及范围。超声可见无回声或低回声肿物,边界清楚,感染后可表现为囊壁增厚和低回声消失。CT 检查可对病变的范围、大小,是否合并感染等进行诊断。MRI 可明确囊肿与其他周围结构的关系。

目前手术切除是治疗的首选方法。对于脉管畸形目前采用的治疗方法有手术、激光、硬化剂注射、口服药物治疗等。

儿童期是生理、心理成长的重要阶段,耳鼻咽喉头颈外科疾病会给儿童的生理、心理发展带来许多不利影响,并且这种影响可能会延伸到成年阶段,成为成年后一些疾病的诱发因素。因此,要求临床医生对儿童耳鼻咽喉头颈外科疾病有深入、全面的认识,不断提高诊断和治疗水平,在处理中既体现与成年人的共性,又有儿童的独特性,在深入认识儿童耳鼻咽喉头颈外科疾病的基础上,制订体现儿童特点的个性化治疗方案。

（倪　鑫）

第八章 耳鼻咽喉头颈外科相关伦理学

概 述:

随着社会的发展,当代医学模式已由生物医学模式转变为生物－心理－社会医学模式,医学伦理学所研究的内容,从以疾病为中心的医疗、预防的道德问题,扩展至以患者为中心,以健康为目的,综合运用生物医学、社会医学、康复医学、环境医学等理论和技术服务社会人群的道德问题。耳鼻咽喉头颈外科作为二级学科在20世纪后期取得长足发展,改良的耳科手术、人工电子耳蜗植入术、鼻内镜技术、嗓音功能评估、头颈部肿瘤切除术和功能重建术等新技术的出现一方面给患者带来了福音,另一方面,若适应证把握不恰当,将会对患者造成严重的不良影响。因此,临床医生正面临着错综复杂的医学伦理学问题。

医学伦理学是研究医学职业道德和道德观念的一门学科,随着时代的发展和进步,医学伦理学的研究范围和关注内容在不断扩大。其理论原则和行为规则也随着政治体制改革、公众道德意识变化而发生变化,并将随着市场经济的发展趋向成熟。

早在2500年前,希波克拉底誓言就确立了西方医学道德体系,并延续影响至今。它除了阐明行医宗旨,强调医生要加强品德修养、尊重同行外,也提出了为患者保密的道德要求。1791年,英国医生帕茨瓦尔为曼彻斯特医院起草了《医院及医务人员行动守则》,此后1803年出版了世界上第一部《医学伦理学》。

我国医学道德研究源远流长,古代医家强调"仁爱"救人;在近代,以宋国宾为代表的医学伦理学先驱以传统道德观念"仁"和"义"为基础,阐述了医生人格、医患关系、同业关系、医生与社会关系等行业道德规范与行为准则。

我国传统医学中的"医乃仁术""仁者爱人"的思想充分体现了医学道德规范,而"天人合一"的思想更加强调人与自然、人与社会的统一,把追求人与自然的和谐当成人生的最高价值取向,这种价值观包含了人类对呵护健康、追求文明生活方式的渴望。

第二次世界大战之后,医学发展日益国际化、社会化,国际医学交流日渐增加,国际性医学学术团体如雨后春笋般建立,一系列国际范围内的医疗道德规范和法律文件随之问世,如《医学伦理学日内瓦协议法》《赫尔辛基宣言》《悉尼宣言》《患者权利宣言》等。

当今医学科学技术发展日新月异,正不断创造出人间奇迹。人工授精、试管婴儿、克隆技术、器官移植、人类基因组计划等,不仅给患者带来福音,同时也对传统的医学伦理提出了新的挑战。在注重人的生物性的同时,也必须注重人的社会性。传统的生物医学模式正逐渐向生物－心理－社会医学模式转变。学习、研究医学伦理学,对于规范医学科学的理论研究和技术进步,培养医务人员高尚的行为操守,提高医学领域的道德水准,维护广大患者的根本利益,保障人民群众的健康事业,推动社会的文明与进步等具有重要意义。

归纳中华人民共和国成立后医学伦理学的发展,大致可分成三个阶段:1949—1966 年,"全心全意为人民服务,救死扶伤实行革命的人道主义",是医学伦理学的基本思想和准则;1966—1976 年,正常医疗秩序受到冲击,人人享有平等医疗保健权利的基本医学伦理标准未能受到尊重,医疗纠纷、差错、事故不断,真正意义上的医学伦理学研究停滞;1976 年以后,医学伦理学理论研究和实践在国内逐渐复兴。党的十一届中央委员会第三次全体会议制定了改革开放政策,全面推行社会主义市场经济体制改革,自此我国医学伦理学的研究与实践进入了崭新的发展阶段。

新的形势、新的任务对这门古老学科的进步提出了新的挑战,主要表现在:其一,社会主义市场经济的逐渐建立与完善,经济效益成为医疗卫生经营管理领域中突出的问题。在践行社会责任、讲求社会效益的同时,又要考虑增加经济效益,以维系人员稳定与医院发展。兼顾两个效益的对立与统一,实践医学伦理学的基本规则就显得特别重要。其二,先进医疗技术的普遍推广与应用,使许多过去的难症、顽疾、不治之症得到了有效控制,甚至根治;另一方面又使传统的伦理道德观念受到新的冲击和挑战。其三,当代医学模式已由生物医学模式转变为生物–心理–社会医学模式,医学伦理学研究的内容,已从以疾病为中心的医疗模式转为以患者为中心,以呵护健康为目的,综合运用生物医学、社会医学、康复医学、环境医学等理论和技术提高全社会医疗卫生保健服务的整体水平。面对社会体制和运行机制的快速改革、现代医学的迅速发展、医学模式的疾速转变,医学伦理学的研究范畴、内容以及形式也应做相应调整,使之尽快适应社会进步和医学发展的需求,作为衡量医学进步、推动医学发展的基本准则。

(一)耳鼻咽喉头颈外科医生面临的挑战

耳鼻咽喉头颈外科作为医学二级学科在 20 世纪后 20 年取得了长足发展,改进的耳科手术、人工耳蜗植入技术、鼻内镜技术、嗓音功能评估、睡眠呼吸监测、头颈肿瘤的综合治疗等专科技术的进步使人耳目一新。这些新技术的出现一方面给患者带来福祉,另一方面会因适应证把握不准而造成负面治疗效果,也可能因为追求学术研究价值或经济效益,而受到"医生需要还是患者需要"的质疑。社会进步、科学技术进步在促进学科进步的同时,也将使临床医生面临更多错综复杂的医学伦理学问题。

1 诊疗　针对任何一种疾病,医生在选择诊断和治疗方式时,第一时间采取的措施至少应包括以下几个方面:第一,患者可能患有的疾病应用何种方式在经济有效、简捷快速的情况下做出诊断;如若不能,进一步检查有哪些,患者的身体、经济、时间耐受力如何。在进行思考、判断的同时,应及时向患者及家属做进一步的询问和调查。第二,当为明确初步诊断而采取方法或手段时,应向患者及家属及时说明检查目的、意义、可能的结果、存在的风险以及花费情况等。第三,经检查初步做出诊断并经会诊讨论拟定治疗方案后,应立即向患者及家属进行交代:① 初步诊断的依据,诊断不充分的原因可能有哪些;② 初步治疗方案是什么,进一步治疗的方案还有哪些;③ 实施治疗过程中可能有哪些风险,防范的具体措施主要有哪些;④ 麻醉或各种治疗中一旦出现意外,医院及医生所应承担的责任和义务是什么,患者及家属所应承担的责任和义务又是什么。即使在很有把握的情况下,以上的程序也是必需的。很多情况下,最终确定诊断和治疗方式时,要同患者及家属进行反复多次的共同协商,在充分征得双方认定后方可实施。完成上述过程需要主诊医生思考问题全面,处置问题科学、合理、准确,并具备良好的医学法规基本知识,切不可根据医生自己的喜好,或因某种经济目的而诱导,向患者及家属做出损害对方利益的解释或提出与选择诊断和治疗方式无关的要求。

2. 术前签字　我国目前实施患者和(或)家属手术前签字,其中全身麻醉手术的手术同意书中包含至少两项可能导致死亡的内容,以及术后可能造成的容貌毁损或摘除器官造成的功能缺损(如全喉切除患者丧失语言能力)等。签字可以在患者完全不知情的情况下由家属完成,这种做法是出于保护性医疗考虑,担心会因此引起患者惶恐、忧虑,继而影响治疗,甚至预后。这种做法有一定道理,但事实上,依照法律规定,只有患者本人才拥有对自己生命的取舍权。虽然签字的多是患者最亲近的家属,但他们对患者手术可能造成的生命危险都无权取舍。综合考虑,手术同意书的签字由患者本人(有签字能力)实施更符合患者的利益和医学伦理学的要求,也更符合法律中关于生命权利的准则。

美国医师学会伦理手册中明文规定:医生要把患者的情况通知其本人,有效的医患沟通,对患者症状的适当解释,可以解除患者的疑虑和恐惧,增加治愈率和患者的满足率。医生与患者沟通时,需运用一定的心理学知识,善于发现患者的要求和忧虑,与患者建立良好的、相互信任的关系。在术前交代签字内容和病情时,要从患者的角度出发,为患者的利益着想,尽可能为患者提供更多的选择。一些出于个人或小集体的利益,选择性用药或提供治疗方案的做法显然是违背医学伦理学规范的。

3. 准确把握新技术的适应证 对没有完全定论的新技术,应遵照循证医学原则,逐步总结效果。例如,随着人工耳蜗植入术的开展,使无数聋儿重返有声世界。但目前能够进行人工耳蜗植入术的医院逐渐增多,大部分注重临床工作,注重医院的经济效益,耳蜗植入术后的康复却跟不上。美国成人聋哑组织及世界聋人联盟基于伦理学观点提出了反对耳蜗植入术的意见,他们认为:①术后患儿的语言获得能力不确切,同时术后患儿所面临的心理、社会及语言危机还没有评估,因此该手术应为探索性手术;②目前聋人应用的手语已被广泛认定为一种完善的自然语言,应用手语的团体拥有特殊的组织和文化。聋哑文化的价值取向使其对儿童耳蜗植入术的评价与主流社会不同,两种价值取向都有其各自的标准。以上这些观点也值得耳鼻咽喉头颈外科医生思考。

人工喉或电子喉的安装问题:从目前统计学数据来看,大部分喉癌 T_2、T_3 期患者,可以行部分喉切除,患者术后可以获得良好的发音和吞咽功能。但国内仍有文献报道,T_2 或 T_1 患者行全喉切除,术后安装发音钮或人工喉,这种做法值得商榷。新技术的采用应使患者获得最佳临床效果,不应该以推广新产品和积累病例有待发表论文为取向。

鼻内镜手术给鼻科临床带来了革命性的变化,一方面手术适应证不断扩大,另一方面因手术适应证选择不当而引起严重并发症;准确把握手术适应证非常重要,同时还要结合医生本人的临床实践能力和具体操作的水平,在没有任何根据和充分准备的情况下开展新项目是有悖于医学伦理道德的。

开展医学科研或临床科研活动是提高医疗水平的重要保证,只要方法手段得体,合乎医学伦理道德观念。例如,喉移植的目的在于恢复全喉切除术后患者近似正常的呼吸、吞咽或发音功能,并取得最佳的美容效果;但在满足上述条件的同时,接受喉移植的患者又面临肿瘤复发、发生排斥反应和长期使用免疫抑制剂导致免疫功能低下或诱发其他疾病的可能性等问题。因为喉是非生命所必需的器官,只有当喉移植所获取的利益远远大于其风险时,喉移植才可能被认为是公正合理的或者说是合乎伦理道德的。

目前国内争议较多的手术治疗鼻咽癌的问题就涉及医学伦理问题。鼻咽癌首选放疗的 5 年生存率在 50% ~ 60%,国内有学者报道,鼻咽癌采用手术加放疗的治疗方案,在国内引起了广泛争议,这种临床探索是医生需要还是患者需要,在没有确切临床结果之前,值得我们深入思考。

临床医学要发展,需要进行大量的临床科研,在这些实验中,如何在确保患者利益的前提下不断创新,需要临床医生有高尚的医德和严谨的科学作风。

(二)展望

从历史的角度来划分,医学伦理学经历了传统医学伦理学、生物医学伦理学和生命伦理学三个阶段。传统医学伦理学是指第二次世界大战以前的医学伦理学,生物医学伦理学是指第二次世界大战至 20 世纪 70 年代初(1971 年)的医学伦理学,生命伦理学是指 20 世纪 70 年代以后的医学伦理学(以 1971 年美国的 Potter 提出"生命伦理学"定义为标志)。医学不断前进,必然推动医学伦理学不断向前发展,同时合乎人文关怀原则的医学伦理也将促进医学行为的良性发展。21 世纪,医学伦理学要面对基因工程、人口老龄化等新挑战,需要耳鼻咽喉头颈外科医生继续努力。

(韩德民)

耳 部 疾 病

第九章　耳科学基础

概　述：

　　本章主要讲解耳科学疾病的诊断、治疗及与手术相关的发生学、解剖学、生理学知识。内容包括：内耳、中耳、外耳各结构的解剖学特点以及临床意义；听觉、平衡觉传导途径，听觉生理、平衡调节生理功能等。掌握本章内容是认识耳科疾病的基础。

第一节　应用解剖学

一、颞骨

　　颞骨（temporal bone）位于头颅两侧，镶嵌在顶骨、蝶骨、颧骨和枕骨之间，参与组成颅中窝和颅后窝的侧壁和底部。颞骨为一复合骨，由鳞部、鼓部、岩部、乳突部和茎突5部分组成。外耳道骨部、中耳、内耳、内耳道均包在颞骨内（图9-1）。

（一）鳞部

　　鳞部（squamous portion）又称颞鳞，居颞骨前上部，与蝶骨大翼和顶骨相接，构成颅中窝外侧。其形似

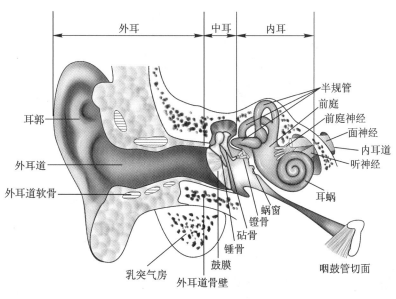

图9-1　耳解剖关系示意图

鳞片,分内、外两面,外面光滑略外凸,有颞肌附着,表面有颞中动脉沟(图9-2);内面略凹,与大脑颞叶相对,有脑压迹与脑膜中动脉沟,脑膜中动脉经棘孔入颅,在此沟内走行(图9-3)。鳞部下部有向前突出的颧突及其前后根,和颧骨颞突相接构成颧弓,为咬肌附着部。后根从颧突上缘过外耳门上方向后延伸,形成一条略隆起的弧形骨线,称为颞线(temporal line),颞肌下缘止于此。位于乳突上部的一段颞线称为乳突上嵴。颞线和乳突上嵴是鼓窦盖和颅中窝底的颅外标志。颞线之下,骨性外耳道口后上方有一小棘状突起,称为道上棘(suprameatal spine,Henle棘)。棘的后方,外耳道后壁向上延伸与颞线相交所成的三角区域称道上三角(suprameatal triangle,MacEwen三角)。该处骨面粗糙,有许多小血管穿通的小孔,又名筛区。道上棘和筛区是乳突手术时寻找鼓窦的标志。颧突前根连接颧突下缘,有关节结节(articular tubercle)和下颌关节窝,与下颌骨形成颞下颌关节。

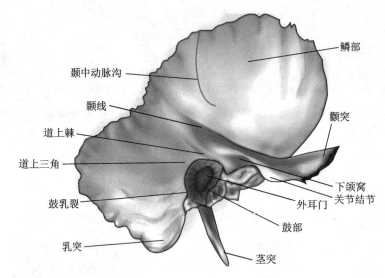

图9-2　颞骨外侧面(右)

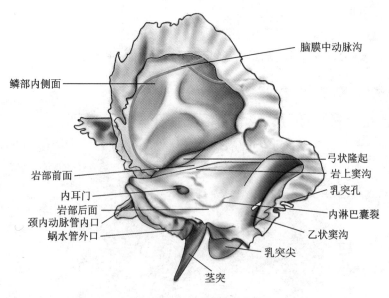

图9-3　颞骨内侧面(右)

(二)乳突部

乳突部(mastoid portion)位于颞骨的后下部,与顶骨和枕骨相接,呈锥形,故名乳突。乳突外面粗糙,有枕肌、耳后肌、胸锁乳突肌、头夹肌和头最长肌附着。乳突后方近枕乳缝处有一贯穿骨内外的乳突孔

(mastoid foramen),乳突导血管经此孔使颅外静脉(耳后静脉或枕静脉)与乙状窦相通,枕动脉亦有小支经此孔供给硬脑膜。乙状窦血栓性静脉炎时,感染可以经乳突导血管延及耳后静脉或枕静脉,临床上表现为乳突部水肿和压痛,称 Griesinger 征。乳突尖内侧有一深沟称乳突切迹(mastoid notch),有二腹肌后腹附着。乳突切迹内侧有一枕动脉经过的浅沟。乳突内面为颅后窝的前下方,有一弯曲的深沟称乙状沟(sigmoid sulcus),乙状窦位于其内。乙状沟的深浅、宽度及其骨壁的厚度因乳突气房发育程度不同而异。发育良好者,乙状窦骨板较薄且位置偏后,其与外耳道后壁之间的距离较大;乳突气房发育较差者,则乙状窦骨板坚实,位置前移,其与外耳道后壁的距离较小,在乳突手术时易损伤乙状窦而造成出血,甚而发生气栓导致生命危险,同时乙状窦位置也是选择乳突手术术式的根据之一。

鳞部上缘的后方与乳突部上缘相接处有一切迹,称顶切迹,内嵌顶骨后下角。从顶切迹至乳突尖作一假想直线,可以大致标出乙状窦在颅内的走向。岩鳞结合部形成一薄骨板从乳突盖向下延伸,将乳突气房隔为内、外两部分,形成 Korner 隔,术中易误认为已达乳突内壁而遗留病灶。

(三) 鼓部

鼓部(tympanic portion)位于鳞部下方,乳突前方,岩部下外侧,为一弯曲的"U"形骨板,构成骨性外耳道的前壁、下壁和部分后壁。其内侧与岩部融合形成岩鼓裂(petrotympanic fissure),前上方借鳞鼓裂(squamotympanic fissure)与鳞部相接,后方以鼓乳裂(tympanomastoid fissure)和乳突部毗邻。面神经通过的茎乳孔就位于鼓乳裂的内侧。鼓部的前下方形成下颌窝的后壁;其内面有沟状的鼓沟(tympanic sulcus),鼓膜边缘的纤维软骨环嵌于沟内,形成鼓膜紧张部。上方有缺口称鼓切迹(Rivinus 切迹),此处无鼓沟和纤维软骨环,鼓膜直接附着在颞骨鳞部,形成鼓膜松弛部。鼓部的下部包绕茎突根部,形成鞘突(vaginal process)。

(四) 茎突

茎突(styloid process)位于颞骨鼓部的后下部,伸向前下方,为一细长骨柱,近端被鼓部鞘突所包绕,远端有茎突咽肌、茎突舌肌、茎突舌骨肌、茎突舌骨韧带和茎突下颌韧带附着。其内侧为颈静脉窝。茎突和乳突之间有茎乳孔(stylomastoid foramen),面神经由此出颅。

(五) 岩部

岩部(petrous portion)形似一横卧的三棱锥体,故称岩锥(petrous pyramid),位于颅底,嵌于蝶骨和枕骨之间。内藏听觉和平衡器官,有 1 底、1 尖、3 个面和 3 个缘。底朝外,与鳞部和乳突部融合。岩尖朝向前内,微向上,与枕骨底部和蝶骨大翼共同围成破裂孔。破裂孔距咽隐窝约 1 cm,鼻咽癌时,肿瘤可经破裂孔向颅内侵犯。岩尖的前下方有颈动脉管内口。

1. 前面　构成颅中窝的后部,与鳞部内面相连。近岩尖处有三叉神经压迹,容纳三叉神经半月神经节,其后外侧有两条与岩锥长轴平行的沟槽,内侧为岩浅大神经沟,该神经向后经面神经管裂孔与面神经膝状神经节相连;外侧为岩浅小神经沟,向后经鼓室小孔与鼓室相通。舌咽神经的鼓室支经鼓室小孔上口穿入颅底即为岩浅小神经。再向后外的弧形隆起称弓状隆起(arcuate eminence),上半规管(又称前半规管)在其下方,其前外部相对平坦的部位为鼓室盖(tympanic tegmen),将鼓室与颅中窝分开(图 9-4)。

2. 后面　构成颅后窝的前壁,外侧与乳突部相连,以岩上窦、岩下窦和乙状窦沟为边,中央有三个孔。中央偏内为内耳门(internal acoustic porus),前缘圆钝,后缘隆起,外接内耳道。其后外有一裂隙称前庭水管(vestibular aqueduct)外口。两者上方有一小凹称为弓状下窝(subarcuate fossa),有细小血管通鼓窦。前庭水管外口的内部连接前庭水管,有与内淋巴囊相接的内淋巴管通过到前庭的椭圆囊和球囊。内耳道为一骨性管道,长约 1 cm,直径约 5.9 mm,与岩锥长轴几成直角,内有面神经、听神经、中间神经及迷路动、静脉通过。脑膜伸入其内,衬于内面。内耳道底(fundus of internal acoustic meatus)为一垂直多孔骨板,其外侧为内耳的前庭和耳蜗内侧壁的大部。内耳道底由一横嵴分为上、下两区,上区又被一垂直嵴分为前、后两区,前者为面神经管区,面神经经此进入面神经骨管;后者为前庭上区,前庭神经上支经此至上、外半规管和椭圆囊。下区前方为蜗区,有螺旋状排列的小孔,有蜗神经纤维通过;后方为前庭下区,前庭神经下支经此达球囊。前庭下区后下方有一单孔,前庭神经下支的后壶腹神经由此达后半规管(图9-5)。

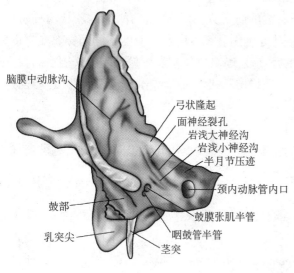

图9-4 岩部前面观

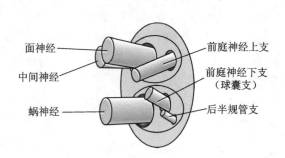

图9-5 内耳道底(右)

3. 下面 粗糙不平,为颅底的一部分。最前方骨面粗糙有腭帆提肌和咽鼓管软骨附着。其后为颈动脉管外口,有颈内动脉和颈动脉神经丛经过。颈内动脉经此入颞骨,先垂直上行,再水平向前,至颈动脉管内口,在破裂孔上方入颅。其后外深窝为颈静脉窝(jugular fossa),容纳颈静脉球,其变异很大,尤以高位时易被损伤。两者之间骨嵴上有鼓室小管(tympanic canaliculus)开口,舌咽神经鼓室支(Jacobson神经)经此入鼓室。颈静脉窝外侧骨壁上有乳突小管(mastoid canaliculus)开口,有迷走神经耳支(Arnold神经)通过。颈静脉窝前内侧,内耳道下方有蜗水管(cochlear aqueduct)外口,其内上开口于耳蜗基底转鼓阶末端,硬脑膜呈管形伴入其内,外淋巴液经蜗水管向蛛网膜下隙引流(图9-6)。

4. 岩部的三个缘 岩部上缘最长,有岩上沟,容纳岩上窦接侧窦汇入海绵窦,沟缘附着小脑幕;内端有一切迹,含三叉神经半月神经节的后部。上缘尖端借岩蝶韧带和蝶骨连接形成小管,有展神经和岩下窦经过。故在气化良好的颞骨发生急性化脓性乳突炎时可并发岩尖炎,而出现三叉神经痛和展神经麻痹症状。岩部后缘的内侧段有岩下沟,内含来自海绵窦汇入颈静脉球的岩下窦;外侧段和枕骨的颈静脉切迹形成颈静脉孔。岩部前缘的内侧部分与蝶骨大翼相连形成蝶岩裂,外侧部分组成岩鳞裂和岩鼓裂;在岩部与鳞部之间有上下并列的两个管通入鼓室,上为鼓膜张肌半管,下为咽鼓管半管。

二、外耳

外耳包括耳郭和外耳道。

(一)耳郭

耳郭(auricle,pinna,pinna of ear)分前、后两面。卷起的边缘称耳轮(helix),起自外耳道口上方的耳轮脚(crus of helix),其后上部有小结节称Darwin结节。耳轮前方

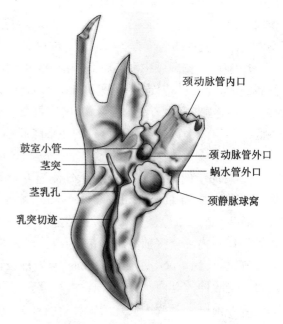

图9-6 岩部下面观

有一与其大致平行的隆起称对耳轮(antihelix),上端分成对耳轮脚,两脚之间的凹陷称为三角窝(triangular fossa)。耳轮与对耳轮之间的凹陷称耳舟(scapha)或舟状窝(scaphoid fossa,fossa navicularis)。对耳轮前方的凹陷为耳甲(auricular concha),耳轮脚以上的耳甲称耳甲艇(cymba of auricular concha),以下的称耳甲腔(cavity of auricular concha),其前方即外耳道口。外耳道口前方的隆起为耳屏(tragus),外耳道口与其相对的突起为对耳屏(antitragus),两突起间的凹陷称耳屏间切迹(intertragic notch)。耳屏与耳轮脚间的凹陷称耳前切迹(anterior notch of ear),该处无软骨,故在此处切开不会损伤软骨,临床上常作为耳前切口的部位。耳垂位于耳郭最下端,由脂肪结缔组织和皮肤形成,无软骨(图9-7)。急性化脓性软骨膜炎时,耳垂并不受累。耳郭前面的皮肤与软骨粘连较后面紧密,耳郭皮肤菲薄,血管表浅,易冻伤;皮下组织少,肿胀时感觉神经受压易致剧痛;出血及渗出不易吸收,若不及时抽吸易感染或机化使耳郭变形。耳郭的皮肤、软骨与外耳道的皮肤和软骨相连,外伤或耳部手术、外耳道炎症时,牵拉耳郭或按压耳屏可加剧耳痛。耳郭软骨抗感染能力差,故感染可引起软骨坏死而致耳郭畸形。

(二)外耳道

外耳道(external acoustic meatus)起自耳甲腔底,内止于鼓膜,长2.5~3.5 cm,外1/3为软骨部,内2/3为骨部。交界处较狭窄,骨部距鼓膜约0.5 cm的狭窄称为外耳道峡(isthmus)。婴儿的外耳道软骨部与骨部尚未完全发育,较狭窄。外耳道软骨在前下方常有2~3个垂直间隙,由结缔组织充填,称外耳道软骨切迹(notch in cartilage of external acoustic meatus),可增加耳郭的移动性,但腮腺脓肿或外耳道口疖肿时可借此相互累及。外耳道骨部的后上方由颞骨鳞部构成,其深部与颅中窝仅隔一层骨板,外耳道骨折时可累及颅中窝。骨部前下壁由颞骨鼓部构成。软骨部皮肤较厚,内含毛囊、皮脂腺、耵聍腺,是疖肿易发部位。耵聍腺是一种变异的汗腺,分泌的耵聍有干、湿两种,混合皮脂及脱落上皮形成耳垢,有一定的抑菌及杀菌作用。外耳道皮下组织甚少的前下壁较后上壁约长6 mm,致使鼓膜向前下方倾斜。皮肤与软骨膜前膜粘连紧密,感染肿胀时疼痛剧烈。

(三)外耳的神经、血管及淋巴

外耳的神经有三叉神经和下颌神经的耳颞支、迷走神经耳支、颈丛的耳大神经和枕小神经,以及面神经和舌咽神经的分支。外耳道壁有迷走神经耳支分布,故口腔颞下颌关节疾病可引起反射性耳痛。刺激外耳道壁皮肤时可引起反射性咳嗽(图9-8)。耳大神经是支配耳郭的主要神经,手术时应尽量保留。

颈外动脉的颞浅和耳后动脉供应耳郭的前后面,上颌动脉营养外耳道。同名静脉回流至颈外静脉,部分流入颈内静脉。耳后静脉经乳突导血管与乙状窦相通。耳前淋巴结、腮腺淋巴结汇集耳前及外耳道前壁的淋巴,耳郭后面的淋巴流向耳后淋巴结,耳郭下部、外耳道底的淋巴汇入颈浅淋巴结,外耳道的淋巴流至颈深淋巴结。

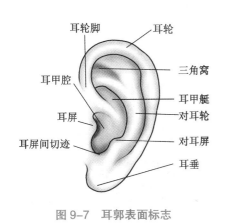

图9-7 耳郭表面标志

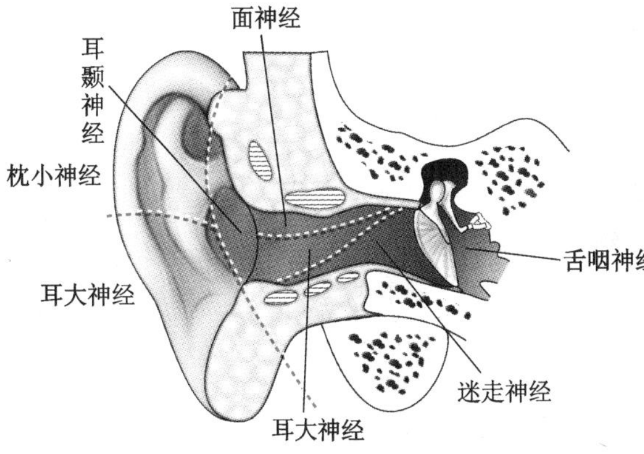

图9-8 外耳神经分布图

三、中耳

中耳包括鼓室、咽鼓管、鼓窦及乳突 4 部分。

(一)鼓室

鼓室(tympanic cavity)位于鼓膜与内耳外侧壁之间,是一个与矢状面近于平行的扁平腔隙,有外、内、前、后、顶、底 6 个壁,以鼓膜紧张部上、下缘为界,分为上、中、下三部分(图 9-9)。上缘平面以上的鼓室腔称上鼓室(epitympanum),或称鼓室上隐窝(epitympanic recess);中鼓室(mesotympanum)位于上、下缘平面之间,大部分对应于鼓室紧张部;下鼓室(hypotympanum)由下缘平面向下达鼓室底。临床上常提及后鼓室,系指鼓膜后缘以后的鼓室,是手术中的重要部位。鼓室前缘以前的鼓室也称为前鼓室,有咽鼓管鼓室开口位于其内。鼓室容积为 1~2 mL,上下径 15 mm,前后径 13 mm,内外径在上鼓室约为 6 mm,下鼓室为 4 mm,鼓膜脐与鼓岬之间距离最近约 2 mm。

1. 鼓室六壁

(1)外侧壁　为骨部和膜部。骨部较小,即鼓膜以上的上鼓室外侧壁。膜部即鼓膜。

鼓膜为半透明的薄膜,椭圆形,中心微向内凹,高约 9 mm,宽约 8 mm,厚约 0.1 mm,向前外下倾斜,与外耳道底成 45°~50° 角。5 个月内婴儿倾斜约 35°。鼓膜周缘略厚,借纤维软骨环嵌附于鼓沟内,在其上方鼓切迹处,由颞鳞部盾板下缘封闭,鼓膜附着于此,较松弛,称鼓膜松弛部(flaccid part of tympanic membrane)。鼓膜分三层,由外向内为上皮层、固有层及黏膜层。上皮层与外耳道上皮层连续,为复层扁平上皮,以鼓膜脐部为中心,向外到骨、软骨交界处。上皮细胞的代谢有离心移动现象,这种现象也被称为外耳道皮肤的自净作用,该作用在维系外耳道清洁、排除异物、抵抗疾病方面有重要作用。固有层又分浅层放射状纤维和深层环状纤维,锤骨柄附于纤维层中间,内为黏膜层,与鼓室黏膜相连续;松弛部固有层纤维排列不规则。鼓膜最凹陷处称脐(umbo),相当于锤骨柄尖端(图 9-10)。由脐向前上方有一白色条纹达紧张部上端,称锤纹,为锤骨柄附着处,锤纹上方白色小突起名锤凸,锤凸向前、向后横行的条纹为锤骨前襞和锤骨后襞,为紧张部和松弛部的分界线。用耳镜检查鼓膜时,由脐向前下达鼓膜边缘有一个三角形反光区,系射入光线被鼓膜凹面反射所致,称光锥(cone of light),当鼓膜内陷变形时,光锥可变形或消失,婴儿期鼓膜倾斜近乎水平,见不到光锥。为描述方便,临床上以锤骨柄作一直线,再经脐作其垂线,将鼓膜分为前上、前下、后上、后下 4 个象限。

(2)内壁　即内耳的外壁,又称迷路壁。中央较大膨隆为鼓岬(promontory),系耳蜗基底轴所在,表面有鼓室神经丛(图 9-11)。鼓岬后上方凹陷称前庭窗龛,龛底为通向前庭的前庭窗(fenestra vestibuli)或卵圆窗(oval window),位置朝向鼓膜,与后上象限相对,面积约 3.2 mm²,被镫骨足板及其周围的环状韧带封

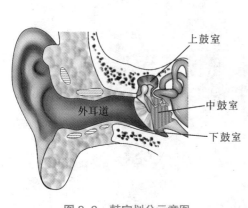

图 9-9　鼓室划分示意图

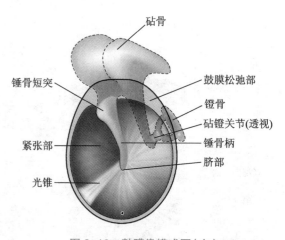

图 9-10　鼓膜像模式图(左)

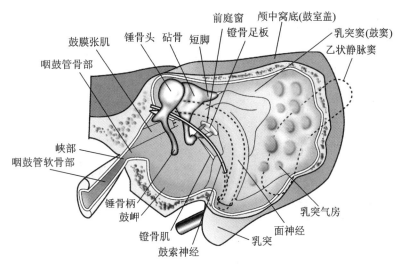

鼓膜张肌　锤骨头　砧骨　短脚　前庭窗　颅中窝底(鼓室盖)
咽鼓管骨部　　　　　　　镫骨足板　乳突窦(鼓窦)
　　　　　　　　　　　　　　乙状静脉窦

峡部
咽鼓管软骨部

锤骨柄　　　　　　　　　　　　乳突气房
鼓岬　　　　　　　　　　面神经
镫骨肌　　　　乳突
鼓索神经

图 9-11　鼓室结构模式图(左)

闭。鼓岬后下方凹陷为圆窗龛,其底通向耳蜗鼓阶,为蜗窗(fenestra cochleae)或圆窗(round window),蜗窗膜封闭又称第二鼓膜,面积约 2 mm²,朝向后下,与前庭窗平面几成直角。前庭窗龛上方有一水平略向后下走行的管状隆凸,与水平面成 30° 角,称面神经管凸,其后上方是外半规管凸,为迷路瘘管的好发部位。前庭窗前上方有一骨性弯曲突起称匙突(cochleariform process),乃鼓膜张肌半管的骨壁向后、向外延伸而成,鼓膜张肌腱绕此呈直角向外达锤骨颈的下方。

（3）后壁　又称乳突壁,上宽下窄,内侧有面神经垂直段通过。后壁上部与上壁交界处有一孔为鼓窦入口(aditus ad antrum),连通鼓窦与上鼓室。鼓窦入口内侧有外半规管凸。鼓窦入口底部的小窝称砧骨窝(incudal fossa),砧骨短脚借砧骨后韧带附着于此,是重要的手术标志。其内下方平前庭窗高度有一骨性突起,为锥隆起(pyramidal eminence),镫骨肌腱位于其内并从其尖端穿出附着于锤骨颈后面。锥隆起外侧,鼓环内侧有鼓索小管和其鼓室口,鼓索神经由此入鼓室。

在鼓环上部鼓索神经内侧,砧骨窝以下,面神经管垂直段以外有一骨性凹陷,称面神经隐窝(facial recess),是耳外科的重要手术部位。后鼓室径路即经乳突去除面神经和鼓索神经之间的骨质,经面神经隐窝进入鼓室。在面神经隐窝内下方,锥隆起与面神经骨管垂直段深侧为鼓室窦(tympanic sinus),又名锥隐窝(pyramidal recess),位置深在,是后鼓室病变(如胆脂瘤)易残留部位。

（4）前壁　又称颈动脉壁,上部有鼓膜张肌半管及其内的鼓膜张肌,其下为咽鼓管鼓室口,两管间骨片向后、外延伸成匙突。咽鼓管鼓室口之下以菲薄骨板与颈动脉相隔。

（5）上壁　即鼓室盖(tympanic tegmen)。此骨板有时很薄甚至缺如,向前接鼓膜张肌管顶壁,向后连鼓窦盖,与颅中窝相隔。鼓室盖上的岩鳞裂 2 岁以前尚未闭合,故小儿患急性中耳炎时可出现脑膜刺激症状。

（6）下壁　又称颈静脉壁(jugular wall),为一狭窄的薄骨板,将鼓室与颈静脉球隔开,前方为颈静脉管后壁。下壁如有缺损,颈静脉球可突入鼓室,透过鼓膜可见暗蓝色阴影。下壁内侧有一小孔,有舌咽神经的鼓室支通过。

2. 鼓室内容物　包括听骨、韧带和肌肉。

（1）听骨　为人体最小的一组小骨,由锤骨(malleus)、砧骨(incus)和镫骨(stapes)连成听骨链(ossicular chain),介于鼓膜和前庭窗之间,将鼓膜震动的能量传入内耳(图 9-12)。

1）锤骨　位于最外侧。有头、颈、短突(外侧突)、长突(前突)和柄。锤骨小头位于上鼓室前段,后内面为鞍形关节面与砧骨体形成锤砧关节。锤骨柄位于鼓膜黏膜层与纤维层之间。

2）砧骨　位于锤骨和镫骨之间,分为体、长脚和短脚。砧骨体位于上鼓室后段,向前经锤砧关节与锤

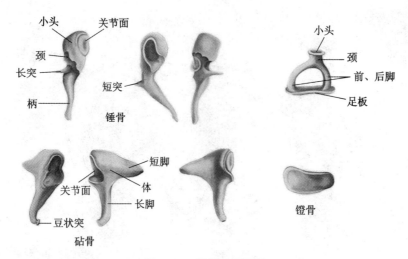

图 9-12　听骨及听骨链

骨相连。短脚向后,尖端借韧带附着于砧骨窝内。长脚位于锤骨柄之后,与其基本平行,末端稍向内弯并略膨大,称豆状突(lenticular process),与镫骨头形成砧镫关节。

3)镫骨　分为头、颈、前脚、后脚和足板(foot plate)。镫骨头与豆状突相接,颈很短,其后附着镫骨肌腱。足板椭圆形,借环状韧带(annular ligament)连接前庭窗缘。

(2)听骨韧带　借锤骨上韧带、锤骨前韧带、锤骨外侧韧带、砧骨上韧带、砧骨后韧带和镫骨环状韧带,将听骨固定于鼓室内。

(3)鼓室肌肉

1)鼓膜张肌(tensor tympani)　起自咽鼓管软骨部、蝶骨大翼和鼓膜张肌半管下壁,肌腱绕过匙突呈直角向外弯曲止于锤骨下方内侧面(由三叉神经下颌支的鼓膜张肌神经支配),收缩时向内牵拉锤骨柄,增加鼓膜紧张度。

2)镫骨肌(stapedius)　是人体最小的一块肌肉,起自锥隆起内,肌腱出锥隆起尖端,止于镫骨颈后方,收缩时将镫骨头向后牵拉,足板以后缘为支点向后外跷起,以减少内耳压力,由面神经镫骨肌支支配。

(4)鼓室黏膜　鼓室内容均有黏膜被覆,并与咽鼓管、鼓窦、乳突气房相连续。一般认为,鼓膜内面、鼓岬后部、听骨、上鼓室等处为无纤毛的扁平上皮、立方上皮或柱状上皮,鼓室前部、下鼓室、鼓岬前部、咽鼓管内表面为假复层纤毛柱状上皮。

(5)鼓室间隙与间隔

1)鼓室膈(tympanic diaphragm)　在上、中鼓室之间,由听骨和黏膜皱襞等构成的间隔分开,称为鼓室膈。组成有锤骨头和颈,砧骨体及短脚,锤骨前韧带及外侧韧带,砧骨后韧带,砧骨内侧及外侧皱襞,鼓膜张肌皱襞,镫骨肌皱襞和上述各种结构间有时存在的膜性结构。鼓室膈有前、后两小孔沟通上、中鼓室,分别称为鼓前峡、鼓后峡(anterior /posterior tympanic isthmus)。鼓前峡位于鼓膜张肌腱之后、镫骨及砧骨长脚之间,内侧为骨迷路,外侧为砧骨体。鼓后峡的后界为鼓室后壁及锥隆起,前界为砧骨内侧皱襞,外侧为砧骨短脚及砧骨后韧带,内侧为镫骨肌及其肌腱。

2)鼓室间隙　①蒲氏间隙(Prussak space)或鼓室上隐窝(superior tympanic pouch):外界为鼓膜松弛部,内界为锤骨颈,下界由锤骨短突及鼓膜纤维软骨环的环状纤维共同构成,顶壁为锤骨外襞,后方有一口位于锤骨外襞与砧骨外襞之间,经此通上鼓室。②锤前间隙或上鼓室前间隙(anterior malleolar space/anterior compartment of the attic):鼓膜张肌皱襞和锤骨前襞之上,锤骨头及锤骨上襞之前。③砧骨上间隙(superior incudal space):锤骨上襞之后,砧骨上襞以外,底为锤骨外襞和砧骨外襞。④砧骨下间隙(inferior incudal space):砧骨以下,内界为砧骨内襞,外为锤骨后襞,前为听骨间隙。⑤鼓膜前、后隐窝(anterior and posterior recess of tympanic membrane)：鼓膜前隐窝位于锤骨前襞和鼓膜之间,为浅窝；鼓膜后隐窝位于锤骨后襞和鼓膜之间,中鼓室外侧份的后上部,较深大,鼓索神经常位于锤骨后襞的游离缘上,然后穿过鼓室前部。以上诸间隙通道狭小,黏膜肿胀时易被堵塞而产生各种病理变化,但亦可暂时局限感染或形成胆脂瘤。

(二) 咽鼓管

咽鼓管(pharyngotympanic tube)为联系鼓室与鼻咽的通道,分骨部(外部 1/3)和软骨部(内部 2/3),长约 35 mm,自鼓室前壁向前、内、下走行,与水平面约成 40°角,与矢状面约成 45°角。鼓室口位于鼓室前壁的上部,鼓膜张肌半管之下。咽口位于鼻咽侧壁,下鼻甲后端约 1 cm 处,该处最宽,向外侧逐渐变窄,在软骨部和骨部交界处最窄称峡部(图 9-11),向鼓室口又渐增宽,而且管腔较大。在幼儿时咽鼓管与水平面夹角不超过 10°,近水平,长度较短,故幼儿咽部感染易经此管侵入鼓室(图 9-13)。

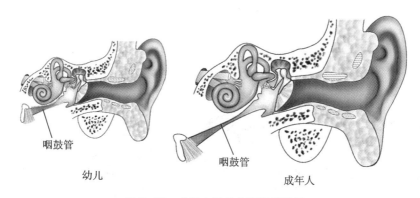

图 9-13　成年人及幼儿咽鼓管比较

咽鼓管骨部位于鳞部与岩部之间,居颈动脉管前外侧,上壁以薄骨板与鼓膜张肌半管相隔,下壁常有小气房。软骨部后上方为钩形软骨板,前下由纤维膜封闭,半管状板在鼻咽部形成钩状突起称咽鼓管圆枕。软骨段经常闭合,在做吞咽、打呵欠等动作时才开放,以调节鼓室气压与外界平衡。协助咽鼓管开放的肌肉有腭帆张肌、腭帆提肌、咽鼓管咽肌。咽鼓管黏膜为假复层纤毛柱状上皮,纤毛向鼻咽方向摆动,鼓室分泌物经此排除,又因软骨部黏膜成皱襞样,具有活瓣功能,能阻止咽部液体进入鼓室。

(三) 鼓窦

鼓窦(tympanic antrum)为鼓室后上方的含气腔,内覆纤毛黏膜上皮。出生时即存在,幼儿时几乎居外耳道正上方,随乳突发育逐渐下移。其外壁为乳突皮层,相当于外耳道上三角,成年人厚 10~15 mm；后壁、下壁通乳突气房；内壁前部有外半规管凸和面神经管水平段的后端,上壁借鼓室盖与颅中窝相隔,向前经鼓窦入口与上鼓室相通。

(四) 乳突

出生时乳突(mastoid)尚未发育,多自 2 岁以后,由鼓窦向软骨部逐渐发展,形成众多气房,附有无纤毛的黏膜上皮。气房发育程度变化较大,发育良好时,上可达颞鳞,向前可经外耳道上部至颧突根内,向内可达岩尖,向后至乙状窦后方,向下伸入茎突(图 9-14)。依气化程度可将乳突分为 4 型。① 气化型(pneumatic type)：乳突全部气化,气房大而间隔薄,占绝大多数,感染时骨皮质易被破坏而穿破,致乳突骨膜下脓肿,尤以幼儿多见；② 板障型(diploetic type)：气房小而多,似颅骨的板障；③ 硬化型(constrictive type)：气房未发育,骨质致密,多系婴儿时期鼓室受羊水刺激、细菌感染或局部营养不良所致；④ 混合型(mixed type)：同时存在以上 3 型中的任何 2 型。乳突腔内下方、近乳突尖有前后走行的二腹肌嵴,是寻找乳突段面神经的一个标志。乳突后内壁略向前膨出,为乙状窦前壁,乳突内壁深面有内淋巴囊,位于乙状窦前方、后半规管后下、面神经垂直段后、颈静脉球上方的范围内(图 9-15)。

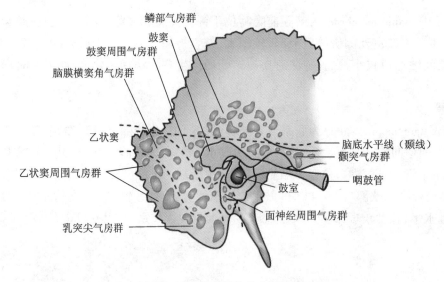

鳞部气房群
鼓窦
鼓窦周围气房群
脑膜横窦角气房群
乙状窦
乙状窦周围气房群
乳突尖气房群
脑底水平线（颞线）
颧突气房群
鼓室
咽鼓管
面神经周围气房群

图 9-14 乳突气房分布示意图

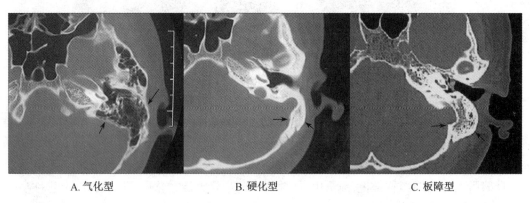

A. 气化型   B. 硬化型   C. 板障型

图 9-15 乳突气化分型

（五）中耳的神经

1. 鼓室丛（tympanic plexus） 由舌咽神经的鼓室支,颈内动脉交感神经丛的上、下颈鼓支等相互吻合,位于鼓岬表面,司鼓室、咽鼓管、乳突气房黏膜的感觉。鼓室丛发出一分支上行加入岩浅大神经;舌咽神经的鼓支分支沿岬沟上行,成岩浅小神经,穿蝶岩裂、卵圆孔后加入耳神经节。

2. 鼓索神经（chorda tympani nerve） 自面神经垂直段的中部分出,在鼓索小管内向前上走行,约于锥隆起的外侧进入鼓室,行于锤骨柄上部和砧骨长脚之间、鼓膜张肌附着处下方,向前下经岩鼓裂出鼓室,与舌神经汇合,司舌前 1/3 味觉。鼓膜的神经支配外侧面有三叉神经的耳颞支和迷走神经耳支,内侧面由鼓室丛神经支配。

（六）中耳的血管

中耳的血液供应主要来自颈外动脉。上颌动脉的鼓室前动脉营养鼓室前部,耳后动脉的茎乳动脉供应鼓室后部及乳突,脑膜中动脉的鼓室上动脉及岩浅动脉供应鼓室盖及内侧壁,咽升动脉的鼓室下动脉供应鼓室下部及鼓室肌肉,颈内动脉的鼓室支供应鼓室前壁。鼓膜外层由上颌动脉耳深支供给,鼓膜内层由上颌动脉鼓前支和茎乳动脉分支供给。鼓膜的血管主要分布在松弛部、锤骨柄和紧张部的周围。故当鼓膜有炎症时,充血自鼓膜松弛部开始,向锤骨柄及鼓膜其他部分蔓延。静脉流入翼静脉丛和岩上窦。

四、内耳

内耳又称迷路,深藏于颞骨岩部,依解剖和功能分为前庭、半规管和耳蜗。从组织学上将外部的骨质称骨迷路,将其内的膜管和膜囊称膜迷路,膜迷路内含有内淋巴(endolymph),膜迷路与骨迷路之间有外淋巴(perilymph),两种淋巴互不相通(图 9-16,图 9-17)。

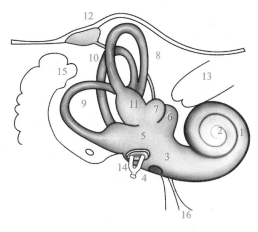

图 9-16　骨迷路
1. 耳蜗　2. 蜗顶　3. 蜗窗　4. 鼓岬、耳蜗　5. 前庭窗
6. 球囊　7. 椭圆囊　8. 上半规管　9. 外半规管
10. 后半规管　11. 壶腹部　12. 内淋巴囊　13. 内耳道
14. 镫骨　15. 鼓窦　16. 蜗水管

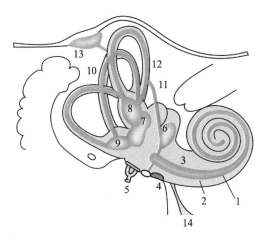

图 9-17　膜迷路
1. 蜗管　2. 鼓阶　3. 前庭阶　4. 蜗窗　5. 前庭
窗和镫骨　6. 球囊　7. 椭圆囊　8. 上半规管壶腹
9. 外半规管壶腹　10. 后半规管　11. 椭圆囊球囊管
12. 内淋巴管　13. 内淋巴囊　14. 蜗水管

(一)骨迷路

骨迷路由骨密质构成,由前庭、骨半规管和耳蜗三部分组成。

1. 前庭(vestibule)　为不规则椭圆形腔,约 6 mm×5 mm×3 mm,位于耳蜗和半规管之间,容纳椭圆囊和球囊。前下部较窄,与耳蜗前庭阶相通;后上部稍宽,有 3 个半规管的 5 个开口。内壁构成内耳道底,有从前上向后下的斜行骨嵴称前庭嵴(vestibular crest),其前为球囊隐窝(spherical recess),内含球囊。窝壁有数个小孔称中筛斑(球囊筛区)。嵴的后方为椭圆囊隐窝(elliptical recess),容纳椭圆囊,窝壁及嵴前上部称上筛斑(椭圆囊壶腹筛区)。嵴的下端分叉,其间的小窝称蜗管隐窝(cochlear recess),它与骨半规管壶腹壁之间的小孔称下筛斑(壶腹筛区)。椭圆囊隐窝下方有前庭水管内口。前庭外壁为鼓室内壁的一部分,有前庭窗,窗底后部距椭圆囊 1.9 mm,中央距球囊 1.5 mm,前部距球囊隐窝 2 mm。上壁骨质中有面神经迷路段穿过。

2. 骨半规管(bony semicircular canals)　位于前庭的后上方,每侧有 3 个半规管,即外、前和后半规管(lateral, anterior and posterior semicircular canals),每个半规管呈 2/3 环形,管腔内径为 0.8～1.0 mm,其一端膨大成直径约 2 mm 的壶腹(ampulla)。各半规管互成直角,头位垂直时,外半规管与地面成 30° 角,壶腹端向前开口于前庭后壁外上角,后端开口于前庭后部。前半规管平面与岩部长轴垂直,壶腹开口于前庭后壁的上外侧部,后段与后半规管的上端结合成总脚,开口于前庭内壁中部。后半规管平面与岩部长轴平行,壶腹在管下端开口于前庭后壁后下方,上端接总脚,故 3 个半规管由 5 个孔与前庭相通(图 9-18)。

3. 耳蜗(cochlea)　位于前庭前方,形似蜗牛,由中央圆锥状的蜗轴(modiolus, cochlear axis)和外围 2.5～2.75 周的骨蜗管(osseous cochlear duct)(蜗螺旋管)构成。基底部后内上方为内耳道底,蜗顶朝前外下方,高约 5 mm,骨蜗管长 31～33 mm,底周外侧壁相当于鼓岬。从蜗轴伸入骨蜗管内的薄骨板为骨螺旋

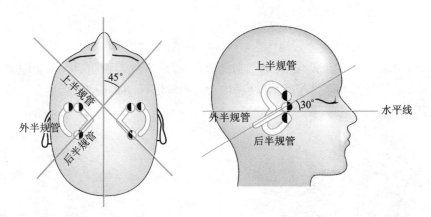

图 9-18　半规管位置示意图（黑色为动纤毛所在侧）

板,基底膜自骨螺旋板连续至骨蜗管外壁,将骨蜗管分为上、下两腔(为便于说明,将蜗底向下、蜗顶向上进行描述),前庭膜又将上腔分为两腔,所以骨蜗管内有 3 个管腔:上方为前庭阶(scala vestibuli),起自前庭;中间为耳蜗管(cochlear duct),又称膜蜗管(membranous cochlea)、中间阶(scala media),属膜迷路;下方为鼓阶(scala tympani),起自蜗窗,为蜗窗膜(第二鼓膜)所封闭。骨螺旋板由蜗窗至蜗顶逐渐变窄,在末端形成螺旋板钩,蜗轴顶端形成蜗轴板;螺旋板钩、螺轴板和膜蜗管顶端共同围成蜗孔(helicotrema),前庭阶与鼓阶的外淋巴经此孔相通。蜗轴与骨螺旋板相接处有许多小孔,为耳蜗传入、传出神经的通道。耳蜗底周下部,蜗窗附近有蜗水管,其外口在岩部下面颈神经窝和颈内动脉管之间的三角凹内,有脑膜呈管状伸入小管中,鼓阶的外淋巴与蛛网膜下隙相通(图 9-19)。

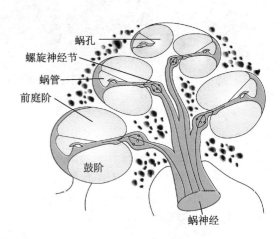

图 9-19　耳蜗剖面图

(二)膜迷路

膜迷路(membranous labyrinth)由膜管和膜囊组成,为一密闭系统,称内淋巴系统。膜迷路可分为椭圆囊、球囊、膜半规管及耳蜗管,各部相互连通,并包含司听觉和平衡的结构——螺旋器和位觉斑、壶腹嵴(图 9-17)。

1. 耳蜗管　是位于骨螺旋板与骨蜗管外壁之间螺旋形的膜迷路管,夹在前庭阶和鼓阶之间,含内淋巴,两端为盲端,顶为顶盲端,前庭部为前庭盲端。耳蜗管的横断面呈三角形,分外、下、上三壁。外壁为螺旋韧带和富含血管的血管纹(stria vascularis);上壁为前庭膜,起自骨螺旋板,止于骨螺旋管外侧壁;下壁由骨螺旋板上面骨膜增厚形成的螺旋缘和基底膜组成。骨螺旋板分上、下两层,上层骨板的上面有螺旋缘(spiral limbus);后者的外侧有凹沟,称螺旋沟,沟的上方突起为前庭唇,向外连盖膜,沟下方为鼓唇,两层骨板间有许多孔隙称蜗轴螺旋管,为耳蜗神经进出蜗管的通道。基底膜(basement membrane)起自鼓唇,止于螺旋韧带的基底膜嵴,支持耳蜗管侧的螺旋器(spiral organ),又称 Corti 器。基底膜由蜗底向蜗顶逐渐增宽,而骨螺旋板及相对的基底膜嵴则逐渐变窄。

螺旋器位于基底膜上,是听觉感受器的主要成分,由感觉细胞、各种支持细胞、神经纤维以及盖膜等组成。感觉细胞分内、外毛细胞,内毛细胞约 3 500 个,呈烧瓶状;外毛细胞约 12 000 个,呈试管状。毛细胞顶面有表面板,固定静纤毛的根部。耳蜗毛细胞只有静纤毛。内毛细胞有 2 排,外毛细胞有 3 排,外毛细胞的纤毛与盖膜相接触,而内毛细胞尚未发现这种接触(图 9-20)。毛细胞由蜗底至蜗顶逐渐变高,感受不同频率的刺激。纤毛之间顶部彼此分开,其中下部与周围纤毛有连接,构成一连动整体而运动。

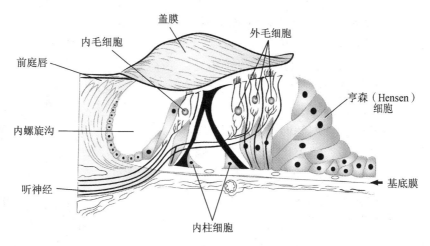

图 9-20　耳蜗横切面及螺旋器示意图

　　毛细胞的营养来自与外淋巴相似的柯替淋巴液,存在于盖膜下的螺旋沟、螺旋器隧道、中隧道(又称 Nuel 间隙)及外隧道间隙,而囊斑、壶腹嵴和感觉细胞的营养则来自内淋巴。

　　💻 拓展图片 9-1　毛细胞、盖膜的扫描电镜照片

　　2. 椭圆囊(utricle)　位于前庭后上部,借结缔组织、微血管和前庭神经椭圆囊支附着于椭圆囊隐窝中。其后有膜半规管的 5 个开口,前壁有椭圆球囊管(ductus utriculosaccularis)开口连接球囊与内淋巴管。椭圆囊底部的前外侧有较厚的感觉上皮,即椭圆囊斑(macula of utricle),分布有前庭神经椭圆囊支的纤维,感受位觉,又称位觉斑(macula acoustica),由支持细胞和毛细胞组成,其顶部有胶体膜覆盖,称耳石膜(otolith membrane),毛细胞的纤毛伸入其中。此膜有多层以碳酸钙为主的颗粒,即耳石(otolith)(也称位觉砂)和蛋白质凝合而成,相对密度 2.91,年龄增大、药物毒性反应等疾病因素可以引起耳石发生退变及化学变化。直立时椭圆囊斑与颅底几乎平行,斑的前部稍向上。

　　3. 球囊(saccule)　略呈球形,位于球囊隐窝中,较椭圆囊小,前壁有球囊斑(macula sacculi),亦称位觉斑,有前庭神经球囊支的纤维分布。球囊斑基本上与椭圆囊斑相互垂直(图 9-21)。球囊前下部以连合管(ductus reuniens)与蜗管相通,另有一短管与椭圆球囊管连接而成为内淋巴管。

　　4. 膜半规管(membranous semicircular canals)　附着于骨半规管的外侧壁,约占骨半规管腔隙的 1/4,在骨壶腹部,膜半规管亦膨大为膜壶腹(membranous ampullae),其内有一横行的嵴状隆起称壶腹嵴(crista ampullaris),其上有高度分化的感觉上皮,亦由支持细胞及毛细胞组成(图 9-22)。毛细胞的纤毛较长,且互相黏集成束伸入圆顶形的胶体层,后者称嵴顶(cupula terminalis)或嵴帽,其相对密度与内淋巴相同(1.003),故可随内淋巴移动。

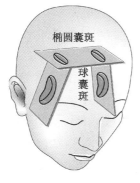

图 9-21　椭圆囊斑、球囊斑位置示意图

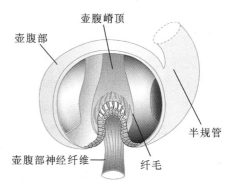

图 9-22　水平半规管壶腹部示意图

5. 前庭感觉上皮 位于囊斑和壶腹嵴上,其毛细胞有两型,Ⅰ型毛细胞类似于内毛细胞,呈烧瓶状;Ⅱ型毛细胞类似外毛细胞,呈圆柱状(图9-23)。位觉纤毛较听觉纤毛粗且长。每个位觉毛细胞顶端有1根动纤毛与50~100个静纤毛,动纤毛最长,居边,静纤毛依次降低排列。壶腹嵴中央Ⅰ型毛细胞较多,外半规管壶腹嵴极化方向朝向椭圆囊,即动纤毛位于椭圆囊侧,而后上半规管壶腹嵴极化方向朝向管侧(背离椭圆囊)。囊斑中心有一条略隆起的曲线穿过,称微纹。椭圆囊斑的动纤毛向着微纹侧,而球囊斑的动纤毛背离微纹,故当动纤毛靠近微纹侧时椭圆囊斑毛细胞极化,而当动纤毛远离微纹侧时球囊斑毛细胞极化(图9-24)。

6. 内淋巴管和内淋巴囊 内淋巴管位于前庭和内淋巴囊之间,以椭圆囊管和球囊管与两囊相通。椭圆囊与内淋巴管相接处形成一上皮皱褶,称椭圆囊内淋巴管瓣膜(Bast瓣膜)。内淋巴管起始部膨大称内淋巴窦,末端膨大为内淋巴囊,有一定的吞饮功能。位于前庭水管内的囊壁不光滑,称皱褶部,其光滑部位于脑膜之间(见图9-17)。

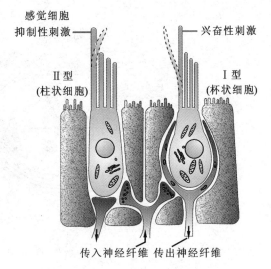

图9-23 Ⅰ、Ⅱ型前庭感觉上皮细胞

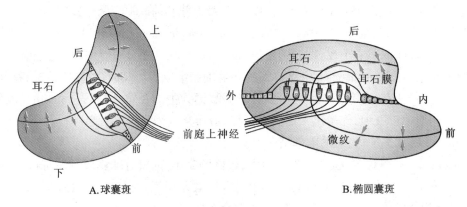

A.球囊斑   B.椭圆囊斑

图9-24 球囊斑、椭圆囊斑兴奋示意图

7. 内耳的血管 血供来自小脑前下动脉分出的迷路动脉(labyrinthine artery),又称内听动脉(internal auditory artery),在内听道内又分为前庭前动脉(anterior vestibular artery)和耳蜗总动脉(common cochlear artery)(图9-25)。耳蜗总动脉又分为耳蜗主动脉和前庭耳蜗动脉,后者再分为前庭后动脉和耳蜗支。前庭前动脉供应上、外半规管及两个囊上部,其供血不足可引起前庭症状;前庭后动脉供养后半规管、两囊下部。耳蜗总动脉供应大部分耳蜗,前庭耳蜗动脉的耳蜗支供应耳蜗底部。内耳静脉与动脉的分布不同,分别经迷路静脉、蜗水管静脉和前庭导水管静脉汇入岩上窦及颈内静脉。

8. 听神经及其传导径路 听神经由蜗神经和前庭神经组成,于延髓和脑桥之间出脑干,与面神经和中间神经一同进入外耳道(图9-26)。

(1)蜗神经及其传导径路 螺旋器的传入神经由蜗轴内的螺旋神经节发出。螺旋神经节位于蜗轴与骨螺旋板相连处,含有Ⅰ、Ⅱ型神经元,周围突穿骨螺旋板至螺旋器的毛细胞,中枢突组成蜗神经(cochlear nerve),神经束外周部由蜗底部的纤维组成,中心部由蜗顶部的纤维组成。神经元有Ⅰ、Ⅱ型神经元,Ⅰ型神经元约占95%,约30 000根,分布于内毛细胞底部,每一个内毛细胞由15~20个Ⅰ型神经元支配;Ⅱ型神经元约占5%,分布于外毛细胞底部,每个Ⅱ型神经元分支后与10个外毛细胞相连。传出神经元约1 800个,位于同侧和对侧橄榄复合体,多数支配外毛细胞。

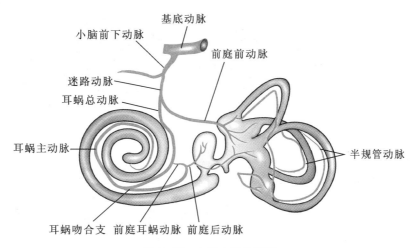

图 9-25　内耳血供示意图

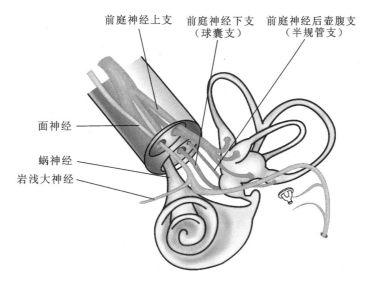

图 9-26　听神经在内耳分布示意图

蜗神经传导径路：1级神经元位于螺旋神经节，中枢突组成蜗神经入蜗神经腹核和蜗神经背核，其中的2级神经元发出纤维至双侧上橄榄体，部分进入外侧丘系并中止于外侧丘系核。上橄榄核3级神经元发出纤维沿外侧丘系上行而止于下丘，外侧丘系核3级神经元发出纤维止于内侧膝状体。下丘核或内侧膝状体核3级神经元发出纤维到内囊止于皮质听区，即上颞横回（superior transverse temporal gyrus）（图 9-27）。一侧蜗神经或蜗神经核损坏时，引起同侧全聋。2、3级神经元部分交叉，一侧蜗神经的冲动可传至双侧听区，所以一侧外侧丘系或听皮质的损伤，不会引起双耳听力的明显下降。

（2）前庭神经及其传导径路　前庭神经节位于内耳道底，其上部的周围突分布于上、外半规管壶腹嵴及椭圆囊斑，下部的分布于后半规管及球囊斑，中枢突构成前庭神经入颅（图 9-28）。

前庭神经传导径路：前庭神经在蜗神经上方入脑桥及延髓，大部分神经纤维止于前庭神经核区，小部分越过前庭神经核经膝状体而入小脑。前庭神经核主要包括4对——上核、外核、内核和下核。上核接受来自壶腹嵴的传入神经纤维。外核与内核主要接收来自椭圆囊斑及壶腹嵴的传入神经纤维，而所有前庭终器的传入神经纤维至下核。前庭神经核发出的连接有：① 前庭脊髓投射，有前庭脊髓外侧束和前庭脊髓内侧束，止于脊髓前脚运动神经元，对维持头部姿势和位置平衡有重要作用；② 前庭小脑联系，大部分纤维来自前庭神经下核，少部分来自内侧核；③ 上行纤维，经内侧纵束到达同侧和对侧的眼外肌运动核，因此头

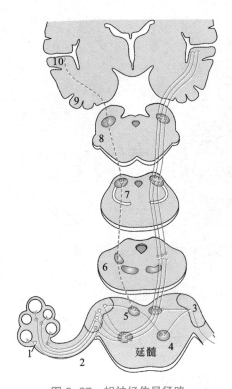

图 9-27 蜗神经传导径路

1. 螺旋神经节细胞　2. 听神经　3. 蜗神经核　4. 斜方体核　5. 上橄榄核　6. 外侧丘系核　7. 下丘　8. 内侧膝状体　9. 听辐射　10. 听区

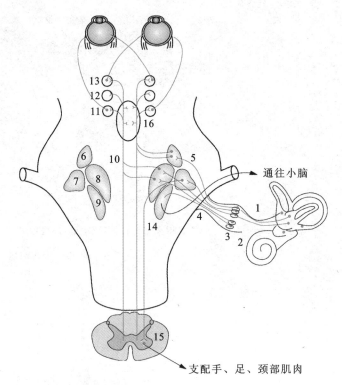

图 9-28 前庭神经传导径路

1. 前庭神经上支　2. 前庭神经下支　3. 前庭神经节　4. 位听神经　5. 前庭神经核　6. 上核　7. 外侧核　8. 内侧核　9. 下核　10. 内侧纵束　11. 展神经核　12. 滑车神经核　13. 动眼神经核　14. 前庭脊髓束　15. 脊髓前角细胞　16. 网状结构

位变化可引起两侧眼球的反射,这种反射与维持眼肌张力的平衡有关;④ 前庭网状束,前庭内核发出纤维到达同侧和对侧的网状结构,与自主细胞群相连,可引起面色苍白、出汗、恶心、呕吐等。一般认为,前庭与大脑之间有传导径路,但尚未确定。

（王宁宇）

第二节　听觉生理学

（一）声音的传入途径

声音的传入途径有空气传导(简称气导)和骨传导(简称骨导)两条,正常情况以气导为主。

1. 空气传导（aerial conduction, AC）　过程如下:

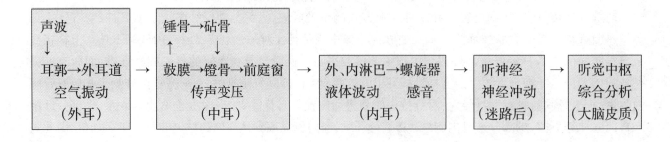

以上过程简称为外耳集音、中耳传音、内耳感音。镫骨足板的振动引起外淋巴波动,使蜗窗膜朝相反的方向振动。内耳淋巴波动时振动基底膜,使螺旋器的外毛细胞受刺激而感音。耳蜗的外、内淋巴属传音部分,当蜗淋巴波动缓慢时,液波由前庭阶经蜗孔传至鼓阶而使蜗窗外凸;若为急速波动,则推动蜗管及其内容物向鼓阶移动(图 9-29)。

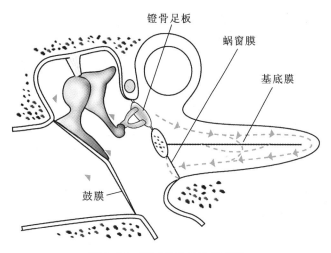

图 9-29　声音传导径路示意图

2. 骨传导(bone conduction,BC)　是声波通过颅骨振动内耳的听觉途径。在正常听觉中,经骨传导传入耳蜗的声能很小,无实际意义,但对耳聋的鉴别诊断有重要意义。骨传导机制又分两种:① 移动式骨导(translatory mode of bone conduction):声波使颅骨作为一个整体而反复振动,因内淋巴液的惰性其位移落后于耳蜗壁,产生反向运动,引起基底膜振动。另外,听骨链借韧带等悬于鼓室,也有惰性的存在,在移动式骨导中亦有一定作用,当颅骨移动时,听骨链的活动稍落后于耳蜗骨壁,镫骨足板活动而振动淋巴液。当声音频率低于 800 Hz 时,移动式骨导起重要作用。② 压缩式骨导(compressional mode of bone conduction):声波的疏密时相可使耳蜗壁膨大或缩小,前庭阶的容量大于鼓阶,蜗窗的活动度大于前庭窗,这使迷路骨壁被压缩时,半规管和前庭内的淋巴被压入容量大的前庭阶,再至鼓阶使蜗窗膜外凸,基底膜向下移位。而疏波到来时则完全相反,故使基底膜振动而刺激毛细胞。当声音频率高于 800 Hz 时,压缩式骨导起主要作用。两种骨导协同作用,因传导声音频率不同而作用大小不同。声波还可经骨鼓径路传入内耳,作用微弱,即颅骨的振动传至外耳道、鼓室及四周空气中,再经中耳传声机构传入内耳。

(二) 外耳的生理

耳郭可收集声波到外耳道,两侧耳郭的协同集声作用又可以辨别声源方向。根据物理学原理,一段封闭的管子能对波长是其直径 4 倍的声波起最佳共振作用,即增压作用。外耳道长约 2.5 cm,共振频率约 3 800 Hz,在鼓膜附近声压可提高 15 dB,2 000 ~ 5 000 Hz 之间的频率则提高 10 dB 以上。

(三) 中耳的生理

中耳的主要生理功能是将空气中声波振动的能量高效地传入内耳淋巴液中,其增益调节功能来源于锥形鼓膜的杠杆作用、听骨链的杠杆作用和鼓膜与镫骨足板的面积差。

1. 鼓膜的生理　鼓膜似话筒中的振膜,如一压力感受器,这种结构有较好的频响特性和较高的保真性能。鼓膜呈锥形,表面的弧度有杠杆作用,锤骨柄的振动幅度比其前后鼓膜振动幅度小,但强度大,声压可提高 1 倍。锥形的鼓膜利于保持传入声波相应的音色,避免声音失真。所以为提高鼓膜成形术效果,应尽量保持锥形状态。鼓膜周边嵌于鼓沟,其有效振动面积仅占解剖面积的 2/3,约 55 mm,是镫骨足板面积 3.2 mm 的 17 倍,故可使镫骨足板的声压增至鼓膜表面的 17 倍。

2. 听骨链的生理　听骨链形成一弯曲的杠杆,运动轴向前通过镫骨足板,向后过砧骨短脚,锤骨柄和砧骨长脚可视为杠杆的两臂,长度比为 1.3∶1,轴心两侧听小骨质量大致相等。因此,自锤骨柄至前庭窗,声压增至 1.3 倍。声波经过鼓膜、听骨链到达镫骨足板时,声压可提高 1.3×17=22.1 倍,相当于声压级 27 dB,再加上鼓膜弧度的杠杆作用,增益更多(图 9-30)。因为空气和内淋巴液声阻抗的差异,声波从空气到内耳淋巴时所衰减的能量约为 30 dB,通过中耳的增压作用得到了补偿。

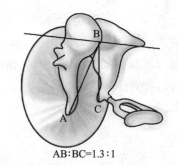

AB∶BC=1.3∶1

图 9-30　听骨链及共转轴模式图

在通常声强刺激下,听骨链作为一个整体而运动。声强达到 150 dB 时,因镫骨足板的阻力和砧镫关节的缓冲作用,听骨链不再呈整体运动,振幅从锤骨经砧骨到镫骨递减。中、低声强时,镫骨足板沿其后脚的垂直轴而振动,足板前部振幅大,前庭阶中的外淋巴来回振动。声强接近痛阈时,足板以前后轴振动,外淋巴只在前庭窗附近,足板的上下缘之间振动,避免基底膜过度位移致内耳损伤。

3. 蜗窗的生理　外淋巴运动使蜗窗可随之运动,有一定的缓冲作用。但在病理条件下(如鼓膜穿孔),又可将声波传入鼓阶外淋巴,干扰前庭窗传入的振动,进一步使听力下降。

4. 鼓室肌的生理　鼓膜张肌与镫骨肌的收缩会改变中耳的传音特性。三叉神经支配前者,牵拉锤骨柄与鼓膜向内,增加鼓膜的紧张度,连带镫骨足板压向前庭窗,增加内耳外淋巴压力。面神经支配镫骨肌牵拉镫骨头向后,使足板前部向外翘起,降低外淋巴压力。对声刺激的反射阈,镫骨肌低于鼓膜张肌,所以镫骨肌的收缩起主要作用,可防止或减轻耳蜗受损。在人耳听觉范围内,大部分频率都可引起耳内肌反应,以 2 000～3 000 Hz 最有效,250～4 000 Hz 范围内,镫骨肌反射阈比纯音听阈高 70～90 dB。耳内肌收缩时,鼓膜紧张度增加,听骨链劲度增大,使共振峰向高频侧位移,减低中耳对低频的传声效能。但耳内肌反射有一定潜伏期,对突发性强声的保护作用有限,对持续性低频强声有一定作用。临床上利用镫骨肌反射的生理特性作为诊断与鉴别诊断的依据。另外,多种非听觉刺激亦可使耳内肌收缩。

5. 咽鼓管的生理　咽鼓管平时保持一种可开放的闭合状态,故有保持中耳内外压力平衡和防声作用。管内黏膜上皮的纤毛摆动将鼓室与咽鼓管黏膜产生的黏液向鼻咽侧排出,又具引流作用。加之管内黏膜形成皱襞样结构,又有防止逆行性感染的作用。

6. 耳蜗的生理　具有感音功能和编码声音信息的功能。

(1) 耳蜗的感音功能　声波引起基底膜振动时,其在基底膜上的传播是按行波原理进行的,即行波学说(travelling wave theory)(图 9-31)。振动在基底膜上从蜗底向蜗顶传播过程中,振幅逐渐增大,到达共振频率与声波频率一致的部位,振幅最大,越过该部位以后,振幅迅速减小至停止(图 9-32)。每一频率的声波在基底膜上的不同位置有一相应的最大振幅部位,高频声引起最大振幅的部位在蜗底近前庭窗处,低频声的最大振幅部位靠近蜗顶,低频声波从蜗底传至蜗顶振动较大部分的基底膜,才会到达振幅最大部位。所以蜗底区感受高频声,蜗顶部感受低频声(图 9-33)。

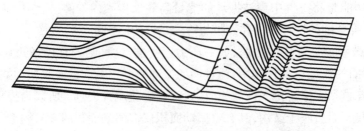

图 9-31　行波模式图

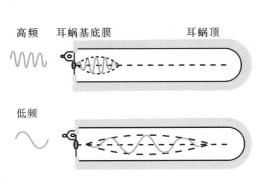

图 9-32　高频与低频声波在基底膜的
振动部位示意图

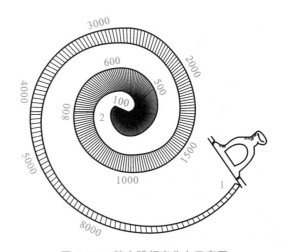

图 9-33　基底膜频率分布示意图
1. 底回基底膜宽度 0.04 mm　2. 蜗孔处基底膜宽度 0.5 mm

当行波引起基底膜向上或向下位移时,盖膜与基底膜沿不同的轴上下运动,因而盖膜与网状板之间发生交错、剪切运动(shearing motion),两膜间产生剪切力(shearing force),使毛细胞的纤毛弯曲(图 9-34)。打开毛细胞顶部的钾通道,内淋巴中的钾流入毛细胞内引起去极化,再引起细胞内钙通道开放,导致钙内流而激发毛细胞释放神经递质,引起附于毛细胞底部的蜗神经末梢产生神经冲动,后者经传导径路传至听觉皮质产生听觉。

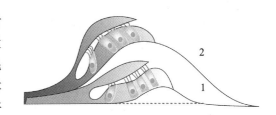

图 9-34　剪切运动示意图
1. 较弱声音刺激:只有外毛细胞兴奋
2. 较强声音刺激:全部的毛细胞兴奋

(2)耳蜗的编码功能　基底膜自身的被动机械特性和经典的行波方式不是耳蜗频率分析的唯一机制。耳蜗具有精细的频率分析功能,可能有耳蜗螺旋器中与能量代谢相关的主动机制的参与。耳声发射(otoacoustic emission,OAE)的发现证实了耳内存在主动的释能活动,凡起源于耳蜗并可在外耳道记录到的声能称为耳声发射,一般认为其来源于螺旋器的外毛细胞的主动运动。耳蜗单个外毛细胞的主动运动有缓慢和快速两种方式,外毛细胞的缓慢运动可能调节基底膜的机械特性,而快速运动则使传入的声信号增益,增强对声音的敏感性,并使耳蜗的频率选择更加敏锐。耳蜗主动作用的生理意义在于增强基底膜对声刺激的机械反应,从而提高频率分辨力和听觉敏感度。高强度声刺激后出现的暂时性阈移,耳蜗性聋出现的重振现象,与上述耳蜗主动机制障碍有关。

(王　硕)

第三节　前庭生理

前庭神经系统包括:前庭外周感受器,初级前庭神经元,二级前庭神经元(即前庭神经节),前庭核与各级中枢神经系统的联系,以及大脑皮质的投射区和前庭传出系统。正常的前庭系统对维持身体平衡功能和适应生存的需要至关重要。前庭系统与其他系统之间存在的广泛联系,不仅保证了身体动态和静态平衡,并且对在运动中保持视觉清晰起到重要作用。

(一)平衡功能

人体维持平衡需要通过一系列的前庭系统参与的反射活动来完成。人在日常活动中靠前庭觉、视觉和本体觉三种感觉系统的协调作用共同维持身体的平衡,这三个系统通常被称为"平衡三联"。在维持平衡方面,三个系统所起的作用各不相同,其中以前庭系统最为重要,本体觉和视觉系统与前庭系统相辅相成。本体觉的外周感受器分布于全身各处的肌肉、肌腱、关节、韧带等深部结构,来探测肌肉处于收缩还是舒张状态,肌腱或韧带是否被牵拉,关节处于屈曲还是伸直状态等,以此实现向神经中枢传递关于身体位置、力量、方向等信息,并引起身体的姿势反射。视觉的主要作用为定向,即在前庭觉的基础上识别上下、左右、前后。前庭觉的外周感受器分布于内耳,主要感知线、角加速度的信息,使神经中枢感知头部的位置和运动状态。

在维持身体平衡的三个系统中,如果有一个系统发生功能障碍,在另外两个系统代偿发生后,仍能在日常生活中保持身体平衡;但如果三个系统中有两个系统发生障碍,则难以在日常生活中维持平衡。

(二) 前庭外周感受器

前庭外周感受器包括球囊(saccule)和椭圆囊(utricle)中的囊斑(macula)结构,以及三个半规管(semicircular canal)中的壶腹嵴(ampulla crista)。球囊斑和椭圆囊斑可感受直线加速度,包括重力加速度和切线加速度,壶腹嵴则感受角加速度。值得注意的是,囊斑和壶腹嵴在感受加速度刺激时有一定的刺激阈值,与刺激方向、大小、时间都有关系,而且易受人体内外条件的影响。前庭外周感受器的阈值可以通过锻炼提高,达到加强前庭功能稳定性的目的。

1. 前庭感觉毛细胞(vestibular sensory hair cell)　是一种换能装置,可以把物理刺激通过化学介质转换为神经细胞的动作电位,再沿神经纤维传入各级中枢,感知各种头位变化并诱发相应的反应。前庭感觉毛细胞分为Ⅰ型和Ⅱ型。Ⅰ型呈烧瓶状,多聚集于壶腹嵴顶部和囊斑微纹区。其底部外壁为杯状传入神经末梢包围;传入神经的末梢只能接触传入神经杯,不能接触到Ⅰ型感觉细胞膜。Ⅱ型细胞呈柱状,传入和传出神经末梢均直接接触其底部即外壁的下部。

Ⅰ型和Ⅱ型感觉细胞的顶部均分布着两种感觉纤毛,即静纤毛(stereocilium)和动纤毛(kinocilium)。每个感觉细胞顶部一般有30~100根静纤毛,由顶链和横链相连成束,而动纤毛较粗,只有1根,可自主摆动。哺乳动物前庭感觉细胞的动纤毛较静纤毛长,竖立在静纤毛束的一端,呈现一种"极化"的排列形式。动、静纤毛的分布有一定规律,静纤毛以递减的顺序排列,越接近动纤毛的静纤毛越长,距离越远的越短。在外(水平)半规管壶腹嵴上每个感觉细胞的动纤毛均排列在接近椭圆囊的一端,静纤毛排列在远离椭圆囊的一端,而上(前)、后半规管壶腹嵴上动、静纤毛的分布情况恰好相反,动纤毛排列在远离椭圆囊的一端;静纤毛排列在近椭圆囊的一端。在椭圆囊斑上动纤毛向靠近微纹的一侧分布,而在球囊斑上动纤毛的分布则向远离微纹的一侧分布。动、静纤毛均嵌入壶腹嵴顶或囊斑上的位觉砂膜(statoconic membrane)内,并随直线加速度或角加速度的刺激一起运动。

在正常生理情况下,前庭感觉细胞的传导作用主要依靠静纤毛束的倾斜。当静纤毛束向动纤毛倾斜时,感觉细胞膜上离子通道开放,K^+内流,毛细胞膜去极化(depolarization),传入神经产生兴奋现象,放电增多。当静纤毛束背离动纤毛倾倒时,情况相反,毛细胞膜呈超极化(hyperpolarization)或抑制现象。无刺激时,静纤毛保持在自然位置,可记录到静息电位(resting potential)。毛细胞膜内"高钾低钠"和细胞膜对K^+的高通透性是构成"外正内负"静息电位的生理基础。毛细胞膜内外的静息电位差约为60 mV,去极化时可降低至40 mV,超极化时可升高至64 mV。离子通道开放引起K^+内流是膜内外静息电位变化的主要原因,而静纤毛倾倒引起膜通道开放则需依赖内淋巴中的Ca^{2+}。

静纤毛的质地较硬挺,倾倒时并不弯曲,而是整束倾倒并牵动其根部的表皮板;内淋巴流动时所具有的动能可通过(半规管中的)壶腹嵴顶或(囊斑中的)位觉砂膜传递至纤毛,引起静纤毛束的倾倒,倾倒所引发的反应可持续10~100 ms,由某些类似肌凝蛋白和肌动蛋白的复合物介质调节趋于正常静息状态,此后对新的刺激再次发生反应。纤毛的活动能力与内淋巴中Ca^{2+}的浓度有关。关于静纤毛束活动的敏感性,其顶端横向移动1 μm可引起3°~6°的倾角,因此不需要过大的刺激量即可引起较强的反应。静纤毛束敏感性的变化可能在前庭适应机制中起到重要作用。

2. **球囊和椭圆囊的生理功能**　人类的球囊和椭圆囊只感知直线加速度刺激。球囊在骨性前庭腔的前下方,椭圆囊则在球囊的后方和上方。椭圆囊斑呈长圆形,面积 3.5～4.5 mm²,前 1/3 较宽并向上延伸,后面大部分向后、向下倾斜。整个椭圆囊斑大致位于水平面内,与水平半规管所围成的面大致平行。球囊斑呈卵圆形,面积约为 2.2 mm²,与上半规管所围成的面大致平行,其下方微向外侧倾斜约 18°,其上方小部分折向外侧,接近水平。椭圆囊斑和球囊斑之间的夹角为 70°～110°,两者各自所在平面在空间中可认为是相互垂直的,这样的空间结构有利于感知各个方向的加速度。两囊斑中感觉细胞的动、静纤毛按微纹位置呈极化分布,微纹大致处于囊斑的中轴线上,按长轴方向延伸,其两侧附近为微纹区。

椭圆囊和球囊均为膜迷路的一部分,囊内有较厚的感觉上皮,亦称囊斑。囊斑含支持细胞和感觉毛细胞,毛细胞的皮层含纤毛,伸入覆盖在其上的胶质膜(亦称耳石膜)内。耳石膜由位觉砂(即耳石)和胶质蛋白组成。位觉砂由钙盐组成,相对密度为 2.71,内淋巴的相对密度为 1.003,位觉砂的相对密度大于内淋巴,因此位觉砂的惯性大,这样可以更好地感知外界加速度刺激的变化。当外界刺激时,位觉砂移动,刺激毛细胞产生电活动,由神经末梢上传至各级前庭神经元。

3. **半规管的生理功能**　人体有三个半规管,分别为外(水平)半规管、上(前)半规管、后半规管。三者各自所在的平面相互垂直。两侧的外半规管在同一平面上,一侧的上半规管与对侧的后半规管互相平行。各半规管这样的布局分布有利于感知空间内任何方向的角加速度。每个半规管(骨性)围成半弧形,膜性管贴附在骨性管壁上,与骨性管形状相似,截面积相当于骨性管的 1/4,外半规管的前端、上半规管和后半规管的下端各有一个膨大的腔称为壶腹。在壶腹内的感觉上皮即壶腹嵴,壶腹嵴上覆盖着胶质的嵴顶。壶腹嵴顶为浓稠的胶原蛋白,含黏多糖类物质,质软而有弹性,在角加速度的作用下,膜性半规管中的内淋巴因惯性作用,发生与头动方向相反的流动,推动壶腹嵴发生倾斜,进而牵引感觉细胞上的静纤毛,引起兴奋或抑制反应。这种物理刺激通过介质的释放可转变为化学刺激,产生电活动,并通过突触间隙传递给传入神经末梢,再上传至各级前庭中枢。当内淋巴停止流动,壶腹嵴又恢复原位,此时仅存在静息电位。

刺激壶腹嵴细胞所引起的反应强弱不仅与刺激的强弱有关,还和半规管所在平面与运动所在平面的夹角有关,如加速度刺激大小不变,因半规管所在平面与运动平面所成夹角不同而导致反应强度不同的现象,称为 Ewald 定律。若半规管所在平面与运动平面平行,则该半规管所受的角加速度刺激最大;若半规管所在平面与运动平面相互垂直,则该半规管受到的加速度刺激几乎为零;若半规管所在平面与运动平面呈一定角度(不完全重合,也不相互垂直),则半规管所受刺激与运动在半规管平面内的运动分量有关,大小介于最大与零之间。人体直立时,外半规管所在平面与水平面呈上扬 30° 夹角,因此根据 Ewald 定律,头向下低 30° 再进行旋转运动,此时外半规管受到的加速度刺激量最大;若头向后扬起 60°,此时外半规管所在平面与水平面垂直,若此时做旋转运动,则外半规管受到的加速度刺激几乎为零。

在实际生活中,前庭外周感受器所受到的刺激往往是复合的,因此囊斑和壶腹嵴往往同时向前庭中枢发出初步的综合信号,彼此之间有一定的调节和协同作用。

(王　硕)

第十章　耳部检查法

概　述：

　　听觉和平衡觉是耳最重要的功能，评价听功能和前庭功能可以了解耳部病变的程度和位置。咽鼓管功能与中耳病变的发生、发展密切相关，测定咽鼓管功能对中耳疾病的诊断和治疗具有重要意义。颞骨 CT、内耳 MRI 检查能为耳部疾病的诊断提供影像学资料，是临床常用的检查方法。

第一节　听功能检查法

　　听功能检查法是耳科检查中的重要内容之一，目的是测定受试者听觉功能是否正常。若存在听力障碍，听功能检查法可对听力损失的程度、性质及病变部位进行诊断。临床听力检查法分为主观测听法和客观测听法两大类。

　　主观测听法指依靠受试者对刺激声信号进行主观判断，并做出某种行为反应的测听方法，故又称行为测听法。检查方法包括纯音测听、音叉试验、言语测听及阈上功能测试等。客观测听法无需受试者的行为配合，不受其主观意识的影响，故其结果客观。但由于测试方法和条件的限制，测听结果频率特性较差，对每一个频率的听阈难以做出精确的评价。常用的客观测听法有声导抗测试、听性脑干反应测听及耳声发射测试等。

（一）音叉试验

　　1. 概念　音叉试验（tuning fork test）指以音叉作为声源测定耳对声音感知能力的方法。通过检测气导和骨导以初步判定听力损失的性质。

　　2. 检查方法　检查者手持叉柄，将叉臂向另一手的第一掌骨外缘、肘关节或髌骨处轻轻敲击，使其振动后，迅速将振动的叉臂置于距受试耳外耳道口 1 cm 处检查气导（air conduction，AC）听力，将叉柄末端的底部压置于颅面上或鼓窦区检查骨导（bone conduction，BC）听力。

　　（1）林纳试验（Rinne test，RT）　又称气、骨导比较试验。先测试骨导听力，当受试耳利用骨导听不到音叉声时，立即测试同侧气导听力（图 10-1）。或者先测气导听力，再测骨导听力。结果分为气导时长大于骨导时长（AC > BC），气导时长小于骨导时长（AC < BC），气导时长等于骨导时长（AC=BC）。

　　（2）韦伯试验（Weber test，WT）　比较受试者两耳的骨导听力，又称骨导偏向试验。取音叉敲击后将叉柄底部紧压于颅面中线上任何一

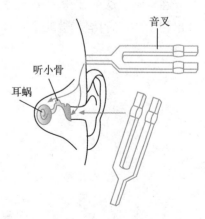

音叉
听小骨
耳蜗

图 10-1　林纳试验

点(多为前额或颅部),判定骨导有无偏向(图10-2)。以偏右(→)、偏左(←)或居中(=)记录检查结果。

（3）施瓦巴赫试验(Schwabach test,ST)　比较受试者与正常人耳的骨导听力时长,又称骨导比较试验。当正常耳骨导听力消失后,迅速将音叉移至受试耳鼓窦区测试,再按反向测试。结果有受试耳骨导延长,以"(+)"表示;缩短则以"(-)"表示;两者相似以"(±)"表示。

（4）盖莱试验(Gelle test,GT)　用于检查镫骨是否活动。检查方法是将鼓气耳镜置于外耳道内,用橡皮球向外耳道内交替加、减压力,同时将振动音叉的叉柄底部置于鼓窦区。观察受试者能否感受到声音强弱变化(图10-3)。

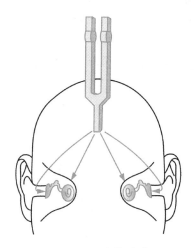

图 10-2　韦伯试验

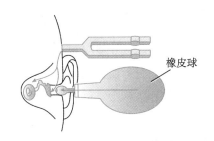

橡皮球

图 10-3　盖莱试验

3. 临床意义　林纳试验 AC > BC 示正常或感音神经性聋,AC < BC 示传导性聋,AC=BC 示中度传导性聋或混合性聋。

韦伯试验"="示正常或两耳听力损失相等;"→"偏向耳聋较重侧,示患耳为传导性聋;"→"偏向健耳,示病耳为感音神经性聋。

施瓦巴赫试验"(±)"为正常,"(+)"示传导性聋,"(-)"示感音神经性聋。

盖莱试验时,若镫骨活动正常,受试者可以感到音叉声的强弱变化,为阳性(+);而在耳硬化症或听骨链固定时,音叉声无强弱波动感,为阴性(-)。

林纳试验、韦伯试验和施瓦巴赫试验三者结合,可判断耳聋性质(表10-1)。

表 10-1　音叉试验结果比较

试验方法	传导性聋	感音神经性聋
林纳试验(RT)	AC < BC,AC=BC	AC > BC
韦伯试验(WT)	→患耳	→健耳
施瓦巴赫试验(ST)	(+)	(-)

4. 注意事项

（1）敲击音叉时用力要适当,检查者应持音叉柄部而不要触及叉臂部,以免影响音叉振动。

（2）试验时音叉要放在正确部位,如检查气导时两叉臂末端应与外耳道口在同一平面。

（3）对照耳必须正常。

（二）纯音测听法

1. 概念　纯音测听法（pure tone audiometry）指通过纯音听力计的音频振荡器发出不同频率及强度的纯音，通过调节听力计输出强度（单位为分贝，dB），测试听觉范围内不同频率的听敏度的测听方法。能够反映听敏度的指标为听阈，所谓听阈（hearing threshold）指能够引起测试耳听觉的最小声音强度。通过骨、气导测试听阈。纯音测听可以判断是否存在听力损失及听力损失程度，对耳聋的类型和病变部位做出初步判断，是临床听力测试中最基本的方法。

2. 检查方法　测试应在隔声室中进行，一般先测试气导，然后测骨导。正式测试前先选择听力正常或听力较好耳作熟悉试验。检查从 1 000 Hz 开始，以后按 2 000、3 000、4 000、6 000、8 000 Hz 顺序进行，复查 1 000 Hz 一次，最后 250 Hz、500 Hz。刺激声强度可以 40 dB（听力级 HL）开始，如能听到，则以 10 dB 一档递减至无反应，再以"降十升五"法测出可听到的最小声音。

将各个频率的气、骨导听阈记在图上，气导听阈连接成听力曲线，称听力图（audiogram）。听力曲线的横坐标为频率（Hz），纵坐标为强度（dB）。

3. 临床意义

（1）正常听力图　气导和骨导听阈曲线都在 25 dB 以内，气、骨导之间无明显差距。

（2）传导性聋　骨导听阈正常，气导听阈升高，气、骨导差 >10 dB。

（3）感音神经性聋　骨导听阈与气导听阈均升高，且气、骨导差 ≤10 dB。

（4）混合性聋　骨导听阈与气导听阈均升高，且气、骨导差 >10 dB（图 10-4）。

4. 注意事项

（1）听力测试应在隔音室内进行，环境噪声不应超过 30 dB。

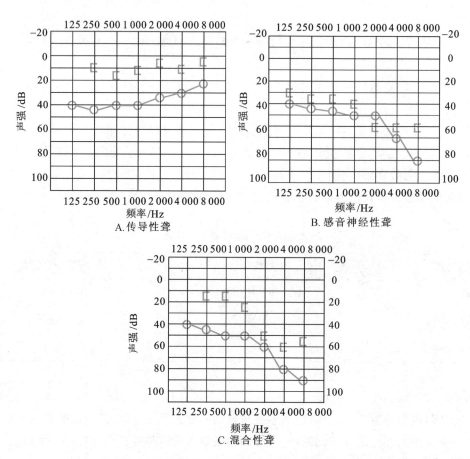

图 10-4　传导性聋、感音神经性聋和混合性聋听力图

（2）在测试纯音听阈时,应注意适时采用掩蔽法（masking process）。掩蔽是指用适当的噪声干扰非受试耳,以暂时提高其听阈,防止"偷听"的方法。当使用压耳式耳机,测试耳气导听阈与非测试耳骨导听阈相差≥40 dB,应对非测试耳予以掩蔽。否则可能测得"影子听力曲线",即测试耳听力为非测试耳"偷听"得到,并非测试耳真实听阈。

（3）注意听力计是否经过校准。

（4）采用压耳式耳机测试气导听阈时,需注意受试者佩戴耳机时外耳道是否塌陷。

（三）言语测听法

1. 概念　言语测听法（speech audiometry）指应用言语作为测试信号,通过言语听力计测定受试者的言语听阈及其他听功能的一种测听法。纯音听阈只说明受试耳对各种频率纯音的听敏度,不能全面反映其听功能状况。言语交流不但依赖于听见声音,而且必须能理解语言。言语测听法作为听功能检查法的组成部分,不仅可弥补纯音测听法的不足,而且有助于耳聋病变部位的诊断。

2. 检查方法　检查时,将标准词汇经过录制,通过耳机或自由声场播放,让受试者聆听并复述听到的内容。主要测试项目有言语接受阈（speech reception threshold,SRT）和言语识别率（speech discrimination score,SDS/word recognition score,WRS）。言语接受阈是指受试者能够正确识别50%测试词汇的言语强度,通常采用双音节词进行测试。言语识别率是指受试者在某个言语强度能够正确识别测试词汇的百分率。将不同给声强度所得的言语识别率绘成曲线,即识别阈 – 强度函数曲线（performance-intensity function,PI function）。

3. 临床意义　根据识别阈 – 强度函数曲线的特征,可初步鉴别耳聋的性质。言语测听可用于听力诊断、听觉康复工作效果评估,主要是佩戴助听器和人工耳蜗植入后的语言训练,评价耳蜗植入术及康复训练效果,评价助听器的效能等。

4. 注意事项

（1）标准词汇多以普通话录制,对于不同方言受试者应考虑采用方言录制词表。

（2）受试者文化程度对测试结果具有一定影响,应选择与受试者年龄匹配的词汇表。

（3）单独应用言语测听判断听力损失性质存在一定的局限性,需结合其他相关听力学检测技术。

（四）耳声发射检测法

1. 概念　耳声发射（otoacoustic emission,OAE）指产生于耳蜗,经听骨链和鼓膜传导并释放到外耳道的音频能量。通过特殊的、高灵敏度的微音器能够从外耳道记录到耳声发射。耳声发射可分为自发性耳声发射（spontaneous otoacoustic emission,SOAE）和诱发性耳声发射（evoked otoacoustic emission,EOAE）。自发性耳声发射是在受试耳无声刺激的情况下即可记录到的耳声发射。诱发性耳声发射是指通过对受试耳进行一定的声刺激而诱发的耳声发射。后者因刺激声的种类不同,又分为用短声或短音等短时程声信号诱发的瞬态诱发性耳声发射（transiently evoked OAE,TEOAE）,以及利用连续纯音诱发的刺激声频率耳声发射（stimulus-frequence OAE,SFOAE）。此外,还有利用两个不同频率,但相互间有一定频比关系的长时程纯音诱发的耳声发射,称畸变产物耳声发射（distortion product otoacoustic emission,DPOAE）。目前临床应用的主要是诱发性耳声发射。

耳声发射检测仪由给声装置、微音器和信号处理器构成。

2. 检查方法　测试需在安静环境中进行,将大小合适的声探头置于外耳道,并确认密闭,以排除环境噪声影响。设定参数,进行记录。

3. 临床意义　听力正常人的瞬态诱发性耳声发射的出现率为90%～100%,纯音听阈>30 dB时,诱发性耳声发射就可能消失。畸变产物耳声发射具有较强的频率特性,可反映耳蜗1～8 kHz频率范围内的外毛细胞功能。由于诱发性耳声发射的检测具有客观、简便、省时、无创、灵敏等优点,目前已将其作为婴幼儿的听力筛查方法之一,也可用于难测人群的听力评估、监测早期耳蜗功能障碍及协助听力损失的定位诊断。

拓展图片 10-1 畸变产物耳声发射

4. 注意事项

（1）测试时要注意声探头与外耳道密闭情况,外耳道声探头位置不当,则影响耳声发射记录的准确性。

（2）诱发性耳声发射阈值与纯音听阈是两个不同的概念,前者反映耳蜗内生物系统活动特性,后者则表示听觉功能状态。如蜗后病变存在纯音听阈提高,但仍可能记录到诱发性耳声发射。

（五）声导抗测试法

1. 概念 声导抗测试法(acoustic immittance measurement)多用于中耳功能测试,是临床上常用的客观评估方法之一。

声导抗是声阻抗(acoustic impedance)和声导纳(acoustic admittance)的合称。声波在传导过程中克服介质分子位移所遇到的阻力称声阻抗。声导纳是指声能被介质接纳传递的程度,是声阻抗的倒数。

测试中,将一定强度的探测音引入密闭的外耳道内,声音经鼓膜反射回外耳道的声能受鼓膜听骨链劲度的影响,通过调节外耳道压力使鼓膜紧张度发生变化,测出中耳声顺随压力的变化,从而了解中耳传音系统的声导抗。当外耳道内压力由正压向负压连续变化,鼓膜先压向内,随着压力递减逐渐恢复到自然位置,压力再减成为负压,鼓膜被吸引向外突出,中耳声顺随之产生的动态变化,称为鼓室功能曲线或鼓室导抗图(tympanogram)(图 10-5)。鼓室导抗图由专用鼓室导抗仪测出。可以根据鼓室导抗图类型了解中耳听骨链的活动情况。

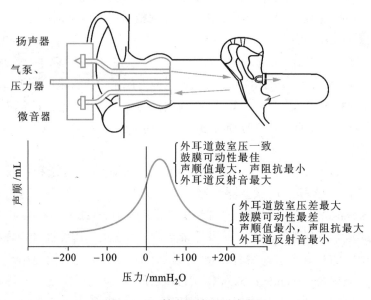

图 10-5 鼓室导抗图测试原理

声刺激在内耳转化为神经冲动,经蜗神经传至脑干耳蜗腹侧核,经同侧或交叉后从对侧上橄榄核传向两侧面神经核,再由面神经引起所支配的镫骨肌收缩,继之鼓膜顺应性减低而由声导抗仪记录,称镫骨肌声反射(acoustic stapedius reflex)。

拓展图片 10-2 镫骨肌声反射测试原理

镫骨肌声反射衰减试验:在镫骨肌声反射测试中,当刺激声为声反射听阈上 10 dB 时,镫骨肌声反射幅度衰减 50% 经历的时间一般为 10 s 左右,小于 5 s 为衰减阳性,提示可能存在蜗后病变。

2. 检查方法 测试时,根据外耳道形状和大小,选择合适大小的耳塞,放入外耳道内并确定已密闭,然后开动仪器,进行测量。根据声导抗仪的操作程序,可以先测试鼓室导抗图,然后测量镫骨肌声反射及衰减试验。

3. 临床意义　鼓室导抗图可分为 A 型、B 型和 C 型三种类型。A 型图见于中耳功能正常者;As 型图可见于耳硬化症、听骨链固定和鼓膜明显增厚等中耳传音系统活动度受限时;Ad 型图提示鼓膜活动度增高,可见于听骨链中断、鼓膜萎缩、愈合性穿孔以及咽鼓管异常开放时。B 型图多见于鼓室积液和中耳明显粘连。C 型图提示可能存在咽鼓管功能障碍(图 10-6)。

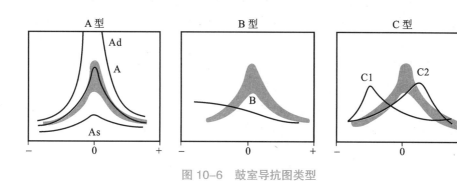

图 10-6　鼓室导抗图类型

正常人左、右耳分别可引出交叉(对侧)与不交叉(同侧)两种镫骨肌声反射。可以根据镫骨肌声反射阈值估计听敏度。也可以对周围性面瘫做定位诊断和预后估计,对重症肌无力做辅助诊断及疗效评估等。

4. 注意事项

(1)相同的鼓室导抗图与中耳病变不具有一一对应关系。在进行临床诊断时,要结合其他检查,综合判断。

(2)影响镫骨肌声反射的因素较多,没能引出镫骨肌声反射既要考虑镫骨肌反射弧的病变,也要考虑中耳的问题。

(六)听觉诱发电位

1. 概念　声刺激经耳蜗毛细胞换能,引起神经兴奋,经听觉通路传到大脑产生各种生物电位的客观测听法。在声刺激下,在体表记录出的听觉诱发电位(auditory evoked potential),按潜伏期时间有 0 ~ 10 ms 的短潜伏期反应、10 ~ 80 ms 的中潜伏期反应和 80 ~ 300 ms 及 300 ms 以上的长潜伏期反应等。

拓展图片 10-3　听觉诱发电位类型

耳蜗电图(electrocochleogram,ECochG)记录的是声刺激后源自耳蜗及听神经的近场电位。电位由耳蜗微音器电位(cochlear microphonic potential,CMP)、总和电位(summating potential,SP)及耳蜗神经的复合动作电位(compound action potential,CAP)组成。CAP 是反映听觉末梢功能最敏感的电位,是耳蜗电图中的主要观察对象。

听性脑干反应(auditory brainstem response,ABR)记录的是声刺激诱发出的潜伏期在 10 ms 以内的脑干生物电反应,由潜伏期 1 ~ 10 ms 的 7 个正波组成,它们依次用罗马数字命名。一般认为,I 波发源于耳蜗神经,II 波源于耳蜗核,III 波源于上橄榄核,IV 波源于外侧丘系核,V 波源于下丘脑,VI 波可能发源于内侧膝状体,VII 波可能发源于丘脑皮质听放射,其中以 I ~ V 波的临床意义较大。

中潜伏期反应记录的是声刺激后 8 ~ 80 ms 的一组听觉诱发电位,其来源可能为听皮质和丘脑。其中,由 40 次/s 刺激频率的短声或短音诱发出周期类似 40 Hz 的正弦波反应,称 40 Hz 听觉事件相关电位(40 Hz auditory event-related potential,40 Hz AERP),是中潜伏期反应的一种。

2. 检查方法　为了消除其他无关电位的影响,记录要在隔音屏蔽室内进行,被检者需要放松安静,不能配合者如婴幼儿,应给予镇静药物,在镇静睡眠下测试。

记录电极的安放随测试的内容不同而异,耳蜗电图的电极安放在鼓膜、耳垂和鼻根部,而听性脑干反应的测试电极安放在前额、耳垂和鼻根部。

根据测试的电位,设定电反应记录仪的刺激声参数、滤波带宽和记录条件等。

3. 临床意义 耳蜗电图主要由 SP、CAP 波组成,两者的振幅比可用于诊断梅尼埃病。CAP 潜伏期、振幅和宽度(时程)、强度与振幅函数曲线、强度与潜伏期函数曲线可对各种耳聋进行鉴别,评定治疗效果。

听性脑干反应测听的Ⅰ、Ⅲ、Ⅴ波较稳定,临床上常用Ⅰ、Ⅲ、Ⅴ波的峰潜伏期,Ⅰ~Ⅲ、Ⅲ~Ⅴ、Ⅰ~Ⅴ波的峰间期,以及两耳Ⅴ波峰潜伏期和Ⅰ~Ⅴ波峰间期差,判断听觉和脑干功能,并用Ⅴ波阈值预测听阈。可用于新生儿和婴幼儿听力筛选,鉴别器质性与功能性聋;Ⅰ~Ⅴ波峰间期延长提示可能存在蜗后病变。

4. 注意事项

(1)听觉诱发电位测听法用于预估听阈时,由于其频率特性较差,应结合主观测听法,进行综合评价。

(2)由于刺激声特性的不同,引导出的波形有较大差异,分析结果时应予注意。

(3)每一项听觉诱发电位测听的临床意义是特定的,如耳蜗电图反映的是耳蜗功能,欲了解脑干听觉功能就应进行听性脑干反应检测,有条件者,应做多项检测进行综合分析。

(王 硕)

第二节 前庭功能检查法

前庭功能检查是指通过一些特殊的测试手段以了解前庭功能是否正常的检查方法。由于前庭神经系统和小脑、脊髓、眼、自主神经系统等具有广泛的联系,为了确定前庭系统本身以及与前庭平衡功能有关的其他系统的病变或功能障碍,进而为定位诊断提供依据,临床上建立了一系列的检查方法。总体来说,这些检查方法包括平衡功能检查、眼动检查、冷热试验和头脉冲试验。

（一）平衡功能检查

1. 概念 通过检查平衡及协调能力以评价前庭脊髓反射、本体感觉及小脑平衡和协调功能的检查方法。平衡功能检查又可分为静态平衡检查和动态平衡检查,静态平衡检查具体包括龙贝格试验、串联龙贝格试验、单脚直立试验、静态姿势描记法等,动态平衡检查具体包括过指试验、书写试验、踏步试验、行走试验、动态姿势描记法等。

2. 检查方法及临床意义

（1）静态平衡检查

1）龙贝格试验(Romberg test) 又称闭目难立试验,受试者闭目直立,双脚并拢,双手互相扣紧放置于胸前并向两侧拉紧或双臂向前平伸,观察其站立时的稳定程度。由于迷路病变者在倾倒发生前有短暂的潜伏期,因此观察时间不得少于 60 s。前庭功能正常者站立平稳,无自发性倾倒,异常者则依病变部位或程度的不同而存在向不同方向倾倒的可能。

💻 拓展知识 10-1 龙贝格试验的临床意义

2）串联龙贝格试验(tandem Romberg test) 为上述 Romberg 试验的一种加强试验,本试验对肌张力的改变较前者更为敏感,因此在临床上的应用更加普遍。

3）单脚直立试验 受试者双臂自然下垂,双手贴身两侧,双脚并拢直立,脚尖向前,然后抬起单腿,大腿抬平与上体呈90°,小腿自然下垂,闭双目单脚站立,记录站立不倒的时间。小于 30 s 提示平衡功能异常。

4）静态姿势描记法(static posturography) 是一种较为先进的评估前庭 – 脊髓反射功能的检查方法。

💻 拓展知识 10-2 静态姿势描记法的检查方法和临床意义

（2）动态平衡检查

1）过指试验(past-pointing test) 检查者与受试者面对面坐,双方将手臂伸出,示指向前伸直,检查者与受试者的指尖相互碰触。随后让受试者将前臂垂直上举之后迅速放下,示指尖再次与检查者相触。受试者先睁眼反复训练几次,再闭眼进行正式测试。本测试单臂和双臂均可操作。在正式开始测试前,应保证受试者的肩、上臂和肘部关节的协调运动,才可避免过度内收和外展而出现的过指体征,避免影响结果的准确性。

正常人在睁、闭眼状态下均无过指现象,单侧迷路病变患者表现为睁眼时无过指,闭眼时双手均向前庭功能较低一侧过指,小脑病变者的过指仅表现为一侧手臂的偏移。

2)书写试验　受试者端坐于桌前,身体不与周围物体接触,左手放置于膝上,右手悬腕执笔,在预先准备好的纸上书写文字或符号,每个字大小为 3 ~ 5 cm²,纵向长度为 15 ~ 20 cm,先睁眼沿竖直方向写一列,再闭眼在其旁边并排写一列,比较两列字的偏斜程度,小于 10° 为正常,大于 10° 则考虑前庭功能异常。前庭外周病变中,约 65.4% 的书写结果为异常,字偏向前庭功能异常的一侧。

3)踏步试验　受试者闭目站立于直径为 0.5、1.0、1.5 m 的三个同心圆的中央,双臂向前伸展,在 1 min 内原地踏步 50 ~ 100 步,观察受试者踏步结束时的位置、偏离圆心的距离和偏斜的角度。身体旋转大于 30° 或(和)向前、向后位移超过 1 m 为异常。

4)行走试验　受试者闭目,令其前行 5 步,再向后退 5 步,依照此顺序重复 5 次。结束时测量起点与终点之间的角度偏差,如果偏差大于 90° 则提示两侧前庭功能不对称,中枢病变者常有特殊的蹒跚步。

5)动态姿势描记法(dynamic posturography)　本方法可精确、客观、定量地评价人体前庭 – 脊髓反射功能。设备与静态姿势描记法类似,还包含可动平台和视觉刺激背景,测试包括一系列平衡及姿势稳定控制试验,如感觉统合、运动协调、运动反应能力测试等。

⬛ **拓展知识 10-3**　感觉统合试验

(二)眼动检查

1. 概念　眼动检查为通过观察眼球运动借以评估前庭 – 眼反射的检查方法,为前庭功能检查中的主要部分,对其图形的分析可了解前庭系统的生理、病理状态,为外周性和中枢性病变的定位诊断提供重要信息。具体包括自发性眼震试验、扫视试验、平稳跟踪试验、视动性眼震试验等。

前庭性眼震(下文统称眼震)是由交替出现的慢相(slow phase)和快相(quick phase)运动组成。慢相为眼球转向某一方向的缓慢运动,由前庭受到刺激从而支配相对应的眼肌所引起;快相则为眼球的快速回位运动,为中枢矫正性运动。眼球运动的慢相朝向前庭兴奋性较低的一侧,快相朝向前庭兴奋性较高的一侧。因快相便于观察,故通常将快相所指方向作为眼震方向。

观察眼震可以用肉眼、Frenzel 镜、眼震电图(electronystagmography,ENG)和视频眼震图(videonystagmography,VNG)。

⬛ **拓展知识 10-4**　眼震的观察方法

2. 检查方法及临床意义

(1)自发性眼震(spontaneous nystagmus)试验　自发性眼震是指没有明显刺激下出现的眼震。

⬛ **拓展知识 10-5**　自发性眼震的测试方法和临床意义

(2)扫视(saccade)试验　扫视是眼球的一种快速运动,视线从一点跳到另一点时,眼球会发生快速转动。当扫视运动异常时,会出现过冲或欠冲现象,即当眼球的扫视轨迹超过或难以到达后一跳转目标时的现象,本质为视测距障碍。

⬛ **拓展知识 10-6**　扫视试验的临床意义

(3)平稳跟踪(smooth pursuit)试验　受试者端坐于暗室,固始一个左右匀速运动的视靶,视靶左右摆动幅度 20°,频率为 30 ~ 60 次 /s,记录眼球运动的轨迹。

⬛ **拓展知识 10-7**　平稳跟踪试验的临床意义

(4)视动性眼震(optokinetic nystagmus,OKN)试验　视动性眼震是由视觉刺激所诱发的生理性眼球运动,当受试者注视前方顺时针或逆时针方向匀速转动的视动鼓或光标时,可出现快相与视动鼓(或光标)运动方向相反的眼震。正确情况下,左向和右向眼震的大小差异应≤3°/s。

📺 **拓展知识 10-8** 视动性眼震试验的临床意义

📺 **拓展知识 10-9** 眼动检查的注意事项

(三) 半规管功能检查

1. 冷热试验(caloric test) 是前庭诱发试验中最常用的方法之一,采用冷热水或冷热空气作为刺激源,分别刺激左、右侧的水平半规管,使迷路内的内淋巴由于温度变化依"热升冷降"的物理特性产生流动,引起壶腹嵴上的纤毛偏曲,从而兴奋或抑制该侧前庭神经,诱发眼震、眩晕等一系列前庭反应。

临床上可根据眼震潜伏期、强度、持续时间、方向及两侧反应的不对称比作为观察指标,从而反映两侧水平半规管的功能。眼震潜伏期短、幅度大、持续时间长,则表明该侧前庭功能兴奋性高;反之兴奋性较弱。

2. 分类 冷热试验种类很多,主要包括大量刺激法、微量刺激法、冷热刺激法、改良冷热交替法等。目前临床上应用最多的是冷热空气刺激法。

📺 **拓展知识 10-10** 冷热试验的检查方法及原理

(四) 头脉冲试验

头脉冲试验(head impulse test,HIT)又称甩头试验(head thrust test),是由 Halmagyi 和 Curthoys 于 1988 年首次报道的一种简便易行的半规管轻瘫检查法,用以评估眩晕患者的前庭 – 眼反射功能。近年来,该试验在国内外已广泛应用于眩晕疾病的诊疗评价中。

📺 **拓展知识 10-11** 头脉冲试验的检查方法和临床意义

（王 硕）

第三节 咽鼓管功能检查法

咽鼓管功能包括通气、引流、防声等功能,目前用于咽鼓管功能检查的方法主要是通气功能检查。具体检查方法很多,繁简不一,一般常用方法有捏鼻吞咽试验法(Toynbee method)、咽鼓管导管吹张法及需要专用仪器检查的正 – 负压平衡试验法(inflation-deflation test)、咽鼓管声测法(sonotubometry)等。此外,尚有鼓室滴药法、咽鼓管造影术、咽鼓管光测法、压力舱检查法等。

(一) 咽鼓管导管吹张法

1. 概念 咽鼓管导管吹张法指主动或被动地将气体经咽鼓管压入鼓室,以检测咽鼓管开放功能的方法。

2. 检查方法

(1) 瓦尔萨尔瓦法(Valsalva method) 受试者以手指将两鼻翼向内压紧,闭口,用力向鼻咽部方向吹气。

(2) 波利策法(Politzer method) 需要备波氏球(Politzer bag)。检查时嘱受试者含一口水,检查者将波氏球前端的橄榄头塞于受试者一侧前鼻孔,并压紧另一侧前鼻孔。告受试者将水吞下,于吞咽之际,检查者迅速紧压橡皮球,使空气向咽鼓管方向吹入(图 10-7)。主要适用于小儿。

(3) 咽鼓管导管吹张法(eustachian catheterization method) 需要备咽鼓管吹张导管。鼻腔以 1% 麻黄碱和 1% 丁卡因收缩、麻醉。检查者将咽鼓管导管末端沿鼻底缓缓伸入鼻咽部,碰鼻咽后壁时,将原向下的导管口向受检侧旋转 90°,缓慢后退,落入咽鼓管咽口处,用橡皮球向导管内吹气(图 10-8)。耳鼻咽喉综合治疗台配气压泵,吹气压力可调节,适合作咽鼓管导管吹张。

3. 临床意义 咽鼓管通畅者,检查者或可从听诊管内听到鼓膜的振动声,或可看到鼓膜向外运动,受试者自己亦可感到鼓膜向外膨出。咽鼓管功能不良时听不到声音,鼓膜运动也差。瓦尔萨尔瓦法和波利

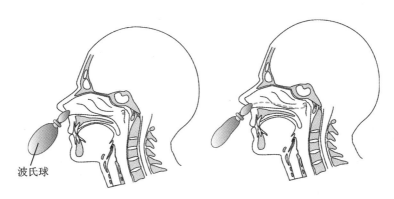

图 10-7 波利策法检查

策法检查同时吹张双侧咽鼓管,而咽鼓管导管吹张法则可分侧进行咽鼓管通气功能检查。

4. 注意事项

（1）吹张前应注意清理鼻腔分泌物,鼻咽部有脓性分泌物者,不宜进行吹张检查。

（2）咽鼓管导管吹张法需要一定技巧,有时不易一次成功,应注意调节导管口位置。用于治疗时,每次吹张的次数一般以 3 次为宜。

（3）注意吹气时用力要适当,忌用力过猛致鼓膜穿孔。

（二）正 - 负压平衡试验法

1. 概念　正 - 负压平衡试验法指通过穿孔鼓膜从外耳道侧向咽鼓管方向加压、减压,借以了解咽鼓管主动和被动开放功能的检测方法。

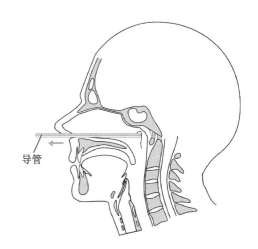

图 10-8 咽鼓管导管吹张法

2. 检查方法　正 - 负压平衡试验法适用于鼓膜穿孔者。用声导抗仪的气泵压力系统检查咽鼓管平衡正负压的功能。检查时将探头置于外耳道内,密封、固定。

（1）正压试验　向外耳道内持续加压,当正压升至某值而不再上升反而开始骤降时,此压力值称开放压。然后加压至 19.6 kPa（200 cmH$_2$O）,令受试者做吞咽动作数次。直至压力降至"0"或不再下降时,记录压力最低点。

（2）负压试验　向外耳道内减压。一般达 -19.6 kPa（-200 cmH$_2$O）时,请受试者做吞咽动作,记录压力变化情况。

3. 临床意义　咽鼓管功能正常者,开放压在 24.5 ~ 39.2 kPa（250 ~ 400 cmH$_2$O）,过低提示咽鼓管异常开放,过高提示咽鼓管阻塞。正、负压试验时,正常人每次吞咽,都可见压力改变,正压试验时压力最低点在 9.8 kPa（100 cmH$_2$O）以下,负压试验时压力可从 -19.6 kPa（-200 cmH$_2$O）变动到 -14.7 kPa（-150 cmH$_2$O）。否则,存在咽鼓管通气功能障碍。

4. 注意事项　正 - 负压平衡试验法不仅反映咽鼓管的被动开放功能,也反映主动开放功能,同时还可进行定量分析,是临床上常用的检查方法。其缺点是只适用于鼓膜穿孔者,使检查受到一定限制。

第四节　面神经功能检查法

见本篇第十八章第二节面瘫的诊断。

第五节 影像学检查法

(一) 耳部 X 线检查

颞骨乳突部的 X 线片是耳部疾病的传统检查方法之一,可对耳部一些疾病的诊断提供参考。近年来,由于 CT 的普及,耳部的细微结构得以更好地显示,X 线检查已少用,但在特定情况下仍具有重要价值,如人工耳蜗植入术中拍摄耳蜗位(cochlear view),可即时观察电极植入的部位、深度和有无扭曲、打折等。

(二) 颞骨 CT

颞骨 CT 扫描一般采用轴位和冠状位,层厚≤1 mm 为宜。轴位以听眶线(外耳道口与同侧眶上缘的连线)为基线,由下而上逐层扫描,可以自下而上地显示两侧咽鼓管骨部、骨性外耳道、锤骨、耳蜗、颈静脉球窝、圆窗、砧骨、镫骨、颞骨内的面神经骨管、内听道、前庭、鼓窦、三个半规管、乙状窦、乳突和鼓室天盖等(图 10-9)。冠状位从前向后可分别显示两侧锤骨、耳蜗、颈动脉管、三个半规管、内听道、外耳道、鼓室、听骨链、鼓窦、鼓室天盖、前庭等(图 10-10)。颞骨高分辨率 CT 对骨性结构显示较好,对中耳乳突的炎症、积液、胆脂瘤、部分耳源性颅内并发症等诊断价值较高。对先天性耳畸形、半规管裂、颞骨骨折、肿瘤、小脑脑桥角肿瘤等疾病的诊断也有很大价值。扫描后的多种二维和三维的重建技术,有助于直观展示颞骨内的精细结构而提高诊断效率。

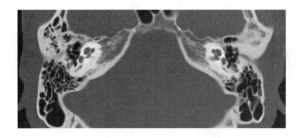

图 10-9 颞骨 CT 轴位

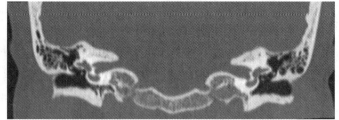

图 10-10 颞骨 CT 冠状位

(三) 耳部 MRI

MRI 软组织分辨率高,显示软组织结构优于 CT,能够显示膜迷路、神经及与颞骨病变有关的小脑脑桥角及颞叶、脑室等软组织解剖结构的变化。对 CT 难以显示的神经、肿瘤、脓肿等,MRI 能够清晰显示,对听神经瘤的诊断有重要意义;MRI 水成像可以清晰地显示耳蜗、前庭、半规管等膜迷路结构,对确定有无内耳畸形、纤维化或骨化、内听道内神经发育情况意义较大,也是进行人工耳蜗植入手术前的常规检查内容之一。MRI 对迷路炎的诊断较 CT 更为敏感,还用于诊断内耳出血等内耳病变,还可以用钆对比剂经静脉或者鼓室给药,通过延迟扫描的方法区分内、外淋巴间隙,评估内淋巴有无积水的情况。

(四) 其他

数字减影血管造影(digital subtraction angiography,DSA)对耳部血管性疾病,如耳郭血管瘤、颈静脉球体瘤、动 - 静脉瘘等有较高诊断价值,并且检查后可栓塞责任血管进行治疗或作为术前准备。

(唐安洲)

第十一章　先天性耳畸形

概　述：

在胚胎发育过程中,由于某种原因导致耳的发育障碍,从而可导致外、中、内耳畸形。外耳、中耳发育相互关联,发育障碍和畸形常同时存在;内耳畸形是导致先天性聋的重要原因之一。本章重点介绍先天性耳畸形的类型和诊断、治疗要点。

第一节　先天性耳前瘘管

先天性耳前瘘管(congenital preauricular fistula)是一种常见的先天畸形,为胚胎时期第一鳃沟封闭不全所致。

(一)临床表现

1. 常为盲管(窦道),深浅、长短不一,还可呈分支状,可深入耳郭软骨内。瘘管口多在耳轮脚前,少数在耳屏间切迹及耳郭(图 11-1)。

2. 瘘管多为单侧,也可为双侧。管腔壁为复层扁平上皮,具有毛囊、汗腺、皮脂腺等。

3. 平时无症状,挤压时可有少许稀薄黏液或乳白色脂样物自窦口溢出,微臭,局部微感瘙痒不适。继发感染时则局部红肿疼痛或化脓,可反复发作,瘘口附近皮肤可发生溃烂、瘢痕形成。

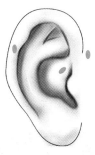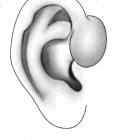

A.耳前瘘管发生部位　　B.耳前瘘管合并感染示意图

图 11-1　先天性耳前瘘管发生部位

(二)治疗

1. 无感染史者,可不作处理。

2. 急性感染时,全身应用抗生素控制感染,形成脓肿时应切开引流。

3. 反复发作者应行瘘管切除术。注射亚甲蓝于瘘管内,并用探针为引导,将瘘管及其分支彻底切除。瘘管须完整切除,以避免复发。

第二节　先天性耳郭畸形

先天性耳郭畸形由第一和第二鳃弓发育异常引起。

（一）临床表现

畸形按其形态的异常、耳郭大小及位置，可分为以下几类。

1. 无耳（anotia） 一侧或两侧无耳郭，常伴有中耳畸形，比较少见。

2. 小耳（microtia） 耳郭发育不全且较正常者小。常伴有外耳道、中耳畸形（图 11-2）。

3. 招风耳（prominent ear） 由于舟状窝和耳轮过于向前下方倾斜所致，整个耳郭与乳突部夹角明显增大。

4. 杯状耳（cup ear） 耳郭上 1/3 发育不全，对耳轮缺失，舟状窝深大，患者仰卧位时耳郭呈杯状。

5. 隐耳（cryptotia） 耳郭上部隐埋在颞部皮下，以致耳郭后沟变浅或消失。

6. 副耳（accessory auricle） 除正常耳郭外，在耳屏前方见耳郭状突起，内可含软骨。

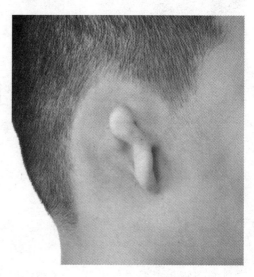

图 11-2 先天性小耳畸形

（二）治疗

如为单纯的耳郭畸形，可行各种耳郭成形术或耳郭再造术。合并外耳道、中耳、内耳畸形者，应进行相应处理。

第三节 先天性外耳道闭锁或狭窄

先天性外耳道闭锁或狭窄（congenital atresia or stenosis of external auditory canal）因第一鳃沟发育异常所致，常与先天性小耳同时发生，多合并中耳畸形，偶合并内耳畸形。

（一）临床表现

外耳道因发育程度不同，可表现为完全性闭锁或不完全性闭锁（即狭窄），可为单侧，也可双侧。如果外耳道狭窄，易形成外耳道胆脂瘤并发感染，可出现耳后皮肤破溃感染等。患者听力差，双侧者可影响语言发育。检查见患侧外耳道无孔或仅存针尖大小的小孔或小裂隙。听力检查以传导性聋为主，CT 检查可了解闭锁或狭窄范围及中耳、内耳情况（图 11-3）。

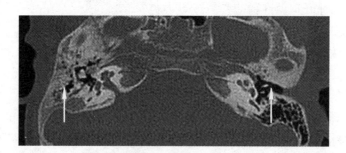

图 11-3 右外耳道骨性闭锁颞骨 CT（箭头示右外耳道闭锁，左外耳道正常）

（二）治疗

外耳道骨性闭锁或狭窄多伴有中耳畸形，故常行外耳道成形加鼓室成形术，手术可与耳郭再造同期完成，或先行耳郭再造术，后期行外耳道鼓室成形术。如果患者为外耳道狭窄伴胆脂瘤及感染，则必须先行胆脂瘤切除术。另外，外耳道骨性闭锁或狭窄患者可行振动声桥（vibrant sound bridge，VSB）、骨锚式骨导助听器（bone anchored hearing aid，BAHA）或骨桥（bone bridge，BB）等人工听觉植入手术，以改善听力。

对双侧闭锁或狭窄病例,宜在半岁左右佩戴骨导助听器,以免影响患儿言语发育,达手术年龄时再考虑手术治疗。

第四节　先天性中耳畸形

中耳由第一、二咽囊,第一、二腮弓或第三腮弓的一部分发育而来,任何部分的发育障碍,均可导致相应部位的畸形。从解剖部位划分,先天性中耳畸形可分为鼓室、鼓窦、乳突、咽鼓管及面神经颞骨段畸形。可单一发生,亦可几种畸形同时发生。先天性中耳畸形可与耳郭及外耳道畸形合并存在。

(一)临床表现

1. 鼓室畸形　表现复杂,包括鼓室各壁、鼓室腔及听骨链畸形。鼓室完全不发育者罕见,发育不良的小鼓室常同时伴有其他中耳畸形。鼓室6个壁均可出现畸形,无鼓膜或鼓膜发育不良者常见于先天性外耳道闭锁病例。鼓室的顶、底及其他各壁均可能发生先天性缺裂。听骨链畸形表现为听骨完全未发育或其中1个听骨或2个听骨完全或部分缺失或发育畸形(图11-4)。前庭窗和蜗窗两窗之一或两窗均未发育者,也屡见报道。

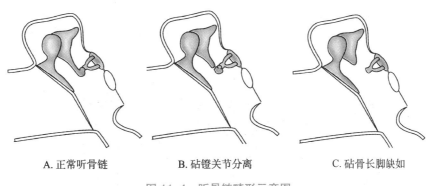

A. 正常听骨链　　　　B. 砧镫关节分离　　　　C. 砧骨长脚缺如

图 11-4　听骨链畸形示意图

2. 鼓室及乳突畸形　可发生先天性鼓室盖缺裂,无鼓室、小鼓室或鼓室位置异常。鳞乳突缝未闭或乳突尖未发育者少见。颅中窝下垂或乙状窦前置或两者同时发生。在上述两种情况下做乳突根治术时,如按常规循乳突筛区凿入寻找鼓窦,则常意外地将乙状窦或颞叶硬脑膜暴露,甚至使之损伤造成危险后果。

3. 咽鼓管畸形　可有咽鼓管异常宽大、咽鼓管鼓口闭锁、憩室及先天性小息肉等。凡听器有严重畸形者,最常伴发咽鼓管畸形,但多不易被发现。这类畸形可表现为咽鼓管口骨质发育异常、圆枕扁平、发育不全、水平移位或完全未发育。

4. 面神经颞骨段畸形　可有水平部骨管缺损,水平部或垂直部异位及分支等。可单独发生,也可与外耳、中耳其他畸形同时存在,为中耳炎症行乳突手术引起面神经麻痹的原因之一。面神经亦可发育不全。须注意,在婴儿发育过程中可暂时出现面神经管缺裂现象。

各种听功能检查,如纯音测听等,平均语频听阈大于50 dB者,中耳发育较差;反之中耳发育较好。颞骨CT是诊断中耳畸形必不可少的检查手段,对外耳道、鼓室、锤骨、砧骨、前庭窗及蜗窗、面神经均能良好显示;但若为镫骨环韧带未发育,镫骨固定畸形,则凭CT无法诊断。

(二)治疗

本病以手术治疗为主,可行鼓室成形术、听骨链重建术、前庭开窗术等改善听力。对鼓室完全未发育、两窗均未发育者,或同时伴有咽鼓管闭锁或内耳畸形者,不宜行常规手术,可佩戴助听器,或进行 VSB、

BAHA 或 BB 植入。

<h1 style="text-align:center">第五节 先天性内耳畸形</h1>

由于基因缺陷、突变或其他遗传原因,妊娠期间因感染、药物、中毒等非遗传因素作用,可使胎儿的耳蜗、前庭、半规管等发育障碍从而导致畸形,内耳畸形可引起感音神经性聋。20%～30% 的感音神经性聋患儿,经高分辨率 CT 等检查,可发现其内耳存在畸形。

(一)临床表现

内耳畸形临床常见下列类型:

1. 米歇尔畸形(Michel dysplasia) 是内耳发育畸形中最严重的一种,内耳可完全未发育。少数颞骨岩部亦未发育。

2. 蒙底尼畸形(Mondini dysplasia) 耳蜗底周已发育,但中周及顶周发育不全;耳蜗水管及前庭水管可合并畸形;半规管亦可缺如或大小不一;也可伴两窗畸形等。

3. 共同腔畸形(common cavity) 耳蜗与前庭融合呈一囊腔,内听道开放至共同腔中央。

4. 先天性前庭水管扩大(enlarged vestibular aqueduct)或大前庭水管综合征(large vestibular aqueduct syndrome,LVAS) 表现为前庭水管扩大,CT 和 MRI 检查示前庭水管直径大于 2.0 mm,内淋巴囊亦扩大,多与蒙底尼畸形合并存在(图 11-5)。表现为波动性听力下降,亦可在轻微的头部外伤后发生突发性聋和眩晕。

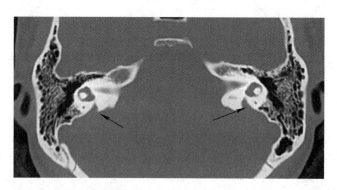

图 11-5 双侧前庭水管扩大(箭头为双侧前庭水管)

上述内耳畸形均表现为感音神经性聋,出现的时间有早有迟。例如蒙底尼畸形患儿,一出生就为聋哑儿;而先天性前庭水管扩大,耳聋可在出生后逐渐发生。

诊断上应详细询问家族史,至少了解三代内有无耳聋患者;询问母亲妊娠期间有无感染,有无使用耳毒性药物史,有无接触有害物质等。进行纯音测听、耳声发射、听觉诱发电位及前庭功能检查,了解听力损失情况。进行颞骨 CT 和 MRI 检查,以确定内耳有无畸形及畸形的类型。必要时可进行基因检测。

(二)预防及治疗

1. 对内耳畸形所致感音神经性聋而有残余听力者,可根据具体情况,佩戴合适的助听器。双侧重度感音神经性聋可行人工耳蜗植入手术。

2. 预防上,妊娠期间应避免感染,尽量避免使用耳毒性药物。做好婚前咨询工作。

(赵守琴)

第十二章

外耳疾病

本章着重介绍外耳常见疾病,包括浆液性耳软骨膜炎、化脓性耳软骨膜炎、耵聍栓塞、外耳道异物、外耳道感染、外耳湿疹、外耳道胆脂瘤及鼓膜炎。要求掌握每种疾病的病因、临床表现、诊断及治疗原则。

第一节 耳软骨膜炎

一、浆液性耳软骨膜炎

(一) 概念

浆液性耳软骨膜炎(serous auricular perichondritis)又名耳假性囊肿(auricular pseudocyst)、耳非化脓性软骨膜炎(non-suppurative auricular perichondritis)、耳郭软骨间积液(intracartilaginous effusion of auricle),是指耳郭软骨夹层内的非化脓性浆液性囊肿。多发生于一侧耳郭的外侧前面上部,内有浆液性渗出液,形成囊肿样隆起。30~50岁多发,男性多于女性。

(二) 病因

本病病因尚未明确,一般认为与外伤有关。耳郭可能受到某些机械性刺激,如无意碰撞、挤压等,引起局部微循环障碍,组织间出现反应性渗出积液聚积。也有认为是先天发育不良,即胚胎第一、二鳃弓的6个耳丘融合异常遗留潜在的组织间隙,留下了发生浆液性耳软骨膜炎的组织基础。

(三) 病理

积液在软骨内,而并非软骨膜与软骨之间。软骨层的内侧面被覆一层浆液纤维素,其表面无上皮细胞结构,故不是真性囊肿。显微镜下可见从皮肤到囊壁的组织层次为皮肤、皮下组织、软骨膜及与其密切相连的软骨层。

(四) 临床表现

耳郭前面出现局限性隆起,常在无意中发现,并逐渐增大。小者可无任何症状,囊肿较大时可有胀感、波动感、灼热感或痒感。囊肿隆起多位于舟状窝、三角窝,偶可波及耳甲腔。囊肿边界清楚,表面皮肤色泽正常。穿刺抽吸时可抽出淡黄色清亮液体,生化检查为丰富的蛋白质,无炎性细胞,培养无细菌生长。

(五) 诊断

根据病史和临床表现,诊断本病不难,但应注意与耳郭其他囊肿和血肿相鉴别。

(六) 治疗

治疗的目的是刺激囊壁,促其纤维化,防止液体再生,使囊壁粘连愈合。

1. 物理治疗 早期无明显积液者可行紫外线照射或超短波等物理治疗,以控制渗出,促进吸收。也有采用磁疗、冷冻、射频等方法治疗。

2. 穿刺抽液、局部压迫法 有积液者,用空针抽尽局部积液,然后用石膏等制模材料固定压迫。也可用激光(YAG 激光或 CO_2 激光)将囊壁打穿,放出液体,加压包扎。

3. 囊腔内注射药物 15% 高渗盐水、50% 葡萄糖或平阳霉素于抽液后注入囊腔,不加压包扎,24 h 后抽出注入的液体,并反复注射直至抽出液呈红色,以促进囊壁粘连机化。

4. 手术 经上述治疗无效者可考虑手术。切除部分囊肿前壁,搔刮囊肿内肉芽及增厚组织,加压包扎。

二、化脓性耳软骨膜炎

(一) 概念

化脓性耳软骨膜炎(suppurative auricular perichondritis)是耳软骨膜的急性化脓性炎症。软骨因血供障碍而逐渐坏死,可导致耳郭畸形,应及早治疗。

(二) 病因

本病常因外伤、手术、冻伤、烧伤、耳郭血肿等继发感染及外耳和邻近组织感染扩散所致。铜绿假单胞菌及金黄色葡萄球菌为最常见的致病菌。

(三) 病理

耳郭损伤后,皮肤与软骨膜紧贴,同时发生出血、渗出,随之炎性渗出物积聚于软骨膜与软骨之间,软骨因血供障碍及积液或积脓的压迫而逐渐坏死,最终因纤维化和瘢痕挛缩形成菜花样畸形。

(四) 临床表现

起病初,耳郭胀痛及灼热感,检查可见耳郭红肿、增厚,触痛明显。继而局部红肿加剧,伴局部持续性剧烈疼痛。可有体温升高,全身不适。脓肿形成后有局限性隆起,可有波动感,皮肤破溃出脓。后期软骨坏死,耳郭失去支架,挛缩形成菜花样畸形。

(五) 治疗

1. 早期尚未形成脓肿时,全身应用足量有效抗生素,控制感染。局部理疗促进炎症消退。

2. 脓肿形成后,宜在全身或局部麻醉下手术治疗。沿耳轮内侧的舟状窝作半圆形切开,若炎症面积大于耳郭 2/3,应在耳轮缘作切口,关键是彻底清除坏死组织。术中应用敏感抗生素溶液彻底冲洗术腔,并将皮肤贴回创面,放置橡皮片引流,不予缝合或少缝合几针,以防术后出血形成血肿或日后机化收缩。术后用抖散的纱布,适当加压包扎,隔日或每日换药。也可于耳周局部注射敏感抗生素。如无继续流脓,拔去引流,稍加压包扎。

3. 后遗严重畸形有碍外貌时,可做整形修复术。

(六) 预防

在耳部手术和局部治疗时,应严格无菌操作。及时处理各种耳郭外伤,彻底清创,严防继发感染。

第二节 耵 聍 栓 塞

(一) 概念

外耳道软骨部的皮肤内有耵聍腺,其分泌物称耵聍(cerumen)。当外耳道耵聍积聚过多,形成团块,阻塞外耳道时,称耵聍栓塞(impacted cerumen),可影响听力。

（二）病因

1. 耵聍分泌过多 因外耳道炎症、湿疹,外界灰尘进入,挖耳等使局部受刺激,导致分泌过多。

2. 耵聍排出受阻 外耳道畸形、狭窄、瘢痕、肿瘤、异物,颞下颌关节运动无力,外耳道口塌陷等妨碍耵聍向外脱落,而在外耳道堆积。

（三）临床表现

1. 症状 外耳道未完全阻塞者多无症状,可有局部瘙痒感。耵聍完全阻塞外耳道时,耳闷胀不适,有时伴耳鸣和听力下降,偶有眩晕,下颌关节活动时可有耳痛。进水膨胀后有胀痛,伴感染则有明显疼痛。

2. 检查 外耳道内有棕黑色团块,质地不等,多与外耳道紧密相贴,不易活动（彩图 12-1）。听力检查可有传导性听力损失。

（四）诊断及鉴别诊断

外耳道耵聍通过耳镜检查一般不难诊断,但需与外耳道胆脂瘤和外耳道栓相鉴别。

（五）治疗

1. 耵聍较小者可用镊子取出。

2. 耵聍钩取出法 将耵聍钩沿外耳道后上壁插入,轻轻转动耵聍钩缓慢向外拉动,注意不要过深,以防损伤鼓膜。

3. 外耳道冲洗法（图 12-1） 先用滴耳剂完全软化耵聍后用温水将耵聍冲出,常用的滴耳剂是 3% ~ 5% 的碳酸氢钠溶液。如有外耳道狭窄或急、慢性化脓性炎症,不能采取冲洗法。

4. 吸引法 如遇不能用冲洗法取出的耵聍,可在滴耳液软化耵聍后用吸引器慢慢将耵聍吸出。

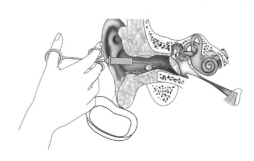

图 12-1 外耳道冲洗法

第三节 外耳道异物

（一）病因

外耳道异物（foreign bodies in external auditory meatus）多见于儿童,小儿玩耍时喜将小物体塞入耳内。成年人多为挖耳或外伤时遗留小物体或昆虫侵入等。异物的种类可分为动物性（如昆虫等）、植物性（如谷粒、豆类、小果核等）及非生物性（如石子、铁屑、玻璃珠等）三类。

（二）临床表现

本病的临床表现因异物大小、种类而异。一般异物愈大、愈接近鼓膜,症状愈明显。

1. 小而无刺激性的非生物异物可不引起症状,或等到继发感染流脓而就诊,或被耵聍包绕形成耵聍栓塞。

2. 锐利坚硬的异物可损伤鼓膜。异物刺激外耳道、鼓膜偶可引起反射性咳嗽或眩晕。

3. 活昆虫等动物性异物可爬行骚动,引起剧烈耳痛、噪声,使患者惊恐不安,甚至损伤鼓膜（彩图 12-2）。

4. 豆类等植物性异物如遇水膨胀,阻塞外耳道,可引起耳闷胀感、耳痛及听力减退,并可继发外耳道炎。

（三）治疗

根据异物性质、形状和位置不同,采取不同的取出方法。

1. 异物未越过外耳道峡部,未嵌顿于外耳道者,可用耵聍钩直接钩出。较小异物也可用注射器加压注清水冲出。

2. 活昆虫类异物,先用油类、70% 乙醇、2% 丁卡因等滴入耳内,昆虫被麻醉或杀死后,用镊子取出或冲洗排出。

3. 被水泡胀的豆类异物,先用 95% 乙醇滴耳,使其脱水收缩后再试行取出。

4. 如异物较大,且于外耳道深部嵌顿较紧,需于局部麻醉或全身麻醉下取出异物。必要时行耳内切口,甚至需去除部分骨性外耳道后壁,以利异物取出。婴幼儿宜全身麻醉下取出异物,以免因术中不合作造成损伤或将异物推向深处。

5. 继发外耳道感染者,应先抗感染治疗,待炎症消退后再取异物;或取出异物后积极治疗外耳道炎。

第四节 外耳道感染

(一) 概述

外耳道感染可分为两类,一类为局限性外耳道炎,表现为外耳道疖(furunculosis of external auditory meatus);另一类为弥漫性外耳道炎(diffuse external otitis),表现为外耳道皮肤或皮下组织的弥漫性炎症。

(二) 病因

1. 外耳道疖 是外耳道软骨部皮肤毛囊或皮脂腺的局限性化脓性炎症。发生于外 1/3 软骨部,可单发或多发,挖耳、污水进入耳内、化脓性中耳炎脓液刺激、外耳道湿疹致表皮糜烂是其常见诱因。主要病原菌是葡萄球菌。

2. 弥漫性外耳道炎 为外耳道皮肤和皮下组织的广泛性感染性炎症。发生于内 2/3 骨部,其发生原因与外耳道疖相同,糖尿病、营养不良等抵抗力下降者易患本病。致病菌除金黄色葡萄球菌外,还有革兰阴性菌,如铜绿假单胞菌和变形杆菌等,真菌感染亦可发生。

(三) 临床表现

1. 外耳道疖 早期耳痛剧烈,可放射至同侧头部,张口、咀嚼时疼痛加剧。疖堵塞外耳道时,可有耳鸣及听力下降。婴幼儿多伴有哭闹不安、体温升高等全身症状。检查:耳郭牵拉痛及耳屏压痛,外耳道软骨部皮肤有局限性红肿。疖成熟破溃后,外耳道内有脓血性分泌物,此时耳痛减轻(彩图 12-3)。外耳道后壁疖可使耳后沟及乳突区红肿,易误诊为急性乳突炎。外耳道前下壁疖可使耳屏前下方出现肿胀,易误诊为腮腺炎,应注意鉴别。

2. 弥漫性外耳道炎

(1) 急性弥漫性外耳道炎 其症状与外耳道疖相似,表现为耳痛、灼热,可流出少量分泌物。检查:轻者外耳道皮肤轻度充血、肿胀,耳道壁上可积聚分泌物;重者外耳道皮肤弥漫性红肿明显,外耳道腔变窄或闭塞,耳周淋巴结可有肿痛。

(2) 慢性弥漫性外耳道炎 疼痛不明显,可有耳道内发痒,少量渗出物。外耳道皮肤增厚、脱屑,分泌物积存,甚至造成外耳道狭窄(彩图 12-4)。

(3) 坏死性外耳道炎(necrotizing external otitis) 是一种特殊的弥漫性外耳道炎。早期剧烈耳痛,放射至颞部,伴耳流脓,耳道及耳周软组织肿胀,压痛明显,晚期可向周围扩散,常引起外耳道骨髓炎和广泛的进行性坏死,可导致颞骨和颅骨骨髓炎,并发多发性神经麻痹,最常见为面瘫,亦可并发脑膜炎、脑脓肿、败血症等,有"恶性外耳道炎"之称。检查:外耳道肿胀,有脓性分泌物。外耳道狭部及底壁皮肤糜烂,肉芽增生,循此处用探针可探及坏死腔。患者多为老年人和糖尿病患者,致病菌常为铜绿假单胞菌。严重感染可侵及颞下窝,向蛛网膜下隙蔓延,引起脑膜炎、脑脓肿、脑软化而死亡。

(四) 治疗

1. 局部治疗

(1) 清洁外耳道,保证局部清洁、干燥和引流通畅,炎症早期采用热敷、理疗,以促进炎症消退。

(2) 局部尚未化脓者用 1% ~ 2% 酚甘油滴耳,疖成熟后及时挑破脓头或切开引流。

(3) 慢性外耳道炎者应取分泌物作细菌培养及药物敏感试验,选用适当抗生素滴耳液、糖皮质激素合剂或霜剂局部涂敷。

2. 全身治疗

（1）应用敏感抗生素口服或注射控制感染。

（2）对症予以镇静、镇痛药。

（3）有糖尿病者应控制血糖，有免疫缺陷者应增强抵抗力和作相应治疗。

3. 手术治疗　坏死性外耳道炎发生并发症时，应在全身药物治疗的同时行清创手术，彻底清除坏死病变组织。

（五）预防

纠正挖耳习惯，游泳、洗头或淋浴后应及时将外耳道拭干，积极治疗感染病灶（如化脓性中耳炎），诊治全身性疾病（如糖尿病等），增强全身抵抗力。

第五节　外耳湿疹

（一）病因

外耳湿疹（eczema of external ear）是耳郭、外耳道及其周围皮肤的多形性皮肤浅表性炎症。发病因素目前尚不清楚。致敏因素可包括毛织品、化妆品、喷发剂、鱼虾、牛奶等，潮湿、高温可为诱因。外耳道脓液、耳局部应用药物刺激也可诱发。

（二）临床表现

外耳湿疹一般分为急性、慢性两类。

1. 急性湿疹　多见于婴幼儿，可并发于全身婴儿湿疹，耳部病损主要发生于耳郭、耳后沟和外耳道，局部瘙痒重，伴有烧灼感。检查：皮肤呈散在红斑、小丘疹及小水疱。水疱破溃后有黄水样分泌物，表皮糜烂，渗液增多，并有黄色痂皮覆盖（彩图 12-5）。一般经 2~3 周可治愈，但易复发。

2. 慢性湿疹　症状为瘙痒，常有反复急性发作。表现为外耳道皮肤增厚、粗糙、表皮脱屑、皲裂、苔藓样变及色素沉着，可致外耳道狭窄。如鼓膜表面受累，可有轻度传导性聋及耳鸣。

（三）治疗

1. 一般治疗　积极寻找病因，予以祛除，避免致敏因素。忌食具有较强变应原性的食物，如鱼虾、蟹等。如因化脓性中耳炎脓液引起，应清洁外耳道脓液并积极抗感染治疗。避免搔抓、挖耳，局部忌用肥皂水或热水清洗，禁用刺激性药物等。

2. 局部治疗　渗出较多者可用 3% 过氧化氢溶液清洗渗液及痂皮，3% 硼酸溶液或涂氧化锌糊剂。渗出较少或无渗液者，可用 1%~2% 甲紫液、泼尼松软膏、氧化锌糊剂等。慢性湿疹有皮肤增厚或皲裂者，可用 10%~15% 硝酸银涂擦。

3. 全身治疗　① 继发感染时，全身和局部应用抗生素；② 口服抗组胺药，如氯苯那敏（扑尔敏）、氯雷他定（开瑞坦），严重者可加用泼尼松等糖皮质激素；③ 渗液特别多时，可静脉注射 10% 葡萄糖酸钙，补充维生素 C。

第六节　外耳道胆脂瘤

（一）概念

外耳道胆脂瘤（cholesteatoma of external auditory canal）指阻塞于外耳道骨段的含有胆固醇结晶的脱落上皮团块，又称外耳道阻塞性角化病。其组织学结构同中耳胆脂瘤，但常混有耵聍屑。

（二）病因

外耳道皮肤受到各种病变的长期刺激（如耵聍栓塞、炎症、异物、真菌感染等）而产生慢性充血,致使局部皮肤生发中心的基底细胞生长活跃,角化上皮细胞脱落异常增多,若各种原因引起其自洁功能障碍,便堆积于外耳道内,形成团块。久之其中心腐败、分解、变性,产生胆固醇结晶。

（三）临床表现

1. 本病多发生于成年人,可侵及双耳,但单侧多见。

2. 无继发感染的小胆脂瘤可无明显症状。胆脂瘤较大时,可出现耳内堵闷感、耳鸣,听力下降。如继发感染,可有耳痛、头痛,外耳道有分泌物,伴臭味。

3. 检查　见外耳道深部为白色或黄色胆脂瘤堵塞,其表面被多层鳞片状物质包裹（彩图 12-6）。如合并感染可有肉芽组织。较大的胆脂瘤清除后,可见外耳道骨质遭破坏吸收,外耳道骨段明显扩大。巨大的外耳道胆脂瘤可破坏外耳道骨壁,侵犯乳突及上鼓室,并发胆脂瘤性乳突炎,也可引起周围性面瘫。

（四）诊断

根据病史及外耳道有特征性的白色胆脂瘤团块即可诊断。注意与原发于中耳的胆脂瘤、外耳道癌及坏死性外耳道炎鉴别,必要时作颞骨 CT 扫描。

（五）治疗

1. 无合并感染的胆脂瘤较易取出,清除方法同耵聍取出。

2. 合并感染时,应先控制感染。但只有彻底清除胆脂瘤后,方能促使炎症吸收。

3. 感染严重、取出十分困难者可在全身麻醉及显微镜下进行手术。术中注意保护外耳道皮肤及鼓膜结构,同时全身应用抗生素控制感染。术后应长期随诊观察,定期清理外耳道。

4. 外耳道胆脂瘤累及乳突者,应行乳突根治术或改良乳突根治术治疗。

第七节　鼓　膜　炎

鼓膜炎（myringitis）是指发生于鼓膜的急、慢性炎症。鼓膜的急性炎症较常见的有急性鼓膜炎和大疱性鼓膜炎,慢性炎症常见的有慢性肉芽肿性鼓膜炎。由于急性鼓膜炎多伴发急性外耳道炎和急性中耳炎,不另作介绍。

一、大疱性鼓膜炎

大疱性鼓膜炎（bullous myringitis）是鼓膜及其邻近外耳道的急性炎症,好发于儿童和青年,多为单侧,常见于冬季。也称出血性大疱性鼓膜炎（hemorrhagic bullous myringitis）。

（一）病因

本病常发生于病毒性上呼吸道感染的流行期,可能由病毒感染所致,如流感病毒、脊髓灰质炎病毒等,但此学说尚未得到证实。Robert（1980）曾从本病中培养出肺炎支原体。

（二）临床表现

1. 突发耳深部剧烈疼痛,大疱破裂后,耳痛可减轻,有胀闷感,可有轻度听力障碍。

2. 检查　可见鼓膜及邻近外耳道皮肤充血,鼓膜后上方出现一个或多个紫红色血疱（彩图 12-7）。血疱破裂时,可流出血性渗出液,1～2 天形成薄痂后渐愈。鼓膜不会穿孔,不留瘢痕。

（三）诊断

根据流感病史,耳深部剧痛及鼓膜表面典型的血疱可做出诊断。应注意与急性化脓性中耳炎、特发性血鼓室,以及各种病因引起的蓝鼓膜鉴别。

（四）治疗

本病治疗原则为缓解耳痛，防止继发感染。

1. 耳痛剧烈时，可在无菌操作下挑破血疱，缓解耳痛；必要时服用镇痛药。

2. 大疱已破应注意耳道清洁，可用 0.3% 氧氟沙星滴耳。

3. 局部与全身使用抗生素，以防继发细菌感染。

二、慢性肉芽肿性鼓膜炎

慢性肉芽肿性鼓膜炎（chronic granulomatous myringitis）又称特发性慢性鼓膜炎，是以鼓膜表面的肉芽肿性损害为特点的鼓膜慢性炎性疾病。病变一般局限于鼓膜的表皮层，纤维层可受到波及，但未达内面的黏膜层。外耳道皮肤亦可出现病损，但骨膜正常。

（一）病因

1. 感染　可能是在特发性鼓膜炎的基础上，继发了细菌或真菌感染。

2. 外伤和慢性炎症刺激　如挖耳、慢性外耳道炎等。

3. 表皮抵抗力降低　当外耳道深部湿度和温度升高时，耳道深部皮肤和鼓膜表皮剥脱，继发感染后，肉芽组织增生。

（二）临床表现

1. 耳内不适或痒，一般不痛。耳内流脓，量不多，无臭味。

2. 听力常无明显改变，反复发作或久治不愈者，可有轻度的传导性聋。

3. 检查见鼓膜轻度充血，鼓膜表面和外耳道深部皮肤有微小颗粒状肉芽肿或表浅溃疡，分散或遍及全鼓膜，病损表面有少许脓液（彩图 12-8）。

4. 颞骨 CT 检查示鼓室及乳突正常。

（三）诊断

根据病史及鼓膜像可以做出诊断。颞骨 CT 可以与中耳疾病相鉴别。

（四）治疗

1. 局部清洁耳道后，可用抗生素滴耳剂或 4% 硼酸乙醇滴耳。

2. 肉芽面以 2% 丁卡因表面麻醉后，用 20% 三氯醋酸烧灼，再涂聚维酮碘。一般预后良好，数次可以治愈。

3. 顽固病例可用泼尼松 5～10 mg 口服，每日 3 次，共 3～5 天，并口服抗生素治疗。

（查定军）

第十三章 中耳炎性疾病

概 述:

中耳炎分为急性中耳炎和慢性中耳炎。急性中耳炎虽分为化脓性和非化脓性(如分泌性中耳炎),但分泌性中耳炎的发病多数亦与细菌感染有关。急性化脓性中耳炎可迁延为慢性化脓性中耳炎;分泌性中耳炎如不及时治愈,可发展为粘连性中耳炎和中耳胆脂瘤。上述疾病的发生和发展均与咽鼓管功能和细菌感染有直接或间接的关系,结合中耳腔通气引流和黏膜功能状态,有助于理解该类疾病的发病机制及其关联、临床表现、治疗方法的选择及转归。

第一节 分泌性中耳炎

分泌性中耳炎(secretory otitis media)是一种由于咽鼓管功能障碍和(或)中耳黏膜炎症所引起的以中耳腔积液、听力下降为主要特点的临床常见疾病。儿童的发病率高于成年人,是引起儿童听力下降的重要原因之一。

(一) 病因与发病机制

虽然公认分泌性中耳炎与咽鼓管功能有关,但分泌性中耳炎与感染有关的学说近年来已被大家所认同,认为其可能是一种轻型的或低毒性的细菌或病毒感染的结果。

1. 咽鼓管功能障碍 这使外界空气不能进入中耳,中耳腔内呈负压,导致中耳黏膜毛细血管扩张,通透性增强,形成中耳渗液。

引起咽鼓管功能障碍的主要原因有:

(1) 咽鼓管阻塞 ①咽鼓管咽口机械性阻塞:如腺样体肥大、鼻后孔息肉、鼻咽肿物、过敏性鼻炎、软腭瘫痪等。②咽鼓管非机械性阻塞:如先天性腭裂,腭帆张肌收缩无力,细菌感染引起咽鼓管表面活性物质减少等。

(2) 清洁功能不良 细菌外毒素、管内分泌物潴留、放射性损伤、原发性纤毛运动障碍、胃酸反流等可引起黏膜纤毛黏液排送系统功能障碍。

(3) 防御功能障碍 老年结缔组织退行性变,咽鼓管黏膜下方弹力纤维弹性降低,咽鼓管咽口的瘢痕牵引,肿瘤侵袭破坏可引起咽鼓管关闭不全,导致防御功能丧失。

2. 感染因素 中耳黏膜是上呼吸道黏膜的一部分,当上呼吸道感染时,咽鼓管咽口及软骨段黏膜充血肿胀;同时,细菌和病毒可经咽鼓管进入鼓室。

3. 免疫反应

(1) Ⅰ型超敏反应 对分泌性中耳炎患者的鼻分泌物涂片、血液嗜酸性粒细胞检查、皮肤过敏试验结果提示,部分患者合并Ⅰ型超敏反应。

（2）Ⅲ型超敏反应　通过对分泌性中耳炎的中耳黏液中蛋白酶进行分析,证实中耳积液为黏膜细胞的分泌物。中耳黏膜的组织学检查证明,黏膜中杯状细胞和黏液腺体明显增加,与细菌感染引起Ⅲ型超敏反应相似。

（二）病理

咽鼓管功能不良,中耳腔呈负压状态,黏膜内毛细血管扩张、淤血,血管壁通透性增强,形成中耳渗液。进而黏膜上皮增厚,促进上皮细胞化生,鼓室前部低矮的假复层柱状上皮转变为增厚的纤毛上皮;鼓室后部的单层扁平柱状上皮变为假复层柱状上皮;杯状细胞增多,纤毛细胞胞质内出现分泌性的暗颗粒,呈现分泌性特征。同时上皮下病理性腺体组织形成,固有层血管周围出现以淋巴细胞及浆细胞为主的圆形细胞浸润。恢复期腺体逐渐退化,分泌物减少,黏膜恢复正常。

中耳内的液体多为漏出液、渗出液和分泌液的混合体,早期主要为浆液性,然后逐渐转变为浆－黏液和黏液。

（三）临床表现

1. 症状

（1）听力下降　如液体未充满鼓室可出现体位性听力变化。当中耳液体黏稠时,听力可不出现体位性改变。多为轻度听力下降,故儿童单耳患病时常因倾诉性差而易被忽略。

（2）耳闭塞感　耳闷感,自听增强,急性起病时可有耳痛,可轻可重。

（3）耳鸣　低调或搏动性,打哈欠、擤鼻时耳内可有气过水声。

（4）耳痛　起病时可有耳痛,小儿常在夜间发作,一般持续1~2天,慢性者耳痛不明显。

2. 体征

（1）鼓膜　早期鼓膜周边可见放射状扩张的小血管,紧张部鼓膜内陷,表现为光锥缩短、变形或消失,锤骨短突外凸。鼓室有积液时,鼓膜呈琥珀色或淡黄色,可见液平面或气泡。

（2）鼻咽　可见腺样体肥大或鼻咽部肿物,鼻咽部黏膜肿胀、充血或分泌物附着。成年人尤其要做鼻咽部检查,以排除鼻咽部肿瘤。

3. 辅助检查

（1）纯音测听　多为轻度传导性聋,一般为15~20 dB HL,重者达40 dB HL,少数无听力下降。听力损失一般以低频为主,但由于中耳传音结构及两窗阻抗的变化,高频气导和骨导听力亦可下降。少数患者由于细菌毒素对内耳的损伤,可合并感音性听力损失。

（2）声导抗测听　有重要的诊断价值。鼓室导抗图平坦型（B型）提示鼓室积液,是分泌性中耳炎的典型曲线;负压型（C型）提示咽鼓管功能不良。

（3）影像学检查　① X线检查:鼻咽侧位像可了解幼儿腺样体是否增生。② 颞骨CT:中耳腔内密度均匀影,乳突气房无骨质破坏。

（四）诊断

本病根据症状、体征,结合听力学检查可做出诊断。应注意病因诊断及鉴别诊断。必要时可于无菌条件下做诊断性鼓膜穿刺术。

（五）鉴别诊断

1. 鼻咽部肿物　成年人单侧分泌性中耳炎,应认真询问病史,检查鼻咽部,必要时可做局部组织活检。鼻咽部CT检查可帮助诊断。

2. 脑脊液耳漏　有头部外伤史,CT检查可见颞骨骨折或颅底骨折、先天骨质缺损或内耳畸形。中耳积液化验可确定是否为脑脊液。

3. 外淋巴漏　有中耳手术损伤或镫骨手术史,除鼓膜表现积液外,多伴有眩晕症状并出现眼震,耳聋为感音神经性聋或混合性聋。

4. 粘连性中耳炎(adhesive otitis media) 症状与分泌性中耳炎相似,病史一般较长,有时可与分泌性中耳炎并存。听力损失较重且咽鼓管吹张无改善,鼓膜紧张部萎缩并与听骨链、鼓室内壁粘连。

5. 其他 应与胆固醇肉芽肿,中耳良、恶性肿瘤,中耳畸形等进行鉴别。

(六)治疗

1. 非手术治疗

(1)全身治疗 急性分泌性中耳炎可给予抗生素治疗,如青霉素、头孢菌素类等。合并变应性鼻炎者可予抗过敏治疗。必要时可短期口服糖皮质激素治疗。

(2)病因治疗 对反复发作的分泌性中耳炎,需积极寻找病因,必要时行腺样体切除、鼻中隔偏曲矫正、鼻息肉切除术等。

(3)局部治疗 局部使用1%麻黄碱滴鼻液,保持鼻腔和咽鼓管的通畅。

(4)咽鼓管吹张 在控制上呼吸道感染的前提下,可行咽鼓管吹张治疗,常用方法有捏鼻鼓气法、波利策法和咽鼓管导管吹张法(详见本篇第十章第三节)。

2. 手术治疗 经保守治疗无效或效果不佳时可考虑手术治疗。

(1)鼓膜穿刺抽液 外耳道消毒后,在鼓膜前下方进行穿刺抽液,抽液后中耳腔内可注入糖皮质激素类药物。

(2)鼓膜切开术 鼓室内积液黏稠而穿刺引流效果不佳时可进行鼓膜切开术。切开部位与鼓膜穿刺部位相同。

(3)鼓膜置管术 慢性分泌性中耳炎保守治疗无效时,在鼓膜前下象限做放射状或弧形切口,吸净黏液后放置导管。目的是持续消除鼓室负压,促进中耳黏膜和咽鼓管功能的恢复,减少分泌性中耳炎后遗症的发生和提高听力。留管时间以6个月以上疗效较好。待咽鼓管功能恢复后取管,但多数会自行排出。

(4)鼓室探查术及单纯乳突开放术 慢性分泌性中耳炎以上治疗无效,且未查出明显相关疾病时,应行CT进一步检查。如果考虑鼓室及乳突内有肉芽组织等不可逆病变,应手术彻底清除病变,通畅引流。

预后:急性分泌性中耳炎一般预后良好,少数患者久治不愈可能导致粘连性中耳炎、鼓室硬化或中耳胆固醇肉芽肿。

第二节 急性化脓性中耳炎

急性化脓性中耳炎(acute suppurative otitis media)是中耳黏膜的急性化脓性炎症。临床上以耳痛、耳内流脓、鼓膜充血或穿孔为特点。本病多见于儿童。

(一)病因及感染途径

各种原因引起的机体抵抗力下降、小儿腺样体肥大、慢性扁桃体炎、慢性鼻窦炎等均是本病的诱因。

1. 主要致病菌 为肺炎链球菌、流感嗜血杆菌、乙型溶血性链球菌、葡萄球菌和铜绿假单胞菌等,前两种多见于幼儿。

2. 致病菌进入中耳的途径

(1)咽鼓管途径 最常见。急性上呼吸道感染、在不洁的水中游泳、不适当的擤鼻、婴儿哺乳位置不当等都可以引起中耳感染。

(2)外耳道–鼓膜途径 外伤或炎症时致病菌直接经穿孔进入中耳。

(3)血行感染 少见。

(二)病理

病变累及包括鼓室、鼓窦及乳突气房的中耳黏–骨膜,以鼓室为主。早期黏膜充血,鼓室有少量浆液性渗液。继之淋巴细胞、浆细胞和吞噬细胞浸润,黏膜增厚,鼓室渗液为黏脓性或血性。鼓膜充血,中小静脉发生血栓性静脉炎,纤维层坏死,鼓膜出现穿孔,脓液外泄。经治疗,炎症可逐渐吸收,黏膜恢复正常。重症者病变深达骨质,迁延为慢性或合并急性乳突炎。

(三) 临床表现

1. 症状

(1) 全身症状　鼓膜穿孔前症状明显,发热、食欲减退,幼儿症状较成年人重,可有高热、惊厥,常伴呕吐、腹泻等消化道症状。鼓膜穿孔后,体温逐渐下降,全身症状明显减轻。

(2) 耳痛　为早期的主要症状,耳深部搏动性痛,可放射至同侧牙齿、额部、颞部和顶部等。鼓膜穿孔或行鼓膜切开术后,耳痛减轻。

(3) 耳鸣及听力下降　早期为耳闷胀感,听力减退,可有耳鸣。鼓膜穿孔后听力可改善。

(4) 耳溢液　鼓膜穿孔后耳内有浆液 – 血性液体流出,以后可变为黏脓性或脓性。

2. 体征　早期鼓膜松弛部充血,后可出现弥漫性充血,标志不清,鼓膜向外膨出。鼓膜穿孔一般位于紧张部,清除耳道分泌物后可见穿孔处闪烁搏动的亮点。坏死型者,鼓膜迅速形成大穿孔。

3. 辅助检查

(1) 纯音测听　为传导性听力损失,如内耳受细菌毒素损害,可出现混合性听力损失。

(2) 分泌物培养　可见致病菌,可同时做药物敏感试验确定敏感抗生素。

(3) 血常规　白细胞增多,主要为多形核白细胞。

(四) 诊断和治疗

本病根据症状、体征及辅助检查结果可确诊。

1. 全身治疗

(1) 使用足量、足疗程敏感抗生素控制感染,可取脓液做细菌培养及药物敏感试验。

(2) 全身支持疗法。幼儿呕吐、腹泻时,应注意补液,纠正电解质紊乱。

2. 局部治疗

(1) 鼓膜穿孔前,用 1% ~ 2% 酚甘油滴耳剂滴耳;鼓膜穿孔后,局部清理脓性分泌物以利引流。

(2) 鼓膜切开术。中耳脓液蓄积使鼓膜肿胀,耳痛剧烈和高热不退,应积极考虑鼓膜切开。适时的鼓膜切开术可以通畅引流,有利于炎症的迅速消散,使全身和局部症状减轻。

(3) 鼻腔减充血剂的应用,如 1% 麻黄碱滴鼻液滴鼻,可以减轻鼻咽黏膜肿胀,有利于咽鼓管功能的改善。

3. 病因治疗　祛除导致中耳炎的病因,如腺样体增大、慢性鼻窦炎、鼻息肉等病变,有利于预防复发。

第三节　慢性化脓性中耳炎

慢性化脓性中耳炎 (chronic suppurative otitis media) 是中耳黏膜、骨膜或深达骨质的慢性化脓性炎症,以长期或间断流脓、鼓膜紧张部穿孔和听力下降为特点,常因急性中耳炎未获恰当的治疗迁延而来。中耳乳突腔内以白细胞、巨噬细胞、感染的细菌为主构成脓性分泌物。由于炎性介质的存在,刺激黏膜在中耳乳突腔产生纤维肉芽组织并对骨质产生侵蚀,如持续流脓为活动期,否则为静止期。

(一) 病因

1. 多因急性化脓性中耳炎未及时治疗或治疗不当迁延为慢性。

2. 鼻腔、鼻窦及咽部的慢性疾病可导致中耳炎反复发作,经久不愈。

3. 全身抵抗力低下或病菌毒力过强及耐药菌感染可能使急性化脓性中耳炎迁延为慢性。

常见致病菌为金黄色葡萄球菌、铜绿假单胞菌、变形杆菌、大肠埃希菌等。其中革兰阴性杆菌较多,可有两种以上细菌的混合感染,近来无芽孢厌氧菌混合感染有逐渐增多的趋势。还可伴发真菌感染,多为外耳道内真菌感染,中耳内的真菌感染很少见。

(二) 病理

本病病理改变为黏膜充血、增厚,腺体分泌活跃,炎症细胞浸润等。轻微病变仅位于鼓室,但可累及中耳其他部位。炎症若超越黏膜上皮侵犯骨质,可形成吸收性骨炎,造成骨质破坏。可伴有肉芽或息肉形成,形成广泛的组织粘连,甚至导致硬化灶形成,严重影响听骨链的振动。随着反复感染及细菌毒素的长期作用,可致骨导阈值提高。在鼓膜穿孔的基础上,若有新生上皮卷入,可形成继发性胆脂瘤,但较少见。

(三) 临床表现

1. 症状

(1) 反复流脓　流脓可反复发作,随着感染的控制脓液可消失;亦可因机体抵抗力下降等诱因再次流脓,甚至持续流脓。分泌物为黏液、黏脓性或脓性,急性发作或存在肉芽、息肉时分泌物可带血。

(2) 听力下降　多为传导性聋,轻者可无自觉症状,当组织粘连或听小骨破坏等病变严重时,气骨导差可至 40 dB 以上,甚至会出现混合性聋。晚期可出现感音神经性聋。

(3) 耳鸣　部分患者可有低调耳鸣,也可有高调耳鸣。

2. 体征　鼓膜紧张部穿孔,大小不一,可分为边缘性及中央性穿孔(彩图 13-1)。穿孔是鼓膜连续性的中断。残余鼓膜可有钙化,部分愈合的鼓膜则显菲薄,若有感染存在可明显增厚、充血,失去正常半透明状态。鼓室内壁黏膜可充血,甚至肿胀增厚,亦可形成肉芽、息肉由穿孔处突入外耳道。外耳道及鼓室内可有脓性分泌物,应注意观察有无真菌感染。

3. 辅助检查

(1) 听力检查　纯音听力测试为传导性聋或混合性聋,程度不一。

(2) 颞骨 CT　轻者可无异常改变,严重者中耳内充满低密度影像,提示伴有黏膜增厚或肉芽形成。

(四) 诊断和鉴别诊断

根据病史及查体,尤其是耳镜检查,本病诊断不难,但应与一些疾病相鉴别。

1. 中耳胆脂瘤　不伴感染者不流脓,伴有感染者持续流脓,可含豆渣样物,鼓膜松弛部穿孔或鼓膜紧张部后上缘穿孔,鼓室内有灰白色鳞片状或无定形物,鼓膜松弛部肉芽可为上鼓室胆脂瘤的"信号息肉"。颞骨 CT 可见骨质破坏,边缘浓密整齐。

2. 慢性鼓膜炎　耳内反复流脓,鼓膜表面有较多肉芽及溃疡,但无穿孔,颞骨 CT 正常,可予鉴别。常因未能清净脓液而无法窥清鼓膜导致误诊。

3. 中耳癌　中年以上好发,多为鳞状细胞癌。常有长期耳流脓史,近期耳内有血性分泌物及耳痛,可有面瘫及张口困难。鼓室内或外耳道内有新生物,触之易出血。晚期有第Ⅵ、Ⅸ、Ⅹ、Ⅺ、Ⅻ对脑神经症状。中耳 CT 可见局部腐蚀样骨质破坏,而非边缘钝化的压迫吸收状,新生物活检有助于鉴别。

4. 结核性乳突炎　常继发于肺结核或其他部位的结核。起病隐匿,脓液稀薄,鼓膜紧张部大穿孔或多发性穿孔,有时可见苍白肉芽,听力损害明显,中耳 CT 示骨质破坏或死骨形成。肉芽活检或取分泌物涂片、培养多可确诊。

(五) 治疗

本病治疗原则为消除病因、控制感染、清除病灶、通畅引流和恢复听力。

1. 药物治疗　引流通畅者以局部药物为主,急性发作时宜全身应用抗生素。有条件者于用药前先取脓液作细菌培养及药物敏感试验,以指导用药。

(1) 局部用药种类　鼓室黏膜充血、水肿,分泌物较多时,给予抗生素溶液或抗生素与糖皮质激素混合液滴耳,如 0.3% 氧氟沙星滴耳液等。避免耳毒性药物滴耳。

(2) 局部用药注意事项　用药前以 3% 过氧化氢溶液洗耳,洗净后再滴药。忌用氨基糖苷类抗生素等耳毒性药物滴耳,以免引起听力下降。穿孔小或脓液量多时,忌用粉剂,因其可能堵塞穿孔妨碍引流,甚至导致并发症。尽量不用有色药物,以免影响局部观察。中耳腔内忌用含酚类、砷类腐蚀剂。长期局部用药应注意耐药及真菌感染的情况。

若耳流脓停止,耳内干燥后,小的鼓膜穿孔可自愈。穿孔不愈合者应及时行鼓室成形术,彻底根治中耳慢性病变以保留或改善听力。

2. 手术治疗　除非小穿孔有自愈的可能,对于经久不愈的穿孔均应行鼓室成形术。必要时亦需探查听骨链或进行乳突开放术。

第四节　中耳胆脂瘤

中耳胆脂瘤(cholesteatoma of middle ear)是角化的鳞状上皮在中耳内形成的囊性结构,中间常堆积白色脱落上皮组织,非真性肿瘤。从胆脂瘤的来源可将其分为先天性和后天性两种。先天性胆脂瘤(congenital cholesteatoma)系胚胎期外胚层组织迷走于颞骨形成囊肿,可孤立存在于岩部尖、鼓室或乳突。后天性胆脂瘤为鼓膜或外耳道上皮陷入鼓室形成,又分为:①后天原发性胆脂瘤:无化脓性中耳炎病史,起病隐匿,鼓膜内陷形成囊袋,穿孔多位于鼓膜松弛部及紧张部后上方。②后天继发性胆脂瘤:多继发于慢性化脓性中耳炎,鼓膜大穿孔或边缘性穿孔,复层扁平上皮从穿孔边缘向鼓室内生长,鼓膜外伤或鼓膜相关手术也可造成复层扁平上皮种植。临床上以前者更为常见。

(一)发病机制

后天性胆脂瘤的发病机制可能很复杂,主要学说有:

1. 袋状内陷学说　反复炎症因素使位于中、上鼓室之间的鼓室膈处的黏膜、黏膜皱襞、韧带襞组织肥厚、粘连。如鼓前峡和鼓后峡以及咽鼓管上隐窝均闭锁,上鼓室及乳突腔将被封闭呈负压状态,导致鼓膜松弛部内陷形成上鼓室型胆脂瘤(图 13-1)。当咽鼓管功能不良伴鼓室内负压,鼓膜紧张部后上方可内陷、粘连形成囊袋突入鼓室窦,亦可形成鼓室窦型胆脂瘤。以上两种形式的后天原发性胆脂瘤中,上鼓室型居多,但第二种类型亦不少见。

2. 上皮移行学说　鼓膜边缘性穿孔,外耳道皮肤上皮越过骨面向鼓室内移行生长形成中耳胆脂瘤。

3. 基底细胞增殖学说　外耳道深部和鼓膜上皮具有活跃的增殖能力,由于炎症刺激增殖,破坏基膜,伸入上皮下组织形成胆脂瘤。

4. 鳞状上皮化生学说　炎症刺激使鼓室内正常的黏膜上皮化生为角化鳞状上皮后形成胆脂瘤。目前仍为一种假说,未能得到证实。

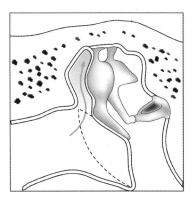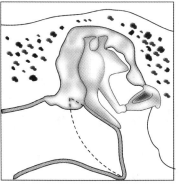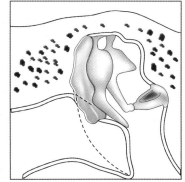

A.内陷袋形成　　　　　B.囊袋内上皮脱落,囊袋扩大　　　　　C.胆脂瘤

图 13-1　袋状内陷学说

(二)病理

胆脂瘤的母膜为囊壁,内壁为角化鳞状上皮,囊内充满脱落的上皮和胆固醇结晶。胆脂瘤的角化鳞状上皮较皮肤薄且缺乏毛囊、皮脂腺和皮下乳头层。囊壁外侧可见炎症细胞浸润和毛细血管增生。炎症的活动期细胞浸润增强、肉芽组织增生。胆脂瘤可破坏周围骨质,骨破坏呈压迫性吸收。

(三)症状

本病早期可无任何症状,有自觉症状时与慢性单纯性中耳炎相同,均有耳溢脓和听力下降,但常伴头痛、耳痛等症状。随着病变进展,可出现眩晕、面瘫及其他颅内外并发症症状。

1. 耳溢液　脱落上皮内常因厌氧菌感染使脓液奇臭。炎症较重、有肉芽组织生长时可有血性分泌物。脓量的多少决定于感染程度和袋口的引流状况。

2. 听力下降　早期多为传导性聋,听力下降的程度与听骨链受累程度及鼓膜形态是否正常有关。有时破坏的听骨链被胆脂瘤组织代替连接,听力可接近正常。炎症累及内耳,可引起骨导阈值上升和耳鸣。

3. 眩晕　迷路骨壁破坏形成迷路瘘,可因耳道压力改变发生眩晕(瘘管试验阳性);细菌毒素致迷路炎症也可引起眩晕。

4. 面瘫　胆脂瘤压迫面神经或感染累及面神经可出现面瘫的症状,发病初期行面神经减压手术预后良好。

5. 其他颅内外并发症　由于抗生素不断进步,本病颅内并发症发病率已明显降低,但仍有发生。由于颅内并发症预后差,需紧急处理,故仍应引起重视。

(四)检查

1. 耳镜、显微镜检查　根据鼓膜像基本可以诊断中耳胆脂瘤,尤其是显微镜下观察鼓膜尤为重要。清除脓性分泌物和痂皮后,可见松弛部内陷袋入口或鼓膜紧张部后上方内陷或边缘性穿孔,并可见内陷袋内白色脱落上皮。中耳炎耳道内有息肉样肉芽时,深处往往有胆脂瘤存在,也就是"信号"息肉。

2. 纯音测听检查　呈传导性聋。但当合并迷路炎时,可以出现混合性聋或感音神经性聋。

3. 颞骨高分辨率 CT　上鼓室、鼓窦和乳突区有骨质破坏,边缘浓密整齐。CT 可评价病变范围、听小骨破坏程度、面神经管状况,有无迷路瘘管,颈静脉球高度等,为手术提供参考。

(五)鉴别诊断

本病应与单纯性慢性化脓性中耳炎和中耳恶性肿瘤相鉴别。有时上述疾病可与胆脂瘤共同存在,应予注意。

恶性肿瘤耳痛较重,早期骨质破坏,且影像学表现为边界模糊的骨质破坏,肉芽不光滑等。必要时术前或术中行病理检查以资鉴别。

(六)治疗

本病应尽早手术治疗。

手术治疗的目的:①彻底清除病灶:包括完整的胆脂瘤母膜、炎性肉芽组织和炎性骨质,争取获得干耳;②通畅引流:如不过大的术腔和完整的鼓室黏膜,光滑通畅的外耳道结构和外耳道皮肤的自净作用,理想的含气鼓室腔等;③重建传音结构:如听骨链重建,鼓膜修补;④预防并发症。

第五节　中耳炎的外科治疗原则

中耳乳突手术已由传统的病灶清除发展为现代的清除病灶后进行听功能重建。中耳乳突解剖结构、手术理念复杂,手术方式不一。化脓性中耳炎的手术基本可分为两类:乳突手术和鼓室成形术。两类手术可以单独使用,也可以合并使用。

一、中耳炎手术分型

乳突手术以清理乳突中耳病灶为目的,包括上鼓室切开术、单纯乳突开放术、改良乳突根治术、乳突根治术等。鼓室成形术以重建中耳传音结构为目的,包括鼓膜成形术和听骨链重建术。20世纪50年代,Wullstein和Zollner首先提出Wullstein分类法,此后又出现有代表性的AAOO(1965)和Portmann(1979)分型方法。

1. Wullstein分类方法　Wullstein的五型分类方法对鼓膜和听骨链的不同损坏程度提出了相应的解决方案。虽然具体手术方式现在已发生了很多变化和改进,但其经典的适应证分类对临床仍有着不可替代的指导意义(表13-1)。

表13-1　Wullstein分类方法及术式的演变

适应证	Wullstein分类	现经改良后常用的方法
鼓膜穿孔	Ⅰ型:鼓膜修补	鼓膜修补
锤骨柄缺失	Ⅱ型:移植膜贴砧骨长脚	同前或PORP
镫骨活动良好	Ⅲ型:移植膜贴砧镫骨头	PORP
足板活动良好	Ⅳ型:小鼓室	TORP
足板固定	Ⅴ型:外半规管开窗	择期镫骨手术

2. 美国耳鼻咽喉科学会(AAOO)1965年手术分型标准。

⛳ 拓展知识13-1　美国耳鼻咽喉科学会(AAOO)1965年手术分型标准

⛳ 拓展知识13-2　Portmann分型方法

3. 中耳炎临床分类和手术分型指南(2012)。

⛳ 拓展知识13-3　中耳炎临床分类和手术分型指南(2012)

二、慢性化脓性中耳炎术前检查

1. 鼓膜像　准确、可靠的鼓膜像须借助于手术显微镜和(或)耳内镜,可以观察到鼓膜的每个细小的改变,如是穿孔还是内陷,鼓室内是上皮还是黏膜,鼓膜表面是否有溃疡。耳内镜下还可吸引分泌物及钳除肉芽,以促进内陷袋口的引流通畅,对减轻炎症反应、稳定病情发展极有意义。从诊断角度来说,如果发现有松弛部或紧张部鼓膜内陷并有脱落上皮组织堆积,则胆脂瘤的诊断可以确立。观察鼓膜表面有无肉芽,基底在松弛部的肉芽,是信号息肉(signal polyp),常提示上鼓室胆脂瘤。鼓膜后面隐有白色,一定要注意除外先天性胆脂瘤。

2. 纯音测听　可通过听力图简单判定听骨链的状态。在鼓膜完整的情况下(鼓膜穿孔可进行贴补后检查),骨气导差<20 dB提示听骨链活动尚可;骨气导差20~40 dB提示听骨链活动受限,常见于听骨链附近有黏膜水肿或肉芽;骨气导差50~60 dB提示听骨链中断。

3. 分泌物细菌培养及药物敏感试验　可以指导手术方式及选用敏感抗生素。

4. 常规血液生物化学检查。

5. 颞骨高分辨率CT　可准确判断病变范围、乳突气化程度、骨质破坏情况、颅中窝高度、乙状窦位置、听骨链周围情况,有无迷路瘘管,面神经走行并进行颈静脉球及颈内动脉管的观察等,可为临床提供大量客观信息。一般沿外半规管水平扫描,有条件最好加拍冠状位。

三、鼓室成形术

1. 鼓膜修补术　如贴膜试验阳性,上鼓室和乳突无不可逆性炎性病变,中上鼓室无阻塞,无需开放乳突,可行鼓膜修补术。鼓膜修补的材料有自体和灭活后的筋膜、软骨膜、软骨膜 - 软骨复合物、全软骨及硬脑膜等,其中自体颞肌筋膜及自体软骨目前在临床上被广泛使用。

手术方法包括夹层法、内贴法、外贴法。

📺 拓展知识 13-4　鼓膜修补术手术方法

2. 听骨链重建手术　对于贴膜试验弱阳性和阴性者,应在术中探查听骨链,并酌情进行听骨链重建后修补鼓膜。

3. 若乳突内有不可逆炎症改变,则需处理乳突。

四、中耳病变切除术

中耳乳突处理的基本手术方法包括完壁式乳突切开术、开放式乳突切开术等,并在必要时同时进行鼓室成形术。手术预期的治疗目标为:① 获得干耳;② 保持或改善听力;③ 日常生活正常,如洗澡、游泳等,不必频繁到医院处理术腔。术式包括:完壁式乳突切开 + 鼓室成形术,开放式乳突根治 + 鼓室成形术,开放式乳突腔充填法鼓室成形术。

📺 拓展知识 13-5　中耳乳突手术术式

五、中耳胆脂瘤鼓室成形术注意事项

1. 手术时机　中耳胆脂瘤虽是手术的绝对适应证,但除合并颅内、外并发症需要紧急手术之外,更多的是择期手术。最好术前 1～2 周内进行门诊局部处理和治疗,显微镜下吸净内陷袋口处的上皮团块并钳除肉芽组织,充分引流可以有效地控制局部炎症,降低手术难度,并有助于提高疗效。

2. 保持和改善听力问题　对侧耳听力正常或手术听力已稳定在实用听力水平的情况下,可以在去除病灶的同时,最大限度地努力提高听力。双耳均需手术,一般先做听力更差的一侧;若术耳为听力较好耳,尤其是对侧全聋时,要非常谨慎地对待。此时与其说改善听力,不如说保护听力更为重要。术式选择也尽量采用对听骨链操作尽可能少的方法。

3. 术式选择　中耳胆脂瘤术式选择时需要考虑的因素很多,如胆脂瘤的分型、病变范围、有无并发症、咽鼓管功能、术耳甚至对侧耳听力状况、乳突气房发育情况,患者年龄、生活及社会背景,术者的经验、手术技能及手术器械状况等。不应该用仅掌握的某种术式来治疗所有的病例。

第六节　中耳炎的并发症

中耳的气房和邻接颅中、后窝的骨质均菲薄,从解剖学角度来说,很容易累及其他部位形成颅内、外并发症。并发症发生的其他因素有:①病变对骨质的破坏程度,如中耳胆脂瘤;② 致病菌种类和致病性;③ 机体抵抗力低下。

各种并发症的发生与解剖位置的关系为:向内侧进展可出现迷路炎、岩锥炎,向后进展则出现面瘫、骨膜下脓肿、脑膜炎、乙状窦血栓性静脉炎、小脑脓肿等,向上方进展则出现脑膜炎和颞叶脓肿(图 13-2)。

侵犯途径一般认为包括:① 破坏骨壁直接感染;② 血行途径;③ 经前庭窗、蜗窗及小儿尚未闭合之骨缝。但临床上有时很难确定感染途径。

一、颅外并发症

(一) 迷路炎

在耳源性并发症中迷路炎的发生频度最高,占中耳胆脂瘤的 6%~14%。慢性中耳炎时出现感音神经性聋,多因细菌或毒素经前庭窗或蜗窗累及内耳所致。中耳胆脂瘤破坏迷路骨质形成瘘管,感染可累及内耳。迷路瘘管可发生在三个半规管、耳蜗和两窗,但最常见的是外半规管。

1. 症状

(1) 眩晕　多伴有眩晕、恶心、呕吐。出现迷路瘘管时,外耳道压力改变可出现眼震和眩晕,也称"瘘管试验"阳性。

(2) 听力下降　迷路炎引起的听力下降一般缓慢加重,但当感染较重,引起化脓性迷路炎时,可迅速出现听力丧失,成为"死迷路"。

2. 检查

(1) 纯音测听　混合聋或全聋。

(2) 前庭功能检查　根据不同炎症时期可出现向患侧和健侧的眼震。死迷路时同侧前庭功能丧失。

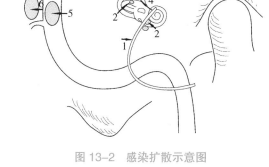

图 13-2　感染扩散示意图

1. 面瘫　2. 迷路炎　3. 硬脑膜外脓肿　4. 脑膜炎　4'. 经内耳引起脑膜炎　5. 乙状窦血栓性静脉炎　6. 脑脓肿

(3) 耳镜检查　可见中耳胆脂瘤的鼓膜像。瘘管试验可阳性。

(4) 颞骨 CT　CT 显示有骨质破坏,可存在迷路瘘孔。

3. 治疗　使用敏感抗生素控制感染。尽早手术清除病灶。迷路瘘管的处理需小心谨慎操作,既要去除母膜又不能使外淋巴液漏出。如实在无把握去除,则采取开放式手术方式,将瘘管表面上皮置于开放术腔内。

(二) 岩锥炎

岩锥炎为颞骨岩部气房感染所致,容易发生于气化良好的岩锥部。

1. 症状

(1) 头痛　炎症刺激三叉神经所致,常感眼内及眼周痛,尤其是眼眶后。

(2) 发热　晨起多正常,午后上升。

(3) 岩骨尖综合征　具有展神经麻痹引起的斜视和复视、三叉神经痛及局限性脑膜炎,称为岩骨尖综合征。为局限性脑膜炎累及第Ⅴ、Ⅵ对脑神经所致。

(4) 颞骨 CT　岩部尖气房模糊、骨质吸收或脓腔形成。

2. 诊断　有急、慢性中耳炎病史,出现岩骨尖综合征时考虑此病。CT 检查可以确诊。

3. 治疗　乳突手术及抗感染治疗。如不能控制病情,则考虑岩部尖病灶引流或切除术。

(三) 耳后骨膜下脓肿

急性乳突炎或中耳胆脂瘤破坏乳突皮质骨壁,使乳突腔内脓液溢向乳突骨膜下方形成脓肿。

1. 症状　①耳后疼痛。②耳后红肿,可有波动感,压痛明显。耳后沟消失,耳郭被推向前外方。脓肿破溃可形成瘘管。③急性乳突炎和中耳胆脂瘤的表现。

2. 诊断　① 有急性乳突炎或中耳胆脂瘤病变。② 耳后肿痛。③ 颞骨 CT 见乳突皮质骨破坏及骨膜下积液影。

3. 治疗　全身应用敏感抗生素并尽早行乳突手术。

(四) 颈部脓肿

颈部脓肿常见的是贝佑尔德(Bezold)脓肿,乳突尖部骨质破坏,脓液积于胸锁乳突肌和颈深筋膜中层之间。

1. 症状　①多有高热。②患侧颈深部痛,运动受限。③胸锁乳突肌上 1/3 处明显肿胀、压痛。

2. 诊断　①有急性乳突炎或中耳胆脂瘤病变。②颈部肿痛,运动受限。③伴有高热。

3. 治疗　积极进行胆脂瘤手术,如抗感染治疗肿胀不能控制,同时行脓肿切开。

(五) 周围性面瘫

详见第十八章第二节。

二、颅内并发症

(一) 乙状窦血栓静脉炎

乳突炎或胆脂瘤破坏静脉窦壁骨质并引起静脉壁炎症,进而形成附壁血栓并闭塞窦腔。

1. 症状　① 弛张性高热,恶寒,多为脓毒血症所致。颈部强直,可出现平衡障碍。② 乳突部皮肤红肿波动,称为 Griesinger 征。

2. 检查

(1) Tobey-Ayer 试验(也称压颈试验)　设计的目的是了解乙状窦是否有栓塞存在。方法:在腰椎穿刺测脑脊液压力时,压迫健侧颈内静脉,此时脑脊液压力迅速上升,超出原压力 1~2 倍;然后压迫患侧颈内静脉,若乙状窦有闭塞性血栓形成,脑脊液压力不升高或仅升高 0.098~0.196 kPa(10~20 mmH$_2$O),此现象称 Tobey-Ayer 试验阳性。阴性时不能排除有血栓,因为有窦内血流途径改变的可能。

(2) 血管造影(angiography)　可确诊并明确闭塞的部位和范围。

(3) 磁共振血管成像(MR angiography,MRA)　较血管造影更无创。

3. 诊断和治疗　根据症状、体征和临床检查可以确诊。

本病宜行手术治疗。术中彻底清除病灶,打开乙状窦至正常界限,血栓可不取出,血栓较远者可直接结扎颈静脉。通畅引流,应用敏感、足量抗生素,辅以支持疗法。

(二) 硬脑膜外脓肿

胆脂瘤破坏颅中、后窝骨壁后,感染波及硬脑膜外并形成积脓。如不及时治疗,可发展为脑膜炎和脑脓肿。

1. 症状　可有搏动性头痛、耳流脓和发热。本病由于缺乏特征性症状,常在术中发现。

2. 检查　颞骨 CT 硬脑膜外可见圆形低密度影。

3. 治疗　手术治疗,术中扩大的乳突开放术,直至正常硬脑膜部位,并去除硬脑膜上的炎性肉芽组织。同时辅以敏感抗生素和支持疗法。

(三) 硬膜下脓肿

硬膜下脓肿位于硬脑膜与蛛网膜或蛛网膜与软脑膜之间。本病罕见,多发于全身衰弱、抵抗力低的患者。

1. 症状　畏寒高热,一般状况差,脑膜刺激征,颅内压增高症状。

2. 检查　CT 和 MRI 有助于诊断。

3. 诊断与治疗　本病须与脑脓肿和脑膜炎鉴别。治疗原则为手术治疗和抗生素应用。

(四) 化脓性脑膜炎

急、慢性中耳炎并发的化脓性脑膜炎,为软脑膜和蛛网膜的急性化脓性炎症。形成原因有:①骨质破坏直接使脑膜感染;②经穿通血管和神经孔感染;③经血栓静脉炎感染、经迷路感染等。

1. 症状　同其他脑膜炎一样有发热、头痛、颈强直、意识障碍、抽搐等症状。耳源性则同时具备耳部症状,如耳流脓、听力下降等。

2. 检查　脑脊液色混浊,细胞数和蛋白质增加,糖及氯化物减少,细菌培养可确定致病菌。颞骨 CT 示中耳胆脂瘤或炎症改变。MRI 可见硬脑膜增厚。

3. 治疗　确诊后紧急手术治疗。尽早手术,同时应用降颅压,足量应用可穿越血脑屏障的抗生素及其他支持疗法。

(五) 脑脓肿

脑脓肿是中耳炎最严重的颅内并发症,可以危及患者生命。

1. 症状　① 颞叶脓肿:中枢性聋,错听,感觉性失语,嗅觉障碍,视觉障碍,第Ⅲ~Ⅶ对脑神经麻痹,交叉性锥体束症状,如对侧偏瘫、对称中枢性面瘫。② 小脑脓肿:症状相对更重。剧烈的头痛、呕吐、眩晕,周身状态差。如颅内压增高压迫脑干,可出现呼吸循环衰竭致死。

2. 检查　早期可见平衡障碍、眼震、眼球运动障碍。进一步发展可出现意向性震颤,共济失调,肌张力低下,第Ⅲ对脑神经以后的麻痹。

3. 诊断　① 根据耳部症状、中枢症状、全身症状及临床所见,应高度警惕耳源性脑脓肿的存在;② CT 和 MRI 检查可以明确脓肿的存在。

4. 治疗　① 足量、有效、持续的抗生素应用,同时行脑脓肿的引流,借以改善全身状态;② 耳部手术和脑脓肿的手术时机则根据不同病例、不同时期来决定。总之,需要耳科和神经外科医生的密切协作。

第七节　中耳炎后遗疾病

一、粘连性中耳炎

粘连性中耳炎(adhesive otitis media)是各种急、慢性中耳炎愈合不良引起的后遗症。以鼓膜的内陷、粘连为特点,可致中耳传音结构之间及其与鼓室壁纤维化、粘连形成,引起中耳传音结构振动障碍,导致传导性聋。目前还缺乏对本病的统一认识和诊断标准。

1. 病因　病因不明,目前认为咽鼓管功能障碍及中耳黏膜炎性反应为主要原因。

2. 病理　中耳乳突内黏膜破坏,部分肥厚,有瘢痕增生及纤维条索,还可出现小囊肿。在鼓膜、听骨链及鼓室内壁之间有粘连带形成,限制了中耳传声结构的活动。甚至听小骨包埋于瘢痕中,两窗被封闭,鼓膜内陷粘连,鼓室膨胀不全。

3. 症状　听力下降为主要症状,多为传导性聋。少数为混合聋。耳闭塞感及耳鸣等。

4. 查体　鼓膜完整内陷,可有不同程度的增厚,亦可见萎缩、混浊、钙化斑等。因内陷使锤骨短突突出,锤骨前、后襞明显,光锥移位、变形甚或消失。因紧张部鼓膜萎缩菲薄,可透见鼓室内结构,甚或因内陷粘连,将鼓室内结构浮雕化。若伴有感染极易误诊为鼓膜穿孔,需注意分辨"穿孔"有无边缘,是否有连续性。鼓室内是否有积液,或是否可见气泡。按鼓膜内陷程度分为四度。Ⅰ度:鼓膜内陷但未接触砧骨;Ⅱ度:鼓膜内陷与砧骨接触;Ⅲ度:鼓膜与鼓岬相贴尚未粘连,可用吸引器吸起;Ⅳ度:鼓膜与鼓岬粘连,无法吸起。

5. 检查　纯音测听多为传导性聋,听力图多呈平坦型曲线,如果长期炎症累及内耳或粘连涉及两窗时可呈混合性聋。鼓室导抗图为 B 型曲线。中耳 CT 可见鼓室内有低密度影,乳突气房为慢性炎症或气化不良表现。

6. 鉴别诊断　根据症状与检查,结合病史,粘连性中耳炎的诊断多无困难,有时要与耳硬化症鉴别。

7. 治疗　病变早期,还未粘连时,给予对因治疗,可行咽鼓管吹张、鼓室内注药及鼓膜置管治疗。病程后期应根据不同病因、听力状况,是否有其他病变分别加以处理。手术的目的是去除鼓室内的纤维粘连组织,重建一个含气的中耳腔及听骨链,但部分患者远期可能再次粘连。

二、鼓室硬化

鼓室硬化(tympanosclerosis)是中耳黏膜长期慢性炎症所遗留的中耳结缔组织退行性变,位于听骨链周围并影响听力。单纯的鼓膜、鼓室或乳突腔的钙化斑不能诊断鼓室硬化。

1. 病理　在中耳黏膜固有层、鼓膜纤维层、听骨表面出现透明样变性的胶原组织,伴碳酸盐沉积,形成硬化灶。进一步可继发骨化,造成听骨链、韧带、前庭窗等的固定。

2. 症状　进行性听力下降,可伴耳鸣,一般不重。有些可无明显症状,仅在手术中发现。患者多有慢性中耳炎病史。

3. 检查　① 鼓膜像:耳镜下见鼓膜穿孔,多干燥无脓。鼓膜亦可完整,但有瘢痕及钙化灶。② 听力检查:纯音测听多为传导聋,可轻可重,部分有骨导听力下降。③ 颞骨CT:乳突多为硬化型或板障型,中耳内或有密度增高阴影。

4. 治疗　可手术治疗。采用手术清除硬化灶,修复或重建中耳传音结构,重建听力。无效者可佩戴助听器改善听力。

三、胆固醇肉芽肿

胆固醇肉芽肿(cholesterol granuloma)是一种含有胆固醇结晶和多核巨细胞的肉芽肿,发生于鼓窦、乳突或鼓室内为中耳胆固醇肉芽肿。常见于反复发作或长期不愈的慢性分泌性中耳炎及各种类型的慢性中耳炎。

1. 病因　胆固醇肉芽肿属非特异性病变,是组织对胆固醇结晶产生的异物反应。各种原因造成红细胞破裂、分解释放出胆固醇,被巨噬细胞包裹,形成结晶沉积于组织内,周围组织产生肉芽组织。

2. 病理　胆固醇肉芽肿是一种富含血管的肉芽组织,其中有许多胆固醇结晶溶解后形成的裂隙,同心性排列,周围浸润多核巨细胞或巨噬细胞,有含铁血黄素沉积,与周围骨质间无基质。肉芽多暗红色,形状不一,鼓室及乳突内可有咖啡色液体蓄积,可见点状胆固醇结晶。

3. 症状　耳闷胀感,听力下降,不明原因的耳内出血,可间断流酱油色分泌物。

4. 检查　① 鼓膜像:耳镜下见鼓膜内陷或膨出,蓝黑色。部分有松弛部穿孔,可见暗红色肉芽。② 听力检查:纯音测听多为传导性聋或混合性聋,可伴耳鸣。③ 颞骨CT:乳突或鼓室内软组织阴影,一般无骨质破坏。

5. 鉴别诊断　与特发性血鼓室鉴别,不明原因出血者还应与中耳恶性肿瘤鉴别。

6. 治疗　应择期手术,根据不同的病变情况选择不同的术式。

（余力生）

第十四章

耳硬化症

概　述：

　　耳硬化症的发病率有明显的种族倾向性，白种人的发病率较高。但随着诊疗水平的提高及对该病认识的普及，在我国，本病的确诊率有所提高，其发病率亦相应增长，因此应提高对本病的认识，并做出正确的诊断。

　　耳硬化症（otosclerosis）是骨迷路的常见骨病，只发生在人类颞骨软骨内层，可并发镫骨足板固定，导致声传导障碍。Siebenmann 于1912年提出，耳硬化症是迷路骨囊多孔低密度骨病，是一种富于血管和细胞的海绵状骨代替了正常骨质，建议更正用耳海绵症（otospongiosis）。但因其长期习惯沿用至今，故目前仍以耳硬化症命名。

　　耳硬化症的病变局限于听觉和前庭系统，病变最早发生在前庭窗的前方，侵犯镫骨足板的环韧带、足板前部和前足弓，随后发展到足板后部以及后足弓，产生足板环状固定，影响镫骨活动。除了侵犯镫骨之外，耳硬化症病变可以蔓延到耳蜗、前庭和迷路的其他部分。因此，在耳硬化症病变产生镫骨固定出现传导性聋的同时，可以发生眩晕和出现耳蜗性聋，也可能由于病变侵犯内听道而出现耳蜗后神经性聋。耳硬化症通常没有全身性的表现。本病以女性多见，女性与男性的比例为 2.5：1。

（一）病因和病理

　　耳硬化症的发病原因至今不明。由于有着明显的区域性发病差异，一般认为与遗传、种族因素有关。白种人发病率为 5% ~ 10%，黄种人和黑种人发病率相对低。目前多数学者认为，本病为单基因杂合子常染色体显性遗传，致病基因的外显率为 20% ~ 40%。近年来，病毒感染学说备受关注，在耳硬化症取出的镫骨标本中，发现麻疹病毒和风疹病毒存在于耳硬化症病灶周围，并且麻疹病毒单克隆抗体对耳硬化症颞骨标本产生特殊反应。另外，耳硬化症与内分泌系统关系密切，在妇女妊娠期和哺乳期听力减退症状常加重。

　　耳硬化症病灶常为单个或数个，可发生于骨迷路包囊的任何部位。80% ~ 90% 的病灶位于前庭窗前区的窗前裂（fissula ante fenestram），窗前裂是前庭窗前方骨迷路包囊中的裂隙，可在成年人中持续存在，并可导致新骨形成而产生耳硬化症病灶；其次在蜗窗龛边缘；较少见的是足板本身或居内听道壁和半规管周围。

　　显微镜下本病病理改变可分为三个主要阶段。① 充血阶段：内生软骨层发生局灶性分解和吸收，血管形成增多、充血；② 海绵化阶段：为疾病的活动期，疏松的海绵状骨替代正常骨质，特点是病灶内充满大量的血管腔隙，形成不成熟的网状骨；③ 硬化阶段：血管减少、管腔变窄，代以含多量胶原纤维的成熟网状骨，新骨变硬，成为不再活动的硬化灶。各个阶段的变化并非按照一定顺序进行，在一个病灶内往往反复交替出现骨质破坏和新骨形成,此种错综的病理变化可使病灶出现不同阶段镶嵌存在的现象。

(二) 临床表现和诊断

1. 症状　主要有听力减退,耳鸣,威利斯误听。眩晕较少见。

(1) 听力减退　多为无任何诱因的双耳渐进性听力下降。病变常从单侧开始,以后逐渐发展为双侧,双耳听力减退的程度常有不同。患者常难以确定起病时间。妊娠、分娩、外伤、过度疲劳和烟酒过度可导致听力减退显著加重。

(2) 耳鸣　较常见,其强度可有差异。可为间歇性或持续性,其特点为类似"轰轰"或"嘶嘶"声的低频音。在病变早期较常见,而在硬化病灶稳定后耳鸣即减轻或消失。

(3) 威利斯误听(Willis paracusia)(或称闹境反聪)　不少患者在喧闹环境中的听辨能力反较在安静环境下为好,此现象称为威利斯误听。这是由于正常人在嘈杂环境中说话需要提高声音并超过噪声,而患者则不受噪声或少受噪声的干扰所致。

(4) 前庭症状　不常见,可出现轻度短暂眩晕或不稳感,可能为硬化病灶侵犯前庭之故。

2. 检查

(1) 临床检查　外耳道正常,皮肤菲薄,耵聍甚少。鼓膜完整,标志清楚,活动度良好,较为菲薄,咽鼓管通畅。部分患者透过鼓膜可看到鼓岬呈粉红色,为耳硬化症病灶的微血管增多和扩张之故,这种现象称为 Schwartze 征阳性,是耳硬化症病灶活动性病变的象征。

(2) 听力学检查

1) 音叉试验　应用 256 Hz 或 512 Hz 音叉在早期镫骨固定患者即能测得骨导延长,Rinne 试验阴性,而 Weber 试验偏向病变侧,或在双侧耳硬化症患者中偏向听力减退严重的一侧。由于耳硬化症患者出现传导性聋,骨导增强,因此产生自听增强。患者为了防止声音太大,往往表现为轻声细语,乃本身语声容易经骨导传入自己内耳,和感音神经性聋患者多以高声谈话截然相反。

2) 纯音测听　典型的镫骨型耳硬化症表现为明显的气骨导差(图 14-1)。气骨导差先从 256 Hz 开始,512 Hz、1024 Hz 相继出现,当镫骨足板完全固定时,最大的气骨导差约为 50 dB(Carhart 切迹校正后)。当病变累及耳蜗和内听道时,可伴有不同程度的高频感音神经性聋(图 14-2)。耳硬化症患者出现 2 kHz 骨导明显减退,这是由于镫骨固定而失去了听骨链的共振造成的骨导听阈。Carhart 发现,约半数耳硬化症患者的骨导听阈在 500 Hz 为 5 dB,1 000 Hz 为 10 dB,2 000 Hz 为 15 dB,4 000 Hz 为 5 dB,这一现象称为 Carhart 切迹(图 14-1)。在镫骨手术后,这一切迹可以消失,因此并非真正的感音神经性聋改变。

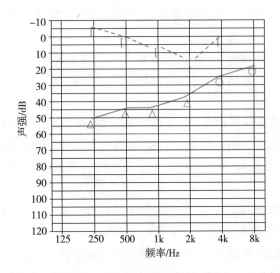

图 14-1　耳硬化症的 Carhart 切迹

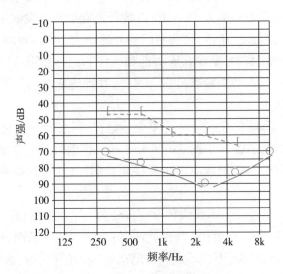

图 14-2　耳硬化症晚期纯音听力图

3）声导抗测听　鼓室曲线呈 A 型、As 型或呈双相曲线,声反射阈值提高或消失。

4）耳声发射　畸变产物耳声发射(DPOAE)幅值降低或引不出反射。

5）ABR　I 波、V 波潜伏期延长或阈值提高。

（3）影像学检查　乳突气化良好,中耳形态正常。颞骨 CT 薄层扫描可能显示耳蜗骨囊的硬化灶。

3. 诊断　根据有家族病史,典型的传导性聋,鼓膜完整而活动良好,咽鼓管通畅,Rinne 试验阴性,镫骨肌反射消失等表现,可对典型的镫骨性耳硬化症做出诊断。

（三）鉴别诊断

镫骨性耳硬化症需与听骨链中断、先天性听骨链固定或畸形、粘连性中耳炎及不伴鼓膜穿孔的鼓室硬化等中耳病变鉴别。耳蜗或蜗后性耳硬化症需与听神经瘤、梅尼埃病及其他原因引起的感音神经性聋鉴别。难以明确诊断时,需手术探查证实。

（四）治疗

本病的治疗可分为手术疗法、药物防治和选配助听器,但应考虑患者的年龄、病情发展、耳聋程度等具体情况酌定。

1. 手术治疗　目前是治疗本病的主要方法。需要注意的是,镫骨外科不能治疗耳硬化症疾病本身,而是克服它所造成的声传导障碍,从而达到改善听力的目的。适用于气导听力损失 30 dB 以上,气骨导间距在 15 dB 以上,言语识别率在 60% 以上,音叉 512 Hz Rinne 试验阴性患者。

（1）镫骨手术　有镫骨全切除术和镫骨部分切除术。镫骨全切除术是整体镫骨切除,镫骨部分切除术是镫骨部分足板和板上结构切除。根据所切足板大小,切除小块足板,居中作成小窗的,称为足板小窗技术镫骨切开术。目前的一个共识是被开放的前庭窗面积愈小,组织修补的效果愈佳,对内耳的侵袭愈小。自 1970 年首先在欧洲推出后,镫骨足板小窗技术成为目前耳硬化症镫骨手术的主流做法。在足板中央用三棱形足板穿通子造直径约 0.5 cm 的小孔,然后安装修复装置连接砧骨与前庭窗(或足板小窗)(图 14-3)。修复装置又称人工镫骨或活塞(piston)式人工镫骨,其套钩固定于砧骨长脚,小柱插入足板小窗深 0.5 ~ 1.0 mm。如开窗时发生整个镫骨浮动或脱位,则改行全镫骨切除术,同样将人工镫骨固定于砧骨长脚,小柱插入前庭窗,周围以脂肪块封闭。

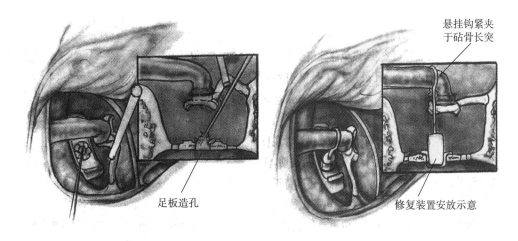

足板造孔　　　　悬挂钩紧夹于砧骨长突　修复装置安放示意

图 14-3　耳硬化症镫骨足板小窗技术

（2）激光在镫骨手术中的应用　1978 年,Perkin 试用激光作镫骨开窗成功。在镫骨手术中,CO_2 激光应用最多。激光技术的优点为手术损伤少,使术者能 "无接触" 地进行镫骨足弓切断和足板开窗,使手术更安全、高效,成为镫骨手术不可缺少的设备。

（3）内耳开窗术　因为失去了中耳扩音功能,术后有 25 dB 的气骨导差存在的缺点,几乎已完全被镫骨手术所替代。除了前庭窗先天性缺失或镫骨切除术后多次闭锁,耳硬化症内耳开窗术已鲜有人开展。

2. 药物治疗 目前药物治疗的研究进展不大,疗效尚不确切。有报道,长期服用氟化钠可能抑制耳硬化症病灶的发展。

3. 选配助听器 凡不适于或不愿接受手术者,可根据患者听力损失情况酌情选配适宜的助听器。

(赵守琴)

第十五章　前庭系统疾病

概　述：

　　前庭系统及其与中枢联系过程中的任何部位受生理性刺激或病理性因素的影响，其结果在客观上将表现为平衡障碍，主观感觉则为眩晕。眩晕是临床常见的症状，本章在对眩晕症的分类、眩晕的诊断与鉴别诊断原则进行扼要介绍的基础上，主要讲解梅尼埃病、前庭神经炎以及良性阵发性位置性眩晕等耳源性眩晕疾病。梅尼埃病的发病机制、临床表现、诊断方法及眩晕的鉴别诊断是本章的学习重点。

第一节　眩晕概论

　　眩晕（vertigo）是因机体对空间定位障碍而产生的一种运动性或位置性错觉。眩晕为临床常见的症状之一，0.5%～1% 的人群曾患眩晕症。

　　人体的平衡是由前庭系统、本体感觉系统（包括皮肤浅感受器和颈、躯体的深部感受器）和视觉系统这三个系统互相作用，以及周围与中枢神经系统之间的复杂联系和整合而维持的。前庭系统在维持机体平衡中起主导作用。在静止状态下，两侧前庭感受器不断地向同侧的前庭神经核对称地发送等值的神经冲动，通过一连串复杂的神经反射，维持人体的平衡和视觉稳定。前庭系统及其与中枢联系过程中的任何部位受生理性刺激或病理性因素的影响，都可能使这种信息发送的两侧对称性或均衡性遭到破坏，其结果在客观上将表现为平衡障碍，主观感觉则为眩晕。因此，除耳鼻咽喉科疾病可致眩晕外，其与神经内科、神经外科、骨科、眼科、妇产科及精神病科的关系都极为密切。

　　（一）眩晕的分类

　　眩晕的分类至今尚不统一。传统的分类包括耳源性与非耳源性眩晕，真性（旋转性）与假性（非旋转性）眩晕，外周性与中枢性眩晕等。下面介绍按病变部位及发病原因的眩晕分类法。此种分类法，既有病变解剖部位，又有病因疾病性质分类，有实际应用价值。

　　1. 按病变部位及发病原因进行分类

　　（1）前庭性眩晕

　　1）前庭周围性眩晕　①耳蜗前庭疾患：包括迷路内，如梅尼埃病等；迷路外，如氨基糖苷类耳中毒。②前庭疾患：包括迷路内，如良性阵发性位置性眩晕；迷路外，如前庭神经炎。

　　2）前庭中枢性眩晕　包括血管性、肿瘤、外伤性和变应性疾患。

　　（2）非前庭性眩晕　包括眼性眩晕、颈性眩晕、循环系统疾病、血液病、内分泌及代谢性疾病和精神性眩晕。

此外,某些外耳和中耳疾病也可引起眩晕症状。

　　📖 **拓展知识 15-1**　眩晕分类

2. 前庭疾病国际分类

　　📖 **拓展知识 15-2**　前庭疾病国际分类

(二) 眩晕的诊断

眩晕的诊断应做到定位、定因、定性,方有利于指导治疗。

1. 病史的采集与分析　应特别注意以下 7 个方面内容。

(1) 眩晕发作的形式

1) 运动错觉性眩晕　包括旋转性眩晕(rotatory vertigo)、直线眩晕或称移位性眩晕(translational vertigo)。

2) 平衡失调、失平衡或平衡障碍　表现为姿势及步态平衡障碍,患者站立或行走时向一侧倾斜或偏倒感、不稳感,行走时蹒跚或酩酊感。

3) 头晕、头昏　患者常无法明确表示其不适感觉,如头昏、头重脚轻、头内麻木感、空虚感、头紧箍感、头沉重压迫感、眼前发黑等。多为中枢性前庭疾病如脑血管缺血性疾病所致,或为过度换气综合征、全身性疾病累及前庭系统等所致。但也不能排除前庭系统病变,有可能为前庭病变处于前庭代偿阶段的表现。

(2) 眩晕发作的时间特征

1) 眩晕持续数分钟至数小时　①特发性膜迷路积水:如梅尼埃病;②继发性膜迷路积水:如耳梅毒、迟发性膜迷路积水、Cogan 综合征(Cogan 病)、复发性前庭病。

2) 眩晕持续数秒钟　见于良性阵发性位置性眩晕(benign paroxysmal positional vertigo,BPPV)。

3) 眩晕持续数天至数周　如前庭神经炎。

4) 眩晕病程不定　①迷路瘘管。②内耳损伤:非穿透性内耳损伤,如迷路震荡(labyrinthine concussion);穿透性内耳损伤,如颞骨横行骨折波及内耳;内耳气压伤。③家族性前庭病。④双侧前庭缺损。

不同前庭外周性眩晕疾病具有不同的眩晕病程,故按眩晕发作病程分类,有利于外周性眩晕的鉴别诊断。

(3) 眩晕发作的次数与发作频率。

(4) 眩晕发作时的情况　眩晕在何种情况下或体位下发生极为重要。

(5) 眩晕的伴发症状　如耳蜗症状、神经系统症状、自主神经症状。

(6) 发病前的诱因　应了解眩晕发作前一天或数天内有无上呼吸道感染史、情绪激动史及重体力活动史。

(7) 既往史　包括各系统病史。

2. 眩晕患者的精神心理学评　有利于分析症状及制订治疗方案。

3. 眩晕的临床检查评价　需对患者进行全身及神经系统检查、耳鼻咽喉专科检查、听力学及前庭功能检查、影像学和实验室检查,对结果进行全面综合分析,做出诊断。

(三) 眩晕的鉴别诊断

1. 根据周围性眩晕与中枢性眩晕的一般特性进行鉴别(表 15-1)。

表 15-1　周围性眩晕与中枢性眩晕的一般特性鉴别

鉴别点	周围性眩晕	中枢性眩晕
眩晕类型	突发性旋转性	旋转或非旋转性
眩晕程度	较剧烈	程度不定

续表

鉴别点	周围性眩晕	中枢性眩晕
伴发耳部症状	伴耳胀满感、耳鸣、耳聋	多无耳部症状
伴发前庭神经症状	常前庭反应协调	常前庭反应分离
体位及头位影响	头位或体位变动时眩晕加重	常与变动体位或头位无关
发作持续时间	持续数小时到数天,可自然缓解或恢复	持续时间长,数天到数月
意识状态	无意识障碍	可有意识丧失
中枢神经系统症状	无	常有
自发性眼震	水平旋转或旋转性与眩晕方向一致	粗大,垂直或斜行,方向多变
冷热试验	可出现前庭重振现象	可出现前庭减振或反应分离
头脉冲试验	可有纠正性扫视	常无
头脉冲抑制试验	纠正性扫视减弱、消失	可无异常
前庭自旋转试验	水平增益减低	水平增益升高

2. 根据眩晕发作特征与病程、眩晕发作的伴发症状进行鉴别。

📺 **拓展知识 15-3** 根据眩晕发作特征与病程、眩晕发作伴发症状的鉴别诊断

第二节 梅尼埃病

梅尼埃病(Ménière disease)是一种原因不明的,以膜迷路积水为主要病理特征,以发作性眩晕、波动性耳聋和耳鸣为主要症状的内耳病。Prosper Ménière 首次报道该组症状是由迷路病变所引起。Hallpike 和 Cairns(1938)以及 Yamakawa(1938)分别发现,该病的基本病理表现是膜迷路积水。

(一)流行病学

本病是常见前庭外周性眩晕疾病之一。发病年龄为 4~90 岁,多发于中青年,发病高峰为 40~60 岁。男女发病率比例约为 1:1.3。一般单耳发病,随着病程延长,可出现双耳受累。Kitahara 报道,首发症状 20 年后,约 41.5% 的患者双耳受累。梅尼埃病的发病率报道不一。

(二)病因

本病病因迄今不明。其主要病理表现是膜迷路积水。内淋巴由耳蜗血管纹及前庭暗细胞产生后,以局部环流(radial circulation)及纵流(longitudinal flow)方式流动,主要通过后者达内淋巴囊而被吸收,借以维持其容量的恒定。梅尼埃病的发生机制主要是内淋巴产生和吸收失衡。主要学说如下:

1. 内淋巴管机械阻塞与内淋巴吸收障碍学说 在内淋巴纵流中任何部位的狭窄或梗阻,如先天性狭窄、内淋巴囊发育不良、炎性纤维变性增厚等,都可能引起内淋巴管机械性阻塞或内淋巴吸收障碍,是膜迷路积水的主要原因。该学说已为动物实验所证实。

2. 自身免疫反应学说 以不同方式进入内耳或由其本身所产生的抗原,能刺激聚集在血管、内淋巴管和内淋巴囊周围的免疫活性细胞产生抗体。抗原-抗体反应导致内耳毛细血管扩张、通透性增加,体液渗入膜迷路,加上血管纹等结构分泌亢进,特别是内淋巴囊因抗原-抗体复合物沉积而吸收功能障碍,可引起膜迷路积水。

3. 内耳缺血学说 自主神经功能紊乱、内耳小血管痉挛可导致内耳及内淋巴囊微循环障碍,引起组织缺氧、代谢紊乱、内淋巴理化特性改变,渗透压增高,外淋巴及血液中的液体移入,形成膜迷路积水。

4. 其他学说

（1）内淋巴囊功能紊乱学说　内淋巴囊功能紊乱可引起糖蛋白分泌或产生异常,导致内淋巴环境异常。

（2）病毒感染学说　认为病毒感染可能破坏内淋巴管和内淋巴囊。

（3）遗传学说　部分梅尼埃病患者存在家族聚集倾向。10%～20% 的病例报道中存在家族性梅尼埃病,有学者提出常染色体显性/隐性遗传方式,可能有 20 余个基因与梅尼埃病发病有关。

（4）多因素学说　由于多种因素如自身免疫病、病毒感染、缺血或供血不足等皆可能与之有关,故梅尼埃病有可能为多因性,或者为多种病因诱发的表现相同的内耳病。

（三）病理

本病基本病理表现为膜迷路积水膨大,耳蜗管和球囊较椭圆囊和壶腹更为明显,膜半规管与内淋巴囊不膨大。耳蜗管膨大,前庭膜被推向前庭阶,重度可贴近骨壁而阻断外淋巴流动;前庭膜内皮细胞可增生。球囊膨大,充满前庭,向外抵达镫骨足板,向后上压挤椭圆囊使之扭曲、移位。椭圆囊膨胀可使壶腹发生类似改变。内淋巴压力极高时可使前庭膜破裂,内、外淋巴液混合。裂孔小者多能自愈,亦可反复破裂。裂孔大者可形成永久性瘘管。

内淋巴囊虽不膨大,但其上皮皱褶可因长期受压而变浅或消失,上皮细胞亦可由柱状、立方变扁平,甚至部分脱落,上皮下纤维组织增生,毛细血管减少。积水持久,尤其当膜迷路反复破裂或长期不愈时,血管纹、盖膜、耳蜗毛细胞及其支持细胞、传入神经纤维及其螺旋神经节细胞等均可退变。而前庭终器病变常较耳蜗为轻。

内外淋巴液的交混导致离子平衡破坏、生化紊乱,是梅尼埃病临床发病的病理生理基础,膜迷路扩张变形是其发病机制之一。

（四）临床表现

梅尼埃病是发作性眩晕疾病,分为发作期和间歇期。

1. 典型症状　典型的梅尼埃病症状包括发作性眩晕,波动性、渐进性耳聋,耳鸣及耳胀满感。

（1）眩晕　多呈突发旋转性,患者感到自身或周围物体沿一定的方向旋转,或感摇晃、升降或漂浮感。可伴有恶心、呕吐、面色苍白、出冷汗、脉搏迟缓、血压下降等自主神经反射症状。上述症状在睁眼转头时加剧,闭目静卧时减轻。患者神志清醒,眩晕持续短暂,多数十分钟或数小时,通常 2～3 h 转入缓解期,眩晕持续超过 24 h 者较少见。在缓解期可有不平衡或不稳感,可持续数天。眩晕常反复发作,复发次数越多,持续越长,间歇越短。

（2）耳聋　患病初期可无耳聋,多次发作后始感明显。一般为单侧,发作期加重,间歇期减轻,呈明显波动性听力下降。听力丧失轻微或极度严重时无波动。听力丧失的程度随发作次数的增加而每况愈下,但极少全聋。

患者听高频强声时常感刺耳难忍。有时健、患两耳能将同一纯音听成音调与音色截然不同的两个声音,临床上称为复听（diplacusis）。

（3）耳鸣　多出现在眩晕发作之前。初为持续性低音调吹风声或流水声,后转为高音调蝉鸣声、哨声或汽笛声。耳鸣在眩晕发作时加剧,间歇期自然缓解,但常不消失。

（4）耳胀满感　发作期患侧耳内或头部有胀满、沉重或压迫感,有时感耳周灼痛。

2. 特殊临床表现形式　梅尼埃病的特殊临床表现还包括 Tumarkin 耳石危象和 Lermoyez 综合征,此两种特殊临床表现不能单独作为梅尼埃病的临床表现和诊断依据,只是在典型梅尼埃病临床表现基础上的特殊表现形式。

（1）Tumarkin 耳石危象（Tumarkin otolithic crises）　指患者突然倾倒而神志清楚,偶伴眩晕,又称前庭性跌倒发作（vestibular drop attack）,或发作性倾倒（drop attack）。发生率 2%～6%。其机制尚不清楚,推测可能与内淋巴压力变化导致的耳石功能障碍,突然丧失前庭脊髓张力有关。该症状的发生率报道不一,多出现于梅尼埃病晚期患者。

（2）Lermoyez综合征（Lermoyez syndrome）　表现为患者先出现耳鸣及听力下降,而在一次眩晕发作之后,耳鸣和眩晕自行缓解消失,又称Lermoyez发作。发生率极低。

3. 检查

（1）耳镜检查　鼓膜正常。

（2）前庭功能检查　发作期可观察到或用眼震电图描记到节律整齐、强度不同、初向患侧继而转向健侧的水平或旋转水平性自发性眼震和位置性眼震,在恢复期眼震转向患侧。动、静平衡功能检查结果异常。间歇期自发性眼震和各种诱发试验结果可能正常,多次复发者患耳前庭功能可能减退或丧失。冷热试验常示患耳反应减弱,6%～11%的患者患耳前庭功能丧失。镫骨足板与膨胀的球囊粘连时,增减外耳道气压可诱发眩晕与眼震,称Hennebert征（Hennebert sign）阳性。

（3）听力检查　多年长期发作者可能呈感音神经性聋表现。纯音听力图早期为上升型或峰型（低、高频两端下降型,峰值常位于2 kHz处）,晚期可呈平坦型或下降型。阈上功能检查有重振现象,音衰试验正常。耳蜗电图的SP增大,SP-CAP复合波增宽,SP/CAP比值增加（SP/CAP > 0.4）,CAP的振幅－声强函数曲线异常陡峭。长期发作患者的平均言语识别率约为53%,平均听阈提高50%。声导抗测试鼓室导抗图正常。咽鼓管功能良好。

（4）内耳钆造影增强MRI　可直观地显示梅尼埃病患者耳蜗和（或）前庭内淋巴积水的程度,可作为梅尼埃病膜迷路积水的证据。

（5）颞骨CT　偶显前庭水管周围气化差,前庭水管短而直。

（6）脱水剂试验　目的是通过减少异常增加的内淋巴而检测听觉功能的变化,协助诊断。临床常用甘油试验（glycerol test）:按1.2～1.5 g/kg体重的纯甘油加等量生理盐水或果汁空腹饮下,服用前与服用后3 h内,每隔1 h做一次纯音测听。若患耳在服甘油后平均听阈提高15 dB或以上,或言语识别率提高16%以上者为阳性。本病患者常为阳性,但在间歇期、脱水等药物治疗期可为阴性。而听力损害轻微或重度无波动者,结果也可能为阴性;服用甘油后耳蜗电图中-SP幅值减小,耳声发射由无到有,旋转试验之前庭眼反射增益的改变等,均可作为阳性结果的客观依据。

（五）诊断

梅尼埃病的诊断主要依靠翔实的病史、全面的检查和仔细的鉴别诊断,在排除其他可引起眩晕的疾病后,可做出临床诊断,而甘油试验阳性有助于对本病的诊断。

拓展知识 15-4　梅尼埃病的诊断依据

随着对梅尼埃病认识的不断深入,其诊断标准也经历了不断制订与修订的过程。

拓展知识 15-5　梅尼埃病诊断标准的修订过程

1. 诊断标准

（1）临床诊断

1）2次或2次以上眩晕发作,每次持续20 min～12 h;常伴自主神经功能紊乱和平衡障碍,无意识障碍。

2）病程中至少有一次听力学检查证实患耳有低到中频的感音神经性听力下降。

3）患耳有波动性听力下降、耳鸣和（或）耳闷胀感。

4）排除其他疾病引起的眩晕,如前庭性偏头痛、突发性聋、良性阵发性位置性眩晕、迷路炎、前庭神经炎、前庭阵发症、药物中毒性眩晕、后循环缺血、颅内占位性病变等;此外,还需要排除继发性膜迷路积水。

拓展知识 15-6　梅尼埃病的临床分期

（2）疑似诊断

1）2 次或 2 次以上眩晕发作，每次持续 20 min～24 h。

2）患耳有波动性听力下降、耳鸣和（或）耳闷胀感。

3）排除其他疾病引起的眩晕，如前庭性偏头痛、突发性聋、良性阵发性位置性眩晕、迷路炎、前庭神经炎、前庭阵发症、药物中毒性眩晕、后循环缺血、颅内占位性病变等；此外，还需要排除继发性膜迷路积水。

（六）常见周围性眩晕疾病鉴别要点

1. 前庭性偏头痛（vestibular migraine，VM） 是最需要与梅尼埃病相鉴别的眩晕疾病。其临床表现多样，眩晕表现多样，可为发作性眩晕、位置性眩晕、慢性头晕感等，眩晕持续时间从数分钟到数天不等。一般不伴有耳蜗症状，有部分前庭性偏头痛患者可有高频听力下降，表现为低到中频的听力下降患者很少。目前尚无客观检查鉴别两种疾病，完善的病史调查（既往偏头痛病史及眩晕发作特征）及相关的听-前庭功能检查有助于鉴别。需要注意的是，前庭性偏头痛与梅尼埃病可在同一患者并存。

2. 良性阵发性位置性眩晕（benign paroxysmal positional vertigo，BPPV） 系特定头位诱发的短暂（常为数秒钟）阵发性眩晕，伴有眼震，由于不具耳蜗症状而易与梅尼埃病相鉴别。

3. 前庭神经炎（vestibular neuritis） 可能因病毒感染所致。临床上以突发眩晕，向健侧的自发性眼震，恶心、呕吐为特征。前庭功能减弱而无耳鸣和耳聋。该病无耳蜗症状是与梅尼埃病的主要鉴别点。

4. 前庭药物中毒 有应用耳毒性药物的病史，眩晕起病慢，程度轻，持续时间长，非发作性，可因逐渐被代偿而缓解，伴耳聋和耳鸣。

5. 迷路炎（labyrinthitis） 有化脓性中耳炎或中耳手术病史。

6. 突发性聋（sudden deafness） 约半数患者伴眩晕，但极少反复发作。听力损失快而重，无波动。

7. Ramsay Hunt 综合征（Ramsay Hunt syndrome） 可伴轻度眩晕、耳鸣和听力障碍，耳郭或其周围皮肤的带状疱疹及周围性面瘫有助于鉴别。

8. Cogan 综合征（Cogan syndrome） 除眩晕及双侧耳鸣、耳聋外，非梅毒性角膜实质炎与脉管炎为其特点，糖皮质激素治疗效果显著，可资区别。

9. 迟发性膜迷路积水（delayed hydrolabyrinth） 先出现单耳或双耳听力下降，一至数年后出现发作性眩晕。病因不明，头部外伤、迷路炎、乳突炎、中耳炎，甚至白喉等可为其病因。

10. 外淋巴瘘 蜗窗或前庭窗自发性或（继手术、外伤等之后的）继发性外淋巴瘘（perilymphatic fistula），除波动性听力减退外，可合并眩晕及平衡障碍。可疑者宜行窗膜探查证实并修补之。

11. 外伤（trauma） 可引起眩晕，包括头部外伤、颈部外伤、中枢神经系统外伤、前庭外周部损伤等皆可引起前庭症状。如颞骨横行骨折常有严重眩晕、自发眼震、耳鸣、耳聋与面瘫。2～3 周后可缓解而遗留位置性眼震与位置性眩晕。

12. 听神经瘤（acoustic neuroma） 约 5% 的患者临床表现与梅尼埃病相似，故对考虑诊断为梅尼埃病的患者应进行必要的影像学检查（如 MRI 等），以排除听神经瘤。

（七）治疗

梅尼埃病的病因不明，病理机制复杂，治疗目标主要是控制眩晕发作，尽量减少听力损失以及减轻耳鸣等症状。临床上多采用调节自主神经功能、改善内耳微循环及解除迷路积水为主的药物综合治疗或手术治疗。应重视诱发因素的规避及生活方式的调整，以最大限度保留内耳功能，提倡保守及微创治疗为原则，尽量避免或延迟实施毁损性手术，并将前庭康复理念贯穿治疗全过程。

1. 发作期的治疗 治疗原则为：控制眩晕、对症治疗。

（1）前庭抑制剂 包括抗组胺药、苯二氮䓬类、抗胆碱能类及抗多巴胺类药物，可有效控制眩晕急性发作，原则上使用不超过 72 h。临床常用药物包括异丙嗪、苯海拉明、地西泮、美克洛嗪、丙氯拉嗪、氟哌利多等。

（2）糖皮质激素　如果急性期眩晕症状严重或听力下降明显,可酌情口服或静脉给予糖皮质激素。

（3）如恶心、呕吐症状严重,可加用补液支持治疗。

对诊断明确的患者,按上述方案治疗的同时,可加用甘露醇、碳酸氢钠等脱水剂。

2. 间歇期的治疗　治疗原则为:减少、控制或预防眩晕发作,同时最大限度地保护患者现存的内耳功能。

（1）患者教育　向患者解释梅尼埃病相关知识,使其了解疾病的自然病程规律、可能的诱发因素、治疗方法及预后。做好心理咨询和辅导工作,消除患者恐惧心理。

（2）调整生活方式　规律作息,避免不良情绪、压力等诱发因素。建议患者减少盐分摄入,避免咖啡因制品、烟草和酒精类制品的摄入。

（3）药物治疗

1）倍他司汀　可以改善内耳血供,平衡双侧前庭神经核放电率以及通过与中枢组胺受体的结合,达到控制眩晕发作的目的。

2）利尿药　有减轻内淋巴积水的作用,可以控制眩晕的发作。临床常用药物包括氢氯噻嗪、氨苯蝶啶等,用药期间需定期监测血钾浓度。

3）鼓室注射糖皮质激素　可控制患者眩晕发作,治疗机制可能与其改善内淋巴积水状态、调节免疫功能等有关。该方法对患者耳蜗及前庭功能无损伤,初始注射效果不佳者可重复鼓室给药,以提高眩晕控制率。

（4）鼓室低压脉冲治疗　可减少眩晕发作频率,对听力无明显影响。其治疗机制不清,可能与压力促进内淋巴吸收有关。通常先行鼓膜置通气管,治疗次数根据症状的发作频率和严重程度而定。

（5）手术治疗　按是否保存前庭功能分为三类:①前庭功能保存类:内淋巴囊手术;②前庭功能部分保存类:化学药物前庭破坏术,三个半规管阻塞术;③前庭功能破坏类:各种进路的前庭神经切除术,迷路切除术。适应证为:眩晕发作频繁、剧烈,6个月非手术治疗无效的患者。

1）内淋巴囊手术　包括内淋巴囊减压术和内淋巴囊引流术,手术旨在减轻内淋巴液压力,对听力和前庭功能多无损伤。适应证为:三期及以上梅尼埃病患者;对于部分二期、有强烈手术意愿的患者也可以考虑行内淋巴囊手术。

2）鼓室注射庆大霉素　可有效控制大部分患者的眩晕症状(80%~90%),注射耳听力损失的发生率为10%~30%,其机制与单侧化学迷路切除有关。对于单侧发病,年龄小于65岁,眩晕发作频繁、剧烈,保守治疗无效的三期及以上梅尼埃病患者,可考虑鼓室注射庆大霉素(建议采用低浓度、长间隔鼓室注射),治疗前应充分告知患者发生听力损失的风险。

3）三个半规管阻塞术　可有效控制梅尼埃病的眩晕发作,机制尚未明确,部分患者的听力和前庭功能可能会受到损伤。适应证为:原则上适用于四期梅尼埃病患者;对于部分三期患者、内淋巴囊手术无效、言语识别率小于50%且强烈要求手术者,也可以行该手术治疗。

4）前庭神经切除术　旨在去除前庭神经传入,手术完全破坏前庭功能,对听力可能会产生影响。适应证为:前期治疗(包括非手术及手术)无效的四期梅尼埃病患者。

5）迷路切除术　旨在破坏前庭及耳蜗终器,手术完全破坏听力及前庭功能。适应证为:无实用听力、多种治疗方法(包括非手术及手术)无效的四期梅尼埃病患者。

3. 前庭和听力康复治疗　治疗梅尼埃病,在控制眩晕的基础上,应尽可能地保留耳蜗及前庭功能,提高患者的生活质量。

（1）前庭康复训练　是一种物理治疗方法,适应证为稳定、无波动性前庭功能损伤的梅尼埃病患者,可缓解头晕,改善平衡功能,提高其生活质量。前庭康复训练的方法包括一般性前庭康复治疗(如Cawthorne-Cooksey练习)、个体化前庭康复治疗以及基于虚拟现实的平衡康复训练等。

（2）听力康复　对于病情稳定的三期及四期梅尼埃病患者,可根据听力损失情况酌情考虑验配助听器或植入人工耳蜗。

4. 治疗方案的选择

💻 **拓展知识 15-7** 梅尼埃病治疗方案的选择

第三节　前庭神经炎

前庭神经炎(vestibular neuritis,VN)曾被称为流行性眩晕(epidemic vertigo),现认为是由病毒感染所致的前庭神经疾病。以突发性单侧前庭功能减退或前庭功能丧失为特征。Rattin(1909)和Nylen(1924)最早描述该病症。Hallpike(1949)以及Dix和Hallpike(1952)称之为前庭神经元炎(vestibular neuronitis)。因病理发现该病主要表现为前庭神经病变,故应称为前庭神经炎(VN)。前庭神经炎(VN)指一侧外周前庭功能急性损害后出现的,临床表现为急性、持续性眩晕,伴恶心、呕吐和不稳,易向患侧倾倒等症状的一种急性前庭综合征,是临床常见的急性外周性眩晕疾病。

（一）流行病学

在外周前庭疾病中,VN 发病率仅次于良性阵发性位置性眩晕和梅尼埃病。本病国内尚无人群发病率报道,来自日本和欧洲的数据显示,VN 的发病率为(3.5~15.5)/100 000,男女发病率基本一致,30~60 岁多发,无明确的好发季节。在眩晕中心或神经内科眩晕专病门诊中,VN 患者占 0.5%~9%。临床上前庭上神经炎(superior vestibular neuritis)最常见(55%~100%),同时累及前庭上、下神经次之(15%~30%),仅累及前庭下神经最少见(3.7%~15%)。一项长期随访研究发现,VN 患者复发率低(约 2%),再次发作常不支持 VN 诊断。10%~15% 的 VN 患者可以继发 BPPV,30%~50% 患者发展为慢性头晕,可表现为持续性姿势-知觉性头晕(persistent postural perceptual dizziness,PPPD)。

（二）病因与病理

本病的病因尚未完全阐明,主要有以下两种学说。

1. 前庭神经病毒感染学说　患者颞骨病理研究发现,本病的主要病理改变为前庭神经退变。Schuknecht 和 Kitamura(1981)提出,本病为病毒感染所致。临床观察到,23%~100% 的 VN 患者发病前有上呼吸道前驱感染病史。患者血清中疱疹病毒抗体滴度增加,部分患者伴有皮肤带状疱疹。病毒感染学说为目前多数学者所接受。

2. 前庭血供障碍学说　部分学者曾提出,前庭迷路缺血或感染引起的迷路微循环障碍可能为本病的病因。

其他可能的发病机制有自身免疫学说等。但无论是病毒感染还是局部微循环障碍引起的损害,都会导致前庭神经肿胀,而肿胀的前庭神经会受到骨壁压迫,而导致最终的损害表现。

临床上前庭上神经炎多发,可能与以下因素有关。第一,解剖学差异:前庭上、下神经行走于两个不同的骨性通道,前庭上神经走行的骨性通道长度是前庭下神经的 7 倍,且其神经与血管走行的骨性通道有更多的骨棘突,空间较前庭下神经相对狭窄,所以前庭上神经肿胀后更易出现压迫受损及缺血坏死改变;第二,有研究发现,前庭上神经比前庭下神经长 2.4 mm,且前庭上神经与面神经、耳蜗神经有更多的交通支,同时还发现,人的前庭神经节潜伏感染的单纯疱疹病毒-1(HSV-1)都位于前庭上神经节,因此推测,前庭上神经更容易被 HSV-1 感染。

（三）临床表现

1. 症状　分为急性期和恢复期。

（1）急性期　临床出现持续且严重的眩晕,患者常明确描述为"视物旋转",伴恶心、呕吐及不稳感,站立时易向患侧倾倒,不伴听力下降及其他脑干小脑症状。头动加重眩晕,急性期患者常会选择健侧耳向下、闭目侧躺、保持头部不动等姿势以减轻眩晕症状,眩晕症状一般在一至数天后逐渐缓解。无主观听觉障碍或中枢神经病变表现。

（2）恢复期　患者眩晕症状消失,此时,患者多描述为非旋转性头晕、不稳或（和）头部运动后的短暂眩晕。此阶段患者可独自站立行走,部分患者会出现行走时向一侧的偏斜,偏斜方向与前庭代偿状态相关。

2. 检查　包括全身物理检查、神经系统检查、听力学检查、前庭功能检查及必要的影像学和实验室检查。根据患者的耐受情况,可尽早选择相应的前庭功能检查,以便于进行个体化的精准诊断,制订前庭康复方案,并进行预后判断评估。冷热试验、视频头脉冲试验(vHIT)和前庭诱发肌源性电位(VEMP)等前庭功能检查是确定患侧的主要检查方法。此外,应常规进行听力学检查,同时可进行眼倾斜反应(OTR)和旋转试验等检查。常规头颅 MRI 检查主要在于排除中枢结构性病变,在医疗条件允许时,可进行多模式脑部功能影像学检查,有助于评估中枢代偿情况,为预后评估提供依据。

（四）诊断

目前 VN 诊断尚缺乏确定性诊断试验,辅助检查的发展虽然基本可以定位在前庭外周,但 VN 本质上是一个排他性诊断。VN 的临床诊断主要依据临床症状和体征并结合相关的辅助检查结果。

建议 VN 的诊断标准如下:

1. 急性、首次、持续性眩晕发作,伴恶心、呕吐和姿势不稳。

2. 无听力下降及其他神经系统症状和（或）体征。

3. 单向水平为主略带扭转的自发性眼震,伴或不伴轻微上跳成分,眼震符合亚历山大定律,头脉冲试验一侧阳性。

4. 相关辅助检查提示单侧前庭神经功能减弱,如患侧 vHIT 增益降低伴纠正性扫视,患侧冷热试验反应降低,患侧 VEMP 异常,患侧 OTR 等,纯音听阈检测示听力正常（或明确听力损害与本次疾病无关）。

5. 除外其他疾病,必要时进行头颅影像学检查。

（五）鉴别诊断

VN 应注意与其他疾病进行鉴别诊断,包括但不限于后循环梗死（小脑后下动脉和小脑前下动脉梗死）、伴眩晕的突发性聋、迷路炎以及发作性前庭疾病的首次发作（如前庭性偏头痛）等。对于存在脑血管病危险因素的患者,VN 应特别注意与后循环梗死鉴别诊断,头脉冲 – 眼震 – 倾斜试验(HINTS)三步法具有重要的鉴别诊断价值。

（六）治疗

VN 的治疗包括:患者教育、药物治疗和前庭康复治疗。

1. 支持疗法　发病初期眩晕及恶心、呕吐症状严重者,可适当输液,纠正酸碱平衡失调。

2. 对症疗法　病初恶心症状严重时,可适当给予抗组胺药或抗胆碱药。一旦恶心症状减轻应立即停药。

3. 糖皮质激素治疗　如泼尼松。

4. 抗病毒药　如阿昔洛韦。

5. 前庭康复训练。

（七）预后

大部分 VN 患者预后良好,复发率低,需关注其远期预后影响因素。推荐尽早常规进行眩晕残障量表、抑郁／焦虑量表等精神心理评估和视觉依赖等多维度评估,对于高危患者应尽早进行心理干预和针对性的前庭康复治疗。

第四节　良性阵发性位置性眩晕

良性阵发性位置性眩晕(benign paroxysmal positional vertigo,BPPV)是一种相对于重力方向的头位变化所诱发的、以反复发作的短暂性眩晕和特征性眼球震颤为表现的外周性前庭疾病,常具有自限性,易复发。Barany(1921)首次报道本病,Dix 和 Hallpike 建立了位置试验(Dix-Hallpike test)检查法。本病为最常见的周围性眩晕疾患。

(一) 流行病学

良性阵发性位置性眩晕的发病率在前庭外周性疾病中列为首位。目前报道的年发病率为(10.7 ~ 600)/10 万,年患病率约 1.6%,终生患病率约 2.4%。BPPV 占前庭性眩晕患者的 20% ~ 30%,男女性别比为 1:(1.5 ~ 2.0),通常 40 岁以后高发,且发病率随年龄增长呈逐渐上升趋势。

(二) 病因

病因可分为两大类:特发性和继发性。

1. 特发性　发病原因不明,占 50% ~ 97%。

2. 继发性　约半数患者的病因仍不明确,半数患者的病因与下列疾病有关,或继发于下列疾病。

继发于其他中耳、内耳或系统性疾病,占 3% ~ 66%。内耳或前庭系统疾病,如梅尼埃病(0.5% ~ 30%)、VN(0.8% ~ 20%)、突发性聋(0.2% ~ 5%);头部外伤(8.5% ~ 27%),特别是多发于轻度头颅外伤后数日及数周,或乘车时突然加速、减速运动致颈部"挥鞭伤"等;中耳炎(0 ~ 36%)、偏头痛、医源性(口腔颌面术后、人工耳蜗植入术后、中耳内耳术后)、耳毒性药物等;椎 - 基底动脉短暂缺血性眩晕,内耳血液循环障碍。

(三) 发病机制

其发病机制包括嵴顶结石学说和半规管结石学说。

　🖥 拓展知识 15-8　BPPV 的发病机制

(四) 临床表现

1. 症状　典型的 BPPV 发作是突然出现的、由患者相对于重力方向改变头位后(如起床、躺下、床上翻身、低头或抬头)所诱发的短暂性眩晕(通常持续不超过 1 min)。发病突然,患者在头位变化时出现强烈旋转性眩晕,常持续于 60 s 之内,伴眼震、恶心及呕吐。症状常发生于坐位躺下或从躺卧位至坐位时,或出现于床上翻身时,患者常可察觉在向某一头位侧身时出现眩晕,可于睡眠中因眩晕发作而惊醒。眩晕的程度变化较大,严重者于头部轻微活动时即出现,眩晕发作后可有较长时间的头重脚轻、漂浮感及不稳定感。整个发作的病程可为数小时至数日,个别可达数月或数年。本病症状的出现,可呈现周期性加剧或自发缓解。间歇期长短不一,有时可 1 年或数年不发作,甚至可长达 10 ~ 20 年不发病。其他常见症状还包括恶心、呕吐等自主神经症状,头晕、头重脚轻、漂浮感、平衡不稳感以及振动幻视等。

2. 检查　位置试验是 BPPV 的特异性检查,原称变位试验(positioning test),Barany 学会统一称为位置试验(positional test)。其技术原理均根据 BPPV 的两个发病机制学说而设计,通过沿特定空间平面的头位变动,使受试的半规管平面处于悬垂直位,管内飘浮的管石受角加速度及重力作用沿管腔内沉降,导致内淋巴的异常流动,或黏附有耳石的壶腹嵴发生偏斜,诱发出相应轴向的特征性眼震,而判断受累的半规管。

检查方法包括位置试验(Dix-Hallpike test)、滚转试验(Roll test)等。

　🖥 拓展知识 15-9　BPPV 的检查方法

3. 诊断依据

(1) 头部运动到某一特定位置出现短暂眩晕的病史。

(2) 位置试验　显示眼震特点,且具有短潜伏期(< 30 s)和疲劳性。

(3) 旋转试验　用于检查外半规管之 BPPV 患者。患者坐位,头前倾 30°,旋转速度为 0.04 ~ 0.5 Hz,用眼震电图(ENG)闭眼记录,阳性者眼速在低频时相移减少。

(4) 听力学检查　一般无听力学异常改变,但半规管结石症如发生于某种耳病,则可出现患耳听力异常。

(5) 其他　姿势图检查可呈现异常,但无特征性。前庭功能检查、神经系统检查及 CT 或 MRI 检查主要用于鉴别诊断或病因诊断。

(五)诊断依据及鉴别诊断

中华医学会耳鼻咽喉头颈外科分会颁布《良性阵发性位置性眩晕诊断与治疗指南（2017）》中诊断标准如下：

1. 相对于重力方向改变头位后出现反复发作的、短暂的眩晕或头晕（通常持续不超过 1 min）。

2. 位置试验中出现眩晕及特征性位置性眼震。

3. 排除其他疾病，如轻嵴帽、前庭性偏头痛、前庭阵发症、中枢性位置性眩晕、梅尼埃病、VN、迷路炎、上半规管裂综合征、后循环缺血、直立性低血压、精神源性眩晕等。

📖 **拓展知识 15-10** BPPV 的分型诊断

(六)治疗

虽然 BPPV 是一种有自愈倾向的疾病，但其自愈的时间有时可达数月或数年，严重的可致工作能力丧失，故应尽早治疗。

1. **抗眩晕药** 桂利嗪（脑益嗪）或氟桂利嗪、异丙嗪（非那根）等有一定的效果。

2. **耳石复位——手法复位** 为首选的治疗方法。通过一系列沿特定空间平面的序贯式的头位变动，使存在于半规管管腔内或嵴帽上的异位耳石颗粒按特定方向运动，经半规管开口回到椭圆囊而达到治疗目的（表 15-2）。复位成功取决于定侧，定管（受累半规管的识别），以及耳石定位（嵴帽结石症及管结石症的区别）。

表 15-2 2017 版中华指南根据临床证据级别推荐耳石复位方法

受累半规管	诊断试验	复位手法
后半规管	Dix-hallpike 试验、侧卧试验	Epley 法、改良 Epley 法、Semont 法
外半规管	旋转试验	管结石症：Barbecue 法、Gufoni 法（向健侧）
		嵴帽结石症：Gufoni 法（向患侧）、改良 Semont 法
上半规管	Dix-hallpike 试验、正中深悬头位试验	Yacovino 法

3. **药物治疗** 原则上药物不能使耳石复位。不推荐常规使用前庭抑制剂。当合并其他内耳或系统性病变时，仍继续使用治疗该类疾病的药物。复位后有头晕、平衡障碍等症状时，可给予改善微循环药物，可能有助于改善症状。

4. **手术疗法** 诊断清楚、责任半规管明确、经规范的耳石复位等综合治疗≥1 年无效且活动严重受限的患者，可行后壶腹神经切断术或半规管阻塞术。

5. **前庭康复训练** 通过中枢适应和代偿机制提高前庭功能，可减轻前庭功能损失导致的不良后遗症。其可作为耳石复位的辅助治疗，如复位无效或加重，复位后仍有头晕、位置性眩晕或平衡障碍，在复位前使用可增加患者对复位的耐受性，也作为耳石复位的替代治疗。

（孔维佳）

第十六章 耳 聋

概 述：

　　耳聋是一类严重影响患者生活、工作和学习的常见病。本章在讲解耳聋的基本概念、分类和分级之基础上，对引起耳聋的各类病因及临床特征、基本检查方法和治疗原则进行了扼要介绍。并对突发性聋、药物中毒性聋、爆震性聋与噪声性聋、老年性聋、自身免疫性内耳病及遗传性感音神经性聋等常见疾病进行了较为详细的阐述。理解和掌握上述基本概念和知识是耳科学的学习重点之一。

第一节 耳 聋 概 述

　　声音通过人的外耳集声，中耳传声至内耳螺旋器基底膜振动，耳蜗毛细胞声电转换形成电信号，经听神经冲动传至各级听觉中枢，最后在大脑颞叶皮质产生听觉。正常人耳可听到频率范围为 20～20 000 Hz、声强为 0 dB HL 以上的声音。如听觉系统中的传音、感音、听神经或各级听觉中枢出现任何结构或功能障碍，可表现为不同程度的听力减退，在临床上统称为耳聋（deafness，hearing loss）。

　　听觉在言语形成中起着接受语声刺激，进行模仿以及监测和校正自身发声的双重作用。极重度先天性聋或婴幼儿期失去听力者无法接受言语信号，更无自身言语反馈，如未经特殊训练，将成为聋哑患者（deaf-mutism）。在言语形成之后失去听力者由于长期失去听觉反馈能力，言语能力亦可逐渐退化，出现发音失准，言语清晰度下降等，严重者甚至丧失言语能力，发生聋哑症。

　　1. 发病率　耳聋的发病率较高，涉及各个年龄段，在美国，据人口调查统计，每 1 000 名新生儿中就有 1 名先天性聋儿；听力下降者在人群中的比例，青年期为 1%，45～64 岁为 14%，65～75 岁为 30%，75 岁以上为 50%。全世界有 25 亿人患有中度以上听力损失。据 2006 年第二次全国残疾人抽样调查结果显示，我国有听力言语残疾者达 2 131 万人，其中聋哑人 200 多万，且每年新生聋儿约以 3 万人的数量在增长。

　　2. 耳聋分类

　　（1）按病变性质和部位分类　耳聋可分为器质性聋（organic deafness）和功能性聋（functional deafness）两大类。此外，尚有伪聋（simulated deafness）。

　　1）器质性聋　可按病变部位分为传导性聋（conductive deafness）、感音神经性聋（sensorineural deafness）和混合性聋（mixed deafness）三种。感音神经性聋可进一步分为病变部位在耳蜗的感音性聋（sensory deafness），又称为耳蜗性聋（cochlear deafness）；病变在听神经的神经性聋（nervous deafness）；以及病变在各级听觉中枢的中枢性聋（central deafness）。神经性聋和中枢性聋统称为蜗后性聋（retrocochlear deafness）。

2）功能性聋　因无明显器质性变化,又称精神性聋(psychogenic deafness)或癔症性聋(hysterical deafness)。

（2）按发病时间分类

1）按出生前后分为先天性耳聋(congenital deafness)和后天性耳聋。先天性耳聋按病因不同可分为遗传性耳聋(hereditary deafness)和非遗传性耳聋两类。

2）按耳聋和言语功能发育的时间关系可分为学语前聋(prelingual deafness)(＜2 岁)、学语期聋(perilingual deafness)(2~6 岁)和学语后聋(＞6 岁)。在言语功能发育之前即发生的重度或极重度耳聋称为学语前聋,在言语功能发育期发生的耳聋称学语期聋,在言语功能发育完成后开始的耳聋称为学语后聋。

3. 耳聋分级　临床上常以纯音测听所得言语频率听阈的平均值为标准。言语频率听阈的平均值各国计算方法不完全一致。

> 拓展知识 16-1　听力分级标准

WHO 1997 年(日内瓦)推荐的听力减退分级较 1980 年 WHO,ISO 制定的标准略有变动:①平均听阈以 0.5、1、2 和 4 kHz 4 个频率的平均值为依据,而不再以 0.5、1、2 kHz 的均值为依据;②听力减退分为 4 级而非 5 级,即轻、中、重和极重度,听阈为 80 dB HL 时即为极重度。轻度:26~40 dB。中度:41~60 dB。重度:61~80 dB。极重度:＞81 dB。

> 拓展知识 16-2　我国听力残疾标准及 2021 年 WHO 听力损失等级

一、器质性聋

（一）传导性聋

外耳和中耳传导径路上结构和(或)功能障碍,不同程度影响传音及增益功能,所造成的听力下降称为传导性聋。听力损失的程度,可因病变部位和程度不同而有差别,最严重者,气导听阈可上升至 60 dB(HL)。

1. 病因　可分为先天性疾病和后天性疾病。常见病因如下:

（1）外耳道堵塞、狭窄或闭锁。

（2）鼓膜病变和(或)听骨链病变,常见于中耳炎等疾病。

（3）咽鼓管及乳突气房病变。

（4）内耳淋巴液波传导障碍,可因鼓阶及前庭阶外淋巴液质量改变或液波传导受阻所致,见于内耳免疫病、迷路积水、浆液性迷路炎以及各种原因造成的蜗窗闭塞。内耳液波传导障碍除表现为气导下降外,还可伴有骨导下降,常呈现混合性聋的特征。

2. 诊断

（1）病史及专科检查　可以了解病变的原因、部位、损害的范围和严重程度。

（2）听功能检查　包括音叉检查、纯音测听(骨导听阈基本正常,气导听阈 25~60 dB)和声导抗检查。

（3）影像检查　可以协助确定病变的部位、范围及程度。

3. 治疗　应根据病因以及病变的部位、性质和范围确定不同的治疗方法。大多数传导性聋可以通过耳显微外科手术重建听力,手术类型包括耳郭及外耳道成形术或再造术、鼓室成形术和镫骨手术等。因各种原因不能手术者,可佩戴助听器改善听力。

（二）感音神经性聋

由于耳蜗、听神经和听觉中枢病变导致的听功能障碍,分别称为感音性、神经性或中枢性聋。

1. 病因及临床特征

（1）先天性聋(congenital deafness)　系出生时就已存在的听力障碍。其病因可分为遗传性聋(hereditary deafness)和非遗传性聋(non-hereditary deafness)两大类。

1）遗传性聋　指由基因或染色体异常所致的感音神经性聋(详见本章第七节)。

2）非遗传性聋　妊娠早期母亲感染风疹、腮腺炎和流感等病毒,或患梅毒、糖尿病、肾炎、败血症和克汀病等全身疾病,或大量应用耳毒性药物,均可使胎儿耳聋。母子血液 Rh 血型不合,分娩时产程过长、难产、产伤致胎儿缺氧窒息也可致聋。

先天性聋既可表现为传导性聋或感音神经性聋,也可表现为混合性聋。

（2）老年性聋（presbyacusis）　是指随着年龄增长听觉器官和系统衰老和退变导致的感音神经性听力损失,临床表现为渐进性、不可逆的双侧对称感音神经性高频听力损失,多伴有耳鸣及言语识别能力下降（详见本章第五节）。

（3）传染病源性聋（deafness due to infective disease）　又称感染性聋,系指由各种急、慢性传染病感染所引起的感音神经性聋。许多病原微生物包括病毒、细菌、支原体、衣原体、寄生虫等,皆可引起先天性或迟发性感音神经性聋。对听功能损害严重的传染病有流行性脑脊髓膜炎、猩红热、白喉、巨细胞病毒感染、风疹、单纯疱疹性脑炎等。临床表现为单侧或双侧进行性聋,伴或不伴前庭受累症状。

（4）耳毒性聋（ototoxic deafness）　指接受某些耳毒性药物治疗或长期接触某些耳毒性化学物质所致的耳聋,前者又称药物中毒性耳聋（详见本章第三节）。耳毒性化学物质包括重金属类制剂和化学制剂,如铜、磷、砷、苯、一氧化碳、二硫化碳等。这些药物与化学物质无论以何种方式接触或应用于耳局部或全身,均有可能经血液循环、脑脊液或窗膜等途径直接或间接进入内耳,损害听觉器官（图 16-1）。孕妇应用后可经胎盘进入胎儿体内损害听觉系统。中毒致聋的机制不详,受损的部位多在蜗后,常同时累及前庭功能。临床上多伴有耳鸣与眩晕。

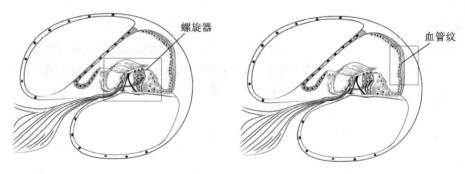

图 16-1　各种感音性聋的内耳损伤部位示意图

（5）创伤性聋（traumatic deafness）　包括头部外伤、耳气压伤、耳放射性损伤及声损伤等,后者详见本章第四节。

（6）特发性突发性聋　详见本章第二节。

（7）自身免疫性聋　详见本章第六节。

（8）神经系统病变引起的耳聋　某些中枢神经系统病变如多发性硬化（multiple sclerosis）和良性颅内压增高症（benign intracranial hypertension）可引起耳聋。

（9）血液及循环系统疾病引起的耳聋　文献报道,偏头痛、椎 - 基底动脉栓塞、小脑脑桥角或内听道血管袢、镰状细胞贫血、白血病、淋巴瘤等疾病都可引起感音神经性聋。

（10）内分泌及代谢性疾病引起的耳聋　本类疾病引起的听觉减退的临床表现差异较大。甲状腺功能减退,特别是地方性克汀病者几乎都伴有耳聋。糖尿病性耳聋也很常见。

（11）肾疾病与耳聋　临床上不仅遗传性肾炎患者,而且各类肾衰竭、透析与肾移植患者均可并发听力障碍。目前有关其致聋原因的争论甚多,可能与体内外多种因素综合作用有关。

（12）骨组织疾病引起的耳聋　如耳硬化症（参见本篇第十四章）和 Paget 病。

（13）肿瘤引起的耳聋　如听神经瘤（前庭神经鞘膜瘤）。

（14）其他全身系统性疾病引起的耳聋 常见于高血压与动脉硬化。除此之外，白血病、红细胞增多症、镰状细胞贫血、巨球蛋白血症、结节病、组织细胞增多症X、结节性多动脉炎等多种疾病都可致聋。

（15）其他 如梅尼埃病、细菌性化脓性迷路炎等。

2. 诊断和鉴别诊断 全面系统地收集病史，详尽的耳鼻咽喉科体格检查，听功能、前庭功能和咽鼓管功能检测，必要的影像学以及全身检查和神经系统检查等是诊断和鉴别诊断的基础。

3. 治疗 感音神经性聋的治疗原则是恢复或部分恢复已丧失的听力，尽量保存并利用残余的听力。具体方法如下：

（1）药物治疗 因致聋原因很多，发病机制和病理改变复杂且不尽相同，故迄今尚无一个简单、有效且适用于任何情况的药物或疗法。目前多在排除或治疗病因的同时，尽早选用糖皮质激素类药物，可行改善血液流变学、降纤、神经营养药物及抗氧化制剂治疗。可酌情行糖皮质激素鼓室注射治疗。

（2）高压氧舱治疗 对突发和早期感音神经性聋有辅助治疗的作用。

（3）助听器（hearing aid）。

（4）人工耳蜗植入 详见本章第八节。

（5）听性脑干植入 耳蜗性极重度聋或全聋的患者可通过人工耳蜗植入及术后听觉言语康复训练的方法来治疗。然而，临床上还有一类患者，他们出现双侧耳全聋的病理机制是在耳蜗螺旋神经节与脑干蜗神经核之间的神经通路完全中断或缺如。这类双耳全聋患者完全不能感知外界声刺激，由于无残存听神经，故人工耳蜗不能帮助这类全聋患者恢复听觉。一种新的人工听觉技术——人工听性脑干，或称听性脑干植入（auditory brainstem implant，ABI）可用于这类神经性全聋患者。

（6）听觉训练和言语训练 听觉训练（auditory training）是借助听器，利用听障患者的残余听力，或植入人工耳蜗后获得的听力，通过长期有计划的环境声和言语刺激，逐步培养其聆听习惯，提高听觉察觉、听觉注意、听觉定位及识别、记忆等方面能力。言语训练（speech training）是依据听觉、视觉与触觉等互补功能，借助适宜的仪器，以科学的教学法训练听障患儿发声、读唇，进而理解并积累词汇，掌握语法规则，准确表达思想感情。听觉和言语训练相互补充、相互促进，能使残余听功能或人工听功能充分发挥作用，达到正常或接近正常的社会交流的目的。

4. 预防

（1）广泛宣传杜绝近亲结婚，积极防治妊娠期疾病，减少产伤。大力推广新生儿听力筛查，努力做到对婴幼儿耳聋早期发现、早期治疗、早期听觉言语康复训练。

（2）提高生活水平，防治传染病，锻炼身体，保证身心健康，减缓老化过程。

（3）严格掌握应用耳毒性药物的适应证，尽可能减少用量及疗程；对有家族药物中毒史、肾功能不全者、孕妇、婴幼儿和已有耳聋者更应慎重。用药期间监测听力，有中毒征兆者尽快停药。

（4）加强个体防护，尽量减少与强噪声等有害物理因素及化学物质接触，改善劳动条件和环境。

（三）混合性聋

耳传音与感音系统同时受累所致的耳聋称混合性聋。两部分受损的原因既可相同，也可各异。前者如晚期耳硬化症耳蜗功能受到不同程度损害，又如在化脓性中耳炎所致传导性聋的基础上，因合并迷路炎或因细菌毒素、耳毒药物等经蜗窗膜渗入内耳，继发感音性聋。两部分损害原因不同所致的混合性聋常见的有慢性中耳炎伴老年性聋、噪声性聋或全身疾病所引起的耳聋。混合性聋的听力改变特征是既有气导损害，又有骨导损害，听力曲线呈缓降型，低频区有气骨导间距而高频区不明显。混合性聋的治疗方法应根据不同病因及病情综合分析选定。

二、功能性聋

本病又称精神性聋或癔症性聋，属非器质性耳聋。常由精神心理受创伤引起，表现为单侧或双侧听力突然严重丧失,无耳鸣和眩晕。说话的音调和强弱与发病前相同,但多有缄默、四肢震颤麻木、过度凝视等癔症症状。反复测听结果变异较大,无响度重振,言语接受阈和识别率较低。自描测听曲线为 V 型,镫骨肌声反射和听性脑干诱发电位正常。前庭功能无改变。患者可突然自愈或经各种暗示治疗而快速恢复。

三、伪聋

本病又称诈聋,指听觉系统无病而自称失去听觉,严格地说,不能称为疾病。另一类是听力仅有轻微损害,但有意识地夸大其听力缺损程度者,可称为夸大性听力损失(exaggerated hearing loss)。自从声导抗、听觉诱发电位和耳声发射测听法问世以来,伪聋的准确识别多已不成问题,但确诊前必须要注意慎重地与功能性聋鉴别。

第二节　突发性聋

突发性聋(sudden deafness)是指突然发生的感音神经性聋,故又称突发性感音神经性聋(sudden sensorineural hearing loss,SSNHL)。至今,对 SSNHL 尚无统一的定义,现认识到 SSNHL 是一类疾病,许多疾病都可以引起 SSNHL。其中,病因不明的突发性感音神经性聋称特发性突发性聋(idiopathic sudden deafness),又称特发性突发性感音神经性聋(idiopathic sudden sensorineural hearing loss,ISSNHL),属于 SSNHL 中的亚群,其临床症状与 SSNHL 类似,部分患者有自愈倾向。

(一)流行病学

SSNHL 临床并不少见,年发病率为(5~20)/10 万。发病的高峰年龄为 50~60 岁,近年来发病有年轻化的趋势。发病无明显性别差异。

(二)病因

SSNHL 可为多种不同病因所引起,但大多数患者病因不详。

文献报道的可能病因包括:①感染;②内耳供血障碍;③肿瘤或瘤样病变;④颅脑外伤及窗膜破裂;⑤ 药物中毒;⑥ 自身免疫反应;⑦ 先天性发育异常,如先天性前庭水管扩大;⑧ 特发性疾病,如部分梅尼埃病、多发性硬化及结节病患者可表现为 SSNHL;⑨精神心理因素等。

(三)诊断

根据 SSNHL 的定义做出诊断并不困难,但应仔细收集 SSNHL 患者的病史和发病情况,并进行全面的耳科学、神经耳科学、听力学、前庭功能、影像和实验室检查,以找到可能的病因。在排除了可能的病因后,可诊断为 ISSNHL。

(四)治疗

1. 病因治疗　针对所查到的不同病因,进行相应的治疗。如感染性病因者用抗感染治疗;肿瘤患者采取手术或其他相应治疗;药物中毒者停用耳毒性药物,并采用营养神经、改善微循环、糖皮质激素等治疗。

2. 经验疗法　由于多数 SSNHL 患者病因不清,属于特发性突发性聋,其治疗多为经验疗法。近年来,美国、德国、中国及比利时耳鼻喉学会先后发布多项指南,其基本治疗方法如下。

(1)糖皮质激素　泼尼松冲击治疗,成年人 60 mg/d,5 天后逐渐减量,一般 10 天为 1 个疗程。注意糖皮质激素治疗的禁忌证。

(2)改善血液流变学、扩血管及纤溶治疗

1)10% 低分子右旋糖酐(dextran)　500 mg/d,静脉滴注,5~7 天。

2)活血化瘀中药　如复方丹参 8~16 mg/d;或川芎嗪 40~80 mg/d,葛根黄酮 400 mg/d,静脉滴注。

3)钙通道拮抗剂　如尼莫地平 30 mg,2~3 次/d;氟桂利嗪 5 mg,1 次/d。

4）组胺衍生物　倍他司汀（β-histine)4 ~ 8 mg,3 次 /d;甲磺酸倍他司汀（敏使朗)6 ~ 12 mg,3 次 /d。

5）抗血栓形成剂和促血栓降解剂　可选用东菱克栓酶、蝮蛇抗栓酶、降纤酶、尿激酶等,但应住院用药,动态监测患者凝血功能状态。

（3）抗病毒治疗　在有直接病毒感染证据时可采用。

（4）低钠饮食　有利于减轻可能的膜迷路积水。

（5）高压氧舱治疗　临床观察到有一定疗效,但尚有争议。

（6）其他　银杏制剂、维生素类,以及改善内耳能量代谢的药物等。

（7）鼓室注射　地塞米松等鼓室注射或对部分患者有效。

第三节　药物中毒性耳聋

许多药物或化学物质具有耳毒性,由这些药物或化学物质所致的听力损伤称耳毒性聋（ototoxic deafness）。由耳毒性药物引起的听力损伤称药物中毒性耳聋（pharmacologic ototoxic deafness）。

（一）常见的耳毒性药物

目前已知的耳毒性药物有百余种,常见的有五大类:①抗生素类,包括氨基糖苷类抗生素和非氨基糖苷类抗生素;② 袢利尿药;③ 抗肿瘤药;④ 解热镇痛药;⑤ 抗疟药等。

（二）病理机制

1. 进入内耳的途径　以上药物可通过全身用药或局部用药经体循环进入内耳,孕妇用药还可经胎盘进入胎儿体内造成听觉受损。

2. 损伤部位　不同的药物进入内耳后损伤的部位不同。例如氨基糖苷类抗生素中有的药物对内耳听觉感受器作用明显,有的对前庭感受器作用明显,主要损伤部位是毛细胞。

📺 **拓展图片 16-1**　氨基糖苷类抗生素造成的内耳毛细胞损伤

3. 耳毒性作用机制　一般认为,氨基糖苷类药物直接作用于毛细胞的膜性结构,与膜上的膜蛋白和磷脂类蛋白相结合,破坏了膜的通透性,阳离子内流,且破坏了线粒体的结构,使糖代谢紊乱,导致细胞变性、坏死。近年来研究发现,氨基糖苷类抗生素耳毒性的易感人群线粒体存在 mtDNA A1555G 和（或）C1494T 点突变。其他种类的耳毒性药物有的直接损伤毛细胞（抗肿瘤药）,有的破坏内耳血管纹造成内、外淋巴液生化成分改变（袢利尿药）,引起毛细胞功能受损。

4. 药物代谢排泄途径　耳毒性药物均从肾排泄,且多对肾也有毒性作用,故肾功能障碍时容易造成药物蓄积,更加重其耳毒性。

（三）临床表现

药物中毒性耳聋有以下临床特点:①听觉损伤多为双耳受损。②多首先出现高频损伤。③可伴有耳鸣、前庭功能下降、眩晕、步态不稳。④发病有延迟性,如氨基糖苷抗生素类引起的耳聋。⑤前庭受损的症状可逐渐被代偿而缓解,耳聋、耳鸣在早期治疗可望恢复,晚期多难恢复。但袢利尿药所致的耳聋多为可逆性的。

（四）治疗

本病以预防为主,用药时注意观察,一旦发病应早期诊断、早期治疗、早停药（除非抢救生命必须使用）,对孕妇、婴幼儿、肾病患者、噪声工作环境的人慎用一切耳毒性药物。

治疗原则:促进药物从内耳排出,营养神经、改善微循环及糖皮质激素类药物等早期有一定疗效。如耳聋不能恢复,可选配助听器或人工耳蜗植入。

第四节 噪声性聋和爆震性聋

耳蜗的主要功能是感受声波的刺激,但听觉系统对噪声非常敏感,噪声可造成听力下降。爆震性聋和噪声性聋皆是由噪声引起的内耳声损伤(acoustic trauma)。

噪声(noise)是一种紊乱、断续或统计上随机的声振荡,也称为无调声。噪声包括稳态噪声和非稳态噪声,后者又包括间歇噪声、起伏噪声和脉冲噪声。噪声对内耳的损伤可分为急性声损伤(acute acoustic trauma)和慢性声损伤(chronic acoustic trauma)两类。

美国国立卫生研究院共识发展会议(NIH Consensus Conference)报道,约1 000万美国人患有噪声引起的听力损失。我国大约有1 000万工人在强噪声环境作业,有听力损失的人员约占1/10。

一、噪声性聋

噪声性聋(noise induced hearing loss)是由于长期受噪声刺激而发生的一种缓慢的、进行性听觉损伤,损伤部位主要是内耳,属于慢性声损伤。损伤程度与噪声的强度和接触噪声的时间有关。

(一)病理生理

噪声引起的听力损失有一个由生理反应到病理改变的发展过程。短时间暴露于强噪声环境所引起的听力下降,当不超过25 dB时,离开噪声环境数小时至数十小时后,听力可自然恢复,属于暂时性阈移(temporary threshold shift,TTS),又称为听觉疲劳,仍属于功能性改变。

在听觉疲劳的基础上,继续暴露于强噪声,就会使内耳感音器官(螺旋器)由功能性改变发展为器质性退行性病变,听力损失不能完全恢复,即出现永久性阈移(permanent threshold shift,PTS),此时才称为噪声性聋。

(二)发病机制

噪声性聋的发病机制有如下学说。

1. 机械损伤学说 指基底膜剧烈运动所致的机械损伤。

2. 代谢学说 指毛细胞因过度兴奋而出现代谢性能量耗竭损伤。

3. 血供障碍学说 指微血管痉挛狭窄而缺血。

4. 离子中毒学说 指毛细胞与支持细胞间结构微创而造成内、外淋巴离子梯度紊乱。

目前,机械–化学学说为许多学者所接受。

(三)病理

首先在4 kHz区基底膜外毛细胞受损,随着时间延长,毛细胞缺失范围扩大。根据病变程度,毛细胞损伤由超微结构改变、静纤毛排列紊乱直至毛细胞缺失。

(四)症状

1. 耳鸣 噪声暴露早期会出现双侧高音调耳鸣。

2. 渐进性听力减退 噪声性听损失最先受损的是高频部分,此时,主观感觉无听力障碍,也不影响正常语言交流和社交活动。听力损失进一步发展,由高频段向低频段延伸、扩展,损失程度加重。当语言频率听力损失到一定程度,就会出现听力障碍。

(五)检查

1. 耳科检查 外耳道及鼓膜正常。

2. 纯音测听检查 听力曲线下降多呈双侧感音神经性聋,早期为高频听力损失,在4 000 Hz处出现"V"形凹陷。随着听力损失加重,凹陷加深,并波及语言频率(500、1 000、2 000、3 000 Hz)。听力曲线可分为楔型、乙型和下降型。

3. 声导抗及镫骨肌声反射检查　鼓室压力曲线正常,声反射可以引出,部分病例声反射阈下降,表现为典型耳蜗性聋特征。

4. 耳声发射检查　可早期检测外毛细胞受损的情况。

(六) 诊断和分级

1. 诊断　噪声性聋的诊断应遵循以下原则。

(1) 有明确的噪声暴露史。

(2) 进行性感音神经性聋,伴或不伴耳鸣,排除其他原因引起的耳聋。

2. 分级　听力损失的分级以语言频率(500、1 000、2 000、4 000 Hz)的听阈,经过性别、年龄修正后的平均听阈为依据。噪声性聋的分级见本章第一节。

(七) 治疗

对噪声性聋,目前尚无有效的治疗措施,早期可脱离噪声暴露环境,通过休息自行恢复。对永久性耳聋,可按感音神经性聋的方案治疗。

(八) 预防

对噪声性聋的预防措施大致包括制订噪声暴露的安全限值、工程控制、个人听力保护和定期进行听力检查几方面。

二、爆震性聋

爆震性聋(explosion-induced hearing loss)是由脉冲声(或冲击波)对听觉器官的伤害造成的急性声损伤。

(一) 病理

爆震性聋可出现鼓膜充血、出血或穿孔,中耳听骨骨折、内耳组织螺旋器毛细胞损伤、盖膜移位、基底膜撕裂或窗破裂等。

(二) 临床表现

双耳多为非对称性耳聋,均多为急性损伤,严重者可导致全聋。常伴有耳鸣、耳痛、头晕甚至眩晕等症状。

(三) 检查

1. 耳镜检查　可见鼓膜充血、出血、穿孔或破裂。

2. 纯音测听　同噪声性聋。

3. 前庭功能检查　可有自发性眼震,冷热试验示反应减弱。

(四) 诊断和分级

爆炸后或其他脉冲强声后随之出现的突发性聋,通过检查及突发性聋鉴别诊断后,即可确诊。耳聋分级与噪声性聋相同。

(五) 治疗

1. 单纯鼓膜穿孔者处理见本篇第十九章第二节。

2. 鼓膜穿孔合并感染流脓者用抗生素或滴耳剂,按中耳炎治疗。

3. 鼓膜穿孔 3~6 个月未自行愈合者应做修补术。

4. 若窗膜破裂(外淋巴瘘)诊断成立,应及时手术探查修补。

5. 糖皮质激素及神经营养药治疗。

(六) 预防

对武器发射或爆炸产生的脉冲噪声和冲击波,一般无法采取工程控制,佩戴护耳器是一种积极有效的预防措施。

第五节　老年性聋

老年性聋(presbyacusis)是指随着年龄增长听觉器官及系统衰老和退变导致的感音神经性听力损失,临床表现为渐进性、不可逆的双侧对称感音神经性高频听力损失,多伴有耳鸣及言语识别能力下降。Zwaardonhaer 在 19 世纪末提出该病的概念。Schuknecht 分别于 1955 年和 1969 年建立并进一步修改了老年性聋的分型。

(一)流行病学

Dobie(1992)报道在 65 岁以上的居民中,听力减退者占 30%。在美国约 40% 的 75 岁以上老年人患老年性聋。北京市 1996 年抽样调查发现,北京市区老年人的耳聋患病率为 41.84% 左右。一般认为,随年龄增长听力都会有不同程度的缓进性减退,男性发病年龄早于女性。

(二)病因

老年性聋的病因尚未完全明确,可能与下列因素有关。

1. 环境噪声和环境污染等因素。

2. 血管和代谢因素及血液流变学影响。

3. 神经系统退行性变化,如神经递质和神经活性物质的改变。

4. 遗传因素。Sank(1996)报道,约 50% 的老年性聋可能与遗传因素有关。

5. 线粒体 DNA 突变。分子生物学研究发现,线粒体 DNA(mitochondrial DNA,mtDNA)4977bp 缺失是与老年性聋有关的基因突变。

(三)病理及分型

1964 年,Schuknecht 根据人体颞骨病理研究将老年性聋分为四型,分别为感音型、神经型、血管纹型和机械型老年性聋。随着技术进步和研究的不断深入,一些学者提出了不同的观点。1985 年,Welsh 等提出一种新的病理分型——中枢型。1993 年,Schuknecht 和 Gacek 研究了 21 例人的颞骨,又增加了混合型和未定型两个亚型。Kong 等研究发现,老年性聋动物模型中枢听觉皮质出现明显病变。因此,从主要病理特征和临床特征上,老年性聋可分为如下类型。

1. 外周性老年性聋

(1)感音型老年性聋(sensory presbycusis)　以螺旋器外毛细胞损失为主。感音型老年性聋的外毛细胞损失大部分是由长期的噪声暴露和其他环境毒性所致。

(2)神经型老年性聋(neural presbycusis)　耳蜗神经通路及听觉系统神经元变性。

(3)血管纹型(代谢型)老年性聋(strial presbycusis)　以血管纹萎缩为主,引起内淋巴代谢和生化特性紊乱。

(4)机械型(耳蜗传导型)老年性聋(cochlear conductive presbycusis)　基底膜物理结构和特性改变。有学者认为这种亚型只是理论上的,从组织学的目的分出来的,事实上很少有螺旋器机械结构随年龄僵硬的证据;有学者认为,机械性老年性聋仅是代谢性老年性聋的极端个例。

(5)混合型老年性聋(mixed presbycusis)　多于一个耳蜗结构出现有意义的病理改变为特征,累及上述四种经典分型的两个以上。

(6)未定型老年性聋(indeterminate presbycusis)　缺乏光镜下的病理改变但存在耳蜗亚显微结构改变,包括损伤细胞代谢的细胞器的改变,毛细胞突触数减少和内淋巴的化学改变。

2. 中枢性老年性聋(central presbycusis)　主要病理特征为大脑皮质听觉中枢各核团神经细胞的退行性变,随着年龄逐渐增大,中枢系统对听觉认知和(或)言语识别的处理能力逐渐减弱,其症状主要为高频听力的损失和言语识别能力的下降。

3. 复合性老年性聋　兼具外周性老年性聋和中枢性老年性聋的病理特征和临床特征。

🔖 **拓展知识 16-3** 老年性聋 Schuknecht 分型

（四）临床表现

1. 听力下降　隐袭性、进行性缓慢的双侧听力下降，多以高频为主，言语识别能力明显降低。

2. 耳鸣　多数人有高调耳鸣，可间歇性，也有持续性的。

（五）检查

1. 耳镜检查　鼓膜无特征性改变。

2. 纯音测听　为感音神经性听力损失，多先有高频听力下降，纯音听力图多为高频缓降型、高频陡降型或平坦型。

3. 阈上听功能测试　主要判断有无重振现象，了解耳蜗和蜗后病变所占的成分。

4. 耳声发射　可以早期发现耳蜗毛细胞的损害，也有助于鉴别耳蜗性和蜗后性老年性聋。

5. 言语测听　老年性聋患者言语识别率多不同程度降低。

（六）诊断及鉴别诊断

60 岁以上的老年人双耳对称性渐进性听力损失明显或言语识别障碍，进行听力等相关检查，并在排除了噪声性、药物中毒性、梅尼埃病、耳蜗性耳硬化症、听神经瘤和自身免疫性内耳病等耳聋后，应考虑为老年性聋。诊断时要结合全身其他器官衰老情况进行综合分析。

（七）预防与治疗

避免对听器的损害，如避免接触噪声，避免应用耳毒性药物，监测并控制血脂和血糖的水平。给予营养神经和改善循环等药物，以延缓听器衰老的进程。为老年性聋患者正确选配助听器或人工耳蜗植入，并进行听觉言语康复训练。

第六节　自身免疫性内耳病

由于血-脑屏障（blood-brain barrier）和血-迷路屏障（blood-labyrinth barrier）的存在，过去曾一度认为，脑和内耳是隔绝于机体免疫系统之外的"免疫豁免"部位（immunological privileged site）。随着免疫学的迅速发展，对内耳免疫学的研究也日臻深入。目前认为，与脑相似，内耳并非"免疫豁免"器官，并且比脑组织更具有免疫反应性。研究发现，内淋巴囊内有 IgG、sIgA 以及淋巴细胞、浆细胞和巨噬细胞等免疫细胞。内淋巴囊是内耳处理抗原并产生免疫应答的主要部位。内淋巴囊的免疫细胞既可在内淋巴囊局部增殖、分化，也可从外周循环通过螺旋轴静脉（spiral modiolus vein）及其汇集静脉经黏附分子-1（ICAM-1）的介导进入内耳。本病多见于中年女性，男女之比为 1 :（1.7~1.8）。

（一）分类

本病可分为两类。

1. 器官特异性自身免疫性内耳病（organ-specific autoimmune inner ear disease）　指仅发生于内耳的自身免疫病。属于器官特异性，其抗原为内耳的某种特定成分。1979 年，McCabe 首次提出了"自身免疫性感音神经性聋"（autoimmune sensorineural hearing loss）的新概念，又考虑到自身免疫性损害不仅可累及耳蜗及听神经，亦可波及前庭，故 McCabe 又将之称为"自身免疫性内耳病"（autoimmune inner ear disease）。至今，本病的动物模型与临床所见病例的表现还有明显差距，内耳特异性抗原亦未得到公认。有人认为，梅尼埃病甚至特发性突发性聋也是一种免疫介导的内耳病。

2. 非器官特异性自身免疫性内耳病（non-organ-specific autoimmune inner ear disease）　指内耳作为全身自身免疫病的靶器官之一而受到损害，即全身性自身免疫病在内耳的表现。如结节性多动脉炎、Cogan 综合征、Wegener 肉芽肿、白塞综合征（Behcet 综合征）、复发性多软骨炎、系统性红斑狼疮及类风湿关节炎等皆可引起内耳损伤。

(二)临床表现

1. 快速进行性、波动性感音神经性听力损失,可累及单耳或双耳,如为后者,双耳的听力损失大多不对称。

2. 可伴有耳鸣、眩晕和耳内压迫感。

3. 病程可达数周、数月,甚至数年。

4. 可伴有类风湿关节炎、系统性红斑狼疮、Cogan 综合征、Wegener 肉芽肿。

5. 需排除由其他原因引起的感音神经性听力损失,如外伤、感染、药物中毒、老年性聋、遗传性聋、小脑脑桥角占位性病变及多发性硬化等。

(三)实验室检查

1. 一般项目　红细胞沉降率、免疫球蛋白、补体、循环免疫复合物(CIC)、C 反应蛋白(CRP)、类风湿因子、荧光密螺旋体抗体吸收试验(FTA-ABS)等。

2. 非特异性自身抗体　如抗核抗体(ANA)、抗线粒体抗体(AMA)、抗内质网抗体(AERA)、抗层粘连蛋白抗体(ALA)、抗内膜抗体(ASA)、抗血管内皮抗体(AEA)、抗平滑肌抗体(ASMA)等。

3. 抗内耳组织特异性抗体　常出现假阳性和假阴性结果,仅供临床参考。

(1)免疫荧光法和免疫酶法　用动物的内耳组织作底物片,检测可疑患者血清中抗内耳组织的特异性抗体。

(2)蛋白质印迹法(Western blot, immunoblotting)　是首先提取动物的膜迷路组织,进行免疫转印后,用抗原－抗体反应,检测患者血清中抗膜迷路蛋白抗体。

(四)诊断

目前尚缺乏一种敏感而可靠的、抗内耳组织特异性抗体的临床检测方法,故自身免疫性内耳病的临床诊断只能依据临床表现、实验室检查和治疗反应进行综合判断。影像学检查如 CT 和 MRI 对排除其他疾病导致的非对称性感音神经性聋非常重要。全身其他器官受累者,受累器官活检有重要意义。若试验治疗有效,可支持诊断。

(五)治疗

自身免疫性内耳病的基本治疗药物为糖皮质激素和环磷酰胺等免疫抑制剂,McCabe(1991)推荐的治疗方案分为两个阶段。

1. 试验治疗阶段　环磷酰胺(cyclophosphamide)60 mg,每日 2 次;泼尼松龙(prednisolone)30 mg,隔日 1 次。治疗 4 周后若有效,可进行全量治疗。

2. 全量治疗阶段　药物及其剂量同试验治疗,共进行 3 个月。然后停用环磷酰胺,继续用泼尼松龙治疗 2 周,此时期内如听力保持稳定,则 2 周后停药;如听力下降,再用全量治疗 3 个月。

第七节　遗传性感音神经性聋

遗传性感音神经性聋(hereditary sensorineural deafness)指来自亲代的致聋基因或新发突变的致聋基因所引起的感音神经性聋。耳聋为其唯一症状者,称为非综合征性遗传性聋(non-syndromic hereditary deafness);若遗传性聋伴有其他器官或组织的病变,则称为综合征性遗传性聋(syndromic hereditary deafness)。在儿童感音神经性聋的病因中,约 50% 是遗传性因素引起的(Reardon, 1992; Chan, 1994)。Reardon(1992)估称,约 1/2 000 的儿童患有遗传性感音神经性聋,其中 2/3 为非综合征性聋。

（一）分类

1. 根据耳聋基因表达的方式分类

（1）常染色体显性遗传　遗传基因位于常染色体上，并由显性基因控制的遗传方式，称为常染色体显性遗传（autosomal dominant inheritance）。其特点是若双亲之一是杂合子，则子女中约有 1/2 发病。

（2）常染色体隐性遗传　遗传基因位于常染色体上，由隐性基因控制的遗传方式，称为常染色体隐性遗传（autosomal recessive inheritance）。仅在子代为纯合子时，方可患病。

（3）性连锁遗传　遗传基因位于性染色体上，随性染色体传递者，称性连锁遗传（sex-linked inheritance）。性连锁遗传耳聋基因多位于 X 染色体上，为 X 连锁遗传（X-linked inheritance）。

（4）线粒体 DNA 遗传　遗传基因位于线粒体 DNA 上，随线粒体 DNA 传递者，称线粒体 DNA 遗传（mitochondrial DNA inheritance）。

（5）多因素遗传（multifactorial inheritance）。

2. 根据遗传性聋发病时间分类

（1）先天性遗传性聋（congenital genetic deafness）。

（2）迟发性进行性遗传性聋（delayed-onset progressive genetic deafness）。

（二）诊断

通过排除诊断、家系调查、染色体分析以及基因诊断等方法进行诊断。

（三）治疗

1. 通过佩戴助听器、人工耳蜗植入提高或恢复听力。

2. 进行听觉和言语康复训练。

3. 基因疗法为遗传性感音神经性聋的治疗带来新的希望。

（四）预防

1. 婚前遗传性疾病健康教育和检查。

2. 开展遗传性聋的产前早期诊断，优生优育。

第八节　人　工　耳　蜗

（一）人工耳蜗的基本部件及工作原理

人工耳蜗（cochlear implant）实质上是一种特殊的声 - 电转换电子装置，其工作原理是：将环境中的机械声信号转换为电信号，并将该电信号通过电极传入患者耳蜗，刺激患耳残存的听神经而使患者产生一定程度的听觉。目前世界上人工耳蜗的种类很多，但其基本组成部分相同，部件由以下四部分组成：①拾音器（microphone）。②言语信号处理器（speech processor）。③传递 - 接收 / 刺激器（transmitter-receiver/stimulator）。④电极（electrodes）。

拾音器感受环境声波，并将声波转换为电信号后输送给言语信号处理器。言语信号处理器将经拾音器送来的电信号进行处理，变成可刺激耳蜗残存听神经、引起听觉的特殊电信号。传递 - 接收 / 刺激器将由言语信号处理器送来的信号经颞部头皮传输至蜗内电极。电极传导电信号刺激耳蜗残存听神经。

（二）人工耳蜗植入术前检查和评估

人工耳蜗植入候选患者在术前需接受全面而系统的检查，主要包括医疗常规检查、听力学检查、精神学检查等。

1. 医疗常规检查

（1）耳科病史　包括详细的耳聋病史、病因学分析。

（2）耳科常规检查。

（3）影像学检查 除了解中耳乳突气房发育情况外,重点了解耳蜗存在与否,有无骨化及骨化的程度,听神经的完整性以及排除内听道占位性病变。

（4）全身状况检查 包括患者心、肺、肝、肾功能检查和术前常规化验检查。患者的健康状况应能耐受手术。

2. 听力学检查 旨在对患者双耳听功能状况做出全面评价,包括在佩戴和不佩戴大功率助听器两种情况下的纯音测听、听性脑干反应和电诱发电位以及电刺激试验。

3. 精神心理学检查。

（三）人工耳蜗植入患者的选择

世界各人工耳蜗植入小组都有本单位选择患者的标准,其选择患者的基本原则是相同的。20 世纪 90 年代以来,随着人工耳蜗装置的不断改进,以及临床应用的不断探索,对人工耳蜗植入患者的选择标准有了改变。这些改变主要表现在如下几个方面。

1. 患者年龄 早期人工耳蜗植入患者年龄标准是 ≥18 岁。现在 ≥6 个月的儿童都可作为人工耳蜗植入的候选人。研究表明,在语言形成的早期阶段接受人工耳蜗植入,有利于帮助极重度聋或全聋儿童恢复言语能力。

2. 听力损失程度 早期提出的耳蜗植入患者双耳听力损失程度为:全聋且完全不能借助助听器改善听力。现在将患者听力损失 ≥90 dB,借助助听器能获得可测的但有限的听力改善的患者也列入人工耳蜗植入的候选人。

3. 耳蜗的发育和骨化情况。

4. 患者耳聋的性质 在早期,仅学语后聋患者被作为人工耳蜗植入的对象,现将学语前聋以及部分先天性聋也列为人工耳蜗植入的适应证。但须评估听神经的完整性,避免对先天性听神经缺如的患耳作人工耳蜗植入。

5. 患者全身健康状态可耐受手术、精神正常、有要求和耐心能完成术后的康复训练,也是选择患者的基本要求之一。

（四）面神经隐窝进路人工耳蜗植入术

人工耳蜗植入术一般在全身麻醉下进行,按手术进路可分为面神经隐窝进路和外耳道后壁进路等术式。面神经隐窝进路指经耳后皮肤切口,通过乳突腔和面神经隐窝进入鼓室圆窗区,又称后鼓室进路。目前多数人工耳蜗植入研究小组都是采用面神经隐窝进路达圆窗区。

1. 皮肤切口 耳后头皮切口。皮肤与颞肌筋膜分层切开,切开骨膜,掀起骨膜瓣,置入牵开器。

2. 单纯乳突切开 按乳突根治术方法做限制性乳突切除,显露外半规管轮廓以及砧骨短突,保持骨性外耳道后壁的完整性。

3. 暴露面神经隐窝 用钻石钻头磨削暴露面神经隐窝时,注意可将面神经锥段及垂直部上段面神经管轮廓化,但勿暴露面神经鞘膜,以避免损伤面神经。

4. 准备埋植床 颞骨鳞部和乳突部的相应部位磨出与接收 / 刺激器大小相当并容纳接收 / 刺激器的骨坑(接收 / 刺激器埋植床)。沿此埋植床向前磨出一骨槽达乳突腔,以备容纳电极导线通过。

5. 鼓阶钻孔 在圆窗龛前缘磨削出直径约 1 mm 的骨孔至显露鼓阶"蓝线",钩除骨屑,挑开鼓阶内骨膜。

6. 固定接收 / 刺激器 将接收 / 刺激器置于埋植床内。

7. 插入电极 用特制的无损伤显微钳和(或)显微叉将电极经面神经隐窝由圆窗龛前小孔慢慢地插入鼓阶内,尽量将电极按要求插至规定的长度。

8. 封闭术腔 缝合骨膜,固定电极。逐层缝合切口,不置引流。

（五）人工耳蜗植入手术并发症

人工耳蜗植入术可能出现的并发症有：术后感染、外淋巴瘘及脑脊液漏、面瘫、皮瓣坏死、耳鸣、眩晕、埋植部件故障等。

（六）人工耳蜗言语处理器的调试编程

人工耳蜗植入术后，人工耳蜗装置的言语处理器需进行调试编程（fitting programming），以保证人工耳蜗言语处理系统达到与患者患耳相适应的最佳工作状态。一般在术后 10 天～4 周进行言语处理器的调试编程。人工耳蜗言语处理器调试编程的基本项目包括：检测各通道电流强度，测定反应阈，测定舒适水平，确定电听觉动态范围，测定音调感觉，选择刺激通道及调整输出信号范围等。

（七）人工耳蜗植入患者的听觉言语康复

听觉言语康复训练有两个目的：一是重建或增进人工耳蜗植入患者的听觉能力，二是重建或改善患者的言语能力。

（孔维佳）

第十七章　耳　鸣

概　述：

　　本章主要讲解耳鸣的病因及分类、病理生理机制、主要检查方法及诊断和治疗原则。耳鸣为耳科临床常见三大症状之一，亦为临床治疗难点。近年来耳鸣研究领域的主要进展是 Jastreboff 创立的耳鸣神经生理学模式及根据该学说而建立的耳鸣再训练疗法。

　　耳鸣（tinnitus）一词源于拉丁词 tinnere，原意为耳部响铃样声音。可分为主观性和客观性耳鸣。客观性耳鸣（objective tinnitus）是指有真正的物理性声波振动存在，通常是身体本身产生的声信号，有时把听诊器放在患者的外耳道就能听到。主观性耳鸣（subjective tinnitus）则是指主观上感觉耳内或头部有声音，但外界并无相应声源存在。耳鸣是耳科临床最常见的症状之一。其发病率较高，并随着年龄增长而增加，一般人群中 17% 有不同程度耳鸣，老年人耳鸣发生率可达 33%。

（一）病因及分类

　　耳鸣的分类方法较多，但目前尚无一种分类法可满意地对各种耳鸣进行归类。较实用的方法是根据耳鸣发生的可能部位及其病因进行分类。

　　1. 根据产生耳鸣的部位分类

　　（1）耳源性耳鸣　指产生耳鸣的病变部位位于听觉系统内。大多指感音神经性耳鸣。

　　1）外耳病变　外耳道软骨部或骨部的病变阻塞外耳道时皆可引起耳鸣。此为外耳道阻塞而妨碍声波传入中耳，由于环境噪声也受到隔绝，其对体内生理性杂音的掩蔽作用减弱，使体内产生的微弱声音相对增强而造成耳鸣。

　　2）中耳病变　中耳的病变常引起不同程度的传导性聋，同样使环境噪声对体内生理性杂音的掩蔽作用减弱。

　　另外，鼓室内病变如分泌性中耳炎、颈静脉球体瘤等可引起搏动性耳鸣。

　　3）耳蜗病变　耳蜗病变所致耳鸣的机制尚不清楚，大多数学者认为这种耳鸣是病变部位的自发性放电活动所致。损伤的毛细胞可产生持久的去极化状态，引起神经元的兴奋，产生异常信号。上述异常自发性放电活动也与中枢对末梢的抑制作用减弱或消失有关。

　　4）蜗后病变　包括内耳道和小脑脑桥角病变，如听神经瘤、脑膜瘤、胆脂瘤、炎症或血管异常等。该部位的任何病变压迫听神经所造成的机械性刺激，可产生异常的神经冲动而导致耳鸣。

　　5）中枢听觉径路病变　包括脑干和听觉皮质的病变，如多发性硬化、肿瘤、血管病变、感染病灶累及蜗核与听皮质间的传入或传出神经纤维等，皆能对听觉传导径路反射弧造成干扰，同样导致耳鸣。上述耳鸣称为中枢性耳鸣。

（2）非耳源性耳鸣　指起源于听觉系统以外部位的耳鸣，多指体内声响。

1）血管源性耳鸣　颈动脉或椎动脉系统的血管病变，包括颅内和颅外的血管病变皆可引起耳鸣。如动静脉瘘和动脉瘤，常产生与脉搏同步的搏动性杂音。

2）肌源性耳鸣　腭肌阵挛是客观性耳鸣最常见的原因。腭肌阵挛多由精神因素所引起，也可由神经系统病变（如小脑或脑干损害）所引起。患者一耳或双耳可听到不规则的咯咯声，耳鸣的节律与软腭痉挛性收缩同步。此外，中耳肌包括镫骨肌或鼓膜张肌痉挛性收缩亦可产生典型节律的咔嗒声。用声导抗仪进行检查，可发现耳鸣的发生与声导抗的改变是同步的。

3）咽鼓管病变（咽鼓管异常开放）　咽鼓管周围脂肪组织消失或其他原因可导致其异常开放，使患者听到与呼吸节律同步的耳鸣声。

4）颞下颌关节疾病　牙齿咬合不平衡或颞下颌关节炎可引起耳鸣。当患者张口或闭口时，患者本人和旁人可在外耳道附近听到咔嗒声。

2. 根据产生耳鸣的病因分类　许多耳鸣患者常未能发现明显的病因，故病因分类法亦难完全满足临床需要。大多数已知的耳鸣病因在耳鸣的部位分类中已有叙述，其他可能的病因尚包括：

（1）全身疾病性耳鸣　某些非听觉系统疾患可导致耳鸣，如甲状腺功能异常、糖尿病、颈椎病、多发性硬化、Paget 病、碘或锌缺乏、贫血、偏头痛、高血压、高血脂、肾病、自身免疫病等。

（2）精神心理性耳鸣

1）幻听　耳鸣声呈语言样，如听见被指责或被骂声，为精神病的一种症状，应进行精神病治疗。

2）听像（auditory imagery）　是由心理学原因引起的耳鸣声中最常见的，常为乐声或歌声，它可能是平常的耳鸣声而被想象转换为愉快的乐声。也可能为轻型精神病或精神紊乱而同时伴有耳鸣者。如无其他严重精神病的表现可不用治疗。

3. 根据耳鸣神经生理学模式分类　Jastreboff（1990）提出，耳鸣产生于皮质下听觉中枢对末梢微弱的神经活动的信号处理过程中，最后被大脑颞叶皮质觉察而表现为耳鸣。在听觉传导通路各级皮质下中枢对该信号进行处理的过程中，焦虑、恐惧等因素可通过边缘系统增强自主神经系统对耳鸣觉察的反应，通过正反馈而加重耳鸣。耳鸣的神经生理学分类见图 17-1。

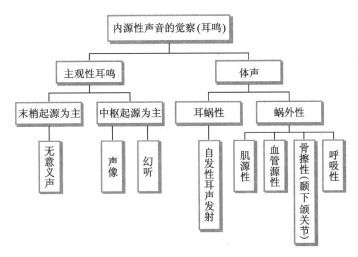

图 17-1　耳鸣的神经生理学分类

（二）病理生理机制

耳鸣的机制尚未完全阐明，由于临床上观察到耳蜗病变者常可发生耳鸣，传统的耳鸣机制主要围绕耳蜗的功能。但许多实验研究和临床观察发现，切断听神经后常不能消除耳鸣，部分耳鸣可发生在听神经切

断术后。现一般认为,耳鸣的产生与神经的异常兴奋性有关,产生耳鸣的可能机制有二:

1. 相邻神经元之间兴奋性同步排放 受影响神经元产生与兴奋性神经元神经兴奋性同步排放(synchronization of discharges),此假说可解释听神经病患者的耳鸣机制。

2. 毛细胞超量阳离子内流 感觉毛细胞自发性的过量 K^+ 和 Ca^{2+} 内流,引起其全部突触同步释放神经递质。此假说可解释噪声性聋及药物中毒性聋患者的耳鸣机制。

Jastreboff(1990)提出,耳鸣产生于听觉皮质下对神经末梢的微弱信号的觉察和处理过程中。与自主神经系统(autonomic nerve system)和边缘系统(limbic system)密切相关。在耳鸣产生机制中,耳蜗、听皮质下核团、自主神经系统、边缘系统及皮质区相互作用。

📺 **拓展图片 17-1** 耳鸣机制示意图

(三) 检查

对耳鸣患者的检查内容较多,主要包括如下方面。

1. 一般全身检查 主要了解患者全身一般情况,旨在了解或排除某些有可能发生耳鸣的全身性疾病,如白血病、甲状腺功能减退、糖尿病、偏头痛等。

2. 神经系统检查 可协助对中枢及其他周围神经系统病变的诊断及定位。

3. 物理检查 除常规检查外,应作颈部检查和颞下颌关节功能检查。如为搏动性耳鸣,应作头、颈侧及耳的听诊,以了解有无血管搏动声、颈转动及压迫颈动脉、静脉对耳鸣的影响等。

4. 听功能检查 通常应包括全部听功能检测。对于未发现听阈改变的被检者,超高频纯音听阈测试有时可有异常发现而有助于诊断。

5. 前庭功能检查 应包括平衡功能、协调试验及眼动检查。

6. 耳鸣的测试 包括耳鸣音调的频率或频谱匹配(pitch-match frequency)、耳鸣响度匹配(loudness matching)、耳鸣可掩蔽性测定[最小掩蔽级(minimal masking level,MML)]、对应的耳鸣掩蔽曲线(Feldman's curve)的类型及耳鸣的后效抑制(residual inhibition)测定等。

7. 脑功能检查 如正电子发射体层成像(PET)等,可观察到与耳鸣相关的脑组织兴奋灶。因其费用昂贵,此项检查目前仅用于耳鸣的研究。

(四) 诊断

耳鸣的诊断是治疗的基础。但耳鸣的诊断极为困难,乃因耳鸣是许多全身疾病及局部疾病的一种症状,其促发及影响的因素又极多,且与患者的心理状态又有密切关系。耳鸣的诊断目标应力求达到:① 定位,病变部位诊断;② 定因,病因诊断;③ 定量,分级诊断。

1. 病史的采集 病史采集极为重要,是耳鸣诊断的关键。病史应包括:

(1) 耳鸣是否合并有其他耳部症状 如耳聋及眩晕,三者之间出现时间之先后关系。

(2) 耳鸣发生情况及病程 包括耳鸣出现时间,持续时间,变化的过程,诊断及治疗过程,现状等。

(3) 耳鸣的特征 包括部位及耳别,持续性或间断性,有无波动性。如为间断性,应描述发生及间断的时间以及有无规律性变化。

(4) 耳鸣音调的性质 是高调,还是中调、低调;耳鸣声的具体描述,如蝉鸣、哨音、汽笛声、隆隆声、咔嗒声等;是搏动性还是非搏动性,搏动性是否与心搏或脉搏同步,是否与呼吸有关;音调性质有否变化等。

(5) 耳鸣响度 可与环境声或生活声比较,记录响度指数。

(6) 耳鸣对生活、工作影响的严重性 根据耳鸣对情绪及生活、工作的影响,使患者感到烦恼的程度描述。

(7) 耳鸣的可能原因 耳科既往史,颅脑外伤和声损伤史、耳毒性药物史、心脑血管疾病史及变应性疾病史等。

(8) 耳鸣的触发或加剧等影响因素 与听力损失的关系,环境声对耳鸣的影响,失眠、疲劳、过累的影响,头位及体位的变化有无影响,心理状态的影响等。

（9）耳病及与耳病有关的全身性疾病情况　特别是神经系统疾病的病史询问,以便确定耳鸣是否与神经系统疾病有关。

（10）患者自身控制耳鸣的方法　如听音乐、散步、旅游等。

（11）家族史　特别是与耳鸣有关的疾病史。

2. 精神心理学评价　由于耳鸣与焦虑互为因果,故应对耳鸣患者进行精神心理学的评价,同时也应对耳鸣患者的性格进行了解。针对耳鸣严重程度的主观评估量表常用的有:耳鸣残疾量表(tinnitus handicap inventory,THI)、耳鸣残疾问卷(tinnitus handicap questionnaire,THQ)和主观耳鸣严重程度量表(subjective tinnitus severity scale,STSS)等。

3. 耳鸣的医学评价　耳鸣的医学评价项目包括:① 一般医学检查评价;② 神经耳科学检查评价;③ 耳蜗及前庭功能检查评价;④ 耳鸣检查评价。

（五）治疗

由于耳鸣的发生机制尚未完全阐明,其治疗至今仍是一个临床难点和研究热点。主要有病因治疗与对症治疗,后者根据 Jastreboff 神经生物模型,使患者适应耳鸣而非完全地消除耳鸣是重要的治疗目标。耳鸣诊疗指南及耳鸣评估和治疗标准详见电子教材。

1. 病因治疗　若能找到原发病变,并采取针对性治疗,则不论主观性或客观性耳鸣,均能获得较好的效果。如病因无法确定,或病因虽能确定但无法治疗,则病因治疗较为困难。

2. 药物治疗　至今尚未发现可彻底治愈耳鸣的药物,但某些药物对耳鸣有短期疗效。

（1）改善耳蜗血供　应用血管扩张药可改善内耳血液循环,以达到治疗内耳疾病、消除或减轻耳鸣的目的。扩血管药如倍他司汀、地诺前列酮,钙通道拮抗剂类如盐酸氟桂利嗪、尼莫地平等。

（2）改善内耳组织的能量代谢　三磷腺苷和辅酶 A 等有助于细胞能量代谢及呼吸链功能,改善微循环,对早期耳蜗病变所致耳鸣可以选用。

（3）利多卡因以及其他抗惊厥药　普鲁卡因、利多卡因等局部麻醉药对神经轴突的接合处有阻滞作用,使听觉传导径路的异常节律过度活动得到控制,可用于治疗耳蜗或蜗后病变所致的外周性或中枢性耳鸣。一般认为有 60% ~ 80% 的短期或近期疗效。

常用治疗耳鸣的口服抗惊厥药有卡马西平(酰胺咪嗪,carbamazepine)、扑米酮(去氧苯比妥,扑痫酮,mysoline)、妥卡尼(tocainide)和氯硝西泮(clonazepam)。

（4）盐酸乙哌立松(eperisone hydrochloride,Myonal)　是一种肌肉松弛剂,150 mg/d,口服 2 周对耳鸣有明显疗效。

（5）抗焦虑药、抗抑郁药　均有不同程度的不良反应,甚至有些药物可加重耳鸣,故用药时应该慎重,且不能过量,可选用药物如多塞平(doxepin)和艾司唑仑(estazolam)等。

（6）其他药物　如银杏(*Ginkgo biloba L.*)制剂等,但其疗效尚待证实。

3. 生物反馈疗法　耳鸣是一类应激相关障碍(stress-related disorder)。生物反馈(biofeedback)疗法是利用不同的生物反馈信号训练患者进入松弛状态。其治疗原则是教患者有意识地控制身体对耳鸣的感受,使患者通过学习改变自己身体的反应。如控制肌张力和血流量等,可使患者进入松弛状态,恢复体内的相对平衡,以达到治疗耳鸣的目的。

4. 认知行为疗法　是心理学领域广泛采用的一种治疗方法。认知行为学认为,人对事物的认知决定其行为,而行为又会反过来影响人对事物的认知。在多个国际耳鸣指南中,此疗法被认为是有循证医学依据的治疗方法而被积极推荐。通常由有心理咨询师执业的心理学医生承担。此疗法通常与其他治疗方法(如声治疗)相结合,且要坚持较长时间才能获得疗效。

5. 电刺激疗法(electrical stimulation therapy)　是指利用电流直接刺激听觉系统来达到抑制耳鸣的方

法。根据刺激电极置放部位,电刺激疗法分为外刺激(颅或外耳)及内刺激(中耳和内耳)两类。治疗对象主要为因耳蜗性病变而耳鸣的患者。近年来临床观察到,部分极重度感音神经性聋患者在人工耳蜗植入术后,其原有耳鸣减轻。

6. 手术治疗　体内声响的某些病因可通过手术进行根治。感音神经性耳鸣尚无肯定的疗效。若原发耳病本身有手术指征,则可行手术治疗。例如针对血管襻压迫听神经引起的耳鸣可采用手术治疗。通过血管襻的减压,治疗半面痉挛及三叉神经痛。梅尼埃病引起的耳鸣,可根据不同情况施行内淋巴囊减压或分流术、交感神经节切除或前庭神经切除等手术。部分传导性聋如耳硬化症和鼓膜穿孔患者亦可能通过手术改善耳鸣。

7. 声治疗　是耳鸣最重要的治疗方法之一。耳鸣能被外界声刺激掩盖或部分掩盖,并能持续一定时间,是耳鸣的特点之一。声治疗是指用声音改变对耳鸣的感知和(或)反应。声治疗可缓解耳鸣的感知,降低环境声与耳鸣声之间的对比,转移对耳鸣的注意力。

(1)掩蔽治疗　曾是耳鸣主要的治疗方法之一。由于需要施加超过耳鸣声的外界刺激,长时间的纯音掩蔽往往难以维持,更多使用的是白噪声或窄带噪声。长期观察未发现掩蔽治疗会明显导致听力障碍,但也未发现对耳鸣有持久抑制作用。由于掩蔽需要较高的声刺激,患者难以长期坚持,现已较少采用。

(2)部分掩蔽或不全掩蔽声治疗　作为耳鸣再训练的主要方法,采用较低强度的声治疗被更多采用。由于采用的声音强度仅与耳鸣相当,或略低于耳鸣响度,习服声治疗更容易被接受,且不会有加重听力损失的风险。习服声治疗的材料可以采用噪声或自然声。习服治疗通常要求持续6个月或以上,而更完全的适应过程可能要坚持数年。

(3)助听器　广义上属于声治疗范围。助听器一方面缓解听力损失的困扰,另一方面通过增加声信号的传入,缓解耳鸣的响度感知。对于中度以上长期听力损失伴耳鸣的患者,如果助听器可同时有效改善听力和缓解耳鸣,则是值得推荐的方案。近年来,有将声治疗器与助听器作为一体的产品,适用于伴有感音神经性聋的耳鸣患者。

8. 耳鸣再训练疗法(tinnitus retraining therapy,TRT)　是根据Jastreboff的耳鸣神经生理学模型机制建立的一种治疗耳鸣的方法。该模型认为,与情绪相关的边缘系统和自主神经系统参与耳鸣的机制,负面情绪和耳鸣构成一个恶性循环的过程,使得耳鸣难以治愈。该疗法通过改变与产生耳鸣有关的中枢神经网络的可塑性(plasticity),降低机体对耳鸣的异常反应,从而达到对耳鸣的习服(habituation)。主要方法包括指导性咨询(directive counselling)和声治疗(sound therapy),旨在切断慢性耳鸣产生的恶性循环过程,从而让耳鸣患者获得习服。针对性的耳鸣咨询构成TRT的基础,规范的声治疗是耳鸣习服和持久改善的条件。咨询的内容应包含:①耳鸣产生的可能原因和危险因素;②听力学检查结果的解读;③可能采取的治疗措施;④治疗可能达到的效果;⑤解释建立良好的生活习惯和作息规律的重要性;⑥定期回访的重要性;⑦科普耳鸣基本知识。

9. 磁刺激疗法　重复经颅磁场刺激(repetitive transcranial magnetic stimulation,rTMS)是一种皮质中枢神经系统病变的检查方法,也可用于治疗。rTMS通过一个放在头颅表面的线圈,制作一个短暂的(100~300 ms)电磁场(强度为1.5~2 T)。这个电磁场快速地建立和消失,可建立一个协调一致的电磁场,可激活皮质神经元。通过施加于头颅特定区域的变化的磁场,产生作用于大脑相应脑区的电流,达到干预颅内某些目标脑区的兴奋性,从而产生某种治疗作用。rTMS被广泛用于阿尔茨海默病、癫痫、焦虑或抑郁症等神经精神类疾病。由于耳鸣患者的中枢异常兴奋脑区被逐渐重视,针对异常高代谢脑区的rTMS被试验性用于耳鸣治疗的研究。采用低频(如1 Hz)磁刺激时,临床发现与伪刺激比较,低频磁刺激对部分耳鸣有良好的缓解作用。

💻 拓展知识17-1　耳鸣诊疗指南

（孔维佳）

第十八章　面神经疾病

概　述：

　　面神经疾病是一类常见疾病，其致病原因复杂，临床表现多样，治疗方法不尽相同。本章主要讲解常见面神经疾病的病因、临床表现、诊断和定位损伤部位的临床方法，对治疗原则和手术治疗进展也有一个基本的介绍。

第一节　面神经的应用解剖

　　面神经（facial nerve）是人体中居于骨管中最长的脑神经，由运动神经、感觉神经及副交感神经纤维组成（图 18-1）。面神经的运动神经核位于脑桥下部，部分面神经核接受来自对侧大脑运动皮质的锥体束纤维，从这部分面神经核发出的运动纤维支配同侧颜面下部的肌肉；其余的面神经核接受来自两侧大脑皮质的锥体束纤维，从此发出的运动神经纤维支配额肌、眼轮匝肌及皱眉肌。因此，当一侧脑桥以上到大脑皮质之间受损时，仅引起对侧颜面下部肌肉瘫痪，而皱眉及闭眼功能均存在。

　　面神经的感觉部分即中间神经（nerve intermedius），因其出脑时位于听神经与面神经运动支之间而得名，为一独立的神经束，由感觉纤维及副交感纤维组成。感觉纤维起于膝神经节内的假单极细胞，其中枢突进入脑干，终止于延髓孤束核的上端；周围突经鼓索神经，司腭与舌前 2/3 的味觉。副交感纤维由脑桥的上涎核发出，分两路分布，其一经岩浅大神经、翼管神经到达蝶腭神经节中的节后细胞，节后纤维分布到泪腺及鼻腔黏膜腺体；其二经鼓索神经到达下颌下神经节交换神经元，节后纤维支配下颌下腺和舌下腺。面神经尚有少数感觉纤维加入迷走神经耳支，支配外耳道后壁皮肤的感觉。

　　面神经以运动功能为主，运动神经支配除上睑提肌以外的所有面部表情肌，以及颊肌、茎突舌骨肌、二腹肌和镫骨肌等。按其行程，面神经可分为 8 段（图 18-2）。

　　1. 核上段（supranuclear segment）　起自大脑皮质的面神经中枢，下达面神经运动核。

　　2. 核段（nuclear segment）　面神经在脑桥中的行程。

　　3. 小脑脑桥段（cerebellopontine segment）　为脑桥下与内耳门之间的一段，行走于前庭 – 耳蜗神经的上方，亦可穿行于耳蜗神经与前庭神经之间。

　　4. 内耳道段（internal auditory canal segment）　从内耳门到内耳道底部的一段，长约 10 mm，位于前庭 –耳蜗神经的前上方。

　　5. 迷路段（labyrinthine segment）　自内耳道底部的面神经管到膝神经节（含膝神经节）。面神经的第一分支——岩浅大神经从膝部前方分出。

　　6. 鼓室段（tympanic segment）　为面神经在鼓室内壁的行程，因该段面神经基本呈水平方向行走，故又

131

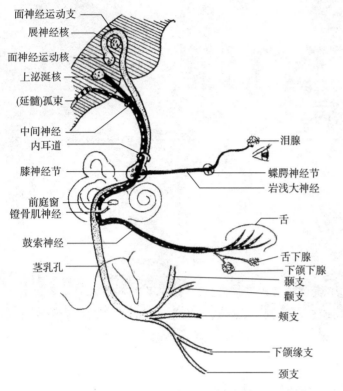

图 18-1 面神经的组成成分及其分支示意图

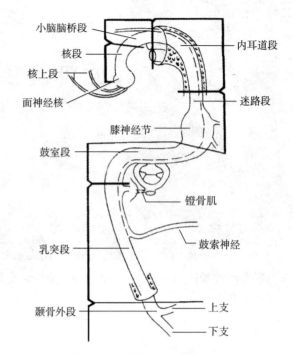

图 18-2 面神经分段示意图

称水平段,始于匙突前上方的膝神经节,止于鼓窦入口底部锥隆起平面。

7. 乳突段(mastoid segment) 从锥隆起平面到茎乳孔之间的一段,又名垂直段。乳突段面神经发出镫骨肌支和鼓索神经。前者在锥隆起基底部平面分出,后者一般在茎乳孔上方约 6 mm 处的面神经前侧、后侧或外侧分出。迷路段、鼓室段和乳突段合称颞骨内段。

8. 颞骨外段(extratemporal segment) 出茎乳孔以后的面神经划归颞骨外段或颅外段。紧靠茎乳孔处,面神经干分出耳后神经及二腹肌支,支配耳外肌、二腹肌后腹及茎突舌骨肌。

面神经的血液供给:面神经的内耳道段与迷路段主要由迷路动脉的分支供给,乳突段和鼓室段由茎乳动脉和脑膜中动脉的岩浅支供给。输出静脉主要经茎乳孔和面神经骨管裂孔到达管外。

第二节　面　瘫

(一) 病因

由于病变部位不同,面瘫(facial paralysis)可分为中枢性和周围性两大类,病损位于面神经核以上者称为中枢性面瘫(central facial palsy),病损位于面神经核以下者称为周围性面瘫(peripheral facial palsy)。

1. 中枢性(即核上性)面瘫　病变部位在面神经核以上,如大脑脚、内囊、基底核、大脑皮质下及大脑皮质等处。病因有脑肿瘤、脑脓肿、脑出血、大脑炎、脊髓灰质炎、多发性脑脊髓硬化、颅脑外伤、颅内动脉瘤等。

2. 周围性(包括核性与核下性)面瘫

(1) 颅内疾患　自脑桥下部的面神经运动核至内耳道之间的各种颅内疾患,均可导致此段面神经受损,如小脑脑桥角肿瘤(包括听神经瘤)、颅底脑膜炎、脑干脑炎、颅底骨折或出血等。

(2) 颞骨内疾患　颞骨面神经管内的面神经受犯是面瘫的常见原因。

1）特发性面瘫（Bell 面瘫） 病毒或血管痉挛引起面神经发生水肿,致面神经在面神经管内受到剧烈压迫所致,常在无外伤史或无耳部疾病的正常人中突然发生。

2）耳带状疱疹（Hunt 综合征） 是由水痘－带状疱疹病毒引起的,以侵犯面神经为主的综合征。

3）耳源性感染 引起急、慢性化脓性中耳炎,乳突炎,迷路炎,岩部炎等炎症的感染性病菌侵及面神经所致。

4）外伤 颞骨骨折,中耳、内耳手术时损伤等。

5）肿瘤 中耳癌、颈静脉球体瘤、面神经肿瘤等。

6）外耳道和面神经的先天性畸形。

（3）颈、面部疾患 颈部肿瘤向上蔓延、耳源性颈深部脓肿、腮腺肿瘤或脓肿、面神经干或其分支在面部外伤或腮腺手术时损伤等,都可引起面瘫。

（4）各种传染性或中毒性疾病所致的面神经炎 如白喉、铅中毒、梅毒等,可使上述各段面神经发生麻痹。

（二）病理生理

面神经损伤后可导致神经元胞体和突触的联系中断,神经元、面神经和面部肌肉也将发生一系列变化。根据神经损伤的程度,可出现 4 种不同的病理生理改变。

1. 神经外膜损伤（damage to the epineurium） 损伤神经外膜,神经成分未累及,神经传导功能正常,无面瘫。

2. 神经失用（neuropraxia） 损伤限于髓鞘,轴索结构正常,出现暂时性神经传导阻滞,有面瘫。病因去除后,神经功能可在短期内完全恢复。一般 2 周左右功能恢复。

3. 轴索断伤（axonotmesis） 轴索断裂或断离,神经远端在损伤 48～72 h 后出现顺向变性（Wallerian degeneration）,轴索与髓鞘崩解,神经远端亦发生不同程度退行性变,髓鞘仍完整。损伤后 3 周,轴索可沿中空的鞘膜管由近及远再生,直至运动终板,神经功能可在 2 个月左右部分或完全恢复。

4. 神经断伤（neurotmesis） 神经干完全断离,近端形成神经瘤,远端神经变性,神经功能不能自然恢复。此种类型损伤经手术干预,神经断端良好对位后,6 个月左右神经功能可开始恢复,但可出现连带运动。

（三）临床表现

1. 中枢性（即核上性）面瘫 一侧中枢性面瘫时,两侧上部面肌运动存在,即蹙额、皱眉和闭目功能良好,而对侧下部面肌随意运动消失,呈痉挛性瘫痪。

2. 周围性（包括核性与核下性）面瘫 一侧周围性面瘫者,面部两侧不对称,表现为患侧面部肌肉的随意运动消失,面部表情动作丧失,不能蹙额、皱眉和闭目;患侧鼻唇沟变浅,口角下垂向健侧歪斜,讲话、笑或做露齿动作时更明显;鼓腮、吹口哨时漏气。进食时液体易从口角外流,固体易嵌塞于齿颊间隙中。舌前 2/3 味觉丧失以及泪液分泌减少。双侧面瘫者,面部呆板无表情。结膜和角膜因长期暴露易干燥。

🖳 拓展图片 18-1 面神经麻痹的临床表现

面瘫不全恢复的后遗症有:面部抽搐、岩神经痛、鳄鱼泪（进食时同侧流泪）和 Frey 综合征（表现为同侧脸部潮红、出汗,进食时更明显）等。

（四）诊断

除详细的病史询问、全面的体格检查,特别是耳部检查及神经系统检查外,尚应进行有关的听力学及前庭功能试验。最重要的是定位和定性检查。

1. 定位检查

（1）泪液分泌试验（Schirmer test） 膝神经节或节上损伤可影响岩浅大神经,出现同侧泪液分泌障碍。检查方法是用滤纸挂在结膜下穹内,用鼻吸入微量刺激气体（如氨气等）,促使泪液分泌增加,比较两侧滤纸被泪液湿润的长度。如 5 min 内两侧相差 1 倍以上为阳性。

（2）镫骨肌反射（stapedial reflex） 在声音作用下，镫骨肌收缩可改变中耳导抗，应用导抗测听计可客观地检测。镫骨肌反射消失，表明损伤部位在面神经发出镫骨肌处或更高的水平。

（3）味觉试验 用甜、酸、苦、咸等化学物质或电味觉仪的电流，刺激双侧舌前 2/3 以对比味觉差异。味觉丧失，表示面神经损伤部位在鼓索神经或更高的水平。但试验结果受主观感觉差异的影响较大，老年人、嗜烟酒者检查结果常不可靠。

以上功能试验有助于确定面神经损伤的具体部位，但面神经炎症性病变时，由于面神经损伤程度不一，定位检查结果不一定可靠。

（4）影像学诊断 螺旋 CT 对于面神经骨管显影好，对颞骨骨折及新生物所致面瘫的部位基本能确定，对先天性畸形也具有较大的诊断价值，还可进行三维重建。MRI 对面神经显影较好，对颅内病变诊断意义较大。

2. 定性检查 面神经电生理试验可了解面神经的功能和神经纤维的变性程度，对判断预后和决定手术时机有较大的价值。

（1）神经兴奋性试验（nerve excitability test） 面神经（干或束）电兴奋阈取决于正常与失用纤维和变性纤维之间的比例。由于完成神经纤维变性需要的时间为 1～3 天，故神经兴奋性试验在起病 1～3 天内反应正常的无临床意义。测试时以健侧的兴奋阈作为基准，取患侧的兴奋阈与基准的差值来判断神经的功能。起病 3 周内，差值≥3.5 mA 提示面神经纤维大量变性，面瘫恢复多不完全；差值＜3.5 mA 表示面神经纤维的病理多为神经失用，面瘫能恢复至良好水平。

（2）最大刺激试验（maximal stimulation test） 是应用刺激器，以正常侧为对照，比较双侧反应程度的试验。最大刺激试验反应 10 天保持正常，88% 的患者能完全恢复；如反应轻度或明显减弱，73% 能恢复正常；如反应消失，则至少 4 个月内不会出现恢复，而且再生不完全，伴有抽搐、痉挛和联动等后遗症。本试验对双侧面瘫、复发性面瘫或起病 4 天内者无应用价值。

（3）神经电图（electroneurography，ENoG） 检测双侧诱发肌肉复合动作电位（CAP）的幅度，以健侧的 CAP 为基数可得神经变性百分数，提供神经变性程度的客观指标。变性小于 90% 的面瘫多可完全恢复，变性百分数在 3 周内增至 90%～94% 为减压术适应证。由于从神经损伤部位至测试点发生顺向变性有一段时间，因此，测试颞骨内段面神经损伤必须在损伤 24 h 之后才有意义。

（4）肌电图（electromyography，EMG） 如果面瘫时仍出现如正常时的每秒 30 次左右的运动单元电位，表明神经大体上未断离。神经变性后失去神经支配的肌肉，在起病 14～21 天出现纤维颤动电位。纤维颤动电位在肌肉得到再生神经支配后消失，代之以多相电位。多相电位示肌肉已有再生神经支配，恢复有望，但为不全性，常有后遗症。

（5）强度 - 时间曲线（strength-duration curves） 以不同时限的方波电流刺激面神经，检测各时限方波刺激下能引起面肌收缩所需电流（电压）强度。记录时以时限（ms）为横坐标，电流强度（mA 或 mV）为纵坐标，绘成曲线。曲线类型可提示神经病变的性质，如传导阻滞、部分变性或完全变性，以及神经再生等。

上述各种电诊断法都是了解颞骨外面神经末梢部位的病理生理情况，对颞骨内的面神经近侧端功能不能做出早期诊断。面神经逆行诱发电位能将记录电极置于鼓膜，可记录到膝神经节周围面神经干的诱发电位。

3. 定位诊断

（1）核性损害 常伴有展神经瘫痪、脑桥外侧综合征及对侧偏瘫。患侧味觉、泪液和唾液分泌试验正常。

（2）小脑脑桥段损害 面瘫伴神经性聋、眩晕、角膜反射及镫骨肌反射消失，泪液、味觉和唾液分泌试验正常或减退。

（3）迷路段（包括膝神经节）损害 面瘫可伴感音神经性聋，镫骨肌反射消失，泪液、味觉和唾液分泌试验减退或消失。

（4）鼓室段（镫骨肌支以上）损害　可有传导性聋、耳鸣或听觉过敏,镫骨肌反射消失,味觉和唾液腺分泌功能减退,但泪液分泌正常。

（5）乳突段损害　若为镫骨肌支与鼓索神经之间的损害,则镫骨肌反射与泪液分泌正常,味觉和唾液分泌减退。损害位于鼓索神经分支以下部位则上述检查均正常。

（6）颞骨外段损害　累及主干则同侧面肌全瘫痪,累及某分支则相应肌肉瘫痪,各项定位检查正常。

　拓展图片 18-2　面神经麻痹损害部位的定位诊断

4. 面瘫程度的评估　目前尚无简单、客观而精确的评估方法,比较公认的评估方法是 House-Brackmann 分级法,由 House 和 Brackmann 于 1985 年提出。分级的主要指标是比较安静及运动（蹙额、皱眉、闭目、动鼻翼、示齿、鼓腮、吹哨等）时面部两侧对称的程度,观察鼻唇沟消失与口角下垂的程度及有无联动,分为 6 级（表 18-1）。

表 18-1　面瘫程度评定标准（House-Brackmann,1985）

损伤程度	级别	定义
正常	I	两侧对称,各区功能正常
轻度功能障碍（1°~2°）	II	面肌轻度无力;稍用力时眼睑能完全闭合;微笑时面部轻度不对称,用力时口角活动;有轻微的连带运动
中度功能障碍（2°~3°）	III	面肌明显无力,但无损面容;用力时眼睑能完全闭合;口部运动有力,但不对称;有明显的连带运动或痉挛
中重度功能障碍（3°）	IV	面肌明显无力,有损面容;用力时眼睑不能完全闭合,不能皱眉;口部运动不对称;严重的连带运动或痉挛
功能严重障碍（3°~4°）	V	刚刚能觉察闭眼,口角轻微活动,常无连带运动、挛缩和痉挛
完全麻痹	VI	面肌不能运动,张力消失,无连带运动、挛缩和痉挛

（五）鉴别诊断

周围性面瘫与中枢性面瘫相鉴别:后者额纹不消失,蹙额、皱眉如常,只有对侧鼻唇沟变浅,口角偏斜,难以鼓腮、吹口哨,镫骨肌反射、味觉与泪液和唾液分泌无异常。

（六）治疗原则

1. 病因治疗　有明确病因者,应先病因治疗,或在病因治疗的同时兼顾面瘫治疗。如慢性中耳炎并发面瘫者,应立即手术清除中耳病变,控制感染,同时探查面神经受损情况,酌情采取相应治疗方法,如面神经减压等。因中枢性面瘫仅仅是危及生命的严重颅内疾病的一个区域定位体征,治疗以神经内、外科治疗方法为主。

2. 药物治疗　使用糖皮质激素、抗病毒药物、扩血管药物、神经营养药、B 族维生素等。

3. 物理治疗　辅以理疗、针灸、按摩等。

4. 手术治疗　可分为早期的面神经减压术和后期的针对面部畸形的康复性手术,但对早期行面神经减压术应严格掌握适应证,因为其疗效是否比自然恢复率高还未得出最后结论。

第三节　特发性面瘫

特发性面瘫（idiopathic facial palsy）又称贝尔（Bell）面瘫,是指原因不明的急性单侧周围性面瘫。患者通常在很短的时间内出现逐渐加重的面瘫。本病较常见,通常不伴有其他疾病。

(一) 病因

寒冷和凉风的刺激及精神创伤等可诱发本病。但确切病因未明,推测可能与以下原因有关:

1. 血管痉挛学说　当疲劳或冷风刺激后,面神经的营养血管痉挛,使面神经出现缺血性改变,导致面神经水肿,神经内部压力上升,使神经兴奋性传导阻滞,并出现变性。

2. 病毒感染学说　有研究从患者面神经活检标本中分离出单纯疱疹病毒,故认为特发性面瘫可能与单纯疱疹病毒感染有关。

(二) 临床表现

本病常突然发生,迅速加重,为一侧周围性完全或不完全性面瘫。可有受冷风吹袭史,部分患者有病毒感染的前驱症状。起病初期,部分患者感患侧耳内、耳后或耳下疼痛,少数患者有面部、舌部麻木感和(或)面部触觉异常感等。乳突尖或茎乳孔附近可有压痛。

(三) 诊断

在排除了引起周围性面瘫的其他疾病(如中耳炎、外伤、听神经瘤、腮腺疾病等)之后,本病诊断方可确立。故详细的病史询问、周密的专科检查极为重要,必要时应进行全面的神经系统及头部影像学检查。

(四) 治疗

特发性面瘫常为不完全性,有自然恢复倾向,预后好,多在 1~4 周恢复(85%)。有 15%~20% 的患者面神经功能完全丧失,面肌处于不可逆的失神经支配状态。

1. 非手术疗法　用于临床上完全性面瘫而面神经电图和面神经兴奋性试验提示可逆性病变者和不完全性面瘫者。

(1) 药物治疗　常用的药物有糖皮质激素类药物、抗病毒药、血管扩张药、脱水剂、B 族维生素和 ATP 等。

(2) 高压氧治疗　可以减轻面神经缺血、缺氧所造成的损害。

(3) 物理疗法　红外线和按摩能增进局部血运,保持肌肉张力,防止肌肉萎缩,但并不能够促进面神经功能本身的恢复。

(4) 保护角膜　因眼睑不能闭合,局部用药、用眼垫可防止角膜干燥和灰尘损伤。

2. 手术治疗　对于完全性面瘫,同时面神经电图和面神经兴奋性试验提示不可逆病变者,应及早行面神经减压。在 1~3 个月内行面神经减压者,面神经功能恢复的可能性达到 85% 以上。6~12 个月内行面神经减压,仍有一定疗效。

第四节　Hunt 综合征

本病系 1907 年由 Ramsay Hunt 所描述,命名 Hunt 综合征(Ramsay Hunt syndrome)。由于为带状疱疹病毒感染所致,故又名耳带状疱疹(herpes zoster oticus)。本病不常见,病变常累及一侧,疲劳、受凉、机体抵抗力下降为重要诱因。

(一) 临床表现

本病的特征为周围性面瘫伴耳部疱疹出现。带状疱疹病毒侵入膝神经节,起病时常常先有剧烈耳痛,耳甲腔及其周围出现充血伴簇状疱疹,严重时疱疹破溃有黄色渗液,有时外耳道和鼓膜亦被侵及。在疱疹出现后不久,出现同侧周围性面瘫。初期常为非完全性面瘫,但数天至 3 周内逐渐加重而成完全性。有时侵犯前庭神经、耳蜗神经和三叉神经,伴同侧剧痛、眩晕和耳聋;极少数患者还有第Ⅵ、Ⅸ、Ⅺ和Ⅻ对脑神经瘫痪的症状和体征。

(二) 诊断

根据病史及局部检查,如能发现疱疹,诊断一般不难。带状疱疹引起的面瘫自愈率低,面瘫程度严重,常常为不可逆面瘫。本病预后较特发性面瘫差,如不经治疗,在完全性面瘫患者中能完全恢复的不到10%,在不完全性面瘫中仅 66% 的患者能完全恢复。

(三) 治疗

在确定病变程度后治疗方案同特发性面瘫,但应加用抗生素以防继发感染。针对带状疱疹病毒可加用干扰素。近半数 Hunt 综合征需要手术干预,而且面神经减压后面神经功能恢复的程度低于特发性面瘫,术后恢复期面肌联动的发生率高。

第五节　半面痉挛

半面痉挛(hemi-facial spasm)是不明原因引起的一侧面神经运动功能紊乱,临床上以一侧面部肌肉出现阵发性的不自主抽搐为特点,又称为特发性半面痉挛(idiopathetic hemi-facial spasm)。

(一) 病因

半面痉挛的病因无明确定论,主要有外周和中枢两大类因素。

外周因素最常见的为微血管压迫(microvascular compression)学说。该学说认为,在内耳门或者内听道,由于内听动脉或小脑前下动脉横跨面神经,而此处的面神经髓鞘正处于中央性胶质段和周围性髓鞘节段的过渡区,长期的血管压迫使得面神经髓鞘受损,神经纤维暴露,神经冲动短路,产生面肌痉挛。另一个原因是血管的搏动直接刺激面神经产生有节律的面肌痉挛。

中枢性因素是脑桥的面神经运动核由于炎症等因素的影响,使神经节细胞出现异常的突触联系,产生局灶性癫痫样放电。有时可见于小脑脑桥角肿瘤。颅后窝蛛网膜炎、基底动脉硬化或神经节附近动脉环压迫是可能的病因之一。内听道的面神经与前庭神经之间的旁路联系也可能是引起面肌痉挛的原因。

(二) 临床表现

初起症状局限于眼睑,继则影响双侧面肌。单侧睑痉挛可能是面肌痉挛的最早症状,以后病情进展,逐渐波及一侧包括颈阔肌在内的面部表情肌,出现阵发性一侧面部肌肉不自主地抽搐。病情轻者分散注意力可抑制发作,病重者则不受意识控制,疲劳、精神紧张可加重发作。有时伴发三叉神经痛。

(三) 治疗

1. 药物治疗　卡马西平、苯妥英钠具有较好的解痉作用。

2. 面神经阻滞　用 80% 乙醇 0.5 mL 注入茎乳孔面神经主干处,可暂时阻断面神经的传导功能,解除痉挛发作,疗效可持续数月或 2 ~ 3 年。但若有面瘫,恢复可能不完全。肉毒毒素(botulinum toxin)的作用具有特异性和可逆性,常用于治疗半面痉挛,恢复可能不完全,且肉毒毒素注射治疗面肌痉挛有复发倾向。

3. 手术治疗　对药物和肉毒毒素治疗无效者,可考虑手术治疗。手术治疗主要有神经显微血管减压术、颅内段面神经按摩牵拉或"梳理"术及选择性面神经切断术等。

第六节　面神经手术

由于面神经主干行走于狭窄的骨管中且神经纤细,行程曲折、复杂,面神经外科曾受到较多的限制。随着显微手术的进步,神经电生理学和影像诊断学的发展,面神经外科有了重大进步。目前多采用高性能显微镜下的面神经显微手术。

一、面瘫的手术方法

1. 面神经减压术(facial nerve decompression)　若患侧与健侧 ENoG 的结果相差 95% 以上,或患侧神经兴奋性试验检测电流大于健侧 3.5 mA 以上,应及时行减压术。术中开放病变部位的面神经管,暴露面神经,清除面神经周围的碎骨片、胆脂瘤或肉芽组织,纵行切开神经鞘膜,清除血块或积血。神经减压后,表面可用浸有地塞米松溶液的明胶海绵覆盖。

2. 面神经吻合术(anastomosis of facial nerve) 面神经完全断离而无神经缺损时,可行端端吻合术。先游离两断端神经干,至少 4 mm,切除断端的瘢痕组织,然后端对端地缝合 1~2 针鞘膜。面神经完全断离合并神经缺损,不能直接吻合或吻合时张力过大,应做神经改道端端吻合术,即将面神经正常的、弯曲的行程改变为新的直线行程,从而缩短两断端间的距离,在此基础上行无张力端端吻合术。若面神经受损较长,或因面神经修复术可能损伤其他重要器官而不能施行端端吻合时,可将面神经与同侧邻近其他脑神经(如舌下神经或副神经)进行吻合或两侧面神经交叉吻合。

3. 面神经移植术(facial nerve grafting) 对于神经缺损较长,致神经吻合张力很大或需较大程度转移神经才能端端吻合者,可做神经移植术,将神经置于两断端间的面神经管内。移植神经取自患者自身的周围感觉神经,其粗细与面神经断端应基本一致,而且该神经切除后对局部功能无重要影响。临床上一般取耳大神经、腓肠神经及股外侧皮神经,以耳大神经最为常用。移植神经的长度应比神经两断端间的距离长 2~3 mm。

4. 改善面神经张力的手术

(1)舌下神经 – 面神经吻合术(hypoglossus-facialis anastomosis) 可以改善面部肌肉的张力。

(2)两侧面神经交叉吻合术(facial nene cross anastomosis) 又称对侧面神经吻合术(cross facial nerve graft),利用对侧的面神经冲动改善患侧的口角运动。

5. 面部整容

(1)面肌悬吊术 用于晚期面瘫患者,面神经已经丧失功能,利用阔肌筋膜的张力将口角向患侧牵拉,改善静态面容。也可以用于悬吊眼角。

(2)眼睑整形术 适用于长期面瘫眼睑不能闭合而引起角膜并发症者。可采用上、下睑局部缝合,缩小眼裂。也可以做上睑切开,在睑板处放置特制的金片,利用重力使眼睑闭合。

二、面肌痉挛的手术方法

1. 面神经梳理术 用细针在内听道或乳突段的面神经纵轴方向将总干分成数支到十数支。通过梳理,将面神经内部的交通支破坏,达到解痉的目的。术后有轻度面瘫的可能,也有复发倾向。

2. 面神经绞扎术 用钢丝或器械挤压茎乳孔外面神经主干造成暂时性面瘫,有可能造成重度面瘫或者不可恢复的面瘫。

3. 血管减压术 打开小脑脑桥角,如果发现内听动脉、小脑前下动脉压迫神经,更甚者可见面神经表面有压迹,则在两者之间架以绝缘材料,如涤纶片或者明胶海绵,术后面肌痉挛可消失。有些术者未使用绝缘材料,仅仅拨动面神经,也可以达到使面肌痉挛消失的效果。

4. 选择性面神经分支切断术 针对面部痉挛的部位,分离出支配该部位的面神经分支,将其切断或者部分切断,同样可以达到治疗面肌痉挛的效果。

5. 面神经切断术加面 – 舌下神经吻合术 此法仅用于严重的面肌痉挛伴有重度面瘫的患者。

(殷善开)

第十九章 耳外伤

概述：

本章着重介绍耳外伤，包括耳郭外伤、外伤性鼓膜穿孔、听骨链损伤、颞骨骨折、气压创伤性中耳炎、创伤性聋及外伤性面瘫。要求掌握各种耳外伤的病因、临床表现及治疗原则。

第一节　耳　郭　外　伤

耳郭暴露于头颅两侧，容易遭受多种损伤，故耳郭外伤（auricle trauma）可为机械性损伤、冻伤及烧伤等，其中以挫伤及撕裂伤多见。

一、挫伤

挫伤（contusion）系由打击、钝物撞击、扭转等因素所致。

1. 轻者　仅表现为耳郭皮肤擦伤、肿胀、皮下瘀斑，大多可自愈。

2. 重者　皮下或软骨膜下小血管破裂，形成半圆形紫红色血肿，无痛或轻度压痛。耳郭透光检查血肿部位呈黑色影，可与耳郭假性囊肿区别。因耳郭皮下组织少，血液循环差，血肿难以自行吸收，处理不当可致耳郭局部肥厚变形。较大血肿可继发感染，引起软骨坏死，导致耳郭畸形。

3. 治疗　耳郭血肿小者，先局部冷敷；渗出较多或血肿较大者，局部消毒后抽出积血，加压包扎；若反复穿刺仍有积血者，应切开排出积血或取出血凝块，再加压包扎，并及时应用抗生素预防感染。

二、撕裂伤

撕裂伤（laceration）系由锐器割伤、撕扯、咬伤等所致。

1. 轻者　受伤耳郭仅为皮肤裂伤。

2. 重者　可造成耳郭软骨撕裂缺损，甚至耳郭完全离断。

3. 治疗　外伤后尽早清创缝合，修整创缘，尽量保留皮肤，对位准确，缝线不可穿透软骨，术后轻加压包扎。同时应用足量抗生素预防感染。皮肤缺损较大、软骨尚完整者，可用耳后带蒂皮瓣或游离皮瓣修复。对完全离断的耳郭应及时将其浸泡于含抗生素的生理盐水中以备再植，可将断耳血管与颞浅血管和耳后血管吻合。若术中水肿明显，可做多个小切口，以利引流和改善微循环，促进伤口愈合。若离断的耳郭已无存活可能，可先缝合断端以待二期重建或在条件允许的情况下直接缝合成形。

第二节 鼓 膜 外 伤

鼓膜虽位于外耳道深部,但因质地菲薄,故易因外力作用致鼓膜外伤(tympanic membrane trauma)。

(一)病因

1. 机械性　如挖耳不慎,外耳道冲洗用力过猛,抽吸外耳道异物时压力过大,颞骨骨折累及鼓膜等。

2. 气压性损伤　多发生于气压急剧变化时,如掌击耳部、跳水、爆炸、炮震均可使鼓膜破裂;咽鼓管吹张、擤鼻时用力过猛、过度屏气等也有可能使鼓膜受伤。

(二)临床表现

外伤时可突发耳痛、耳聋、耳鸣、耳道出血,部分患者出现眩晕。耳痛一般不剧烈,耳道出血一般很少。

(三)检查

1. 耳镜检查　可见鼓膜穿孔呈不规则形、裂孔状、三角形,穿孔边缘可有少量新鲜血迹或血痂(彩图19-1)。若有水样液流出,要警惕颞骨骨折可能。

2. 听力学检查　直接外伤致单纯鼓膜破裂多为轻度传导性聋,听力损失在45 dB以内;间接外伤累及内耳,可呈混合性聋或感音神经性聋。

(四)治疗及预后

1. 治疗　①采用干燥疗法,清除外耳道内异物、血块等,再消毒外耳道,保持外耳道干燥。②嘱患者切勿用力擤鼻。③外耳道内禁止冲洗及滴药,以免引起中耳继发感染。④适当应用抗生素预防感染。

2. 预后　如无继发感染,多数外伤性穿孔可于3~4周内自愈。较大穿孔长期不愈者,可行鼓膜修补术。

(五)预防

加强卫生宣教。禁用锐器挖耳;取外耳道异物时谨慎操作;对于可预知的爆炸,可用护具或手指塞耳保护。

第三节 外伤性听骨链损伤

耳外伤引起的听骨链损伤(traumatic ossicular chain interruption)并不罕见,临床上主要通过病史、症状体征、听力学检查及颞骨高分辨CT进行诊断。

(一)病因

1. 头颅外伤　颞骨骨折可以波及中耳传音结构,以砧骨及其韧带损伤最常见。

2. 医源性损伤　常发生在中耳手术时不慎误伤听骨链。

3. 气体爆炸　可引起较为严重的听骨链损伤,且常为多发性。

(二)病理

锤骨柄处于鼓膜紧张部的纤维层之间,锤骨头位居上鼓室,由锤骨韧带悬吊。因此,锤骨对外伤的抵抗力较强,不容易遭受损伤。镫骨足板借环韧带固定在前庭窗上,镫骨头后方有镫骨肌腱支持,镫骨对外伤也有一定的抵抗力。砧骨居锤骨和镫骨之间,只有砧骨后韧带附着,因而外伤时听骨链损伤最常见为砧镫关节分离,其次为砧骨脱位,再次为镫骨弓骨折。

(三)临床表现

外伤性听骨链损伤常伴有头颅外伤或爆震伤史,一般有耳痛、外耳道出血及听力下降。部分患者有耳鸣,累及镫骨足板可出现眩晕,合并颞骨骨折时可伴有面瘫。

(四) 检查

1. 耳内镜检查 鼓膜可以形态完整,也可能伴发穿孔。若鼓室有积血可出现"蓝鼓膜"现象,即透过完整鼓膜,可以看到鼓室内积血呈暗蓝色。

2. 听力学检查 纯音听阈检查:骨导正常,气导损失一般 > 50 dB,累及内耳者可出现混合性聋或感音神经性聋。声导抗检查:鼓膜完整者,大多数患侧同、对侧声反射消失,健侧的对侧声反射消失,同侧声反射存在,声顺值增大,鼓室压力曲线多为 Ad 型。

3. 影像学检查 螺旋 CT 三维重建技术能清晰直观地显示听小骨及其周围的结构关系,显示颞骨外伤后骨折线的走行及鼓室积液情况,有利于对听骨链损伤做出诊断。

(五) 治疗

1. 对于合并颅脑损伤者,应先采取相应的救治。待全身情况允许,再行听骨链损伤的治疗。

2. 明确诊断或高度怀疑听骨链损伤者,应及时行鼓室探查术。术中探查听骨链的损伤情况并选用自体骨或人工听骨进行修复。如并发前庭窗或蜗窗破裂,可用颞筋膜修补。

第四节 颞骨骨折

颞骨骨折(temporal bone fracture)多见于头外伤,颞骨鳞部和乳突部构成头部侧面的大部分,岩部在颅底结构中占 2/3,岩部有迷路和颈内动脉管、咽鼓管、内听道及气房等腔隙,这些部位较薄弱,外伤时易致骨折。

(一) 病因

车祸伤、钝器打击、坠落等颞枕部撞击可致头部外伤。按骨折线与岩部长轴的关系,颞骨骨折分为纵行骨折、横行骨折和混合型骨折。

1. 纵行骨折(longitudinal fracture) 发生率最高,占 70%~80%。多因重物打击颞部和顶部引起,骨折线与岩部长轴平行,从颞骨经外耳道后上方、鼓室天盖,沿颈内动脉管到颅中窝底的棘孔或破裂孔附近。骨折线多在骨迷路前方但不贯穿迷路,故损伤部位主要在外耳道、中耳,较少伤及内耳。

2. 横行骨折(transverse fracture) 发生率约占 20%。主要为枕部受到撞击所致,骨折线与岩骨长轴垂直,即自枕骨大孔开始,经颈静脉孔、骨迷路、内听道达棘孔或破裂孔附近,向外可波及前庭窗或蜗窗引起窗膜破裂。因其骨折线可通过内耳道或骨迷路,将鼓室内壁、前庭窗、蜗窗折裂,故常有耳蜗、前庭及面神经受损症状。

3. 混合型骨折(mixed fracture) 较少见,常见于颅骨多发性骨折,可同时发生颞骨纵行与横行骨折,引起鼓室、迷路骨折。

(二) 临床表现

1. 纵行骨折 表现为耳道出血、传导性聋或混合性聋。约 20% 的病例发生周围性面瘫(参见第十八章第二节)。如有脑膜破裂,则有脑脊液漏。纵行骨折可两侧同时发生。

2. 横行骨折 临床表现为感音神经性聋、眩晕、自发性眼震、面瘫和鼓室积血等。周围性面瘫发生率约占 50%。

3. 混合型骨折 可同时出现中耳与内耳症状。

(三) 检查

1. 耳镜检查 耳镜下外耳道可有出血、骨壁塌陷、皮肤裂伤等,可合并鼓膜外伤。纵行骨折患者若合并硬脑膜撕裂,可有清亮或淡红液体从穿孔处流出;横行骨折的患者可出现鼓室积血。

2. 听力检查 纵行骨折常为传导性聋或混合性聋,横行骨折多为感音神经性聋。

3. 前庭功能检查 纵行骨折常表现为前庭功能正常或减退,横行骨折患者的前庭功能下降或丧失。

4. **影像学检查** 高分辨率CT扫描技术可显示颞骨外伤后骨折线的走行,并可用于评估听骨链及面神经骨管的损伤情况(图19-1)。

(四) 治疗

1. 外伤早期常合并颅脑损伤,多由神经外科先行急救处理。待生命体征平稳及全身状况允许时,方进行耳鼻喉专科治疗。

2. 早期应用足量抗生素,预防颅内及迷路感染。

3. 应在严格无菌操作下清除外耳道积血或污物。如有脑脊液耳漏,不可作外耳道填塞。如脑脊液耳漏超过3个月未停止或反复并发颅内感染,可经耳部径路行脑脊液漏修补术。

4. 对后遗鼓膜穿孔、听骨链离断、传导性聋或面瘫等病症,可评估后行鼓室成形术或面神经减压术。

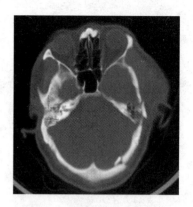

图 19-1 CT 显示颞骨骨折
箭头指示横行、纵行骨折线

(五) 预后

纵行骨折预后最好,传导性聋多可经鼓室成形术得到恢复。横行骨折预后较差,感音神经性聋常难改善。一侧前庭功能丧失可逐渐代偿。头颅外伤愈合后,骨折缝隙仍可存在,日后中耳感染时,可能引起脑膜炎。儿童患者的预后较成年人佳。

第五节 气压损伤性中耳炎

气压损伤性中耳炎(barotitis)又称中耳气压伤(middle ear barotrauma)或航空性中耳炎(aerotitis media),是咽鼓管不能平衡鼓膜内外气压时造成的中耳损伤。

(一) 病因及病理

1. **咽鼓管功能障碍** 一般情况下,咽鼓管处于关闭状态,当张口、吞咽、歌唱及用力擤鼻时瞬间开放以调节鼓室气压。咽鼓管的机械性阻塞,如腺样体肥大,鼻咽急、慢性炎症,肿瘤,牙咬合不良,腭裂,瘢痕狭窄等可导致咽鼓管功能障碍,开放调节作用减弱。

2. **外界气压变化** 当飞机骤降或潜箱急速下沉时,外界气压迅速上升,咽鼓管咽口受到周围较高气压影响不易开放,以致外界气体不易进入鼓室,导致鼓室内负压增加,可使黏膜血管扩张而血清外漏或出血、黏膜水肿、鼓室内积液,严重者可发生黏膜下出血或鼓室内积血,鼓膜充血内陷甚至破裂,发生耳气压伤。

(二) 临床表现

外界气压骤然发生改变时,突感耳闷、耳内刺痛,中耳内外压差 > 8 kPa,可出现耳鸣、听力下降。鼓室负压如继续增加,上述症状也逐渐加重,耳痛可放射至颞部及面颊。若负压通过鼓室内壁两窗刺激迷路,可出现眩晕及恶心。

(三) 检查

1. **耳镜检查** 见鼓膜内陷充血,尤以锤骨柄周围充血明显,重者鼓膜可出现黏膜下出血,或有裂隙状鼓膜穿孔。若鼓室积液,透过鼓膜可见液平面或气泡;如鼓室积血,则呈蓝鼓膜。

2. **听力学检查** 常为传导性聋,声导抗测试为"C"型或"B"型曲线。

(四) 治疗

1. **病因治疗** 尽快平衡鼓室内外压力,积极治疗阻塞咽鼓管的原发病症。

2. **对症治疗** 轻症患者可鼻腔局部使用减充血剂,同时可施行咽鼓管吹张术。鼓室积液或积血者,可在无菌操作下行鼓膜穿刺抽吸术、鼓膜切开术或激光打孔术。

3. **其他治疗** 可用红外线或超短波等物理治疗。有鼓膜穿孔者应保持外耳道清洁、干燥,待其自愈。可适当应用抗生素预防感染。

（五）预防

1. 患有鼻部、咽部、口腔等疾病的飞行员和潜水员应先积极治疗原发病。

2. 加强卫生宣教工作,平时应进行咽鼓管开放运动训练,强调吞咽、打哈欠与下颌运动等对开放咽鼓管、调节鼓室压力的重要意义。

3. 当飞机降落时,乘客可嚼口香糖、打呵欠或捏鼻闭口鼓气,以促使咽鼓管不断开放。

第六节　创伤性聋

创伤性聋(traumatic deafness)是头颅遭受闭合性创伤所导致的双侧重度高频神经性聋或混合性聋。可见于头部外伤、耳气压伤、耳放射性损伤及声损伤等。

（一）头部外伤

1. 病因　头部外伤导致的创伤性聋多见于颞骨横行骨折(参见本章第四节)时,其骨折线可通过内耳道或骨迷路,损伤内耳诸结构。除此之外,头部外伤可使颅内压突然增加,导致创伤性外淋巴瘘(traumatic perilymphatic fistula)。

2. 临床症状　可出现重度感音神经性聋以及耳鸣、眩晕、面瘫和脑脊液耳漏等症状。

3. 检查　高分辨率CT(HRCT)检查可有助于判断颞骨骨折的走形及其他颞骨内结构的损伤情况,听力和前庭功能检查用于评估患者的听功能及前庭功能,耳内镜手术可用于探查外淋巴瘘管的位置。

4. 治疗　头部外伤患者常伴颅脑损伤,故先以神经外科的治疗为主。若条件允许且听力损失达重度以上的患者,可尝试人工耳蜗植入术提高听力。怀疑外淋巴瘘的患者在保守治疗无效时可行鼓室探查并修补瘘孔。

（二）耳气压伤

1. 病因　当中耳压力显著改变时,压力会传递至内耳导致损伤,称为内耳气压伤(inner ear barotrauma)。压力本身会损伤敏感的内耳结构,亦会使圆窗或卵圆窗破裂,导致创伤性外淋巴瘘。

2. 临床症状　可表现为听觉器官和前庭器官损害,如眩晕、听力下降、耳鸣等,也可无临床症状。眩晕多为持续性或发作性。听力下降特点可表现为突发性、波动性或进行性,听力损失程度可为重度、轻度甚至无听力损失。

3. 检查　可通过影像学检查、耳镜或手术探查发现瘘管。采用听力检查及前庭功能检查评估听功能及前庭功能受损情况。

4. 治疗　外淋巴瘘可通过保守治疗自然修复,其间需卧床休息,禁用血管扩张药或抗凝血药,避免打喷嚏、擤鼻、潜水等改变中耳压的行为。若保守治疗无效,则建议行鼓室探查术并修补瘘管。早期修补瘘管可控制眩晕并恢复听力,延误手术者仍可控制眩晕症状,但听力损失不可逆。

（三）耳放射性损伤

耳放射性损伤(radiation-induced ear damage)常见于放射治疗患者或物理研究人员,其临床特点为延迟发生、进行性加重、不可逆的感音神经性聋。目前对放射性内耳损伤尚无有效的治疗措施,主要以预防或及时减轻听力损伤为主。

（四）声损伤

声损伤(acoustic trauma)参见第十六章第四节。

第七节　外伤性面瘫

外伤性面瘫(traumatic facial palsy)多为周围性面瘫,可由颞骨骨折或中耳、内耳手术损伤引起。

(一) 病因

1. 颞骨骨折(参见本篇第四节)可能会引起面瘫,其中横行骨折发生面瘫的概率较高,约为50%,纵行骨折的面瘫发生率约为20%。当外伤引起面神经管骨折断端移位或骨片嵌顿及听小骨脱位时,面神经可被撕裂、压迫、扭曲、牵张、断裂;面神经管内出血,神经挫伤水肿时亦会导致面瘫。

2. 中耳、内耳手术的面瘫发生率与术者水平密切相关,多由鼓室成形术和乳突根治术中操作不慎引起。面神经解剖异常者,手术中更易发生误伤。婴幼儿的面神经出茎乳孔的位置较浅,若手术耳后切口过低、过深,易受损伤;局部麻醉时,麻醉药浸润亦可引起短暂的面瘫。

(二) 诊断

根据外伤史、临床表现及检查,诊断可基本明确(详见第十八章)。外伤性面瘫患者在条件允许的情况下,应尽快进行系统、全面的面神经电生理试验以判断预后和手术时机。螺旋CT可用于评估面神经骨管走行;MRI对面神经显影较好,可基本定位面瘫的病变部位。

(三) 治疗及预后

据统计,70%～90%的外伤性面瘫可在保守治疗下恢复,10%～25%的患者需要积极手术治疗。

1. 保守治疗 对于病情稳定不加重的不完全性面瘫患者可仅作保守治疗,如糖皮质激素、维生素 B_1、维生素 B_{12} 等药物,可辅以物理治疗及针灸疗法。中耳、内耳术后数日出现的不完全性面瘫可取出耳内填塞物,再应用糖皮质激素及神经营养药物治疗,大多可恢复。

2. 手术治疗 完全性面瘫且面神经电图和面神经兴奋性试验提示面神经损伤不可逆的患者,应选择手术治疗(参见第十八章第六节)。早发性面瘫患者可待血肿吸收后手术,以外伤后3～4周为佳。迟发性面瘫患者应尽早手术。中耳、内耳手术后立即出现的面瘫应尽早行面神经探查术。

3. 术中处理 术中出现除外麻醉药引起的面瘫时,应立即探查面神经,定位受损部位,采取相应的治疗措施。如清除骨片、神经减压、吻合或移植等。

4. 预后 相比较而言,不完全性面瘫患者预后一般较好,迟发性面瘫患者的预后优于早发性面瘫患者。

(陈波蓓)

第二十章　耳部肿瘤

概　述：

本章主要讲述耳部常见的良性肿瘤、恶性肿瘤的临床表现、诊断及治疗原则。

第一节　外　耳　肿　瘤

一、耳郭肿瘤

（一）血管瘤

血管瘤（hemangioma）由扩张的毛细血管组成，多见于耳郭，常延及耳周皮肤或外耳道。以毛细血管瘤和海绵状血管瘤较多，蔓状血管瘤较少见，均为良性肿瘤。

1. 病理　临床上血管瘤仍普遍使用形态学分类：① 毛细血管型血管瘤：病理结构的基础都是位于皮肤浅表的异常毛细血管；② 海绵状血管瘤：有充满血液的血窦和薄壁静脉所构成的皮下暗红、蓝色或紫红色病灶，有的表浅，有的深在，且不波及皮肤，形状及大小亦不规则；③ 蔓状血管瘤：由小动脉和小静脉相互吻合，成为迂回弯曲、有波动性的一种海绵状血管瘤（彩图 20-1）。毛细血管瘤和海绵状血管瘤较多见。

2. 临床表现及诊断　毛细血管瘤由毛细血管网组成，可小似针尖，范围广泛者可累及整个耳郭，皮肤呈红色，无明显隆起或微突起，局部温度较高。海绵状血管瘤由密集的血管小叶组成，毛细血管排列紊乱，管腔扩张，腔内充满血液，可累及较深层组织，表面常隆起，呈结节状，甚至明显肿起，微红或红色，呈分叶状，压之可消失，间有搏动。巨大血管瘤可有局部坏死、破溃，剧烈出血，严重时可致失血性休克。

3. 治疗　如为较大的血管瘤，可采用肿瘤切除术与血管结扎术；对于小血管瘤，可用 5% 鱼肝油酸钠溶液或 1%～10% 水杨酸盐溶液等硬化剂注射至血管瘤底部，每周或隔周 1 次，每次 0.1～0.5 mL，亦可用激光、冷冻治疗或放射治疗。

（二）纤维瘤

1. 病理　纤维瘤（fibroma）多见于耳郭，肿瘤边界清楚，但无包膜，由纤维细胞和胶原纤维组成。根据瘤组织内纤维及细胞成分的多少可分为软、硬两种，前者瘤细胞丰富，纤维较少，与脂肪瘤相似；后者则大部分由胶原纤维组成，细胞成分少，呈硬性无痛结节。

2. 治疗　手术切除。

二、外耳道肿瘤

(一) 外耳道乳头状瘤

外耳道乳头状瘤(papilloma of external ear canal)是发生于外耳道软骨部皮肤的良性肿瘤,是耳部良性肿瘤中最常见者。我国南方比北方多见,多好发于 20 ~ 25 岁的男性。

1. 病因 不明,一般认为本病的发生与病毒感染有关。当外耳道皮肤受到炎症、经常挖耳等不良刺激后,局部皮肤抵抗力下降,继发病毒感染而致病。

2. 病理 乳头状瘤以表皮增生呈乳头状为特征,质韧。切片显示表皮增厚,呈乳头状突起,中心由血管和结缔组织构成,增生的各层比例如常,细胞分化良好,无异形,增生活跃者可见核分裂象。基底细胞乳头状瘤以基底细胞、棘细胞和色素增多为主要特征,肿瘤基底部与两旁正常表皮的基底部在同一水平面,与真皮分界清楚,表层角化过度。

3. 临床表现及诊断 肿瘤较小者可无症状,当瘤体充满外耳道时可有耳内发痒、阻塞感或听力下降。常有挖耳出血或挖出“肉块”样物,如继发感染则有耳痛和流脓。检查见外耳道内有乳头状新生物堵塞,其大小不等,表面不平,淡褐色,质紧实,多有蒂(彩图 20-2)。有感染者局部充血、肿胀。向内生长可侵及中耳。偶向外生长,波及耳郭及周围皮肤。诊断不困难,对有耳痛、易出血者应警惕有恶变可能,需尽早活检。

4. 治疗 应彻底切除,术中送切缘快速冷冻,确保切除彻底。切除后,用硝酸银、鸦胆子油、干扰素涂布创面,也可电灼,有助于减少复发。

(二) 耵聍腺瘤

1. 病理 耵聍腺位于外耳道软骨部。耵聍腺瘤是由耵聍腺增生所致。其发生可能与腺体发育异常有关。耵聍腺肿瘤良性者有耵聍腺瘤和混合瘤,恶性者有耵聍腺癌和腺样囊性癌。

2. 临床表现及诊断 肿瘤多位于外耳道后、下壁,患者一般无耳流脓史或其他不适。若肿瘤增大阻塞外耳道,可引起耳阻塞感、听力下降或耳鸣。检查见外耳道软骨部有局限性肿物,表面皮肤正常,无压痛,质地较硬。

3. 治疗 本病易复发,且有恶变倾向,如有可疑或诊断明确,需及早彻底切除并长期随访。必要时术后配合放射治疗。

(三) 骨瘤

1. 病因 病因不明,可能与冷水刺激有关。多为单发,也可为多发。

2. 临床表现及诊断 骨瘤生长缓慢,逐渐增大,早期无明显症状,引起耳道狭窄或继发感染时可有耳痛、耳漏、听力下降等表现。耳镜检查可见外耳道内局部骨性隆起,颞骨 CT 可明确诊断和病变范围。

3. 治疗 如肿瘤小且无症状,一般不需要处理;肿瘤增大伴有明显症状者,需手术切除。

(四) 恶性黑色素瘤

1. 病因 恶性黑色素瘤(malignant melanoma)是在长期慢性刺激、冻疮、强烈日光或放射线照射等可能致病因素的作用下,在色素痣的基础上恶变所致,发生于外耳者不多见。

2. 临床表现及诊断 外耳色素性病变,以色素痣和色素性基底细胞乳头状瘤最常见,但都应排除恶性黑色素瘤可能,尤其是当良性黑色素痣生长加快,有灼热、疼痛及痒感,表面有出血、糜烂及溃疡,以及出现卫星灶等时应给予重视。

3. 治疗 因其对放射线不敏感,如疑为恶性者,须及早作局部广泛彻底切除,不宜做活检,以免加速肿瘤的生长与转移。本病早期容易通过淋巴和血性转移,预后较差(男性更明显)。如耳部病变广泛或有颈淋巴结转移,可根据病变情况行外耳切除合并腮腺切除术、颞骨次全切除术、颈淋巴结清扫术。

4. 免疫治疗 恶性黑色素瘤表现出较好的抗原性和免疫原性,免疫治疗现在已成为恶性黑色素瘤治疗的重要内容。帕博利珠单抗是第一个获批用于复发或转移性晚期黑色素瘤患者的免疫检查点抑制剂,部分患者可达到完全缓解。其他的免疫治疗还包括细胞因子治疗、过继性细胞免疫治疗等。

（五）外耳道癌

外耳道癌常来源于皮肤，以鳞癌多见，其次为腺样囊性癌、基底细胞癌（彩图 20-3）等。

1. 病因　病因不明，常与阳光暴晒、紫外线刺激有关，此外，长期慢性感染也是危险因素之一。

2. 临床表现及诊断　早期表现常不典型，可有耳阻塞、耳痛、流血性分泌物，伴有感染可有流脓及听力下降，侵犯面神经可有周围性面瘫。早期常被误诊为慢性炎症而延误治疗。如外耳道炎症经过适当治疗症状无改善，查体发现外耳道有新生物，伴有破溃，建议尽早取活检以明确病理诊断。

肿瘤 TNM 分期：目前临床上常使用改良 Pittsburgh 分期系统，根据肿瘤的侵犯范围，共分为 $T_1 \sim T_4$ 期。T_1：肿瘤局限于外耳道不伴骨侵袭；T_2：肿瘤伴轻微骨侵袭，但未累及全层；T_3：侵袭骨质全层或侵犯至中耳、乳突或颞下窝，或伴面瘫；T_4：肿瘤侵袭至耳蜗、岩尖或硬脑膜。N、M 分期参照头颈部肿瘤分期标准。

3. 治疗　手术切除，术后辅助放射治疗或化学治疗。手术方式根据病理类型和 TNM 分期进行选择。T_1、T_2 期病变选择颞骨外侧切除，T_3、T_4 期则需要颞骨次全切除，颞骨全切除因并发症较多已很少在临床应用。根据肿瘤侵犯及转移规律，T_1、T_2 期病变建议同期切除腮腺浅叶并 Ⅱ、Ⅲ 区择区颈清扫；侵犯面神经则需全腮腺切除并切除受累面神经，同期行神经移植。T_3、T_4 期病变建议改良根治或根治性颈清扫。关于腮腺切除和颈淋巴结清扫的范围目前尚有争议。

第二节　中耳肿瘤

一、鼓室球体瘤

鼓室球体瘤（tympanojugular paraganglioma）原发于鼓室，是副神经节瘤的一种类型。

1. 临床表现及诊断　多见于中年女性，早期常表现为搏动性耳鸣，与心率一致，伴有耳闷感，传导性听力下降。继发感染可有流脓，血性分泌物，侵犯面神经可出现周围性面瘫，破坏内耳可有感音神经性聋和眩晕。查体，早期病变鼓膜常完整，透过鼓膜可见暗红色新生物（彩图 20-4、彩图 20-5）。肿瘤向耳道生长，破坏鼓膜突入外耳道，可表现为外耳道肿物，易出血。颞骨 HRCT 和增强 MRI 对于病变范围的判断具有重要意义。

2. 治疗　手术切除为主。肿瘤较小者，可经耳道径路手术。肿瘤侵犯颈静脉孔时，则需经颞下窝入路完成。对于较大肿瘤，术前造影并行肿瘤供血血管栓塞非常必要，可以显著减少术中出血，提高神经功能的保全率。

二、中耳癌

原发于中耳的中耳癌临床上并不常见，大多为外耳道癌或腮腺癌等周围组织恶性肿瘤侵犯中耳，约占耳部恶性肿瘤的 1.5%，占全身恶性肿瘤的 0.06%。肿瘤晚期很难确定肿瘤的原发部位。约 80% 的中耳癌患者有慢性化脓性中耳炎史，故认为其发生可能与长期慢性炎症刺激有关。此外，Kenyon 等（1985）报道，部分中耳鳞癌组织切片中有胆脂瘤结构，提示该恶性肿瘤有可能起源于胆脂瘤上皮。此外，中耳乳头状瘤等亦可发生恶变，成为中耳癌。

中耳癌以鳞癌最多见，40~60 岁为高发年龄。其他病理类型还包括腺样囊性癌、耵聍腺癌、横纹肌肉瘤等。

（一）临床表现

中耳癌临床表现因病程早晚、病变部位及侵犯方向的不同而有区别。

1. 血性耳漏　耳内出血或有血性分泌物为最早和最常见的症状，对早期诊断有帮助。到晚期肿瘤侵蚀骨质，破坏颈动脉或静脉血管，可发生致命性大出血。

2. 耳痛 早期为耳内发胀感,到晚期则有明显的疼痛。其特点是持续性耳深部胀痛、刺痛或跳痛,并向颞骨和枕部放射,夜间明显,且一般抗炎处理不能缓解。

3. 听力减退 肿瘤阻塞外耳道,破坏鼓膜以及听骨链结构可引起传导性聋,侵犯内耳则可发生神经性耳聋。因大多有长期中耳炎病史,该症状常被忽略。

4. 眩晕 中耳癌的早期一般不侵犯迷路,致病的晚期才出现眩晕。

5. 张口困难 早期因炎症疼痛而反射性地引起颞下颌关节僵直,晚期多因恶性肿瘤直接侵犯颞下颌关节所致。

6. 面瘫 出现的早晚与肿瘤侵犯的部位有关,面神经受累提示预后不佳。

7. 其他脑神经受累症状 除Ⅴ、Ⅶ对脑神经易受累外,Ⅵ、Ⅸ、Ⅹ、Ⅺ、Ⅻ对脑神经也可受到侵犯,可出现复视、吞咽困难、声嘶、软腭瘫痪、抬肩无力、伸舌偏斜等。

8. 颈淋巴结肿大 局部淋巴结转移时出现颈部包块,质韧,不能推动。对侧颈部淋巴结亦可发生转移。

9. 远处转移 血行转移时,则有相应内脏器官转移之症状,如肺、肝、颅内等。

（二）诊断

中耳癌因早期症状隐匿,不易早期诊断,待至症状明显时,肿瘤常已累及岩骨、颅内及颞下颌关节等处,治疗困难且预后不佳。故应提高警惕,争取早发现、早诊断、早治疗,才能提高治愈率。凡遇下列情况者应高度怀疑肿瘤,尽早活检,明确病理诊断:①中耳炎患者出现血性分泌物,突然出现面瘫者。②中耳或外耳道内有肉芽、息肉样组织及乳头状新生物,生长迅速或触之极易出血者。③耳深部持续性疼痛,常规处理不能缓解者。

颅底及颞骨 HRCT 及增强 MRI 等影像学检查有助于病变的诊断及了解肿瘤向四周侵蚀的范围。病理检查为确诊中耳癌的可靠方法,且可明确病理组织类型,为选择治疗方法提供参考。

（三）临床分期

目前国际癌症防治联合会（UICC）尚未做出中耳癌 TNM 分期标准。Sted 等（1985）根据 UICC 采用的基本原则,提出了中耳癌临床分期的初步方案,并得到不少耳科学家们的认可,具体为:T_1:肿瘤局限于原发部位,无面瘫,影像学检查无骨质破坏。T_2:肿瘤扩展到原发部位以外,其指征是面瘫,或影像学检查发现有骨质破坏的证据,且超出原发病灶所在器官的范围。T_3:临床或影像学检查均发现有向周围结构侵犯的证据,如硬脑膜、颅底、腮腺、颞下颌关节等。T_4:没有足够的资料进行分期,包括患者已在他处就诊并接受过治疗。

（四）治疗

原则:早期宜采用手术切除加术后辅助放射治疗,对晚期患者则应进行综合治疗。

1. 手术治疗 对于侵犯中耳乳突腔内壁的肿瘤,也需行颞骨次全切除,乳突根治和扩大乳突根治术达不到彻底切除病变的目的;肿瘤已侵犯内耳、岩尖者,应行颞骨次全切除术或颞骨全切除术。颞骨全切除术因严重并发症较多,在临床上已很少应用。侵犯腮腺者需考虑腮腺浅叶切除或全腮腺切除。术前发现有颈淋巴结转移者,应同时行颈部淋巴结清扫术。

2. 放射治疗 随着放射设备的改进,在钴－60 和高能射线代替了镭锭和常规 X 线治疗后,中耳癌放射治疗效果有了显著的提高,5 年生存率可达 65%。放射治疗中应保持耳道清洁,预防和控制感染,促使肿瘤消退,减轻放射损伤。

3. 化学治疗 仅作为手术或放射治疗的辅助方法,对于无手术指征的晚期病例具有缓解症状的作用。新辅助化学治疗可以应用 TPF 方案（紫杉类、铂类、氟尿嘧啶及其衍生物）。

4. 免疫治疗 目前在临床上应用的抗肿瘤药主要为免疫检查点抑制剂,即程序性死亡蛋白（PD-1、PDL-1）,但尚处于临床试验阶段,还没有用于颞骨恶性肿瘤治疗的报道。

（王海波）

第 三 篇

鼻及鼻窦疾病

第二十一章 鼻科学基础

概 述:

本章内容包括鼻－鼻窦的应用解剖学、黏膜组织学以及鼻呼吸、嗅觉功能和其他生理功能的基本知识,是进一步掌握鼻－鼻窦疾病诊断、病理以及治疗(含相关手术)的基础。

第一节　应用解剖学与组织学

一、应用解剖学

鼻及鼻窦居面颅之中央。其上为颅前窝和颅中窝,两侧为眼眶,下为口腔,后为鼻咽,相互间仅一薄骨板相隔。鼻部分为三个部分,即外鼻、鼻腔及鼻窦。外鼻突出于颜面中央;鼻腔是两侧面颅之间的腔隙;鼻窦则是两侧面颅骨内的空腔,共 4 对,分别居鼻腔的上方、上后方和两侧(图 21-1)。

(一)外鼻

外鼻(external nose)形似一基底向下的三棱锥体。各部位分别是鼻根(nasal root)、鼻底(nasal base)、鼻尖(nasal apex)、鼻梁(nasal bridge)、鼻背(nasal dorsum)、鼻翼(nasal ala)、鼻孔(nostril)、鼻小柱(nasal columella)。鼻翼和面颊交界处为鼻唇沟(nasolabial fold)(图 21-2)。

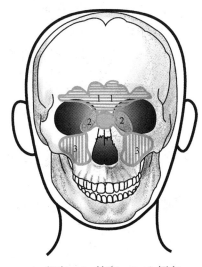

1. 额窦　2. 筛窦　3. 上颌窦
图 21-1　头部前面观
示颅、面骨及鼻窦的相对位置

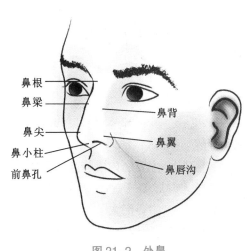

鼻根
鼻梁
鼻尖
鼻小柱
前鼻孔
鼻背
鼻翼
鼻唇沟

图 21-2　外鼻

1. 支架 由骨和软骨构成(图21-3)。骨包括额骨鼻部、鼻骨、上颌骨额突和上颌骨腭突。软骨为隔背软骨(septodorsal cartilage)、鼻翼大软骨(greater alar cartilage)和鼻副软骨(accessory nasal cartilage)。鼻骨左右成对,以内侧缘相接,上端为额骨鼻部,下缘接隔背软骨的鼻背板,外侧缘则与上颌骨额突衔接。鼻骨下缘、上颌骨额突内缘和腭突之游离缘共同围成梨状孔(图21-4)。隔背软骨由鼻背板(鼻外侧软骨)和鼻隔板(鼻中隔软骨)组成,其构架似"↑"状。大翼软骨亦左右成对,有两脚:外侧脚构成鼻翼支架,左、右内侧脚夹鼻中隔软骨之前下缘构成鼻小柱支架。鼻副软骨(小翼软骨和籽状软骨)充填于鼻外侧软骨和大翼软骨之间,数目不定,也可缺如(图21-5)。

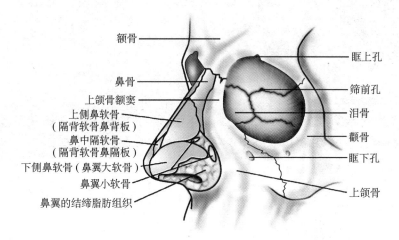

图 21-3 外鼻的骨和软骨支架

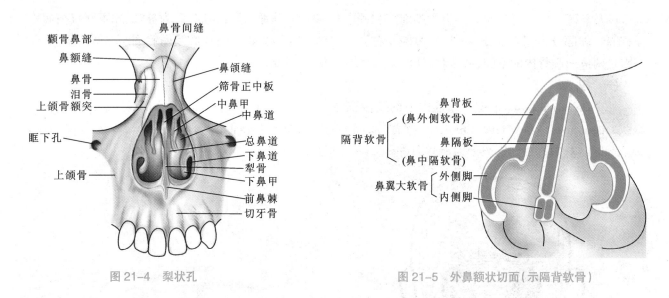

图 21-4 梨状孔

图 21-5 外鼻额状切面(示隔背软骨)

2. 皮肤 鼻根和鼻背部皮肤薄而松弛。鼻尖和鼻翼部皮肤较厚,与深部组织连接较紧,富于大量皮脂腺和汗腺。

3. 静脉 主要经内眦静脉和面静脉汇入颈内静脉。内眦静脉经眼上、下静脉与海绵窦相通(图21-6)。面部静脉无静脉瓣膜,血液可正、逆向流动。

4. 淋巴 主要汇入下颌下淋巴结和腮腺淋巴结(图21-7)。

5. 神经 运动神经为面神经;感觉神经来自眼神经和上颌神经,为筛前神经、滑车上神经、滑车下神经和眶下神经。

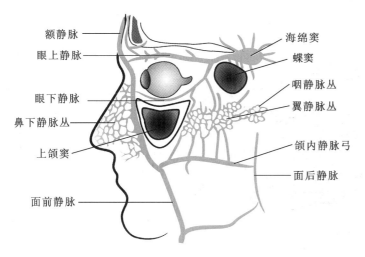

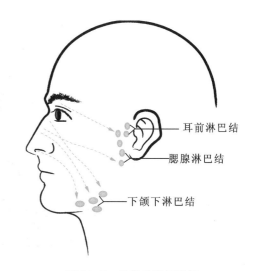

图 21-6　外鼻静脉与眼静脉和海绵窦的关系　　　　图 21-7　外鼻的淋巴引流

（二）鼻腔

鼻腔为一顶窄底宽、前后径大于左右径的不规则狭长腔隙。前起自前鼻孔,后止于后鼻孔并通鼻咽部。鼻腔被鼻中隔分成左、右两侧,每侧鼻腔又分为位于最前部的鼻前庭和位于其后占鼻腔绝大部分的固有鼻腔。

1. 鼻前庭（nasal vestibule）　位于鼻腔最前部。前界即前鼻孔,由鼻翼的游离缘、鼻小柱和上唇围绕而成。后界为鼻阈（nasal limen）(亦称鼻内孔),是鼻前庭最狭窄处。外侧壁即鼻翼之内面,内侧壁即鼻中隔最前部——鼻小柱。

2. 固有鼻腔（nasal proper cavity）　通常简称鼻腔,前起自鼻阈,后止于后鼻孔。有内、外侧和顶、底四壁。

（1）内侧壁　即鼻中隔（nasal septum）。由软骨和骨组成,分别为鼻中隔软骨、筛骨正中板（又称筛骨垂直板）和犁骨（图 21-8）。

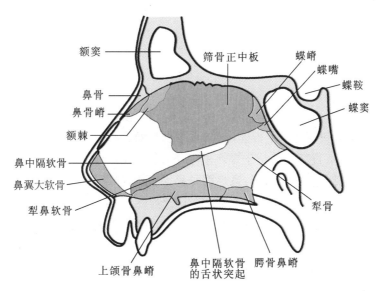

图 21-8　鼻中隔支架

（2）外侧壁　由筛窦、上颌窦的内侧壁以及自下而上 3 个呈阶梯状排列的下、中、上鼻甲构成。每一鼻甲均与外侧壁形成间隙,称为鼻道,分别为下、中、上鼻道（图 21-9 ~ 图 21-11）。

1）下鼻甲（inferior nasal concha）　最大,为一独立呈水平状卷曲薄片,附着于上颌骨内侧壁和腭骨垂

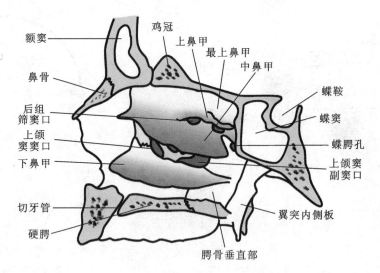

图 21-9 鼻腔外侧壁骨性结构

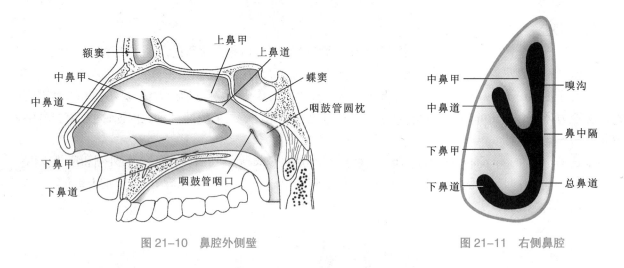

图 21-10 鼻腔外侧壁

图 21-11 右侧鼻腔

直板,其前端接近鼻前庭,后端则距咽鼓管咽口仅 1～1.5 cm。下鼻道(inferior nasal meatus)的前上方有鼻泪管开口。

2)中鼻甲(middle nasal concha) 属筛骨的一个结构,分为水平部(附着部)和垂直部(悬垂于鼻腔)。水平部前翼附着于筛窦顶壁和筛骨水平板连接处,水平部后翼向外侧行走附着于纸板,称为中鼻甲基板,是前、后组筛窦的分界板。垂直部尾端位于蝶窦前壁下半部之前。尾端的后上方、近蝶窦底处的鼻腔外侧壁上有一骨孔,即蝶腭孔,向后通翼腭窝,是蝶腭神经及同名血管出入鼻腔之处。中鼻道外侧壁上有 2 个隆起,前下者呈弧形,为钩突(uncinate process),后上者为筛泡(ethmoid bulla),两者之间有一半月形裂隙,名半月裂孔(semilunar hiatus)。半月裂孔向前下和外上逐渐扩大的漏斗状空间,名筛漏斗(ethmoidal infundibulum)(图 21-12)。

以筛漏斗为中心的邻近区域结构,如钩突、筛泡、半月裂孔、中鼻甲、额窦口、前组筛窦、鼻囟门与上颌窦自然口等,被称为"窦口鼻道复合体"(ostiomeatal complex,OMC)(图 21-13)。

3)上鼻甲(superior nasal concha) 体积最小,位于鼻腔外侧壁后上方,属筛骨结构的一部分。其后端的后上方有蝶筛隐窝(sphenoethmoidal recess),即筛骨(上)和蝶窦前壁(下)形成的凹陷,是蝶窦开口所在。

中鼻甲与鼻中隔之间的间隙称为嗅沟(olfactory sulcus)或称嗅裂(olfactory fissura)。以中鼻甲前部下

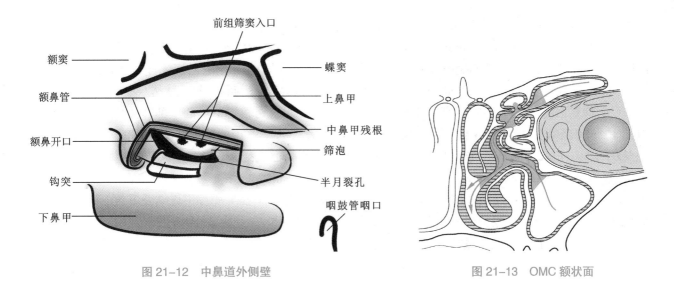

图 21-12　中鼻道外侧壁

图 21-13　OMC 额状面

方游离缘水平为界,其上方水平以下的鼻腔空间为总鼻道(common nasal meatus)。

(3) 顶壁　甚为窄小,呈由前向后的穹窿状。前段呈倾斜上升,由鼻骨和额骨鼻突构成。后段呈倾斜向下,由蝶窦前壁构成。中段呈水平状,为分隔颅前窝的筛骨水平板——筛板(cribriform plate)。筛板菲薄而脆,板上多孔(筛孔),嗅神经穿过筛孔进入颅内。

(4) 底壁　即硬腭的鼻腔面。由上颌骨腭突(palatine process of maxilla)(前 3/4)和腭骨水平板(horizontal plate of palatine bone)(后 1/4)构成。

(5) 后鼻孔(posterior naris 或 choana)　形略椭圆,较前鼻孔为大。主要由蝶骨体、蝶骨翼突内侧板、腭骨水平板后缘、犁骨后缘围绕而成(图 21-14)。双侧后鼻孔经鼻咽部相通。

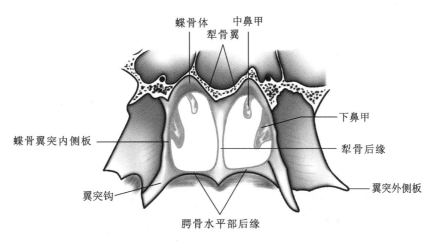

图 21-14　骨性后鼻孔

3. 血管

(1) 筛前动脉(anterior ethmoidal artery)和筛后动脉(posterior ethmoidal artery)　均来自眼动脉。前者供应前、中组筛窦,额窦,鼻腔外侧壁和鼻中隔的前上部;后者则供应后组筛窦、鼻腔外侧壁和鼻中隔的后上部(图 21-15)。

(2) 蝶腭动脉(sphenopalatine artery)　是鼻腔血供的主要动脉。来自上颌动脉,经蝶腭孔进入鼻腔后分为鼻后外侧动脉及鼻后中隔动脉。前者供应鼻腔外侧壁后部、下部和鼻腔底。后者供应鼻中隔后部、下部。鼻后中隔动脉的分支——鼻腭动脉在鼻中隔前下部的黏膜下层与筛前、后动脉的鼻中隔支,上唇动脉和腭大动脉吻合,构成丰富的动脉丛,即利特尔动脉丛(Little's plexus)(图 21-16)。

(3)眶下动脉(infraorbital artery)和腭大动脉(greater palatine artery) 均来自上颌动脉。前者经眶底的眶下管出眶下孔后,供应鼻腔外侧壁前段。后者出腭大孔后,经硬腭向前进入切牙管至鼻中隔的前下部。

(4)上唇动脉(superior labial artery) 来自面动脉,其鼻中隔支参与利特尔动脉丛(图 21-15)。

(5)静脉回流　鼻腔前部、后部和下部的静脉最后汇入颈内、外静脉。鼻腔上部静脉则经眼静脉汇入海绵窦,亦可经筛静脉汇入颅内的静脉和硬脑膜窦(如上矢状窦)。鼻中隔前下部的静脉亦构成丛,称克氏静脉丛(Kiesselbach plexus)。老年人下鼻道外侧壁后部近鼻咽处有表浅扩张的鼻后侧静脉丛,称为鼻-鼻咽静脉丛(naso-nasopharyngeal plexus),又称吴氏静脉丛(Woodruff's plexus)。

4. 淋巴　鼻腔前 1/3 的淋巴管与外鼻淋巴管相连,汇入耳前淋巴结、腮腺淋巴结及下颌下淋巴结。鼻腔后 2/3 的淋巴汇入咽后淋巴结及颈深淋巴结上群(图 21-17)。

5. 神经　包括嗅神经、感觉神经和自主神经。

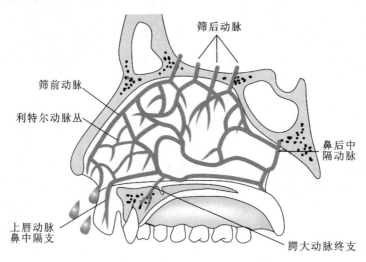

图 21-15　鼻中隔的动脉

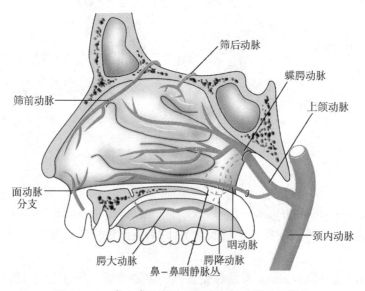

图 21-16　鼻-鼻咽静脉丛及鼻外侧壁的血液供应

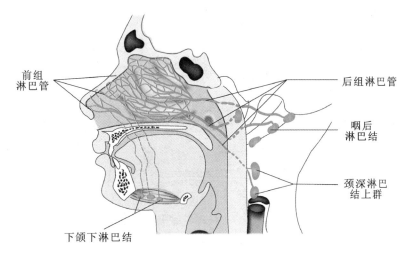

图 21-17　鼻腔的淋巴引流

（1）嗅神经（olfactory nerve）　分布于嗅区黏膜,嗅细胞中枢突汇集成嗅丝,穿经筛板上之筛孔抵达嗅球（图 21-18）。

（2）感觉神经　筛前、后神经分布于鼻中隔和鼻腔外侧壁上部的一小部分和前部。蝶腭神经的鼻后上外侧支和鼻后上内侧支主要分布于鼻腔外侧壁后部、鼻腔顶和鼻中隔。鼻腭神经斜行于鼻中隔上。鼻后下神经分布于中鼻道、下鼻甲和下鼻道。眶下神经的分支分布于鼻前庭、上颌窦、鼻腔底和下鼻道前段。上述神经均来自三叉神经第一支（眼神经）和第二支（上颌神经）（图 21-19,图 21-20）。

（3）自主神经　即翼管神经（vidian nerve）,位于翼腭管内。其中交感纤维来自颈内动脉交感神经丛组成的岩深神经,副交感纤维来自面神经分出的岩浅大神经（图 21-21）。翼管神经骨管外口位于骨性后鼻孔外上方约 1 cm 处,呈漏斗状凹陷,距前鼻孔 6 ~ 7 cm。

（三）鼻窦

鼻窦（nasal sinus）是围绕鼻腔,藏于某些面颅骨和脑颅骨

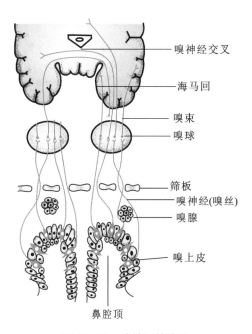

图 21-18　嗅神经的传导

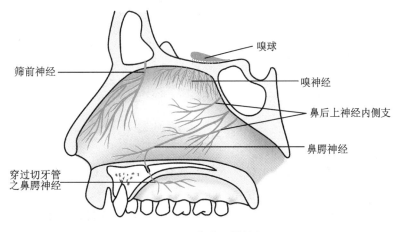

图 21-19　鼻中隔的神经

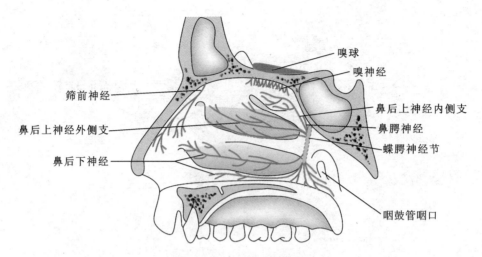

图 21-20　鼻腔外侧壁的神经

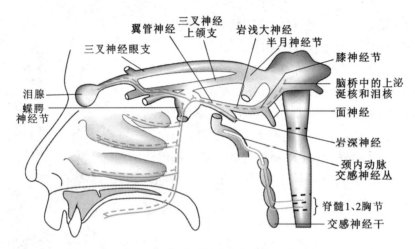

图 21-21　鼻黏膜的自主神经支配范围

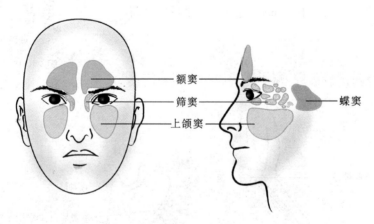

图 21-22　鼻窦的面部投影

内的含气骨腔（图 21-22）。左右成对，共 4 对。依其所在骨命名，即上颌窦、筛窦、额窦及蝶窦。各窦的形态不同，发育大小常有差异。各有窦口与鼻腔相通。

　　按其解剖位置、窦口及引流部位，可将鼻窦分为前、后两组：前组鼻窦包括上颌窦、前组筛窦和额窦，均引流于中鼻道；后组鼻窦包括后组筛窦和蝶窦，引流于上鼻道和蝶筛隐窝（图 21-23）。

1. 上颌窦（maxillary sinus） 居上颌骨体内，为鼻窦中最大者。窦腔容积个体差异甚大，平均约13 mL。上颌窦窦口位于筛漏斗底部。上颌窦形态似横置的锥体，基底即鼻腔外侧壁，锥顶则朝向颧突，有5个壁。

（1）前壁 即面壁，中央最薄，称尖牙窝。眶下缘下方有一眶下孔，是同名血管和神经通过之处。

（2）后外壁 毗邻翼腭窝和颞下窝，与翼内肌邻近。

（3）内侧壁 即鼻腔外侧壁下部，上颌窦窦口位于此壁之后上部（贴近上壁之下）。

（4）上壁 即上颌窦眶板（构成眼眶底壁内侧部），毗邻眶内容物。

（5）底壁 即牙槽突，常低于鼻腔底，与第二前磨牙和第一、二磨牙关系密切。

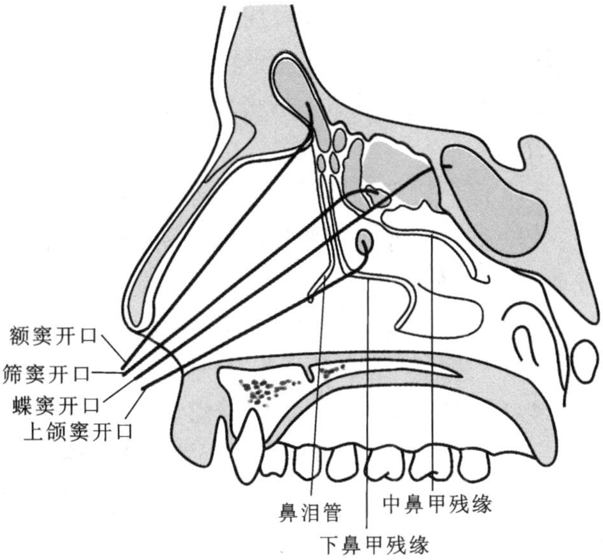

拓展图片 21-1 上颌窦与牙根的关系

额窦开口
筛窦开口
蝶窦开口
上颌窦开口

鼻泪管 中鼻甲残缘
下鼻甲残缘

图 21-23 鼻窦开口部位

2. 筛窦（ethmoidal sinus） 居于筛骨两翼骨体内，恰位于鼻腔外侧壁上部，介于鼻腔和眼眶之间、蝶窦之前和颅前窝之下。筛窦为一蜂窝状结构，故又名筛迷路。成年人筛窦含4～17个气房，多数含7～11个气房，发育良好者可达18～30个气房。筛窦以中鼻甲基板为界，分为前、后两组筛窦，一般情况下两组筛窦互不交通。前组筛窦窦口引流于中鼻道，后组筛窦窦口则引流于上鼻道。从整体来看，筛窦形如火柴盒，前窄后宽，有6个壁，分别为：

（1）外侧壁 即眼眶内侧壁，由泪骨和纸板构成。纸板占外侧壁绝大部分。外侧壁毗邻眼眶内结构，与视神经和眼内直肌关系尤为密切。在发育良好的最后筛房，视神经管内段常突向筛房内，在其外侧壁上形成隆凸或压迹。

（2）内侧壁 即鼻腔外侧壁上部，附有上鼻甲和中鼻甲。

（3）顶壁 即额骨眶板的内侧部分，亦为前颅底的一部分。其内侧与筛骨水平板（即筛板）相连接，其外侧即延续额骨眶板的外侧部分，为眶顶壁。顶壁与筛板的连接有三种方式（图 21-24）。① 水平式（即倾斜式）：即顶壁由外侧向内侧逐渐倾斜至筛板水平并与之连接；② 高台式：即顶壁近乎水平，与筛板以台阶式连接；③ 混合式：即一侧水平式，另一侧高台式。

（4）下壁 即中鼻道外侧壁的结构，如筛泡、钩突和筛漏斗等。

（5）前壁 与上颌骨额突和额窦相接。

（6）后壁 即蝶筛板，与后方的蝶窦毗邻。此壁的解剖位置可有变异，视后组筛房向后发育的情况而变。

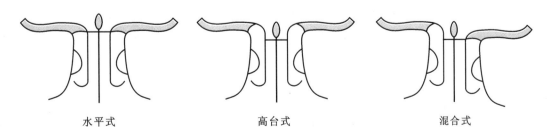

水平式　　　高台式　　　混合式

图 21-24 筛窦顶与筛板的三种连接方式

3. 额窦（frontal sinus） 居额骨鳞部之下和眶部之上，介于额骨内板、外板之间，两侧额窦被一共用的隔板分隔。额窦发育个体差异较大，两侧额窦发育可不一致，有时一侧甚或两侧未发育。额窦开口于前组筛窦的额隐窝顶的前方。额窦形状如横置的三棱锥体，锥体的基底即两侧额窦的隔板，锥顶则朝向外侧，有 4 个壁。

（1）前（外）壁 即额骨外板，较坚厚，常含骨髓。

（2）后（内）壁 即额骨内板，较薄，与颅前窝内结构毗邻。此壁亦可能存在骨裂隙，且额窦有导静脉穿此壁通硬脑膜下腔。

（3）底壁 为眼眶顶壁和前组筛窦之顶壁，此壁内侧相当于眶顶的内上角。额窦窦口位于底壁。

（4）内侧壁 即两侧额窦之中隔，由于两侧额窦发育多不对称，故中隔多偏向一侧。

4. 蝶窦（sphenoid sinus） 居蝶骨体内，由蝶窦中隔分为左、右两个。两侧蝶窦发育差异较大，蝶窦中隔多为垂直位，但居中者极少。个别个体的蝶窦中隔可能呈矢状位、冠状位或水平位，故两侧蝶窦大小和形态多不对称。某些个体蝶窦内可再被骨壁分成多个窦腔。蝶窦开口于蝶筛隐窝，引流于上鼻道。蝶窦有 6 个壁。

（1）外侧壁 与颅中窝、海绵窦、颈内动脉和视神经管毗邻（图 21-25）。气化良好的蝶窦此壁甚薄。视神经管和颈内动脉可能向窦腔内凸出形成隆凸或压迹，视神经管隆凸或压迹位于前上方，颈内动脉隆凸或压迹位于其后下。

（2）顶壁 为颅中窝底壁，呈鞍形，称蝶鞍。发育良好的蝶窦顶壁略向下凹陷，构成蝶鞍底部，承托垂体。

（3）前壁 稍向后下倾斜，参与构成鼻腔顶之后段，骨质较薄。前壁内侧界为蝶骨嵴，与筛骨垂直板和犁骨后缘连接。蝶窦开口位于前壁、蝶骨嵴之外侧。

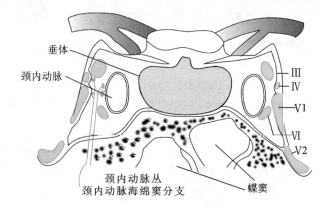

图 21-25 海绵窦额状切面

（4）后壁 骨质较厚，其后是枕骨斜坡，毗邻脑桥。发育极佳的蝶窦，后壁较薄。

（5）下壁 即后鼻孔上缘和鼻咽顶，翼管神经孔位于下壁外侧的翼突根部。

（6）内侧壁 在大多数个体即蝶窦中隔。

5. 血管、淋巴和神经

（1）血管 上颌窦由鼻后外侧动脉、上颌牙槽后动脉和眶下动脉等供应，静脉回流入蝶腭静脉。筛窦由筛前、筛后、眶上和鼻后外侧等动脉供应，静脉回流入筛前、筛后静脉，亦可回流到硬脑膜的静脉和嗅球、额叶的静脉丛。额窦由筛前、眶下和鼻后外侧等动脉供应，静脉回流入筛前静脉，亦有经板障静脉、硬脑膜的静脉入矢状窦。蝶窦由颈外动脉的咽升动脉、上颌动脉咽支和蝶腭动脉的小分支等供应，静脉回流入蝶腭静脉，并有静脉与海绵窦相通。

（2）淋巴 鼻窦淋巴可能汇入咽后淋巴结和颈深淋巴结上群。

（3）感觉神经 均由三叉神经第 1、第 2 支支配。上颌窦由上牙槽后支及眶下神经支配。筛窦由筛前、筛后、眶上神经等以及蝶腭神经的鼻后上外侧支和眼眶支支配。额窦由筛前神经支配。蝶窦则由筛后神经和蝶腭神经眼眶支支配。

二、组织学

鼻腔和鼻窦的骨膜或软骨膜表面被覆黏膜。黏膜由上皮、基膜、固有层和黏膜下层构成，黏膜下层内含丰富的腺体以及毛细血管和海绵状血窦。黏膜按其部位、组织学和生理功能的不同，分为嗅黏膜和呼吸黏膜。

（一）嗅黏膜

嗅黏膜（olfactory mucosa）主要分布在鼻腔顶中部，向下至上鼻甲内侧面和与其相对应的鼻中隔部分，小部分可延伸至中鼻甲内侧面和与其相对应的鼻中隔部分，又称嗅膜。上皮为假复层无纤毛柱状细胞，由嗅细胞、支持细胞和基底细胞构成。固有层内含泡状和小管状浆液腺体，即嗅腺（olfactory gland，Bowman gland）。

🖥 **拓展图片 21-2　嗅黏膜组织结构**

嗅细胞（olfactory cell）为一双极神经细胞，由胞体、周围突和中央突构成，均匀分布于支持细胞之间。周围突的轴长为 20～90 μm，富于线粒体、微管及囊泡；周围突末端呈球形——嗅泡，直径约 2 μm，突出于鼻黏膜表面，上有 1～20 根纤毛，纤毛内含有许多中心粒。嗅细胞的中央突在黏膜下汇集成嗅丝，穿筛孔入颅至嗅球。支持细胞较嗅细胞粗大，胞核居上，其远端的表面呈细绒毛状，绒毛相互融合如网状结构，并常超出感受细胞之纤毛。嗅腺位于基膜之下，由暗、亮两种细胞组成。嗅色素颗粒分布于嗅腺和支持细胞内，呈淡棕黄色。

（二）呼吸黏膜

呼吸黏膜（respiratory mucosa）广泛分布于鼻腔和鼻窦。鼻腔接近鼻前庭处的上皮为复层扁平上皮和移行上皮，中、下鼻甲前端以及鼻中隔下部前约 1/3 段为假复层柱状上皮，鼻腔其余部位及鼻窦均为假复层纤毛柱状上皮。此外，在黏膜固有层和黏膜下层有很多与免疫机制关系密切的浆细胞、淋巴细胞、肥大细胞、产生溶菌酶的组织细胞、吞噬和溶解细胞的白细胞以及具有修复功能的成纤维细胞。

📺 **拓展知识 21-1　呼吸黏膜上皮构成及海绵体细微结构**

第二节　鼻呼吸生理学

鼻的呼吸功能表现在以下几个方面。

（一）呼吸通道

鼻腔是呼吸的通道，正常的鼻呼吸依赖于鼻腔适当的阻力。鼻阻力主要由鼻瓣区诸结构所导致。鼻瓣区（nasal valve area）即鼻内孔，包括鼻中隔软骨前下端、鼻外侧软骨前端和鼻腔最前部的梨状孔底部。此外，两侧下鼻甲也是鼻腔阻力的另一主要组成部分。在鼻阻力的作用下，进入鼻腔的气流被分为层流（laminar flow）和湍流（turbulent flow）两部分。层流，即气流向后上方呈弧形流向后鼻孔然后散开，此气流为鼻腔气流之大部分，亦是肺部进行气体交换的主要部分，它可保证空气与黏膜大部面积接触，从而发挥鼻腔的调温、调湿功能；湍流，即气流在鼻阈后方形成不规则旋涡，是吸入气流的小部分，它有利于使空气中的尘埃沉降。当气流速度增快（劳动、部分鼻塞）、鼻黏膜形状改变（鼻中隔骨棘）、鼻腔截面积增宽（萎缩性鼻炎、上颌骨部分切除）时，气流的湍流成分增加，此时吸入空气的调温、调湿作用受到影响，未经调控的空气就可直接进入鼻腔后部、咽和喉。

鼻阻力有重要的生理作用。正常鼻阻力的存在，有助于吸气时形成胸腔负压，使肺泡扩张和增大气体交换面积；呼气时气流在前鼻孔和内孔受阻，使气流速度减慢，有利于肺泡气体交换及热量和水汽的回收。因此，正常鼻阻力对于保证肺泡气体交换充分进行有重要作用。

鼻腔阻力除由鼻阈产生外，还受鼻甲充血状态的影响。正常情况下，两侧下鼻甲充血状态呈现规律性的交替性变化，间隔 2～7 h 出现 1 个周期，称为鼻周期（nasal cycle）或生理性鼻甲周期（physiological turbinal cycle）。鼻周期并不改变鼻腔的总阻力。鼻周期形成的原因不明，可能与人体左、右两侧下丘脑交感神经中枢交替性兴奋和抑制有关，颈交感神经切除或喉切除后，鼻周期即消失。其生理意义在于促使睡眠时反复翻身，有助于解除疲劳，也有人认为，它可使鼻黏膜在与外界接触的过程中有休息的机会。

拓展图片 21-3　鼻周期示意图

鼻阻力可以通过鼻腔测压计及声发射鼻测量计进行定性和定量检查,但鼻阻力客观的增减与患者的主观感觉不一定一致。一般来说,鼻腔总阻力如果超过 0.27(kPa·s)/L,就会有鼻塞的感觉。由于鼻腔阻力约占呼吸道总阻力的一半,鼻腔阻力的改变直接影响着呼吸功能。

(二) 加温、加湿功能

鼻甲游离缘的黏膜下层有海绵状血管丛,鼻中隔黏膜血管丰富,它们由于神经反射作用发生收缩与舒张,使吸入鼻腔的气流保持相对恒定的温度。鼻腔温度一般比体温低 3 ~ 4℃,在室温为 10 ~ 30℃时,鼻腔温度经常保持在 33 ~ 34℃。

为保持鼻腔、气管、支气管纤毛的正常活动,并有利于肺泡气体交换,吸入的气体必须有适当的湿度。依赖鼻腔黏膜中的分泌性上皮(如杯状上皮)的分泌物、各种腺体(如黏液腺、浆液腺、嗅腺等)的分泌物以及毛细血管的渗出维持鼻腔的湿度。空气流经鼻腔时,因温度增高,其体积膨胀,吸收湿气量亦随之增加。吸入鼻腔的气体抵达声门下区时湿度可达 98%。据估计,24 h 内鼻黏膜排出的液体约 1 L,用以提高吸入空气的湿度,防止呼吸道黏膜干燥,并使纤毛运动得以维持。

未经调控的空气可使鼻黏膜的纤毛上皮发生鳞状上皮化生,使之对有害的气流具有较强的抵抗力。

(三) 清洁滤过功能

正常人平均每日吸入空气约 10 000 L,鼻对其的清洁滤过功能包括:① 正常人鼻毛及其方向(朝向前外)可以过滤吸入气流中的较大粉尘,并使异物难进易出;② 进入鼻腔的较小颗粒大部分受湍流作用沉降于黏膜表面的黏液毯(图 21-26),小部分随层流与黏膜大面积接触落入黏液毯中,其中水溶性颗粒可被溶解,非水溶性颗粒及细菌等则借纤毛运动送入咽部咽下或吐出;③ 反射性喷嚏排出吸入的异物、颗粒或刺激性气体。

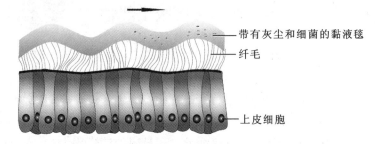

图 21-26　鼻黏膜的纤毛和黏液毯的运动形式

黏液纤毛系统(mucociliary system)是维持呼吸道的清洁和正常生理功能的重要机制。在鼻腔,每根纤毛向鼻咽部方向摆动频率约为 1 000 次/min,黏液毯以 5 mm/min 的速度形成自前向后的流动波,使吸入的灰尘可在 15 min 内排出;在鼻窦,纤毛运动的方向一般是朝向自然窦口。黏液毯中的生物活性物质,如溶菌酶、干扰素和分泌性 IgA 等对于维持鼻腔正常清洁功能起重要作用,故鼻腔后段在正常情况下很少发现细菌和病毒。正常人鼻分泌物酸碱度(pH)为 5.5 ~ 6.5,在微酸环境下溶菌酶的作用最明显,故配制滴鼻剂时以微酸性为宜。过度干燥、寒冷、高温、脓性分泌物、毒性气体、过强酸碱度及不适当的滴鼻药物均可以影响和损害纤毛运动。

第三节　嗅觉生理学

从生物进化的过程来看,嗅觉是最原始的感觉功能之一。由于嗅觉的觅食、求偶和防卫功能已经消退,故嗅功能对于人类来说远不如其他哺乳动物重要和敏锐。但在日常生活中,嗅觉起着识别环境、报警、增进食欲、辅助消化和调节情绪等作用。产生嗅觉的过程中常伴有记忆、情感和其他心理反应,如某些气味可以引起人们喜欢或厌恶的感情,可唤起久远的记忆,可伴有味觉的改变等。总之,嗅觉是一个复杂的生理、心理反应。

嗅觉系统主要由嗅上皮、嗅球和嗅皮质三部分组成。每侧鼻腔嗅区黏膜总面积 1～5 cm²,由 3 种细胞组成:嗅觉感受细胞(olfactory receptor cell)、支持细胞和基底细胞。人的嗅区约有 600 万个嗅觉感受细胞(Ⅰ级神经元)。嗅觉感受细胞为双极神经元,周围突伸向黏膜表面,末端膨大形成带有无活动纤毛(10～30根)的嗅泡,此种纤毛可增加嗅区面积;中枢突融合成嗅丝(filum olfactoria)后穿过筛板止于嗅球(Ⅱ级神经元)。支持细胞规则排列于黏膜浅表嗅感觉细胞的树突间,起着支持作用,而不直接参与嗅觉处理。基底细胞位于黏膜最底层,能分化为嗅觉感受细胞和支持细胞。嗅球(bulbus olfactorius)位于颅前窝底,是嗅觉通路的第一中转站。由嗅球僧帽细胞和丛状细胞发出嗅束(tractus olfactorius)至深层嗅觉中枢,引起嗅觉。对于深层嗅中枢的解剖结构,目前尚无定论。

平静呼吸时,气流较慢,空气大部分由鼻底通过,只有 5%～10% 的层流气体流经嗅区。在短促用力吸气时,空气呈弧线形向上,以尽量与嗅区黏膜接触。此时,达到嗅区的空气量可达 20%。呼气时气流不通过嗅区,所以闻不到自己呼出气体的气味。

气流中的含气味微粒必须通过亲水的黏液层才能与嗅觉感受细胞发生作用。鼻黏膜内的可溶性气味结合蛋白(odorant binding protein,OBP)有黏合和运输气味分子、增加气味分子的溶解度的作用,促进气味分子接近嗅觉感受器,并使嗅细胞周围的气味分子浓度比外周空气中的浓度提高数千倍。嗅黏膜内还具有高浓度的药物代谢酶,其中包括细胞色素 P450、谷胱甘肽及尿苷二磷酸转移酶,这些酶具有将气味物质转化为代谢产物的能力。

气味分子一旦溶解于黏膜,嗅觉转导即刻启动。目前认为,气味分子与嗅感觉神经元上的受体结合后通过嗅上皮的特异性 G 蛋白激活细胞内第二信使系统——环腺苷酸(cyclic adenosine monophosphate,cAMP)和(或)肌醇三磷酸(inositol 1,4,5-triphosphate,IP₃),从而使细胞膜上的环核苷酸门控通道(cyclic nucleotide-gated ion channel,CNGC)开放,引起 K⁺、Na⁺ 等离子的跨膜移动,在嗅细胞的胞体膜上产生去极化型的感受器电位,后者在轴突膜上引起不同频率的动作电位发放,传入中枢。

嗅觉感受器及中枢神经系统对各种各样的气味刺激如何编码与识别,目前还不清楚。目前普遍认为,每个嗅神经元上仅有一种气味受体,嗅上皮可被分为一系列特定表达区域,表达相同受体的嗅感觉神经元随机分布于某一区域内,并将嗅觉信号传递到嗅球及嗅觉中枢的不同部位。也就是说,嗅神经元上的受体不仅决定了它对何种气味分子敏感,还决定了处理该嗅信号的高级中枢的部位。

人类的嗅觉除主要由嗅神经司理外,还有第 V、Ⅶ、Ⅸ、Ⅹ 对脑神经的协同作用,其中三叉神经的作用尤为重要。三叉神经上颌支的末梢感受器受到某些气味刺激时,亦可引起与嗅觉相似的感觉。这些气体多为有害的或不洁的,且具有较强烈的刺激性,如热胡椒粉、氨气及某些化学制剂等,其所产生的感觉可引起人们的警惕,因而这也是鼻腔的一种保护性功能。

嗅觉的敏感性称为嗅阈,不同人的嗅阈可有很大差别。嗅阈可分为最小气味感受阈(minimum perceptible odor,MPO),即引起嗅觉的最小刺激;最小气味分辨阈(minimum identifiable odor,MIO),即能区别某种物质的最小嗅阈。影响嗅觉功能的因素包括:① 性别与年龄:男、女嗅觉敏感性基本相同,但女性在月经期、妊娠期敏感性较高;随年龄增长,嗅觉功能逐渐减退。② 局部或某些全身性感染:嗅上皮对病毒非常敏感,极易造成损害。病毒性或细菌性鼻窦炎、流感、急性病毒性肝炎或麻风等,都可以导致嗅觉减退或丧失。③ 局部机械性阻塞:如鼻息肉、鼻肿瘤、肥厚性鼻炎或鼻中隔偏曲等,因妨碍气味分子到达嗅区而导致嗅觉障碍。④ 其他:如心理状况欠佳、情绪波动、营养和内分泌障碍、精神和神经疾病,以及某些药物和外伤皆可影响嗅觉功能。

受某种气味刺激的时间较长,会暂时失去对该气味的嗅觉,称为嗅适应(olfactory adaptation)。嗅适应后,离开嗅素的刺激,仍嗅不出气体,经过一段时间才恢复嗅觉,这个现象称为嗅疲劳。这一恢复时间,称为嗅疲劳时间。电生理学研究证明,嗅素刺激越强,则嗅适应时间越短;某个嗅素引起的嗅适应,只对此嗅素无反应,对其他嗅素仍有正常的嗅觉。嗅疲劳时嗅阈升高。

第四节　鼻及鼻窦其他功能

(一)声音共鸣功能

正常情况下,从喉腔发出的声音经过鼻腔时,声流在腔内冲击和回旋可以产生共鸣效应,使声音变得洪亮。然而需指出,除鼻腔外,鼻窦腔、鼻咽腔以及颅腔也参与这种共鸣效应。如有鼻甲肥大、鼻息肉或肿瘤,鼻的共鸣作用消失,发声则呈闭塞性鼻音;如患腭裂、腭肌瘫痪,导致鼻咽腔不能闭合,发声时气流不断向鼻腔漏出,则呈开放性鼻音。

(二)反射功能

鼻腔内神经分布丰富,当鼻黏膜受到机械性、物理性或化学性刺激时,可引起广泛的心血管和呼吸方面的反应。

1. 鼻肺反射　实验证明,鼻腔阻力增高和化学气体对鼻黏膜的刺激均可引起支气管收缩,从而减少肺通气量,这种现象称为鼻肺反射(nasopulmonary reflex)。反射弧以鼻黏膜三叉神经末梢为传入支,广泛分布至支气管平滑肌的迷走神经为传出支,以三叉神经核和迷走神经核为其中枢核团,形成反射弧。因此麻醉和切断三叉神经可阻断此反射,注射阿托品后反射明显减轻。变应性鼻炎所致支气管哮喘即通过此反射引起,故鼻黏膜普鲁卡因封闭可阻止支气管哮喘。

　　拓展图片 21-4　鼻肺反射示意图

2. 鼻心反射　为鼻腔或后鼻孔堵塞后,支气管张力上升,肺顺应性下降,肺阻力增高,影响肺总量、气流量和肺泡内气体交换,最终使心肺负担增加,并可导致肺源性心脏病(简称肺心病)及冠状动脉粥样硬化性心脏病(简称冠心病)等。严重者可出现心肌梗死和脑血管意外,或心动过缓,甚至发生反射性心搏停止。

3. 喷嚏反射(sneezing reflex)　喷嚏与咳嗽相似,是一种反射性的保护动作。鼻黏膜的三叉神经末梢受到刺激(如吸入尘埃、刺激性气味、化学气体或致敏花粉等,或强光刺激,体表受凉)后,冲动传至脑桥和延髓,刺激位于第四脑室底部的呼吸中枢,由呼吸中枢发出冲动,产生一系列的反射动作。例如深吸气后,腭垂下降,舌压向软腭等,然后声门突然开放,使气体从鼻腔和口腔急速喷出,借以清除鼻腔中的异物或刺激物等。同时伴有面部肌肉运动、闭眼、流泪、短暂性鼻分泌物增多、鼻黏膜充血等。

4. 鼻睫反射(nasociliary reflex)　属副交感神经系统反射。如眼受到刺激,则鼻黏膜可充血肿胀,鼻分泌物增多;如鼻黏膜受到刺激,则可引起流泪、结膜充血、瞳孔缩小和眼睑痉挛等。

5. 体表或局部的冷热变化引起的鼻部反应　体表大面积皮肤受凉,鼻黏膜血管即发生反射性收缩,鼻部温度迅速下降;全身受热时,鼻黏膜则充血、肿胀。

此外,闻及美味还可引起胃液分泌。

(三)免疫功能

鼻黏膜完整的上皮结构构成了呼吸道的第一道屏障,可防止有害物质进入黏膜下。此外,鼻黏膜上皮本身具有重要的主动分泌机制,如分泌多种细胞因子等。鼻黏膜上皮还是机体黏膜免疫系统中非常重要的成员之一,鼻分泌物中的IgG、IgA和IgE水平均较血清中为高。鼻黏膜分泌的IgA主要是SIgA,SIgA可预防呼吸道感染,并可能通过在黏膜表面阻断变应原的侵入而预防变应性鼻炎。正常情况下,鼻黏膜上皮依靠自稳机制处于免疫抑制状态,维持鼻黏膜局部生理功能;当受到外界有害刺激时,通过局部与全身迅速而准确的信号传递与反馈,激活免疫机制,产生相对应的生物活性物质,使局部黏膜处于一种新的平衡之中。变应原刺激鼻黏膜产生变应性鼻炎就是一例。正常人鼻分泌物中IgE约有一半是在局部合成的,而在鼻炎患者这个比例可高达70%～80%。变应性鼻炎和花粉症患者鼻分泌物中IgE的含量均较正常人为高,但这两者血清 IgE 水平并不一定增高。上述结果说明,鼻分泌物中的 IgE 大部分是在局部合成的,尤其是变应性鼻炎患者。

(四) 吸收功能

鼻腔吸收药物的功能是一个近年才逐渐受到重视的问题。人类鼻腔黏膜表面积约为 150 cm^2,呼吸区黏膜表层上皮均有许多微绒毛,可增加药物吸收的有效面积。上皮细胞间有细胞间隙,上皮下层有丰富的毛细血管、静脉窦、动 – 静脉吻合支,并有交织成网状的毛细淋巴管,使吸收的药物可迅速进入血液循环。近年的临床研究证明,鼻内投药的利用度比口服药高出数倍而接近于静脉注射的利用度。

鼻黏膜对小分子药物的吸收利用更优于大分子药物,且炎症不影响其吸收功能。可经鼻内法投用的药物有心血管药、解热镇痛药、糖皮质激素类药、抗生素、避孕药、胰岛素、生长激素、抗利尿药和免疫制剂等。

鼻内投药为用药方法增添了新的途径,并有其一定的优点,如避免了药物对胃肠道的刺激和肝 – 胃肠道对药物通过的首次作用。与胃肠道的许多部位相比,鼻黏膜对药物的代谢甚为微弱,可提高药物的生物利用度。另外,对某些口服无效,必须静脉或肌内注射的药物,就可采用鼻内给药的方法,以减少对患者的创伤。但必须注意,药物对鼻腔黏膜的刺激性和其他鼻毒性,切忌滥用。

(五) 鼻窦的生理功能

鼻窦也参与呼吸生理,但由于出入鼻窦的空气量仅占鼻窦容量的千分之一,故其呼吸生理作用微乎其微。因鼻窦无嗅黏膜,故无嗅觉功能。但因鼻窦黏膜与鼻腔黏膜连续,鼻窦也具有鼻腔的某些生理功能,如细胞分泌、共鸣作用等。此外,鼻窦腔在减轻头颅质量、维持头部平衡、缓冲外来冲击和保温绝热方面起重要作用。

(韩德民)

第二十二章

鼻部检查法

概　述：

　　本章介绍的鼻部检查方法包括鼻通气功能检查、嗅觉功能检查、鼻腔和鼻窦的影像学检查、变应原检测、血清 IgE 检测、鼻分泌物脱落细胞检测、呼吸道一氧化氮检测等。这些检查有助于医生充分了解患者的病情、确定病变部位及指导临床治疗。

第一节　鼻通气功能检查

　　鼻通气功能检查主要包括鼻阻力检查和声反射鼻腔测量。鼻阻力检查的目的主要是判定鼻气道阻力大小、鼻气道狭窄部位、鼻气道有效横截面积等，对判定病情、指导治疗方案均有重要作用。

（一）鼻腔测压计

　　鼻腔测压计（rhinomanometer）用于测定呼吸时气流在鼻腔的阻力。借助鼻腔测压计，将压差和流速的关系描成曲线，称为压速关系曲线（pressure-flow relationship，图 22-1）。正常人鼻阻力是 196～294 Pa（2～3 cmH_2O）/（L·s）。鼻腔有阻塞性病变时，鼻阻力升高；萎缩性鼻炎或鼻甲切除过多导致空鼻综合征（nose empty syndrome）时，鼻阻力明显降低。鼻阻力的大小取决于鼻腔气道最狭窄处的横断面积，即鼻腔有效横断面积（nasal effective cross-sectional area，NECA），故临床上多测定 NECA。成年人 NECA 为（0.52±0.17）cm^2，儿童为（0.4±0.12）cm^2。

（二）声反射鼻测量计

　　声反射鼻测量计（acoustic rhinometry）主要用于定量判断鼻腔及鼻咽腔容积、最小横截面积，进而对鼻腔及鼻咽部疾病的病变程度、疾病性质甚至疗效、预后做出客观的评价。其基本原理是声波管发出的声波经鼻探头进入鼻腔，随鼻横截面积的不同而产生相应的反射，其反射部分和发生率经过分析处理，确定了鼻腔横截面积的函数，称为鼻腔面积距离曲线（area-distance curve）。

　　正常声反射鼻测量曲线可见曲线在鼻腔前部显示有三个明显狭窄处。第一狭窄处为鼻内孔位置，第二狭窄处为下鼻甲前缘位置，第三狭窄处为中鼻甲前缘位置。健康人鼻腔最小横截面积位于

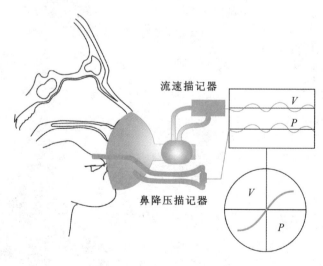

流速描记器

鼻降压描记器

图 22-1　鼻腔测压计模式图（V= 速度，P= 压力）

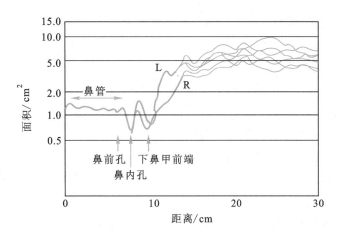

图 22-2 正常声反射测量曲线(L:左鼻腔曲线;R:右鼻腔曲线)

鼻腔前部,曲线从前向后呈渐高趋势(图 22-2)。

鼻腔段曲线突然显著增高见于鼻中隔穿孔及萎缩性鼻炎患者,曲线增高程度与鼻中隔缺损面积或鼻甲萎缩程度相关。鼻腔段曲线突然显著降低见于鼻炎、鼻息肉等鼻腔增生性疾病患者及鼻阈狭窄者。曲线后段显著增高见于腭裂患者。曲线后段低平见于腺样体肥大、阻塞性睡眠呼吸暂停综合征、鼻咽癌等鼻咽部增生性疾病患者。总之,曲线的变异位置与鼻腔或鼻咽部病变位置基本一致。

第二节 嗅觉功能检查

嗅觉是人体的重要生理功能之一,具有报警、识别、影响感情和生理调节等作用。嗅觉障碍不仅可以影响内脏、情绪反应和防御功能,而且也反映某些疾病的发展。目前已知有 200 多种疾病和 40 多种药物可引起嗅觉障碍,包括先天性感受器神经元未发育或发育不良及后天性的外伤、肿瘤、感染、血管病变、内分泌和神经系统疾病以及维生素和微量元素缺乏等诸多疾病。其中最常见的是鼻或鼻窦疾患、病毒感染和头部外伤以及阿尔茨海默病(又称老年性痴呆)和帕金森病等神经退行性疾病。

由于人类在进化过程中嗅觉出现了明显的退化,远不如低等动物那样重要和敏锐,而且嗅觉的解剖、生理和临床研究相对复杂,嗅觉的产生除嗅系统外,还有 V、Ⅶ、Ⅸ、X 对脑神经的参与,并与受试者的心理、精神、文化、阅历等诸多因素有密切关系,致使长期以来,人们对嗅觉的了解还远远落后于对视觉、听觉和味觉的研究。迄今为止,国际上对嗅觉功能检查(olfactory test)、评定标准和基本测嗅物的气味要求等还没有统一的方法。目前各国实验室或临床常用的嗅觉检查方法大体上可分为主观嗅觉检查法和客观嗅觉检查法两大类。

(一)主观嗅觉检查法

此类方法简单易行,但主观性大,结果缺乏可靠性。

1. 嗅阈检查(smell threshold test) 是以多数人可嗅到的最低嗅剂浓度为一个嗅觉单位,选出 7 种嗅剂,将每种嗅剂按 1~10 嗅觉单位配成 10 瓶,共配成大小相同的 70 个褐色瓶。让受检者依次嗅出各瓶气味,测出其最低辨别阈。也可以 7×10 小方格绘出嗅谱图,使结果更为直观(图 22-3)。

2. T&T 嗅 觉 计 定 量 检 查 法(T&T olfactometer standard odors for measuring olfactory sense) 本法是以

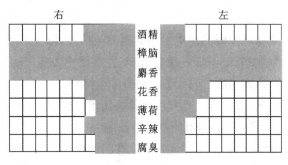

图 22-3 嗅谱图(示樟脑、麝香为失嗅带)

嗅剂稀释数倍作为定量分析依据的比较典型的嗅觉检查方法。它是选择 A、B、C、D、E 5 种嗅物,分别代表不同性质及成分的物质,以每 10 倍的间隔对嗅物进行稀释;取 $10^{-2} \sim 10^5$ 范围的 8 种浓度,分别用 5、4、3、2、1、0、-1、-2 表示。0 为正常嗅觉的阈值浓度。5 为浓度最高,依次减弱,-2 为浓度最低。用 15 cm × 0.7 cm 的无味滤纸前端浸蘸 1 cm 的嗅素液,置于受检者前鼻孔下方 1 ~ 2 cm 处,闻嗅 2 ~ 3 次,按由低浓度到高浓度顺序检测。把结果记录在以嗅物名称为横坐标,嗅物浓度为纵坐标的嗅觉表(olfactory gram)上,以反映嗅觉情况,并判断嗅觉障碍的程度:嗅觉识别阈值 0 ~ 1.0 为嗅觉正常,1.1 ~ 2.5 为轻度嗅觉减退,2.6 ~ 4.0 为中度嗅觉减退,4.1 ~ 5.5 为重度嗅觉减退,5.5 以上为嗅觉丧失。

3. 标准微胶囊嗅功能检查法(smell identification test,SIT) 取 40 种嗅素,分别装于微胶囊内,按不同气味把它们编排在 4 本小册子内,在每页上印有 4 个多选答案,患者可用指甲或铅笔划破胶囊,自行测试,每答对 1 种气味记 1 分,根据记分标准,评价嗅觉功能。正常人可以得到 35 ~ 40 个正确答案;嗅觉减退者可以得到 15 ~ 35 个正确答案;失嗅者单凭猜测,得分在 25% 左右。此法使用简便,不需检查空间环境或设备。

4. 静脉嗅觉检查法 静脉注射新维生素 B₁ 或其他药物可以产生嗅觉反应。方法是将新维生素 B_1 10 mg(2 mL)于 20 s 内匀速注入右肘正中静脉,受试者平静呼吸,稍候即可闻到蒜臭味,从注射开始到出现气味的一段时间称为潜伏期,正常为 8 ~ 9 s;以后到新维生素 B_1 臭味消失的时间,正常为 60 ~ 80 s。嗅觉障碍者潜伏期延长,持续期缩短。由于静脉给予的嗅刺激高于正常阈值 1 万倍,故阴性结果可被认为嗅觉完全消失。此法有时可用于中枢神经性嗅觉障碍的鉴别,此外,该检查还有助于判断预后:静脉嗅觉检查阳性者,有 80% ~ 90% 嗅觉功能障碍能治愈或有明显改善;而阴性者,只有 40% 的患者能有改善,几乎无治愈者。

5. Sniffin Sticks 嗅觉测试 该测试有 3 项子测试,分别为气味阈值(odor threshold)、气味辨别(odor discrimination)和气味鉴别(odor identification)。气味阈值(T)用正丁醇作为嗅素,共 16 档浓度,测试得分为 0 ~ 16 分。气味辨别测试(D):受试者从 3 个气味棒中分辨出哪一个气味和其他两个气味不同,共 16 组,测试得分为 0 ~ 16 分。气味鉴别测试(I):受试者闻 16 种嗅素,并在给出的四个选项中选择一个受试者认为最接近所闻到味的选项,得分为 0 ~ 16 分。T、D、I 三项测试的得分相加即为 TDI 总分。TDI 总分为 48 分,TDI ≤ 15 分为失嗅。

(二)客观嗅觉检查法

此类方法技术要求较高,但结果客观、准确且灵敏。

1. 呼吸阻力测定 把嗅觉刺激引起呼吸反应时的鼻腔空气流量变化作为实验参数,采用鼻通气测量计测定嗅素对呼吸阻力的影响。实验证明,经 C5 嗅素刺激后所产生的强烈嗅觉会引起呼吸阻力增加,并由此推断测定呼吸阻力可以作为嗅觉的客观检查方法。

2. 嗅觉诱发电位(olfactory evoked potential,OEP) 系由气味剂(odorant)或电脉冲刺激嗅黏膜,在头皮特定部位记录到的特异性脑电位。由气味剂刺激诱发者亦称嗅觉事件相关电位(olfactory event-related potential,OERP)。与电刺激相比,应用化学刺激更接近嗅觉生理,近年来的研究也主要集中于 OERP。OEP 可应用于:① 嗅觉障碍的诊断,尤其是对于婴幼儿、脑损伤患者的嗅觉水平的检查;② 在某些可能引起嗅觉功能障碍的手术术中监测嗅觉功能,以及术后客观评价手术效果;③ 嗅神经母细胞瘤、帕金森病、阿尔茨海默病、Kallmann 综合征、多发性硬化等疾病的辅助诊断;④ OEP 还是目前监测诈病的最有效方法。且已有研究表明,应用 OEP 检查嗅觉障碍比应用主观的嗅觉功能检查方法更敏感。OEP 作为一项客观而敏感的电生理指标,具有广阔的科研前景和重要的临床应用价值。

3. 磁共振成像(magnetic resonance imaging,MRI)和正电子发射体层成像(positron emission tomography,PET) 应用 PET 对人嗅觉在脑内的定位和分布进行研究,可描绘嗅觉系统的功能变化,但因 PET 需用放射性物质,受检者可能遭受超量照射。相比之下,MRI 是研究活体人脑解剖的一种非放射性高分辨的方法。

通过对嗅皮质的磁共振成像的研究,发现在进行嗅味刺激时,两侧大脑半球的颞叶和下颌叶交接处,相当于梨状皮质、两侧眶额皮质和下中额叶的脑血流明显增加;其结果与用 PET 直接描绘嗅觉系统变化的结果一致。

4. 蛋白质芯片(protein chip)　嗅觉障碍伴随有嗅觉标记蛋白(olfactory marker protein,OMP)、神经元特异性烯醇化酶(neuron-specific enolase,NSE)、牛磺酸蛋白(Tau)等特异性蛋白质的变化。检测外周嗅觉传导通路的组织学改变特别是蛋白质组的改变,对于认识各种嗅觉障碍的病变过程,发现敏感、特异的诊断标志物和治疗靶点,预测阿尔茨海默病和帕金森病等疾病的发展具有重要的意义。蛋白质芯片能够从微量的组织中迅速地识别并鉴定特异性的蛋白质,是近几年发展起来的研究各种原因引起的嗅觉障碍的外周蛋白质组学改变的高效、敏感的手段。

第三节　鼻及鼻窦影像学检查

(一)普通 X 线检查法

从 X 线平片上可了解窦腔形态,有无黏膜增厚、占位性病变,窦壁完整与否,对诊断鼻窦炎、窦内新生物、外伤以及受累的邻近器官(眼眶、颅内)病变有重要帮助。根据检查目的,受检者需采取不同体位摄取平片。

鼻颏位(nose-chin position)亦称华特位(Water position),患者鼻颏贴片,中心射线向足侧倾斜 15°,自后向前通过鼻尖投射片上。主要用于检查上颌窦,也可显示筛窦、额窦、鼻腔和眼眶。

拓展图片 22-1　X 线鼻额位

鼻额位或枕额位(occipital-frontal position)亦称柯德威尔位(Caldwell position),患者鼻额贴片,中心射线向足侧倾斜 15°,自后向前通过鼻尖投射片上。主要用于检查额窦和筛窦,也可显示上颌窦、鼻腔和眼眶。

拓展图片 22-2　X 线鼻额位

必要时尚可加拍侧位(从侧面观察各鼻窦、蝶鞍及鼻咽)、视神经孔位(观察筛窦及蝶窦,亦可检查额窦及眶尖)、颅底位(观察蝶窦、上颌窦后壁、颅底、鼻腔及鼻咽)等。

(二)计算机体层摄影(CT)

鼻部 CT 扫描可以清楚地显示窦口鼻道复合体的黏膜改变和解剖变异,是诊断鼻腔、鼻窦疾病首选的影像学检查方法。常用冠状位和水平位(轴位)两种方法。前者能够清晰显示窦口鼻道复合体的解剖结构和解剖变异,对术者有实际指导作用;后者可以显示筛窦的前后关系,筛窦与蝶窦的解剖特点及其与视神经的关系。利用窗口技术可以较为理想地显示病灶,配合血管内注射显影剂的 CT 增强扫描有助于区别正常组织和病变组织,临床上应依据患者实际情况决定使用何种检查方法。

(三)磁共振成像

磁共振成像(MRI)可不受骨伪影的干扰,对软组织的辨认能力优于 CT,能准确判断鼻、鼻窦肿瘤的位置、大小及浸润程度,并能详细观察肿瘤与周围软组织、淋巴结的解剖关系。由于血管内流动的血液使磁共振信号丢失所产生的"流空效应",使得磁共振能准确反映出肿瘤与血管的关系。

(四)影像导航系统简介

常规影像学检查可为临床提供重要的资料,但无法动态跟踪及解决手术中所遇到的解剖定位困难等问题,于是影像导航系统(image-guidance system)应运而生。方法为将手术前 CT 检查所获数据输入导航系统,重建三维模型,并在三维模型上选择位点,术中利用这些位点建立其与患者实际解剖位点之间的对应关系。建立这种一一对应点的过程称为配准。配准的成功与否直接关系到导航的精确度。目前有 4 种类型的导航系统,即声导型、机械臂型、电磁感应型和光感应型(详见第八篇第八十章)。

(韩德民)

第二十三章　鼻先天性疾病及畸形

> **概　述：**
>
> 　　鼻先天性疾病和畸形并非罕见，其发生原因尚未完全明了，目前治疗方法尚欠理想。本章重点介绍临床上较为常见的外鼻和后鼻孔先天性疾病和畸形的临床特征及目前的主要治疗方法。鼻及鼻腔脑膜脑膨出另在第八篇中叙述。

第一节　外鼻先天性畸形

　　外鼻先天性畸形多因胚胎期各面突在形成鼻和面部的过程中发育障碍所致。因此，外鼻先天性畸形常合并面部先天性畸形。

　　（一）缺鼻

　　胚胎期鼻额突和嗅囊不发育或仅发育一侧，则发生全缺鼻畸形或半缺鼻畸形。缺鼻（arhinia）畸形多伴有鼻窦不发育。表现为面中部微凸，外鼻缺如或半缺如。全缺鼻畸形者手术整形，需先凿通上颌骨直达鼻咽部，并植皮形成通道，二期再行皮瓣造鼻术。

　　（二）额外鼻孔及双鼻

　　胚胎期鼻额突下缘额外出现1～2个鼻窝，则发生额外鼻孔畸形或双鼻畸形。

　　这类畸形少见。可合并后鼻孔闭锁、唇裂或牙槽裂。额外鼻孔（extra nasal pit）畸形表现为鼻背增宽及内眦距增宽，两侧前鼻孔上方（鼻尖处）有一额外鼻孔。或表现为鼻背中线裂沟（自眉间至鼻小柱）。双鼻（birhinia）畸形表现为两个外鼻、四个前鼻孔呈上下或左右排列。可手术整复，将双鼻合为单鼻。

　　<kbd>🖳 拓展图片 23-1</kbd>　额外鼻孔

　　<kbd>🖳 拓展图片 23-2</kbd>　双鼻畸形

　　（三）管鼻

　　胚胎期鼻额突若只形成一个鼻窝，则发生管鼻畸形。表现为突出或悬垂于面中部一外形如"象鼻"的管状组织团（图23-1）。管鼻畸形常合并独眼。此畸形胎儿一般不能存活。

　　（四）驼鼻

　　鼻骨与软骨交接处发育异常所致。较常见。驼鼻（hump nose）畸形常合并鼻尖下垂。表现为外鼻较长，鼻梁上有驼峰状隆起，鼻尖微向上唇弯曲如鹰嘴，很少合并鼻内症状。手术整形可纠正畸形。

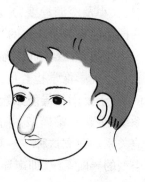

图 23-1　管鼻

（五）歪鼻

先天性歪鼻（wry nose）与后天性者相比相对少见。表现为鼻梁弯曲和鼻尖偏向一侧，常合并鼻中隔偏曲。鼻阻塞是其主要症状，多为偏曲凸侧鼻腔。其次，由于鼻中隔偏曲，改变鼻生理功能，使鼻分泌物增多。如伴鼻窦口阻塞，分泌物可为脓性。也可发生头痛、嗅觉障碍、耳鸣和耳聋等症状。根据畸形的特征和范围选择整形手术。软骨段歪鼻合并鼻中隔偏曲或鼻中隔软骨前脱位者，选择转门法术式。伴有梨状孔上缘骨性外鼻支架偏斜者，可行凿骨术，在较宽侧鼻背切除一块底边朝下的三角形骨黏膜片，在较窄侧鼻背向上凿开上颌骨额突直达鼻根（图23-2）；同时行鼻中隔整复；然后以手法内外结合用压力使鼻梁复位至中线。

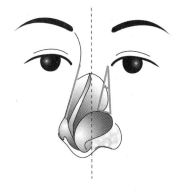

图 23-2　歪鼻整形术

（六）鼻背中线皮样囊肿及瘘管

胚胎期鼻额突与内侧鼻突融合形成外鼻的过程中，外胚层组织遗留其中，发展成鼻背中线皮样囊肿（nasal median dermoid cyst）；若囊肿有窦道穿通于皮肤表面，则称为鼻瘘管（nasal fistula），较少见，可继发感染。早期可因囊肿发展缓慢而无症状。故此畸形可见于新生儿，亦可见于儿童甚至成年人。宜手术彻底切除囊肿与瘘管。如切除组织范围较大，或术后瘢痕形成、发生畸形者，则用皮片和软骨移植行整形手术。有感染存在者，应控制感染后手术。

（七）前鼻孔闭锁及狭窄

在胚胎 2～6 个月时，前鼻孔暂时为上皮栓阻塞，若 6 个月后上皮栓不溶解消失或溶解不完全，则在前鼻孔形成膜性或骨性间隔。可单侧，亦可双侧发生。先天性前鼻孔闭锁及狭窄较后天性者少见。闭锁多为膜性，厚 2～3 mm，位于鼻缘向内 1～1.5 cm 处。此畸形双侧者危及新生儿生命。治疗：先用粗针头刺破闭锁膜，再置入一适度大小的硅胶管并固定，以做扩张之用。需手术者，先切除闭锁组织，充分扩张前鼻孔，然后植皮修复，消灭创面，置入硅胶管持续扩张 6 个月以上。

第二节　先天性后鼻孔闭锁

先天性后鼻孔闭锁（congenital atresia of posterior naris）为一少见畸形，有家族遗传性。

（一）病因

关于先天性后鼻孔闭锁发生的原因有多种学说。多数学者支持"鼻颊膜未自行破裂学说"，即在胚胎第 6～7 周时，鼻颊膜应自行吸收破裂，形成原始后鼻孔。若鼻颊膜间质组织较厚，未能被吸收穿透，则在原始后鼻孔的部位形成闭锁的隔。闭锁隔约 90% 为骨性或混合性（骨和软骨构成），膜性者少见。闭锁隔厚 1～12 mm，但多在 2 mm 左右，周边厚，中央薄，有时中央可有小孔。膜性者可菲薄如纸。闭锁的程度有单侧、双侧、完全或部分闭锁，但以双侧者多见。

（二）临床表现

1. 周期性呼吸困难　即每于吮奶或闭口时呼吸困难加重，拒绝吮奶，哭啼张口时症状改善或消失，再次吮奶或闭口时症状又复出现。新生儿难以用口呼吸，故双侧后鼻孔闭锁者出生后即有严重呼吸困难、发绀甚至窒息，危及生命。幸存者需到 4 周以后才逐渐习惯用口呼吸，但在吮奶时仍有憋气，需再过一段时间才能学会呼吸和吮奶的交替动作。单侧后鼻孔闭锁者平时可无症状，但吮奶时可出现气急。

2. 营养不良和吸入性肺炎　双侧后鼻孔闭锁者因吮奶困难而致。

3. 合并其他畸形　硬腭高拱、面骨不对称、扁平鼻、外耳道闭锁等。

4. 鼻塞和嗅觉障碍，睡眠时有鼾声和呼吸暂停综合征，困倦嗜睡，闭塞性鼻音，咽部干燥，胸廓发育不良等，为儿童及成年期的主要症状。

(三) 诊断及鉴别诊断

双侧后鼻孔闭锁者症状典型,不难诊断。单侧后鼻孔闭锁者则易疏忽或遗漏。用导尿管或卷棉子试探、碘油造影、前鼻镜及后鼻镜检查、鼻内镜检查及 CT 扫描等均为常用的诊断手段。应与之鉴别的疾病有:先天性鼻咽闭锁、新生儿窒息、鼻后孔息肉、腺样体肥大、先天性心脏病、胸腺肥大症、先天性鼻部皮样囊肿、鼻后孔或鼻咽部肿瘤,以及局部的炎症或异物、鼻腔或鼻咽粘连、脑膜脑膨出、先天性小颌畸形等。

(四) 治疗

1. 双侧先天性后鼻孔闭锁重症婴儿的救治原则　立即建立经口呼吸通道,加强营养供给,防止继发感染,为手术创造条件。

2. 后鼻孔闭锁成形术　是根本有效的方法。对新生儿先天性双闭锁者,宜早期手术。先天性闭锁者虽 90% 为骨性,但新生儿的骨板菲薄,骨质柔软较易穿破,若为膜性闭锁则更易施行手术。手术有经鼻腔、经腭、经鼻中隔和经上颌窦 4 种进路。根据患儿年龄、症状程度、隔的性质与厚度以及全身情况而定。为了安全,可先做气管切开术。

鼻内镜下经鼻腔后鼻孔闭锁修复术视野清晰、损伤小,并可双侧同时手术,适用于任何年龄的患者。手术前轴位 CT 扫描以确定闭锁的位置、闭锁板性质(骨性或膜性)以及与毗邻结构的解剖关系非常重要。

术后再闭锁是主要并发症。预防要点是:①在无损周围重要组织的前提下,尽量扩大新建成的后鼻孔。②妥善保护黏 – 骨膜瓣并充分利用。③硅胶扩张管留置时间应尽量长,通常需留置 1 ~ 2 个月(视患者局部反应而定),待创面完全上皮化之后方可取出。经鼻腔进路者扩张时间宜长,经腭进路者可略短。硅胶扩张管需经常取出清洗消毒。

第三节　鼻及鼻腔脑膜脑膨出

先天性鼻及鼻腔脑膜脑膨出系指一部分脑膜、脑组织及脑脊液,通过颅裂疝入鼻及鼻腔而致,属先天性畸形。在新生儿中发生脑膜脑膨出者约为 1/5 000。根据膨出的程度及膨出物的不同分为脑膜膨出(膨出物为囊袋状的脑膜和脑脊液)和脑膜脑膨出(膨出物为脑膜及部分脑组织),若连同脑室前角亦膨出颅外者,称脑室脑膨出。

本病临床上分鼻外型和鼻内型。CT 或 MRI 等检查可明确脑膜脑膨出的大小、确切位置及内容物性质等。手术是唯一的治疗手段。

(韩德民)

第二十四章　外鼻及鼻前庭疾病

外鼻及鼻前庭疾病系临床鼻科常见病,以感染性及皮肤过敏性疾病为主。面部危险三角区的感染性炎症处理不当,如局部挤压,可造成鼻源性颅内感染等严重并发症。

第一节　鼻前庭炎

鼻前庭炎(vestibulitis of nose)是鼻前庭皮肤的弥漫性炎症,可分为急性和慢性两种。

(一)病因

1. 鼻腔内分泌物增多,尤其是脓性分泌物反复刺激鼻前庭皮肤所致,可见于鼻腔内任何急性或慢性鼻炎、鼻窦炎、变应性鼻炎,以及鼻内特殊传染性疾病等的分泌物。

2. 长期有害粉尘(如烟草、皮毛、水泥、石棉)局部刺激作用。

3. 鼻腔异物、挖鼻或摩擦致鼻前庭皮肤损伤继发感染等。

(二)临床表现

1. 急性期　患者感鼻前庭处疼痛较剧,当擤鼻或挖鼻时疼痛更明显。鼻前庭内弥漫性红肿,或有皲裂及浅表糜烂,表面附有薄痂皮,鼻毛上附有黏脓块,严重时可扩展至上唇皮肤。

2. 慢性期　患者鼻前庭发热、发干、发痒及异物感,有触痛。鼻前庭鼻毛因脱落而稀少,局部皮肤增厚,有痂皮及皲裂,揭除痂皮后可有小出血创面。

3. 鼻前庭炎　可引起鼻出血、鼻前庭疖、鼻部蜂窝织炎等并发症。

(三)诊断

根据上述临床表现,诊断不困难,但应注意与鼻前庭湿疹鉴别。后者一般是面部或全身湿疹的局部表现,局部瘙痒较剧烈,常见于儿童,病因与过敏因素有关。

(四)治疗

1. 首先治疗原发疾病,如鼻腔、鼻窦的炎性病变,消除鼻腔内刺激性分泌物,加强鼻腔保护,避免有害粉尘刺激,改正挖鼻等不良习惯。

2. 急性期可用抗生素控制感染,局部可用温热生理盐水或硼酸液热湿敷,配合外涂抗生素软膏,并用红外线理疗,促进炎症消退。

3. 慢性结痂者可先用 3% 过氧化氢溶液清洗,除去痂皮和脓液,局部再涂 1%～2% 黄氧化汞软膏或抗生素软膏。渗出较多者,可用 5% 氧化锌软膏涂擦。

4. 皮肤糜烂和皲裂处应先用 10%～20% 硝酸银溶液烧灼,再涂以抗生素软膏,每日 3 次。

173

第二节　鼻前庭湿疹

鼻前庭湿疹（eczema of nasal vestibule）为过敏性皮肤病，属于IV型超敏反应，是发生在鼻前庭的一种皮肤损害，表现为皮肤粗糙、鳞屑、干痂，可蔓延至鼻翼、鼻尖及上唇等处皮肤，瘙痒较剧。多见于儿童，可分为急性和慢性两类。

（一）病因

1. 鼻腔炎性疾病脓性分泌物的经常刺激，浸渍鼻前庭皮肤所致。

2. 鼻前庭皮肤受某些药物刺激而致敏，或受搔抓、摩擦、局部药物刺激而诱发。

3. 鼻前庭湿疹可由面部湿疹蔓延而来或者是全身湿疹的局部表现。

4. 慢性消化系统疾病、胃肠功能紊乱、新陈代谢障碍和内分泌失调等均可产生或加重鼻前庭湿疹病情。

（二）临床表现

1. 急性湿疹　主要症状表现以局部渗液、瘙痒及烧灼感为主，有时疼痛。皮疹多为密集粟粒大小的小丘疹、丘疱疹和小水疱，基底潮红，伴点状渗出、糜烂及浆液性渗出。当合并感染时炎症明显，可形成脓疱、脓液渗出，或结黄绿色或污褐色痂。

2. 慢性湿疹　主要症状表现为明显瘙痒，患儿经常以手抓鼻。可见鼻前庭皮肤增厚、浸润或皲裂，表面粗糙，覆以少许糠秕样鳞屑，或因抓破而结痂，边界一般清楚，病变大多局限。

（三）诊断

本病诊断主要根据病史、皮疹形态及病程。急性者有渗出，慢性者有浸润、肥厚或皲裂，常反复发作，瘙痒剧烈是其特征。应注意与鼻前庭炎相鉴别。当湿疹合并有炎症时较不易鉴别。

（四）治疗

1. 一般治疗　尽可能找到病因，及时治疗全身性疾病，避免外在因素再次刺激，忌热水烫、肥皂洗及搔抓等，需清淡饮食。

2. 全身治疗　适当使用抗组胺药对缓解局部瘙痒症状有一定效果，疾病早期使用效果更佳。如氯苯那敏（扑尔敏）、苯海拉明、阿司咪唑片、氯雷他定泡腾片（克敏能）、西替利嗪等。也可使用 10% 葡萄糖酸钙 10 mL 缓慢静脉注射，每日 1 次。

3. 局部治疗　急性湿疹以洗剂为主，可选用炉甘石洗剂（氧化锌 + 甘油）或用氧化锌油外涂，渗出减少后，可外用氧化锌糊剂。慢性湿疹以含有糖皮质激素的软膏剂型为主，如氟轻松、曲安西龙、丙酸氯倍他索乳膏等，皮损肥厚时可选用曲安西龙尿素霜。湿疹继发感染时应选用含有抗细菌、抗真菌药及糖皮质激素的混合霜（膏）剂外用，如曲咪新乳膏（皮康霜）、复方曲安奈德乳膏、曲安奈德益康唑乳膏（1% 硝酸益康唑 +0.1% 曲安奈德）等，必要时需选用有效抗生素口服或肌内注射。

第三节　鼻　疖

鼻疖（nasal furuncle）是鼻前庭、鼻翼或鼻尖部毛囊、皮脂腺或汗腺的局限性急性化脓性炎症，最常见的致病菌是金黄色葡萄球菌。

（一）病因

1. 挖鼻、拔鼻毛或外伤致鼻前庭或外鼻皮肤损伤，继发化脓性感染。

2. 继发于慢性鼻前庭炎。

3. 糖尿病患者和机体抵抗力低弱者（如放射和化学治疗患者）易患本病。

（二）临床表现

患侧鼻前庭、鼻翼或鼻尖部红肿、灼热、触痛，可伴有低热和全身不适。发病初期，鼻前庭出现丘状隆起，周围组织因炎性浸润发硬、发红，局部跳痛，触痛逐渐加重。疖肿成熟后，丘状隆起顶部出现黄色脓点，溃破则流出脓液，疼痛随之减轻。疖肿多单个发病，亦有多个，但多限于一侧鼻前庭。疖肿一般在1周内自行穿破而愈。病重者可引起上唇及面颊部蜂窝织炎，表现为同侧上唇、面颊和下睑红、肿、热、痛，常伴有畏寒、高热、头痛和全身不适症状。

（三）并发症

鼻根至两侧嘴角的三角形区域，临床上称为"危险三角"，鼻疖即发生在此三角内。由于面部静脉无瓣膜，血液可双向流动，当鼻疖被挤压，不慎被撞击或未成熟时行切开引流，可使感染沿鼻前庭和上唇丰富的血管网扩散，再经小静脉流入内眦静脉，又经眼上、下静脉逆向流动直达海绵窦，而引起严重的颅内并发症——海绵窦血栓性静脉炎，临床表现为寒战、高热、头痛剧烈，患侧眼睑及结膜水肿，眼球突出、固定，甚至失明，眼底静脉扩张和视神经盘水肿等。如未获得有效治疗，1~2日后可发展至对侧，严重者危及生命或遗留脑和眼的后遗症。

（四）诊断

鼻尖部或鼻前庭皮肤红肿，肿胀可能侵及面部周围组织，有触痛。疖肿成熟后可有脓头突出，破溃后流出脓液，有时排出绿色脓栓。根据临床症状，诊断不难。需与鼻前庭炎及鼻部丹毒相鉴别，后者多为乙型溶血性链球菌感染所致。

（五）治疗

治疗原则是严禁挤压，未成熟时忌行切开，控制感染，预防并发症。

1. 全身治疗　酌情使用抗生素和适当的镇痛药。反复发作者应排除糖尿病，糖尿病患者应注意控制血糖。注意营养、休息，多饮水，通大便。

2. 局部治疗　①疖未成熟者，可行局部热敷，或超短波、透热疗法，以消炎止痛为主。患处涂以10%鱼石脂软膏或中药六合丹，促其成熟溃破。②疖已成熟者，可待其自然溃破或在无菌条件下用小探针蘸少许纯苯酚（石炭酸）或15%硝酸银溶液腐蚀脓头，促其破溃排脓。亦可用碘酊消毒后以锋利尖刀将脓头表面轻轻挑破，以小镊子钳出脓栓，也可用小吸引器吸出脓液，切开时不可切及疖肿周围浸润部分，严禁挤压。③疖已破溃者，局部消毒清洁，促进引流。使用抗生素软膏涂抹破口，保护伤口不使结痂，促进愈合。

3. 合并海绵窦血栓性静脉炎时，必须住院治疗，应给予足量、有效抗生素，并及时请眼科及神经科医生会诊。

第四节　酒　渣　鼻

酒渣鼻（rosacea）多见于中年人，是一种好发于颜面中部的慢性皮肤损害，以颜面部弥漫性潮红，毛细血管扩张为特征，伴发丘疹及脓疱。

（一）病因

本病病因未明，毛囊蠕形螨寄生被认为是本病的病因之一。皮脂增生、胃肠功能障碍、内分泌紊乱、精神因素、病灶感染、幽门螺杆菌感染、嗜酒及辛辣食物、冷热刺激可能都是其诱发因素。

（二）临床表现

临床上分为三期，各期之间界限不明显。

1. 红斑期　面中部（眉间、鼻部、两颊颜面）皮肤潮红，表浅毛细血管扩张，皮脂腺开口扩大，分泌物增加，使皮肤油腻光亮，饮酒、进食辛辣食物或情绪激动后红斑尤为明显。

2. 丘疹脓疱期　在红斑的基础上出现成批散在的、米粒至黄豆大小的痤疮样红色丘疹，部分形成针头大小的脓疱,少数呈绿豆大小结节,但无粉刺形成。鼻尖和鼻翼的毛细血管扩张加重,呈细丝状或树枝状、纵横交错,日久皮肤渐增厚呈橘皮样。

3. **鼻赘期**　鼻部皮脂腺增大,结缔组织增生使鼻尖肥大,而形成大小不等的紫色结节或瘤状隆起,终致鼻外部呈分叶状肿大,形成外观似肿瘤的鼻赘,其表面凹凸不平,挤压有白色黏稠皮脂分泌物溢出,毛细血管扩张明显,此类型在男性中多见(图 24-1)。

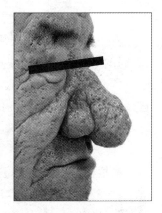

图 24-1　鼻赘期照片

(三) 诊断

根据各期典型症状,慢性病程,皮损位于颜面中心,鼻部潮红,毛细血管扩张,丘疹、脓疱,用透明胶带法查到蠕形螨可确定诊断。需注意同寻常痤疮相鉴别,后者好发于青春期,皮损多在面部外侧缘,为黑头或白头粉刺,除面部外也出现于胸背部。

(四) 治疗

1. **全身治疗**　应积极寻找及消除可疑的致病诱因及原因,调理胃肠功能,调整内分泌功能,避免各种刺激。长期补充维生素 B_2、维生素 B_6,多吃蔬菜水果,保持大便通畅。口服四环素对本病的丘疹、脓疱、结节及红斑性病变有明显疗效。起始剂量为每日 0.5~1.0 g,1 个月后逐渐减至每日 0.25~0.5 g,疗程为 3~6 个月。查出毛囊蠕形螨者,可服用甲硝唑 0.2 g,每天 3 次,2 周后改为每天 2 次,共 4 周。其他药物如红霉素、维 A 酸等也可使用。

2. **局部治疗**　局部外用 5% 硫软膏或复方硫洗剂、白色洗剂等。1%~2% 甲硝唑霜、2% 过氧苯甲酰洗剂也可提高疗效。严重者可用 1% 氢化可的松霜,以减轻红斑及炎症,但不宜久用。红斑期可用固体脉冲激光照射,使毛细血管内血红蛋白凝固,血管闭塞,充血减轻。丘疹脓疱期可行紫外线照射,对毛细血管扩张的患者可采用激光治疗。鼻赘可选用冷冻手术、激光手术或皮肤磨削术治疗。对于较大的鼻赘,可手术切除后移植游离皮瓣。

(阎艾慧)

第二十五章 鼻腔非过敏性炎性疾病

概　述：

　　鼻腔非过敏性炎性疾病是鼻科临床最为常见的疾病,可发生在任何年龄段的人群中,是本篇学习的重点章节。本章重点介绍急、慢性鼻炎和萎缩性鼻炎的病因、病理、临床表现、诊断和治疗方法。另外,此类疾病还包含血管运动性鼻炎、嗜酸细胞增多性非变应性鼻炎(详见第二十九章变应性鼻炎的鉴别诊断)。

　　鼻腔炎性疾病是指病毒、细菌、变应原、各种理化因子以及某些全身性疾病引起的鼻腔黏膜的炎症,主要病理改变是鼻腔黏膜充血、肿胀、渗出、增生、萎缩或坏死等。鼻腔炎性疾病根据不同的病因、发病机制及病理改变等,分为急性鼻炎、慢性鼻炎(慢性单纯性鼻炎、慢性肥厚性鼻炎)、变应性鼻炎、萎缩性鼻炎、药物性鼻炎、干燥性鼻炎等。本章主要介绍急性鼻炎、慢性鼻炎(慢性单纯性鼻炎、慢性肥厚性鼻炎)和萎缩性鼻炎。变应性鼻炎的病因、发病机制及临床表现有其特殊性,在本篇第二十九章介绍。

第一节　急　性　鼻　炎

　　急性鼻炎(acute rhinitis)是由病毒感染引起的鼻腔黏膜急性炎症性疾病,俗称"伤风""感冒"。传染性强,四季均可发病,多发于冬秋季及季节交替时。

(一)病因

　　病毒感染是其首要病因,也可在病毒感染的基础上继发细菌感染。已知有100多种病毒可引起本病,最常见的是鼻病毒,其次是流感和副流感病毒、腺病毒、冠状病毒、柯萨奇病毒及黏液病毒和副黏液病毒等。由于各种病毒特点不同,临床表现也各有不同。主要传播途径是飞沫经呼吸道被直接吸入,也可通过被污染的物体或食物进入机体致病。

　　机体在各种诱因的影响下而致抵抗力下降,鼻腔黏膜的防御功能遭到破坏,病毒侵入机体。常见的诱因有:①全身因素:受凉、过劳、烟酒过度、维生素缺乏、内分泌失调或其他全身性慢性疾病(如心、肝、肾疾病)等均可导致机体免疫力下降;②局部因素:鼻中隔偏曲、慢性鼻炎、鼻息肉等鼻腔慢性疾病,邻近的病灶,如慢性化脓性鼻窦炎、慢性扁桃体炎等可影响通气引流与鼻腔功能,有利于病原体局部留存、生长繁殖。

(二)病理

　　发病初期,血管痉挛、黏膜缺血、腺体分泌减少,鼻腔黏膜有灼热感。进而血管扩张,黏膜充血、水肿,腺体及杯状细胞分泌增加,黏膜下有单核细胞和巨噬细胞浸润。继发细菌感染者,黏膜下中性粒细胞浸润,纤毛及上皮细胞坏死脱落。恢复期,上皮及纤毛细胞新生,纤毛功能与形态逐渐恢复正常。

（三）临床表现

潜伏期 1 ~ 3 天。初期表现为鼻内干燥、灼热感或痒感和喷嚏,继而出现鼻塞、水样鼻涕、嗅觉减退和闭塞性鼻音。继发细菌感染后,鼻涕变为黏液性、黏脓性或脓性。此时全身症状达到高峰,多数表现全身不适、倦怠、头痛和发热(37 ~ 38℃)等。小儿全身症状较成年人重,多有高热(39℃以上),甚至惊厥,常出现消化道症状,如呕吐、腹泻等。上述症状多在 1 ~ 2 周内逐渐减轻乃至消失。合并细菌感染者,病情多迁延不愈。

鼻腔检查可见鼻黏膜充血、肿胀,下鼻甲充血、肿大,总鼻道或鼻底有较多分泌物,初期为水样,以后逐渐变为黏液性、黏脓性或脓性。

（四）并发症

1. 急性鼻窦炎　鼻腔炎症经鼻窦开口向鼻窦内蔓延,引起急性化脓性鼻窦炎,其中以上颌窦炎及筛窦炎多见。

2. 急性中耳炎　感染经咽鼓管向中耳扩散所致。

3. 急性咽炎、喉炎、气管炎及支气管炎　感染经鼻咽部向下扩散引起。小儿、老年人及抵抗力低下者,还可并发肺炎。

4. 鼻前庭炎　感染向前直接蔓延。

5. 其他　感染经鼻泪管扩散,亦可引起结膜炎、泪囊炎等眼部并发症,但较为少见。

（五）鉴别诊断

1. 流感　全身症状重,常有高热、寒战、头痛、全身关节及肌肉酸痛等。上呼吸道症状可不明显。

2. 变应性鼻炎　常被误诊为急性鼻炎。本病表现为鼻痒、发作性喷嚏、清水涕及鼻塞。无发热等全身症状。鼻部症状的发作与接触一定的变应原有关,极少有持续半日以上,发作后无其他症状。鼻腔分泌物细胞学检查、皮肤试验、鼻激发试验及特异性 IgE 抗体测定等有助于鉴别。

3. 血管运动性鼻炎　症状与变应性鼻炎相似,发作突然,消退迅速。有明显的诱发因素。

4. 急性传染病　一些呼吸道急性传染病,如麻疹、猩红热、百日咳等,早期可出现急性鼻炎症状。这类疾病除有急性鼻炎表现外,尚有其本身疾病的表现,且全身症状重,如高热、寒战、头痛、全身肌肉酸痛等。通过详细的体格检查和对病程的严密观察可鉴别。

（六）预防

1. 增强机体抵抗力　锻炼身体,提倡冷水洗脸或冷水浴,冬季增加户外活动,增强对寒冷的适应能力。注意劳逸结合和合理饮食。

2. 避免传染　"感冒"流行期间应避免与患者密切接触,尽量不出入或少出入公共场所,注意居室通风。板蓝根等抗病毒中药有一定的预防作用。

（七）治疗

呼吸道病毒感染常有自限性,本病以支持和对症治疗为主,同时注意预防并发症。

1. 全身治疗

(1) 一般治疗　多饮水,清淡饮食,疏通大便,注意休息。

(2) 抗病毒治疗　可早期应用,常用的有利巴韦林、吗啉胍、金刚烷胺等。

(3) 减轻头痛、发热等全身症状　可用解热镇痛药、中成药抗病毒口服液、氯芬黄敏片(感冒通)和维 C 银翘片等。

(4) 全身应用抗生素　合并细菌感染或可疑并发症时可用。

2. 局部治疗

(1) 血管收缩剂滴鼻　如 1%(小儿用 0.5%)麻黄碱滴鼻液、盐酸羟甲唑啉喷雾剂等。可减轻黏膜充血及肿胀,减轻鼻塞,改善引流。此类药物应短期使用。

滴鼻方法：①仰卧法：仰卧，肩下垫枕，前鼻孔朝上（图 25-1），或仰卧头后仰悬垂于床缘外；②坐位法：坐位，背靠椅背，头后仰，前鼻孔朝上；③侧卧法：卧向患侧，头下悬垂于床缘外，此法适用于单侧患病者。体位取定后，经前鼻孔滴入药液，每侧 3 ~ 5 滴，并保持该体位 2 ~ 3 min。此滴鼻方法适用于任何鼻腔和鼻窦疾病。

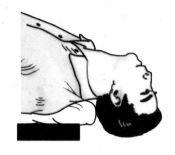

图 25-1　鼻内滴药的体位

（2）糖皮质激素喷鼻　如布地奈德等，亦有助于改善鼻腔黏膜水肿，从而改善引流。

（3）其他　穴位针刺、穴位按摩等可帮助减轻鼻塞。

第二节　慢　性　鼻　炎

慢性鼻炎（chronic rhinitis）是鼻腔黏膜和黏膜下层的慢性炎症性疾病。临床表现以鼻腔黏膜肿胀，分泌物增多，无明确致病微生物感染，病程持续数月以上或反复发作为特征。慢性鼻炎常与慢性鼻窦炎共存。慢性鼻炎是一种常见病。

（一）病因

病因未明。一般认为，本病不是感染性疾病，即使有感染存在，也是继发性的。目前认为，本病的发生与很多因素相关。

1. 局部因素

（1）急性鼻炎　反复发作或未获彻底治疗，而演变为慢性鼻炎。

（2）鼻腔及鼻窦慢性炎症　分泌物长期刺激鼻腔黏膜，引起慢性鼻炎。

（3）局部解剖异常　如鼻中隔偏曲、鼻腔狭窄、肿瘤等长期阻碍鼻腔通气引流，增加鼻黏膜反复发生感染的机会，且不易彻底治愈。

（4）邻近感染性病灶　如慢性扁桃体炎、腺样体肥大等。

（5）鼻腔用药不当或过久　如鼻内滥用萘甲唑林（滴鼻净）或麻黄碱滴鼻液等血管收缩药，可导致药物性鼻炎。鼻内应用丁卡因、利多卡因等局部麻醉药可损害鼻黏膜黏液纤毛转运功能。

（6）黏膜纤毛功能、结构异常或出现分泌功能障碍　如先天性呼吸道黏膜纤毛运动不良也与本病有关。

2. 职业及环境因素　长期或反复吸入粉尘（如水泥、石灰、煤尘、面粉等）或有害化学气体（如二氧化硫、甲醛等），生活或生产环境中温度和湿度的急剧变化（如炼钢、烘熔、冷冻作业），均可导致本病。

3. 全身因素

（1）全身性慢性疾病　如贫血，糖尿病，风湿病，结核，心、肝、肾疾病和自主神经功能紊乱及慢性便秘等，可引起鼻黏膜血管长期淤血或反射性充血。

（2）营养不良　如维生素 A、C 缺乏，可导致鼻黏膜肥厚、腺体萎缩。

（3）内分泌疾病或失调　如甲状腺功能减退可引起鼻黏膜水肿。青春期、月经期和妊娠后期，鼻黏膜常有生理性充血、肿胀。

4. 其他因素　烟酒嗜好，长期过度疲劳，免疫功能障碍，变应性鼻炎等。

（二）临床类型

以病理类型和临床表现为依据，本病临床上分为 2 种类型：慢性单纯性鼻炎（chronic simple rhinitis）和慢性肥厚性鼻炎（chronic hypertrophic rhinitis）。两种临床类型在病理学上虽有不同，但实际上无明确的界线。后者多由前者发展、转化而来，常有过渡型存在。但两者临床表现不同，治疗亦有区别。

1. 慢性单纯性鼻炎　是一种以鼻黏膜肿胀、分泌物增多为特征的鼻腔慢性炎症。

（1）病理　鼻黏膜深层动脉和静脉，特别是下鼻甲的海绵状血窦呈慢性扩张且通透性增加，血管和腺体周围有以淋巴细胞和浆细胞为主的炎性细胞浸润,黏液腺功能活跃,分泌增加。

（2）症状

1）鼻塞　特点是:①间隙性:白天、夏季、劳动或运动时减轻,夜间、静坐、寒冷时加重。②交替性:变换侧卧方位时,两侧鼻腔阻塞随之交替,居下位的鼻腔阻塞,居上位者则通气。

2）多涕　一般为黏液涕,继发感染时可有脓涕。

有时可有头痛、头昏、咽干、咽痛、闭塞性鼻音等。

（3）检查

1）鼻腔黏膜肿胀,以下鼻甲最明显,鼻甲表面光滑、柔软,富于弹性,探针轻压之凹陷,探针移开后立即复原,对减充血剂敏感。

2）分泌物较黏稠,主要位于鼻腔底、下鼻道或总鼻道。

（4）治疗　治疗原则为:根除病因,恢复鼻腔通气功能。

1）病因治疗　找出全身和局部病因,及时治疗全身性慢性疾病、鼻窦炎、邻近感染病灶和鼻中隔偏曲等。改善生活和工作环境,锻炼身体,提高机体抵抗力。

2）局部治疗

A. 鼻内用减充血剂:通常用 0.5%～1% 麻黄碱滴鼻液或盐酸羟甲唑啉喷雾剂。间断性用,连续应用不宜超过 7 天。禁用萘甲唑林(可引起药物性鼻炎,加重鼻塞)。

B. 糖皮质激素鼻喷剂:如布地奈德、丙酸氟替卡松鼻喷雾剂等。

C. 洗鼻治疗:鼻内分泌物较多或较黏稠者,可用生理盐水清洗鼻腔,以清除鼻内分泌物,改善鼻腔通气。

3）其他　物理疗法、中药治疗、针刺疗法等。

2. 慢性肥厚性鼻炎　是以黏膜、黏膜下,甚至骨质局限性或弥漫性增生肥厚为特征的鼻腔慢性炎症。

（1）病理　早期表现为黏膜固有层动、静脉扩张,静脉和淋巴管周围淋巴细胞和浆细胞浸润,静脉和淋巴管回流障碍,静脉通透性增加,黏膜固有层水肿。继而纤维组织增生,黏膜肥厚。如病变继续发展,纤维组织压迫导致血液循环障碍,可形成局限性黏膜水肿、息肉样变。黏膜上皮纤毛脱落,变为假复层立方上皮。病变向深层发展可累及骨与骨膜,下鼻甲骨质出现增生、肥大。黏膜增厚程度于鼻腔各处不同,以下鼻甲最重,中鼻甲前端和鼻中隔黏膜也可出现变化。

（2）症状　单侧或双侧持续性鼻塞,无交替性。鼻涕不多,黏液性或黏脓性,不易擤出。出现闭塞性鼻音、嗅觉减退、耳鸣和耳闭塞感以及头痛、头昏、精神萎靡等。长期张口呼吸及鼻腔分泌物的刺激,易引起慢性咽喉炎,表现为咽干、咽痛。

（3）检查

1）鼻腔黏膜增生、肥厚,呈暗红色或淡紫红色。下鼻甲肥大,堵塞鼻腔,黏膜表面不平,呈结节状或桑椹样,尤以下鼻甲前端和后端游离缘为甚。探针轻压之为实质感,无凹陷,或虽有凹陷但不立即复原。对减充血剂不敏感。

2）分泌物为黏液性或黏脓性,主要见于鼻腔底和下鼻道。

（4）治疗

1）保守治疗　下鼻甲对减充血剂敏感者,可采用与慢性单纯性鼻炎相同的治疗方法。不敏感者可采用下鼻甲硬化剂注射、激光、冷冻、微波或射频治疗等。

2）手术治疗　经保守治疗无效者,可行手术治疗。

A. 下鼻甲外移术:用剥离子将下鼻甲骨折后,压向鼻腔的外侧壁。

B. 下鼻甲黏膜部分切除术:黏膜严重肥厚、对减充血剂不敏感者,可行下鼻甲黏膜部分切除术。切除肥厚的下鼻甲黏膜,主要是下鼻甲下缘及后端肥厚的黏膜。可用下鼻甲剪或电动切割钻切除肥厚的下鼻甲黏膜。切割钻切除肥厚的黏膜有两种方式:其一为黏膜外切除,术中直接用切割钻切除下鼻甲表面肥厚的黏膜;其二为黏膜下组织切除,先在下鼻甲前端切开一黏膜口,再将切割钻置入切口内,切除黏膜下组织。后者的优点是不损伤下鼻甲黏膜表面。原则上切除部分不应超过下鼻甲的1/3,若切除过多,可引起继发性萎缩性鼻炎。

C. 下鼻甲黏膜下部分骨质切除术:对下鼻甲骨性肥大者宜采取此术式。既可改善鼻腔通气引流,又能保留黏膜的完整性。

拓展知识 25-1 慢性单纯性鼻炎和慢性肥厚性鼻炎鉴别要点

第三节 萎缩性鼻炎

萎缩性鼻炎(atrophic rhinitis)是一种以鼻黏膜萎缩或退行性变为病理特征的慢性炎症。发展缓慢,病程长。女性多见,体质瘦弱者较健壮者多见。本病特征为鼻黏膜弥漫性、进行性萎缩、嗅觉减退或消失和鼻腔多量结痂形成,严重者鼻甲骨膜和骨质亦发生萎缩。黏膜萎缩性改变可向下发展延伸到鼻咽、口咽、喉咽等黏膜。

(一)病因

本病分为原发性和继发性两种。

1. 原发性 病因目前尚未清楚。①传统的观点认为,本病是全身性疾病的鼻部表现,如内分泌紊乱、自主神经功能失调、维生素缺乏(如维生素 A、B、D、E)、血中胆固醇含量偏低等。近年研究发现,本病与微量元素缺乏或不平衡也存在一定关系。②本病在发达国家少见,在发展中国家的发病率仍然较高。在我国,本病亦渐少见,但在贫困山区和边远地区仍相对较多,故推测本病可能与营养不良、不良卫生和生活习惯有关。③本病有明显遗传倾向,目前多认为此病为多基因遗传病。④近年免疫学研究发现,本病患者大多有免疫功能紊乱,组织化学研究发现,鼻黏膜乳酸脱氢酶含量降低,故有学者提出本病可能是一种自身免疫病。⑤细菌如臭鼻克雷伯菌、类白喉杆菌等虽不是致病菌,却是引起继发感染的病原菌。

2. 继发性 目前已明确本病可继发于以下疾病和情况:①慢性鼻炎、慢性鼻窦炎的脓性分泌物长期刺激鼻黏膜,致使纤维组织增生,黏膜血运发生障碍;②高浓度有害粉尘、气体持续刺激鼻黏膜,造成鼻黏膜损伤;③多次或不适当鼻腔手术致鼻黏膜广泛损伤(如下鼻甲过度切除);④鼻特殊传染病,如结核、梅毒和麻风损害鼻黏膜后,后遗萎缩性变化。

(二)病理

早期黏膜仅呈慢性炎症改变,继而发展为进行性萎缩。表现为上皮变性、进行性萎缩,黏膜和骨质血管逐渐发生闭塞性动脉内膜炎和海绵状静脉丛炎,血管壁结缔组织增生肥厚,血管腔缩小或闭塞。血供不良进一步导致黏膜、腺体、骨膜和骨质萎缩、纤维化以及黏膜鳞状上皮化,甚者蝶腭神经节亦发生纤维变性。

(三)症状

1. 鼻塞 为鼻腔内脓痂阻塞所致。或因鼻黏膜感觉神经萎缩、感觉迟钝,此时鼻腔虽通气,但患者却无法察觉。

2. 鼻、咽干燥感 鼻腔过度通气,鼻黏膜腺体萎缩、分泌减少,或因鼻塞长期张口呼吸所致。

3. 鼻出血 鼻黏膜萎缩变薄、干燥,或挖鼻和用力擤鼻致毛细血管破裂所致。

4. 嗅觉丧失 嗅区黏膜萎缩或为脓痂堵塞,气味分子不能到达嗅区。

5. 恶臭 严重者呼气可有特殊腐烂臭味,系鼻腔内脓性分泌物与痂皮内蛋白质腐败分解产生。由于嗅觉减退,患者自己不能闻到,他人靠近可闻及,故又称"臭鼻症"。

6. 头痛、头昏 因鼻黏膜萎缩后,调温保湿功能减退或缺失,吸入冷空气刺激或脓痂压迫引起。多表现为前额、颞侧或枕部头痛。

7. 其他 病变侵及咽鼓管可发生慢性非化脓性中耳炎,导致耳鸣及听力减退。病变累及咽喉部则出现咽喉干燥不适、声嘶及刺激性干咳等。

(四) 检查

1. 外鼻　自幼发病,影响外鼻发育者,鼻梁宽平如鞍状。

2. 鼻腔检查　鼻腔宽大、鼻黏膜干燥、鼻甲缩小(尤以下鼻甲为甚),鼻腔内大量脓痂充塞,脓痂黄色或黄绿色并有恶臭。若病变发展至鼻咽、口咽和喉咽部,亦可见同样表现。

(五) 诊断及鉴别诊断

严重者症状和体征典型,不难诊断,但应注意与鼻部特殊传染病,如结核、梅毒、鼻硬结症、鼻白喉、鼻麻风等鉴别。轻型者主要依据鼻黏膜色淡、薄而缺乏弹性(鼻甲"骨感")和鼻腔较宽敞,脓痂和嗅觉减退不明显等特征可诊断。

(六) 治疗

本病尚无特效疗法。

1. 局部治疗

(1) 鼻腔冲洗　温热生理盐水或 1 : (2 000 ~ 50 000)高锰酸钾溶液,每日 1 ~ 2 次。旨在清洁鼻腔、除去脓痂和臭味,刺激萎缩的黏膜增生。

(2) 鼻内用药　①滴鼻剂:应用1%复方薄荷樟脑液状石蜡、鱼肝油等滴鼻,以润滑黏膜、促进黏膜血液循环和软化脓痂便于擤出;② 1% 链霉素滴鼻,以抑制细菌生长、减少炎性糜烂且利于上皮生长;③ 1% 新斯的明涂抹黏膜,可促进鼻黏膜血管扩张;④ 0.5% 雌二醇或己烯雌酚油剂滴鼻,可减少痂皮、减轻臭味;⑤ 50% 葡萄糖溶液滴鼻,可能具有刺激黏膜腺体分泌的作用。

(3) 手术治疗　保守治疗效果不佳者可行手术治疗。主要目的是缩小鼻腔,以减少鼻腔通气量、降低鼻黏膜水分蒸发、减轻黏膜干燥及结痂形成。主要方法有:①鼻腔黏 – 骨膜下埋藏术,埋藏材料有人工生物陶瓷、自体骨或软骨、硅橡胶等;②前鼻孔闭合术,可部分闭合或完全闭合,两侧可分期或同期进行,约1.5 年鼻黏膜基本恢复正常后重新开放前鼻孔;③鼻腔外侧壁内移加固定术,已较少采用。

2. 全身治疗　加强营养,改善环境及个人卫生。补充维生素 A、B_2、C、E,保护黏膜上皮,增加结缔组织抗感染能力,促进组织细胞代谢、扩张血管和改善鼻黏膜血液循环。适量补充铁、锌等微量元素。

(阎艾慧)

第二十六章

鼻窦炎性疾病

概 述：

本章主要介绍急、慢性化脓性鼻窦炎及其并发症的临床表现、症状、体征、诊断和治疗原则，同时介绍真菌性鼻窦炎新的分类方法。鼻窦炎为临床常见疾病，应重点掌握其诊断方法、并发症的临床表现，以及鼻窦炎手术治疗，即鼻内镜手术的原理和手术适应证。

鼻窦炎(sinusitis)通常指鼻窦黏膜的化脓性炎症(suppurative sinusitis)。本病属于中医的"鼻渊"范畴，可分为急性和慢性，以慢性为多见。急性鼻窦炎多发生在单个鼻窦，以筛窦和上颌窦为多发。慢性鼻窦炎累及多个鼻窦，称为多鼻窦炎。如果累及一侧或双侧所有的鼻窦，称为全鼻窦炎(pansinusitis)。鼻窦炎正逐步取代鼻窦炎一词，因为鼻窦炎常继发于鼻炎，无鼻气道炎症并发的鼻窦炎极少见。鼻鼻窦炎这一概念涵盖一系列影响鼻及鼻窦的炎症及感染性疾病。

鼻窦炎是临床多发常见疾病，据1999年的统计，全球发病率为15%，按照这一比例推算，我国患鼻窦炎的患者在2亿人以上。因此，对鼻窦炎的诊疗工作成为耳鼻咽喉科临床的一项重点内容。

引起鼻窦炎的病因很多，如急性鼻炎、急性传染病、变应性疾病、鼻窦的解剖结构和形态异常、邻近感染灶扩散、外界感染的致病因素(如游泳、跳水等)和全身性疾病因素等。鼻窦炎的产生与机体健康状况，特别是免疫功能状态有密切联系。窦口通气引流障碍，是导致鼻窦炎的重要机制。

由于鼻窦与眼、颅底密切毗邻，严重的鼻窦炎可致颅、眼等并发症的发生。慢性鼻窦炎的临床症状严重影响患者生存质量，除对相互毗邻的耳鼻咽喉器官产生不良影响外，鼻窦炎作为上气道疾病对下气道也产生消极影响。因此，有必要从上、下气道疾病所关联的角度研究和治疗鼻窦炎。

随着现代光学和电子技术广泛应用于临床诊疗，鼻窦炎特别是慢性鼻窦炎的诊治水平已有很大提高，以微创内镜手术治疗和规范的围手术期处理为核心的鼻内镜外科技术的推广应用，使鼻窦炎的治愈率达到90%以上。

第一节 急性化脓性鼻窦炎

急性化脓性鼻窦炎(acute suppurative sinusitis)是鼻窦黏膜的急性化脓性感染，常继发于急性鼻炎。

(一)病因

1. **全身因素** 如过度疲劳，营养不良，维生素缺乏，变态反应性体质，全身性疾病(如贫血、糖尿病；感染性疾病，如流感、麻疹、猩红热、白喉、结核等)，居住环境不良等，均可导致机体抵抗力减弱而发病。

2. 局部因素

（1）鼻腔疾病

1）急、慢性鼻炎是急性化脓性鼻窦炎常见病因之一，鼻腔黏膜与鼻窦黏膜连续，所以鼻腔炎症容易侵入鼻窦。

2）鼻腔的其他疾病，如鼻中隔偏曲、鼻甲肥大、中鼻甲解剖变异、鼻腔肿瘤或异物、鼻变态反应等，都可引起鼻道和窦口的阻塞，从而影响鼻窦通气引流。

（2）直接感染

1）游泳、潜水方法或场所不当，污水携带致病菌进入鼻窦而引起炎症。

2）飞机迅速下降时，窦内负压状态，使鼻腔内炎性分泌物或污物被吸入窦内，引起"非阻塞性航空性鼻窦炎"。

3）鼻窦外伤后，引起骨折、异物存留或局部感染等可直接引起鼻窦炎。

（3）鼻腔内填塞物留置时间过久，引起局部刺激、继发感染和妨碍窦口的通气引流而致鼻窦炎。

（4）邻近器官源性感染，如面部蜂窝织炎、颌骨骨髓炎、龋齿、腺样体肥大及扁桃体炎等邻近器官的感染均可引起鼻窦炎。

（二）致病菌

急性鼻窦炎通常是多种致病菌的混合感染，鼻窦炎的病情与致病菌的种类和毒力密切相关。最常见的致病菌是化脓性球菌属，如肺炎链球菌、溶血性链球菌、葡萄球菌、卡他球菌等；其次为杆菌属，如肺炎克雷伯菌、流感嗜血杆菌、变形杆菌、大肠埃希菌和铜绿假单胞菌等。近年来，由于抗生素的广泛应用，真菌感染导致的鼻窦炎有逐渐增多的趋势。

（三）病理

急性鼻窦炎的黏膜病理变化与急性鼻炎相似。主要可分为 3 期。

1. 黏膜卡他期［急性卡他性鼻窦炎（acute catarrhal sinusitis）］　为鼻窦炎的起初阶段，窦内黏膜短暂缺血，之后血管扩张、充血，导致黏膜肿胀，上皮固有层水肿，通透性增强，浆液性、黏液性分泌亢进，纤毛运动变缓，黏膜肿胀使窦口缩小甚至完全消失。上皮层下有多形核白细胞及淋巴细胞浸润，尤其多见于扩张的血管附近。

2. 黏膜化脓期［急性化脓性鼻窦炎（acute suppurative sinusitis）］　为鼻窦炎的进展阶段，上述病理改变加重，黏膜水肿和血管扩张进一步加重，多形核白细胞浸润更显著，毛细血管出血，上皮细胞与纤毛发生坏死与脱落，分泌物变为脓性，窦腔内积脓。

3. 在急性炎症之后的阶段　炎症可侵袭骨质或经血道扩散至骨髓、眼眶或颅内，如发生窦壁骨炎、骨髓炎、眶内感染或颅内感染，一般多见于儿童。患者及时就诊和抗生素的普遍应用，使多数鼻窦炎可在早期得到治愈，发生并发症的机会越来越少。

（四）临床表现

1. 全身症状　可有畏寒，发热，食欲减退，周身不适，精神萎靡等症状。如继发于上呼吸道感染和急性鼻炎，则上述症状会在原发病症状的基础上加重。儿童病例症状较成年人重，可出现咳嗽、呕吐、腹泻等呼吸道及消化道症状。

2. 局部症状　主要包括鼻部症状、头部症状和咽、喉、耳部的症状。

（1）鼻塞　因鼻腔黏膜充血、肿胀，导致分泌物蓄积于鼻腔，引起单侧或双侧间歇性或持续性鼻塞，常有闭塞性鼻音。

（2）流涕　多为黏性或脓性涕，涕多不易擤尽，可能会出现涕中带血。牙源性上颌窦炎患者常有恶臭脓涕。后组鼻窦炎患者的鼻涕向后流入咽喉部，易引起咽痒、咳嗽、咳痰及恶心。

（3）嗅觉障碍　可因鼻塞或分泌物阻塞嗅裂出现暂时性嗅觉减退或丧失。牙源性上颌窦炎和少数蝶窦炎还可能引起主观恶臭觉。

（4）局部疼痛和头痛 因分泌物的积聚、细菌毒素、黏膜肿胀刺激压迫神经末梢引起疼痛,有一定的时限性、周期性和定点性。急性鼻窦炎最常见的疼痛症状可表现为神经痛、弥漫性疼痛或局限性疼痛。在急性鼻窦炎初期,多表现为昼夜弥漫性持续性头痛,越过极期后头痛迅速减轻,时间缩短,并局限于一定部位。通常前组鼻窦炎疼痛多在头颅表面,额部和颌面部多见;后组鼻窦炎疼痛多位于头颅深部,颅底或枕部多见,在咳嗽、低头时加重。

各个鼻窦引起的头痛有如下不同的特点。

1）急性上颌窦炎（acute maxillary sinusitis） 疼痛部位多为眶上额部,可伴患侧颌面部或上列磨牙痛。头痛和局部疼痛的一般规律是:晨起不痛,上午轻,午后重;站立或久坐时加重,侧卧患侧居上时减轻,这些均与上颌窦的通气引流有关。

2）急性额窦炎（acute frontal sinusitis） 开始表现为全头痛或眶上神经痛,后局限到前额部。头痛呈周期性发作,晨起后头痛逐渐加重,中午最剧烈,午后逐渐减轻,夜晚完全消散。

周期性头痛的发生机制:晨起后患者头部呈直立位,使在晚间积蓄于窦内的脓液聚积于窦底,并经窦口缓慢排出,在这一过程中,窦内形成负压甚至真空,再加之脓性分泌物的刺激,便产生所谓"真空性头痛";午后其脓液逐渐排空,窦内负压消失,故头痛渐缓。

3）急性筛窦炎（acute ethmoiditis） 头痛一般较轻,局限在内眦和鼻根深部,胀痛或微痛。前组筛窦炎时,为额部头痛,也常为周期性发作,与急性额窦炎相似,但程度较轻;后组筛窦炎时,为枕部疼痛,与急性蝶窦炎相似,头痛和局部疼痛的一般规律是:晨起渐重,午后转轻。

4）急性蝶窦炎（acute sphenoiditis） 出现颅底或眼球深部的钝痛,可放射至头顶和耳后,也可出现枕部痛。头痛的一般规律为晨起轻,午后重。

（5）耳部症状 少数患者可出现耳鸣、眩晕或听力减退等症状,见于少数急性蝶窦炎患者。

（五）检查

1. 一般检查 小部分患者尤其是儿童,鼻窦表面皮肤可出现红肿,鼻窦局部压痛和叩击痛;急性额窦炎时,可出现额部及上眼睑红肿,额窦前壁或底部有压痛和叩击痛;急性上颌窦炎时,颊部或下睑红肿,轻叩磨牙或划压牙冠时,可引起特殊的酸痛感;急性筛窦炎时,内眦可出现红肿。

2. 鼻腔、咽喉部检查 鼻黏膜充血、肿胀,中鼻甲和中鼻道黏膜充血或水肿;前组鼻窦炎可见中鼻道积脓,后组鼻窦炎则表现为嗅裂区积脓。如鼻腔有大量分泌物,应吸除干净并合用1%麻黄碱收缩鼻腔后再检查分泌物来源。咽、喉部黏膜常有充血、肿胀,儿童急性鼻窦炎患者尤为明显。

3. 穿刺冲洗法 急性上颌窦炎时,全身症状已消退并在抗生素的控制下,可行穿刺冲洗法,观察有无脓液;若有,应作细菌培养和药物敏感试验,但目前较少应用。

4. 鼻内镜检查 是目前临床常规检查方法。用1%麻黄碱和0.1%丁卡因棉片对鼻腔进行收缩和麻醉后,清除鼻腔分泌物,使用不同角度的鼻内镜检查鼻腔、中鼻道、嗅裂、蝶筛隐窝,观察黏膜的色泽,是否有肿胀,是否有黏膜息肉样变性,窦口阻塞,窦口分泌物引流情况。

5. 鼻窦X线或CT检查 X线平片可见鼻窦密度增高,窦内如有积脓则窦内密度增高或出现液平面,但由于颅骨影的重叠,可能对细微的病变显示不清,现已不常用。目前首选鼻窦高分辨率CT扫描,可以清晰显示鼻腔鼻窦结构及其变异,以及窦内的病变程度和范围。急性鼻窦炎的CT扫描显示为软组织病变,但不能对黏膜肥厚、囊肿或息肉等病变加以区分。

（六）诊断依据

首先详细询问病史,包括发病时的状况,有无诱因,鼻塞的特点,鼻涕的量、性状,是否带血等;是否伴随头痛,头痛的部位、性质和特点。在详细了解病史之后,行鼻内镜检查和鼻窦X线检查多可确诊。如需要详细了解病变部位和累及的范围,或者症状较重的患者,应做鼻窦CT扫描检查。

（七）并发症

鼻窦炎性脓涕向后流入咽部可引起咽和扁桃体炎症,致病菌可侵入下呼吸道引起咽喉炎、气管炎和支气管炎,也是支气管哮喘的发病因素之一。抵抗力或免疫力低下者还可能引起肺炎,反复发作的鼻窦炎还可引起中耳炎。抗生素的广泛应用使鼻窦炎的严重并发症如鼻源性眶内并发症、鼻源性颅内并发症很少出现,但一旦出现后果严重,因此不能放松警惕。

（八）治疗

治疗原则为:积极消除致病因素,清除鼻腔、鼻窦分泌物,改善鼻腔和鼻窦的通气和引流,控制感染,防止并发症。

1. 全身治疗

（1）一般治疗　如有发热、全身不适应对症治疗、注意休息,多饮水或进高营养流质饮食。避免用力擤鼻,如头痛或局部疼痛剧烈时,可使用镇痛药等。

（2）抗感染治疗　使用抗生素的原则是有效、足量、足够时间。控制感染,防治并发症,及防止转为慢性鼻窦炎。治疗首选头孢类抗生素,如患者对青霉素过敏或细菌对此类抗生素具抗药性,可改用喹诺酮类。细菌培养和药物敏感试验可帮助选择敏感的抗生素。

（3）中药治疗　中医学对鼻窦炎有一定的疗效,主要治疗药物有苍耳子、辛夷、菊花、茜草、金银花、防风、薄荷、柴胡等。

2. 局部治疗

（1）鼻内用药

1）鼻内局部吸入型糖皮质激素　首选丙酸倍氯米松、氟替卡松和糠酸莫米松等。局部糖皮质激素可以抑制病原微生物在鼻黏膜的植入与定植,有效地抗炎、抗水肿。局部应用不良反应非常少见,对下丘脑 - 垂体 - 肾上腺素轴功能无抑制作用,已成为目前治疗鼻腔、鼻窦黏膜炎症的主流药物。

2）减充血剂　麻黄碱类减充血剂不宜长期使用,尤其是青少年和儿童更为不宜,一般使用 7～10 天。多种证据已表明,鼻腔血管收缩剂(如盐酸萘甲唑林、麻黄碱类)会造成鼻腔黏膜鳞状上皮化生,严重破坏鼻黏膜的纤毛活性和输送功能,成年后难以治愈的肥厚性鼻炎、慢性鼻窦炎、长期伴有脓性鼻涕的鼻黏膜炎均与儿童时期滥用鼻腔血管收缩剂有直接关联。临床使用鼻腔内血管收缩剂的情况,应只限于鼻腔检查或手术时的临时用药。

（2）物理治疗　局部热敷、超声雾化、蒸气吸入、红外线照射、超短波电疗、电透热法等物理疗法,对改善局部血液循环,促进炎症消退或减轻症状均有帮助。

（3）上颌窦穿刺冲洗　既可以作为诊断方法,又可以作为治疗手段。急性鼻源性上颌窦炎无并发症者,可行上颌窦穿刺冲洗术。有时一次冲洗即愈,不愈者可每周行 1～2 次治疗,直至痊愈。冲洗后可以向窦内注入抗生素或甲硝唑或糖皮质激素。

（4）额窦环钻术　急性额窦炎保守治疗欠佳且病情加重时,为了避免额骨骨髓炎和颅内并发症,需进行额窦环钻术,排除脓液,置管引流直至症状完全缓解。现在已经很少使用,可行经鼻内镜额窦开放术。

3. 其他治疗　为防止鼻窦炎再发,可能导致鼻窦炎发作的一些病因可以在鼻窦炎治愈后酌情处理,如慢性扁桃体炎行扁桃体切除术、腺样体切除术。此外,还应改善机体抵抗力,调节内分泌失调,改善工作环境等。

第二节　慢性鼻窦炎

传统认为,慢性鼻窦炎(chronic sinusitis)是鼻窦黏膜的慢性化脓性炎症,常常继发于急性鼻窦炎。炎症可仅在单侧或单窦出现,但双侧和多窦发病则更为常见,称为多鼻窦炎或全鼻窦炎(pansinusitis)。但目前认为,慢性鼻窦炎是一组有复杂病因和多种临床表现的高度异质性疾病,其病因与解剖结构、遗传及环境等多种因素有关。

(一) 病因

目前认为,引起慢性鼻窦炎的主要因素有:鼻腔或鼻窦的解剖变异、细菌感染、超敏反应、免疫缺陷、阿司匹林不耐受、胃食管反流、遗传因素等。就细菌感染而言,致病菌与急性化脓性鼻窦炎相似,急性鼻窦炎反复发作或急性鼻窦炎、急性鼻炎治疗不当,引起急性鼻窦炎的局部或全身因素持续存在均可导致慢性鼻窦炎的发生。本病亦可慢性起病(如牙源性上颌窦炎)。细菌作为慢性鼻窦炎发病的初始作用不明确;细菌生物膜不仅可作为感染性病原菌,发挥致病作用,也可作为抗原、超抗原、佐剂、毒素和炎性因子加速慢性鼻窦炎的发生和发展。

(二) 病理

慢性鼻窦炎病理类型的划分目前有多种观点,一般认为,鼻窦黏膜水肿,纤毛脱落,上皮化生,黏膜内淋巴细胞和浆细胞浸润及腺体阻塞是慢性鼻窦炎的主要病理变化。病理类型可具体分为三型:①黏膜肥厚或息肉样变性型:血管增生,黏膜水肿并增厚,逐渐成息肉样;②纤维型:纤维增生明显者,常有动脉内膜炎及动脉血管阻塞;③混合型,黏膜肥厚与纤维样变同时存在,黏膜呈结节状或乳头状。

慢性鼻窦炎的免疫病理学是目前关注和研究热点,与疾病的临床表型相关,影响治疗反应和预后。

(三) 临床表现

1. 全身症状 常见的有头昏、易倦、精神抑郁、萎靡不振、食欲缺乏、失眠、记忆力减退、注意力不集中、工作效率降低等症状,少数病例可有持续低热。这些症状是窦内脓液积蓄,成脓毒性病灶所致。分泌物自后鼻孔下流,可引起咽、喉及气管 – 支气管或肺的炎症,分泌物也可引起消化道症状。严重的慢性鼻窦炎症状可影响生活质量。

2. 局部症状 主要有鼻部症状、局部疼痛和头痛及其他症状。

(1) 鼻部症状 包括流涕、鼻塞及嗅觉障碍等症状。

1)流涕 多为黏脓性或脓性涕,白色或黄色,分泌物量多少不一。流涕与患者体位相关,并具有定时、定向性。前组鼻窦炎的脓涕,易从前鼻孔擤出;后组鼻窦炎的脓涕,易经后鼻孔流向鼻咽部。若脓涕有腐臭气味,可能为牙源性上颌窦炎。如果窦口阻塞或纤毛活性和输送功能受损,可发生窦内长期积脓。

2)鼻塞 为慢性鼻窦炎的主要症状,鼻甲黏膜慢性充血、肿胀,息肉样变性,鼻息肉形成,分泌物过多或过稠,鼻腔解剖变异等,均可成为鼻塞的原因。

3)嗅觉障碍 主要原因有嗅区黏膜炎性病变、鼻黏膜炎性肿胀及息肉样变、脓涕阻塞嗅裂区等,多表现为嗅觉减退、嗅觉迟钝、失嗅等,多为暂时性症状,少数可由于嗅神经末梢炎症,导致永久性失嗅。

(2) 头痛 部分患者有头痛,常表现为头部沉重压迫感,钝痛或闷胀痛。头痛的时间、性质及部位与急性鼻窦炎近似,但较急性鼻窦炎稍轻。头痛的轻重程度可随鼻通气引流、药物治疗而改变,也可由于窦口阻塞,引起真空性头痛。当休息、用药或以物理治疗等方法使鼻腔通气引流改善时,头痛可减轻或消失。

(3) 视功能障碍 较少见,主要表现为视力减退或丧失,是由于炎症累及视神经,导致球后视神经炎所致,这种情况以真菌性蝶窦炎多见。有时也可表现为其他症状,如复视和眶尖综合征(orbital apex syndrome)等。

(四) 检查和诊断

1. 询问病史 首先必须详细了解病史并结合临床症状及体征进行综合分析。是否有急性鼻窦炎发作史;是否有头痛以及头痛的性质、时间,与鼻塞的关系;鼻涕的性质、量,有无臭味,是否有血性涕等;鼻塞的特性,间歇性或持续性鼻塞,单侧或双侧鼻塞等。同时要了解有无打喷嚏、清涕等过敏症状,以及哮喘病史或有无药物诱发哮喘等。

2. 鼻腔检查 用1%麻黄碱棉片收缩鼻黏膜,在鼻内镜下仔细检查鼻腔各部。慢性鼻窦炎常见鼻黏膜慢性充血、肿胀或肥厚,中鼻甲肥大或息肉样变,中鼻道变窄、窦口鼻道复合体阻塞、黏膜水肿或有息肉生成。前组鼻窦炎者脓性分泌物多见于中鼻道,后组鼻窦炎者脓性分泌物多见于嗅裂。

3. 口腔和咽部检查　如为牙源性上颌窦炎时,在同侧上颌第二前磨牙或第一、第二磨牙可查出病变。后组鼻窦炎患者咽后壁可见到脓性分泌物或干痂附着。

4. 影像学检查　鼻窦CT扫描能较好显示窦口鼻道复合体的病变及鼻腔鼻窦解剖结构和变异(图26-1,图26-2)。CT扫描的主要目的如下:

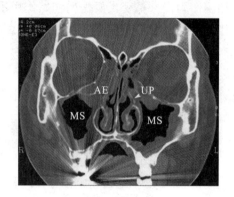 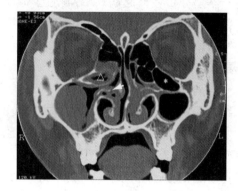

图26-1　筛窦炎(CT)　　　　　　　　图26-2　筛窦炎,上颌窦炎,右上颌窦囊肿
AE:右侧筛窦　MS:上颌窦　UP:钩突　　*:Haller气房　△:筛窦炎　←:钩突

(1)了解与鼻窦炎或鼻窦炎症状相关的解剖变异,如鼻中隔偏曲、中鼻甲肥大或息肉样变性、泡性中鼻甲、中鼻甲反向弯曲、钩突肥大等。

(2)了解病变范围和程度,决定手术和麻醉的方式。

(3)判断疾病治疗的预后。

5. 鼻窦穿刺冲洗　下鼻道上颌窦穿刺冲洗有助于了解窦内脓性分泌物的性质、量和有无臭味等,并可进行细菌培养和药物敏感试验,可以通过穿刺获取组织病理。单纯穿刺冲洗目前已少用。

6. 透照试验　适合于婴、幼儿上颌窦炎和额窦炎。

7. 超声波检查　具有无创性、简便、迅速和可重复检查等优点。适用于上颌窦和额窦。

(五)鉴别诊断

慢性鼻窦炎主要应与鼻窦良、恶性肿瘤鉴别。

1. 鼻腔、鼻窦内翻性乳头状瘤　常被误诊为慢性鼻窦炎伴鼻息肉,肿物呈灰红色或灰白色,触之易出血,CT可见骨质破坏,组织病理学检查可以确诊。

2. 鼻窦恶性肿瘤　早期症状和体征,甚至CT扫描结果都与鼻窦炎类似,遇有较长时间血性鼻涕、面部蚁走感、眼面部变形、硬腭凸起或视觉改变等,要及时作CT扫描检查。

3. 真菌性鼻窦炎　主要临床表现为涕中带血,或褐色干酪样物,CT扫描可见单窦发病,最常见于上颌窦,其次为蝶窦和筛窦,额窦罕见。可见窦内点状钙化斑,鼻分泌物或干酪样物涂片中见杆状有分叉的真菌菌丝即可确诊。

4. 鼻息肉　各种原因导致的鼻腔鼻窦息肉,通常表现为单侧或双侧鼻腔鼻窦黏膜息肉样改变,鼻窦CT扫描表现为一侧或双侧鼻窦软组织影,含气少。

(六)治疗

1. 药物疗法

(1)全身药物治疗　慢性鼻窦炎只在有急性发作或有并发症的时候才给予全身应用抗生素。

(2)鼻用糖皮质激素　发挥抗炎作用,减轻黏膜炎症及水肿,利于鼻腔鼻窦通气和引流。

（3）黏液促排剂　促进和改善黏液纤毛转运功能，稀释分泌物，与抗生素配合使用，有助于提高抗菌作用。

（4）减充血剂　宜短期使用，长期应用局部减充血剂会损害纤毛活动。

（5）负压置换法　用负压吸引法使鼻腔和鼻窦内压力交替改变，而使药液进入鼻窦。可用于慢性额窦炎、筛窦炎、蝶窦炎，尤其是儿童患者和后组鼻窦炎患者的效果较好。

（6）一般物理治疗　如超声雾化，透热疗法，中、短波或超短波治疗，也可用散焦氦氖激光器照射窦腔，作用为生物刺激效应，能促进病变的组织修复再生。

2. 手术治疗　上述保守治疗无效者可采用鼻内镜手术治疗（见本章第十节）。

针对慢性鼻窦炎、鼻息肉的治疗而言，经鼻内镜鼻窦手术（nasal endoscopic surgery, NES）的基本原则是：在鼻内镜直视观察下，清除病灶，改善和重建鼻腔、鼻窦引流通道，并尽可能保留鼻腔、鼻窦的基本结构，以达到治愈的外科目的。该方法较传统手术方式具有视角宽阔、视野清晰、操作精细、手术程序简化以及创伤小和免除颅鼻面部切口等优点，手术治愈率高。

应指出的是，鼻内镜手术只是治疗的一部分，慢性鼻窦炎的治疗是以经鼻内镜鼻窦手术为主体内容的综合性治疗过程，它包括了手术前的药物治疗、正确手术方式的选择，以及手术后3~6个月连续的术腔处理、全身和局部的合理用药。

第三节　鼻　息　肉

鼻息肉（nasal polyps）是鼻窦黏膜的慢性炎性疾病，以极度水肿的鼻黏膜在中鼻道形成息肉为临床特征。发病率占总人口的1%~4%。但在支气管哮喘、阿司匹林不耐受、变应性真菌性鼻窦炎及囊性纤维化患者中，发病率可在15%以上。发病多在中年以上，男性多于女性。鼻息肉病因不明，临床上除引起鼻阻塞外，常伴有鼻窦炎，且有极明显的复发倾向。

（一）病因和病理

鼻息肉的病因和发病机制至今尚不完全清楚，但已有的资料显示，在囊性纤维化（cystic fibrosis）、纤毛不动综合征（immotile cilia syndrome）和Kartagener综合征（慢性鼻窦炎、下呼吸道感染和内脏反位）等先天性疾病中，鼻息肉的发生率可达20%以上。鼻息肉组织内有多量中性粒细胞浸润，这类鼻息肉一般称为中性粒细胞性鼻息肉。这些疾病均有呼吸道黏液纤毛转运系统的功能障碍，提示呼吸道慢性感染与鼻息肉的发生有一定关系。

国外病理资料显示，80%以上的鼻息肉组织有嗜酸性粒细胞浸润，称为嗜酸性粒细胞性鼻息肉。曾推测与超敏反应有关，但变应性疾病患者鼻息肉的发生率（0.5%）低于一般人群。这类鼻息肉在阿司匹林不耐受（aspirin intolerance）、变应性真菌性鼻窦炎的患者发生率可高达30%以上。前者如伴有支气管哮喘，称为典型的阿司匹林三联征（阿司匹林不耐受、鼻息肉、哮喘），又称Widal三联征。有人证实，鼻息肉嗜酸性粒细胞的浸润也可能与息肉内存在的细菌超抗原有关，后者介导局部产生特异性IgE，启动辅助性T细胞Th2亚群应答反应。

鼻内镜检查发现，鼻息肉主要发生于中鼻道内鼻窦口附近、钩突外侧表面、额隐窝附近等窦口鼻道复合体区域。推测由于该区域间隙狭窄，加之黏膜肿胀，黏液纤毛活动减弱，易导致局部炎症迁延不愈，促进息肉的发生。

病理上可见鼻息肉由高度水肿的鼻黏膜形成。表面为假复层柱状纤毛上皮所覆盖，上皮基膜广泛增厚并扩展到黏膜下层，形成不规则的透明膜层。上皮下为水肿的疏松结缔组织，组织间隙明显扩大，并可有增生的腺体。其间有较多浆细胞、嗜酸性粒细胞、淋巴细胞和肥大细胞，如继发感染，可见中性粒细胞。

（二）临床表现

炎症性鼻息肉好发于双侧，但变应性真菌性鼻窦炎伴发的息肉则可为单侧。常见的症状为持续性鼻塞，并随息肉体积长大而加重；鼻腔分泌物增多，常伴喷嚏，分泌物可为浆液性、黏液性，如合并有鼻窦感染分泌物可为脓性；多伴有嗅觉障碍。鼻塞重者说话呈闭塞性鼻音，伴睡眠时打鼾；息肉蒂长者可感到鼻腔内有物随呼吸移动。后鼻孔息肉可致呼气时经鼻呼气困难，若息肉阻塞咽鼓管口可引起耳鸣和听力减退。息肉阻塞鼻窦引流，可引起鼻窦炎，患者出现鼻背、额部及面颊部胀痛不适。

鼻镜检查：可见鼻腔内有一个（单发型）或多个（多发型）表面光滑、灰白色、淡黄色或淡红色的如荔枝肉状的半透明肿物，前者只有一根蒂，后者则根基较广。触之柔软，不痛，不易出血。多次手术复发者基底宽，不易移动，质地柔韧。息肉小者须用血管收缩剂收缩鼻甲或用鼻内镜才能发现。息肉大而多者，向前发展可突至前鼻孔，其前端因常受外界空气及尘埃刺激，呈淡红色，有时表面有溃疡及痂皮。鼻息肉向后发展可突至后鼻孔甚至鼻咽。巨大鼻息肉可引起外鼻变形，鼻背变宽，形成"蛙鼻"。鼻腔内可见到稀薄浆液性或黏稠、脓性分泌物（彩图26-1）。

（三）并发症

1. 支气管哮喘 大量临床资料表明，鼻息肉病患者中有较高的哮喘发病率，有20%～30%。早年曾认为与鼻肺反射有关，近年则证实两者均系呼吸道黏膜嗜酸性粒细胞增多性炎性反应，推测为鼻息肉组织产生的IL-5及其他细胞因子作用于支气管黏膜所致。现在认识到，鼻息肉伴有支气管哮喘，是全身免疫异常的临床表现，主要为Th2细胞型炎症反应性疾病。鼻息肉伴哮喘和阿司匹林不耐受，则为阿司匹林三联征（aspirin triad）或称Widal三联征。

2. 鼻窦炎 鼻道与鼻窦黏膜连续或因窦口阻塞，易有鼻窦炎发生。窦黏膜水肿增厚，如继发感染，可有化脓性炎症。

3. 分泌性中耳炎 当息肉体积增大或并发鼻窦炎时，通过对咽鼓管咽口压迫或炎性刺激，可导致咽鼓管功能障碍，发生分泌性中耳炎。

（四）鉴别诊断

根据病史、症状及检查，诊断并不困难。需与以下疾病相鉴别：

1. 上颌窦后鼻孔息肉 原发于上颌窦，然后以细长茎蒂经自然孔或副孔突出向后滑向后鼻孔，并可突入鼻咽部（彩图26-2）。病因不明，有认为系上颌窦窦壁囊肿增大所致。病理发现组织内有较多黏液腺泡或大的囊肿，仅有少量浆细胞浸润。如囊肿根部清除彻底，术后一般不易复发。

2. 鼻腔内翻性乳头状瘤 外形如多发性鼻息肉，表面粗糙不平，色灰白或淡红。多发生于一侧鼻腔，手术时易出血，并可恶变。

3. 鼻咽血管纤维瘤 原发于鼻腔后部，基底广，偏于一侧，不能移动。表面可见血管，色红，触之较硬，易出血，有鼻塞、鼻出血史，多见于男性青少年。

4. 鼻腔恶性肿瘤 凡有单侧进行性鼻塞，反复少量鼻出血或有血性脓涕伴臭味，外鼻变形、面部麻木、剧烈偏头痛、一侧鼻腔内有新生物等临床表现时，应高度警惕恶性肿瘤可能，必须施行活检以明确诊断。

5. 鼻内脑膜-脑膨出 发生于新生儿或幼儿。常为位于鼻腔顶部、嗅裂或鼻中隔后上部的无蒂单一肿物，表面光滑、触之柔软，有弹性，不能移动。本病少见，如有可疑者应行鼻窦CT和MRI检查以助诊断，但不可贸然活检，因易产生脑脊液鼻漏和颅内感染。

（五）治疗

因鼻息肉发病与多种因素有关且易复发，现多主张以手术为主的综合治疗。

1. 糖皮质激素疗法 该疗法适用于：

（1）初发息肉 息肉较小、位于中鼻道内者，可用糖皮质激素喷鼻剂喷鼻，每日2～3次，可连续应用3～4周，可阻止息肉生长甚至消失，同时可改善嗅觉。息肉体积较大，其前端已达中鼻甲前端者，可口服泼尼松 30 mg/d,共 7 天,然后每天递减 5 mg。之后再用糖皮质激素类喷鼻剂,可连续应用 2 ~ 3 个月。

（2）鼻息肉术后 术后以糖皮质激素气雾剂喷入鼻腔,每日 2 次,坚持 1 ~ 2 个月。期间如有合并鼻窦感染,应积极给予抗生素治疗。

2. 手术治疗 鼻塞明显、药物治疗无效或多发性大息肉者,可手术摘除并行鼻窦开放术。如有窦内黏膜突起形成息肉应一并去除,但要区分水肿黏膜,后者术后经糖皮质激素治疗可望恢复正常。近年鼻内镜手术的进步和术后处理措施的完善,使复发率降至 15% 左右。

伴有支气管哮喘和（或）阿司匹林不耐受的鼻息肉患者术后复发率高,尤以后者为甚。鼻息肉切除术后,哮喘可以缓解或至少无明显变化。为避免手术诱发支气管哮喘,患者应尽量在全身麻醉下进行手术,术前 1 周给予泼尼松 30 mg/d 口服,手术前 30 min 肌内注射或术中静脉输入地塞米松 10 ~ 20 mg,术后仍以泼尼松 30 mg/d 维持 1 周,以后逐渐减量停药。

📖 **拓展知识 26-1** 上颌窦后鼻孔息肉

第四节 儿童鼻窦炎

虽然目前尚不知儿童慢性鼻窦炎的确切发病率,但由于儿童患者难以表达症状,鼻窦炎的症状常被忽视或未被认识。近来研究观察表明,鼻窦炎可见于儿童,鼻窦黏膜的炎症有许多原因,包括简单的、局部的炎症或严重的系统性疾病,但最常见的原因是上呼吸道感染和和变应性疾病。

健全的鼻窦功能的条件有:开放的鼻窦口、发挥功能作用的纤毛结构及正常鼻窦黏液分泌。黏液不断地在鼻窦中产生,健康的纤毛器将黏液运送至开放的自然窦口,引流至鼻腔和鼻咽部,咽下或吐出。上述任何一个或多个环节出现问题都将引起鼻窦炎。

儿童鼻窦炎首选药物治疗,如经合理和系统用药治疗无效之后,应考虑手术,鼻内镜鼻窦手术是治疗儿童鼻窦炎安全和有效的方法。

（一）病因

1. 急性鼻炎 急性鼻炎未能及时或有效地治疗,或反复发作。

2. 腺样体肥大或感染 可引起鼻阻塞,影响鼻腔及鼻窦黏膜和纤毛的正常功能与活动。

3. 超敏反应 约 65% 的儿童鼻窦炎与超敏反应有关,超敏反应常引起鼻腔和鼻窦的黏膜水肿,鼻窦引流功能障碍,从而导致鼻窦炎。

4. 下呼吸道感染及慢性炎症 儿童慢性鼻窦炎常伴慢性气管炎和支气管扩张,是慢性咳嗽的主要原因。慢性鼻窦炎与慢性气管炎及支气管扩张常互为因果,互相影响。

5. 胃食管反流病（gastroesophageal reflux disease,GERD） 是儿童鼻窦疾病的一个重要原因。

6. 遗传因素及全身性疾病 包括原发和继发免疫缺陷及免疫球蛋白亚群缺陷,其中常见的是免疫球蛋白 G（IgG）亚群缺陷。其他有囊性纤维化（cystic fibrosis,CF）及原发性纤毛运动不良症等。

（二）病理生理

1. 窦口阻塞 多种因素造成窦口鼻道复合体的病理改变,导致窦口阻塞,严重妨碍鼻窦分泌物的黏液纤毛转运,引起鼻窦炎。

儿童急性鼻窦炎最常见的原因是由于炎症反应导致窦口阻塞,通常是因为急性上呼吸道感染或变应性疾病。炎症反应导致鼻窦黏膜肥厚肿胀,引起窦口阻塞,炎性渗出,分泌物蓄积,可引起继发细菌感染。气体交换功能亦被破坏,引起乏氧,可促使某些菌群（如厌氧菌）生长,上述这些因素可导致黏液纤毛转运功能异常。

鼻息肉、鼻中隔偏曲、中鼻甲反向弯曲（向外过度弯曲）或泡性中鼻甲等机械性因素也可阻碍窦口鼻道复合体的黏液纤毛转运功能,而引起儿童鼻窦炎。

2. 黏液纤毛转运功能不良 黏液纤毛转运系统为鼻窦局部防御机制。当黏液中的溶菌酶、分泌型IgA 及其他表面酶处于正常水平和活性,鼻窦黏膜纤毛活动正常,分泌物可通过纤毛摆动输送到远端。黏液的量或质的改变,纤毛功能、数量、形态或动力性能的变化,均可导致黏液纤毛转运功能不良或鼻窦口阻塞,从而引起鼻窦炎。

(1)黏液变化或异常 产生过多黏液或黏液黏稠可致纤毛活动障碍,黏稠黏液甚至浓缩。患囊性纤维化的儿童以黏液样分泌物为特征,容易引起鼻窦感染。

(2)黏液纤毛转运功能不良 病毒感染后的细胞毒作用能够导致暂时的黏液纤毛转运功能障碍,冷空气及某些药物亦可引起。黏液纤毛转运功能不良也可以是先天性的,如原发性纤毛运动不良症。

(三)临床表现

1. 鼻塞及脓涕 前组鼻窦炎的脓性鼻涕多由前鼻孔流出,后组鼻窦炎的脓涕则常倒流入鼻咽部。儿童不会擤鼻,脓涕倒流入喉或气管内引起刺激性咳嗽,夜间较为严重。

2. 面部或头痛 年龄较小患儿一般不会叙述疼痛部位,常表现为烦躁,较小儿易激惹和哭闹。

3. 慢性咳嗽 一方面与脓涕倒流有关,另一方面与慢性气管炎或支气管扩张有关。

4. 行为变化 可导致患儿精神萎靡、不思活动、记忆力差等,少数患儿有恶心、呕吐。若患儿出现高热、惊厥或抽搐及喷射性呕吐等,应警惕出现颅内并发症的可能。

5. 听力下降 因咽鼓管黏膜水肿或腺样体肥大阻塞咽鼓管口导致分泌性中耳炎,出现听力下降。

(四)检查和诊断

依据病史、症状及体征一般可以诊断。

1. 鼻腔检查 年龄较大儿童可进行鼻内镜检查;年龄较小患儿则不能配合和耐受,可以 0.5% 麻黄碱收缩鼻黏膜后进行前鼻镜检查。注意脓涕定位,鼻腔内是否有鼻息肉,注意是否存在腺样体肥大。

2. 变态反应学检查 由于鼻窦炎患者变应性鼻炎的发生率很高,所以对最初药物治疗不理想者,不管是否有变态反应病史,均应行变态反应学检查。儿童作皮肤试验难以配合。

3. 影像学检查 鼻窦 CT 扫描可清晰显示鼻窦病变及鼻腔、鼻窦的解剖结构状况。鼻窦腔黏膜肥厚,窦口阻塞或窦腔透过度下降,可依据鼻窦 CT 诊断鼻窦炎。

(五)治疗

儿童慢性鼻窦炎一般可通过药物治疗,并非必须手术。鼻窦炎治疗的主要目的为:①重建鼻窦的正常生理。②快速消灭分泌物中的细菌。③预防迁延成慢性鼻窦炎及发生并发症。任何年龄的儿童鼻窦炎首选药物治疗。药物治疗效果欠佳才考虑手术。如果检查发现鼻息肉,应尽早手术治疗。

1. 药物治疗 儿童急性鼻窦炎的药物治疗通常包括抗生素,局部使用糖皮质激素、减充血剂、黏液促排药物及湿化吸入空气。合理药物治疗可以使80% 的儿童急性鼻窦炎得到控制。

(1)抗生素治疗 是鼻窦炎一切治疗措施的基础,抗生素的选择要基于其对致病菌的敏感性。急性鼻窦炎的常见致病菌是肺炎链球菌、流感嗜血杆菌或卡他球菌,慢性鼻窦炎的致病菌可能以厌氧菌为主,在选择抗生素时应予以充分考虑。

(2)鼻用糖皮质激素 可有效缓解黏膜炎症,减轻黏膜水肿。

(3)减充血剂 局部减充血剂建议疗程在 3~5 天,该药能抑制纤毛活动。

(4)黏液促排剂 促进和改善黏液纤毛转运功能,稀化脓涕,与抗生素配合使用,有助于提高抗菌作用。

(5)其他药物治疗 包括抗组胺药等。抗组胺药有益于有变应性因素的儿童,但会使分泌物干燥,引流困难。对有变应性因素的儿童鼻窦炎的预防和治疗,必须通过改变环境,药物治疗和免疫治疗相结合进行。药物治疗包括色甘酸钠、抗组胺药、抗白三烯药物,对耐药的病例,可应用糖皮质激素。

2. 手术治疗 急性鼻窦炎药物治疗无效者,为预防迁延不愈成慢性或复发性鼻窦炎,可手术治疗。对存在扁桃体和腺样体肥大的患儿,应首先考虑扁桃体切除术和腺样体切除术。当上述治疗效果不明显时,可行内镜鼻窦手术,方法虽与成年人基本相同,但要严格掌握适应证。

第五节　真菌性鼻窦炎

真菌性鼻窦炎(fungal sinusitis,FS)是指由真菌引起的一组鼻腔鼻窦黏膜组织或骨质感染性疾病的组合。真菌性鼻窦炎的发病率有逐年上升的趋势。由于真菌的种类繁多,致病机制不同,因而有不同分类和临床表现,治疗方法亦不同。对该病的分类和命名尚未统一,诊断名称较多,如黏膜外真菌性鼻窦炎、暴发性真菌性鼻窦炎、无痛性真菌性鼻窦炎、破坏性侵袭性真菌性鼻窦炎等。

(一)病因

1. 病原菌　真菌的种类有数千种,可致病的有 50 余种,侵犯耳鼻咽喉致病的有 20 余种。最常见的致病菌是曲霉菌,主要有烟曲霉菌和黑曲霉菌。其他如白念珠菌、孢子菌及毛霉菌,为条件致病菌。毛霉菌感染则相当险恶,更倾向于侵入动脉弹性内膜层,形成血栓,继发缺血性栓塞及缺血性坏死,最后发展为真菌性脑病,病死率极高。

2. 外界环境　包括气候及生活环境。目前室内生活时间延长,空气流通差成为发病的重要原因。湿热气候如中国南方省份的发病率相对比北方高,长期从事接触土壤、花草及家禽的工作人员易罹患。

3. 局部因素　各种因素所致的鼻腔、鼻窦通气引流受阻,包括解剖因素如中鼻道狭窄、中鼻甲反向弯曲等;局部的慢性炎症肿胀,窦腔的分泌物潴留,同侧上列牙的病变等。

4. 全身因素　免疫功能低下、低氧血症、低 pH 血症及高血糖是真菌生存的合适条件。如糖尿病、长期应用糖皮质激素或抗肿瘤药、长期应用广谱抗生素、放射治疗及获得性免疫缺陷综合征(简称艾滋病)患者等均为真菌性鼻窦炎的易感人群。

(二)临床分类与表现

根据组织病理学特征及临床特点可将真菌性鼻窦炎分为:非侵袭型和侵袭型。非侵袭型又分为真菌球型和变应性真菌两种,侵袭型则又有急性和慢性之分,临床上以非侵袭型常见。

1. 非侵袭型

(1)真菌球型　上颌窦最为好发,其次为蝶窦、筛窦及额窦,单侧及单个鼻窦发病为主。症状多不典型,初始可无症状,多表现单侧鼻塞,脓涕,涕中带血,涕中污秽物或干酪样物,鼻内异味。部分病例首发症状为单侧头面部疼痛,发生在后组筛窦或蝶窦者可出现无任何诱因的渐进性视力下降或失明。

鼻腔检查可见单侧的中鼻道较狭窄,黏膜肿胀,可及黏稠污秽分泌物或块状物。上颌窦穿刺可冲洗出干酪样或泥沙样物。少数病例及蝶窦病变者,鼻腔检查可无异常发现,但鼻内镜检查时可见窦口肿胀,或见稠脓、干酪样物等。

(2)变应性真菌性鼻窦炎　以中、青年患者为主,常有特应性体质或哮喘病史。多表现为长期反复发作,一侧或双侧鼻塞,流涕,喷嚏,严重者可出现面部和眶部畸形,眼球前凸,眼球活动受限或视力下降等症状。

局部检查可见单侧或双侧鼻腔广泛息肉组织;鼻道内有特征性的脓涕——"变态反应性黏液",即一种极其黏稠不易抽吸的"油灰样"分泌物,可呈黄色或绿色。有眼部症状者,可见眼球向前、前外或前外上或下方向突出,眼球运动受限,严重者视力下降或失明。

2. 侵袭型

(1)急性暴发性侵袭型　病程短,发展快(24 h 至 1 周),预后凶险。早期即可表现为弛张高热,眶部和面部疼痛肿胀,局部皮肤渐呈紫黑色,渗出、坏死和结痂,头痛进一步加剧,视力下降。发展为真菌性脑病者,则逐渐出现神情淡漠,嗜睡,甚至死亡。急性者常伴有某些全身易感因素,包括代谢性酸中毒倾向、严重的全身免疫功能障碍,如慢性肾衰竭、严重腹泻、胰腺炎或糖尿病、血液病、艾滋病、骨髓或器官移植后等。

局部检查:早期,鼻腔或鼻窦黏膜溃疡,鼻甲黏膜苍白,发展为灰白,缺血坏死,并伴相邻骨组织坏死。由于真菌栓塞动脉血管而引起其所营养的眼、鼻腔及口腔等邻近器官坏死;晚期,鼻黏膜、鼻甲及鼻中隔,甚至硬腭可坏死结痂、呈黑色,球结膜红肿,突眼,眼球固定,颈强直,昏迷等。

(2)慢性侵袭型　早期可无体征,或类似于真菌球型。晚期单侧鼻腔可见息肉及大量真菌形成的干酪样组织;往往伴有单侧眼球突出,甚至眶上裂综合征或眶尖综合征。

(三) 诊断

真菌性鼻窦炎的诊断依靠病史、临床表现和辅助检查。早期诊断和分类对指导治疗和预后有重要意义。辅助检查项目包括:

1. 影像学检查　首选鼻窦 CT 扫描检查。

(1)真菌球型　鼻窦 CT 扫描特征有单侧或单个鼻窦内除均匀的密度增高,可见窦内局灶性点状或者絮状钙化块的高密度影(图 26-3),可伴局部骨质(鼻腔外侧壁)破坏。

(2)变应性真菌性鼻窦炎　CT 影像特征为一侧或双侧鼻窦软组织影,多个鼻窦内大片均匀密度增高影,可侵及眼眶或颅底,但边界清楚(图 26-4)。

(3)侵袭型　CT 扫描特征为一侧(少见为双侧)的鼻窦软组织影,鼻窦有骨质破坏,可累及眼眶、硬腭、翼腭窝、颅底等,边界不清。

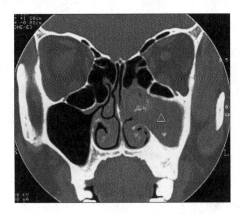

图 26-3　真菌性鼻窦炎 CT 影像

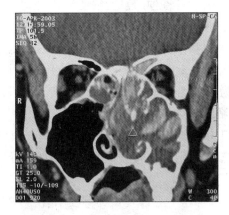

图 26-4　变应性鼻窦炎 CT 影像

鼻窦 MRI 对于判断窦内病变组织是积液还是黏蛋白物质,以及对软组织的判断有一定的帮助。有邻近的眼、口腔及颅底等器官受累症状者,应行鼻窦 MRI 检查,对是否为侵袭型,及侵犯的部位和范围,以及真菌性脑病者的诊断有很大价值。

2. 病原菌检查

(1)涂片检查　取鼻腔内分泌物,或病变组织进行涂片检查,可发现真菌菌丝或孢子或嗜酸性粒细胞等。

(2)真菌鉴别　取鼻腔或鼻窦分泌物及病变组织在特定条件下进行培养,可以鉴别真菌类别,并做药物敏感试验,但培养成功的比例不高。目前多采用聚合酶链反应(polymerase chain reaction,PCR),以便真菌的检出和分类。

3. 组织病理学检查　经过特殊银染后容易发现真菌菌丝成分。黏膜组织内或组织血管内有无真菌侵入是鉴别侵袭型与非侵袭型真菌性鼻窦炎的唯一根据。通过观察嗜酸性粒细胞、Charcot-Leyden 晶体,可提示黏膜对真菌的反应状态,这也是鉴别不同真菌性鼻窦炎类型的标准之一。

4. 免疫学检查　包括真菌抗原皮肤过敏试验,外周血嗜酸性粒细胞,血清特异性 IgE 及总 IgE 水平测定,有助于变应性真菌性鼻窦炎的诊断。

（四）鉴别诊断

本病应与恶性肿瘤、恶性肉芽肿相鉴别,主要根据组织病理学来判断。也有恶性淋巴瘤继发真菌感染的情况,其临床表现与侵袭型极相似。有时也应与萎缩性鼻炎鉴别。

（五）治疗

1. 非侵袭型

（1）手术治疗　是治疗的主要手段,应彻底清除鼻腔和鼻窦内的病变组织,充分改善鼻窦的通气、引流,术中注意保留窦腔黏膜。首选鼻内镜手术,术后定期鼻内镜复查。

（2）药物治疗　糖皮质激素可有效地控制鼻窦黏膜的反应状态,真菌球型局部应用为主,治疗时间通常为6~8周,变应性真菌性鼻窦炎则需全身应用配合局部鼻喷糖皮质激素治疗,时间为4~6个月或更长。

抗真菌药的应用:由于非侵袭型并非真正意义上组织的真菌感染,而是黏膜对真菌抗原性的反应性改变,因此无须全身应用抗真菌药,但局部应用抗真菌药冲洗已证明有效。

（3）免疫治疗　应用免疫调节剂或针对真菌抗原进行特异性脱敏。

2. 侵袭型

（1）手术治疗　必须尽早根治性地清除病变组织,必要时扩大清除范围。依病情可选择鼻内镜手术、柯-陆进路、鼻侧切开术,甚至颅面联合进路。

（2）药物治疗　全身应用抗真菌药,首选两性霉素B。

（3）改善机体免疫状况。

第六节　额骨骨髓炎

额骨有内、外两层板障骨板,中间充满骨髓,分布有粗大的板障静脉,与额窦黏膜及头皮静脉相接,向后与颅内静脉窦及脑静脉相通。额窦发育大者,较易发病。由于青年人板障静脉系统较老年人粗大,故患病的概率相对较高。

（一）病因

1. 医源性　额窦炎急性期,未经足量抗生素有效控制而实施额窦手术,在手术中过度搔刮,又未能充分建立额窦通气引流通道,可引起本病。

2. 外伤　额骨或额窦骨折未及时处理或处理不当,若并发感染可引起额窦黏膜血栓性静脉炎,扩散到板障静脉,引起本病。

3. 急性额窦炎　在机体抵抗力降低及游泳、跳水等运动后可引起发病。

4. 血源性　儿童多见,主要由于额窦尚未发育或发育不全,其他部位的炎症病灶,可经血行感染额骨而引起本病。

（二）病理生理

急性额窦炎由于额窦黏膜静脉内积脓的压迫和细菌毒素的影响,可发生血栓性静脉炎,经板障静脉通路,蔓延到额骨的骨单位(又称哈弗斯系统),使额骨外板及内板有骨髓处发生化脓性炎症。骨质受脓液压迫,营养血管被破坏,可发生骨质坏死、脱钙和骨壁分离而形成腐骨,同时骨膜下形成脓肿,发展到额部帽状筋膜下可构成Pott水肿性瘤(Pott's puffy tumor)。若向深部扩张,常引起眶内脓肿、硬脑膜外脓肿、硬脑膜下脓肿、额叶脑皮质静脉炎、矢状窦血栓性静脉炎以及额叶多发性脑脓肿等病变。亚急性型病变进展较慢,有肉芽组织出现。慢性型则有腐骨、纤维组织和成骨细胞,常有瘘管形成。

（三）临床表现

额骨骨髓炎分为三种类型:

1. 暴发型　由于抗生素的广泛应用,该类型较为少见。有明显的全身中毒症状,包括畏寒、发热、头痛等,局部表现为额窦区水肿、压痛明显,眼睑肿胀下垂。可出现呕吐、颈强直、脑膜刺激及颅内压增高症状。形成硬脑膜外脓肿时,患者头痛剧烈,局部有叩击痛,表情淡漠。发生脑膜炎、海绵窦血栓性静脉炎、败血症及脑脓肿时预后较差,可引起死亡。

2. 亚急性型　病变范围局限,全身及局部症状较轻,可有皮肤破溃排脓、瘘管或局部肉芽组织增生。

3. 慢性型　由于抗生素的使用,病变未能扩散而成为此型。全身症状不明显,由于腐骨形成的病灶未能清除,在引流受阻时可反复出现急性发作。额部皮肤可见一个或多个瘘管,并有瘢痕,病程可达数年之久,有时可能反复发生颅内并发症。

(四) 诊断

早期与急性额窦炎相似,额部出现 Pott 水肿性瘤为本病的特征。X 线摄片或鼻窦 CT 扫描检查可发现额窦内积液,发病第 10 天可看出额窦边缘境界有虫蛀样脱钙小片,以后数个脱钙小片融合成为一个大片密度减低的透光区。在亚急性期,额部皮肤有瘘管。慢性期,应多次行 X 线摄片或鼻窦 CT 检查,以明确本病的演变。CT 扫描对本病病变程度、大小及位置等方面有较高价值。

(五) 治疗

抗生素治疗是治疗本病的基本措施。林可霉素在骨组织中浓度较高,羧苄西林对抗药性的葡萄球菌有杀菌作用,故主张两种抗生素合用,剂量宜大。死骨形成后,可行额部腐骨切除术。在切除腐骨前,应先凿开额窦,去除前壁骨板,清除窦内肉芽和黏膜,同时彻底开放筛窦,额窦后壁应仔细全部去除,有利于硬脑膜外脓肿引流。额骨腐骨周围 1 cm 处的正常骨质应一同切除,而后以抗生素溶液冲洗,进一步使硬脑膜外间隙得到充分引流和清洁。

第七节　上颌骨骨髓炎

上颌骨骨髓炎(maxilla osteomyelitis)是指包括上颌骨骨膜、骨密质、骨松质、骨髓以及骨组织中的血管、神经在内的炎症过程的总称。上颌骨骨髓炎对患者的生存质量影响较大,因此应高度重视该病的防治。临床上分为血源性、化脓性、特异性和放射性骨髓炎,本章仅介绍和本专业关系较为密切的前两种。

一、血源性上颌骨骨髓炎

血源性上颌骨骨髓炎是化脓性骨髓炎的一种,多见于新生儿,故又称为新生儿上颌骨骨髓炎(osteomyelitis of mandible in neonate)。其感染途径及临床经过与一般的化脓性骨髓炎不同。

(一) 病因

本病以金黄色葡萄球菌感染为主。感染途径多为血源性感染,也可由新生儿牙龈的破损或母亲患有化脓性乳腺炎,使患儿吸吮带菌的乳汁而引起。呼吸道及肠道的感染也可引起本病。

(二) 临床表现

全身症状表现为高热、烦躁不安、哭闹、惊厥、腹泻及拒食,严重者可出现昏睡及意识不清。白细胞计数总数明显增加,中性粒细胞比例上升。

局部症状表现为眶下及内眦区的红肿,可迅速波及眼睑及颊部。口腔内相当于乳磨牙区的牙龈红肿,前庭沟隆起消失。脓肿形成后很快穿破骨密质,在眶下区及口腔内相当于前庭沟处形成脓肿,破溃后形成瘘管。脓液引流后全身症状逐渐缓解,病程较为缓慢。瘘管长期不愈合,可自行排出小片的碎死骨。

一般不形成大块的死骨,但是感染持续时间长时可影响牙胚的发育,亦可造成明显的牙颌及颜面畸形,患儿的患侧面中部塌陷,下睑下翻,乳牙萌出和咬合障碍。

(三) 诊断

根据病史及临床表现做出诊断一般不困难。CT 扫描可提示患儿上颌骨炎性表现。

(四) 治疗

1. 抗生素　选择有效抗生素,大剂量静脉输入。

2. 支持疗法　密切注意患儿的全身情况,给予全身支持治疗,保持足够的液体及营养摄入。对拒食的患儿可给予鼻饲,高热应给予物理降温,防止出现惊厥。

3. 切开引流　一旦脓肿形成应及时切开引流排脓,并保持引流道的通畅,口腔内引流时应注意避免脓液的误吸。

病变转入慢性期后,可酌情行病灶清除术。尽量采用局部搔刮,刮除坏死的组织、炎性肉芽及小的死骨片,最大限度地保留骨质及牙胚,以免日后引起较严重的畸形。

(五) 并发症

治疗不及时可引起败血症、海绵窦血栓性静脉炎、颅内感染、眶内感染等危及患儿生命的并发症。

二、化脓性上颌骨骨髓炎

(一) 病因

感染发生的途径如下:

1. 牙源性感染　为最常见的感染途径。由于智齿冠周炎、根尖炎未能及时治疗,感染扩散至骨组织而引起。

2. 损伤性感染　口腔、颌面部的外伤造成皮肤或黏膜的破损而使细菌侵入,引起骨膜炎。

(二) 临床表现

1. 急性期　指从发病到死骨形成之前,时间一般为 2～3 周,常伴有全身中毒症状。初期,病变局限在牙槽骨内,患者病灶牙有剧烈的疼痛,可放散到同侧的耳颞区。当感染性炎症继续发展时,病变在骨髓腔内弥散,并溶解骨膜向骨膜外的筋膜间隙扩散。此时局部症状进一步加重,出现病灶区邻近的牙甚至整排牙的松动,牙龈明显红肿,前庭沟变浅,牙龈溢脓,面部软组织亦明显红肿。由于牙龈溢脓及口腔清洁差,有明显的口臭。如细菌毒力强,患者抵抗力差,还可能引起败血症、颅内感染、感染性休克等严重并发症。

2. 慢性期　炎症在急性期未得到有效的控制,可因骨组织的血管栓塞造成骨的营养障碍,即进入以死骨形成为主要特征的慢性期,一般在起病后 2 周由急性期转为慢性期。患者症状减轻,局部组织肿胀发硬,可在面部皮肤及口腔黏膜形成脓性瘘口,排出脓液及坏死组织,瘘口周围有较多的炎性肉芽组织增生,色鲜红,质脆,刮之易出血。上颌骨中可形成大小不等的死骨块,小的可经瘘口自行排出,大的死骨块与正常骨组织的分离一般需数周至数月,可以造成病理性骨折、骨缺损及面部的畸形,病情可反复而迁延数月至数年。病灶牙多因松动而自行脱落,并出现程度不等的咬合错乱。长期的慢性炎症可造成患者的营养不良,出现贫血、消瘦及低蛋白血症等。

(三) 诊断

本病主要根据病史、症状、体征以及 X 线摄片检查来确定诊断。

X 线摄片检查对死骨形成及增生型的骨密质反应具有较高诊断价值。由于上颌骨骨髓炎的死骨形成多在急性期后数周才出现,与正常骨质完全分离还需更长的时间,因此早期 X 线摄片常无诊断意义。由于在骨坏死期常有血管的栓塞存在,因此还可以做单光子发射计算机断层成像(SPECT)来尽早确定死骨的大小与范围。这项检查可以比 X 线摄片更好地了解上颌骨的血供情况,更早确定病变的范围。

(四) 鉴别诊断

上颌骨骨髓炎需与上颌窦癌的早期相鉴别,除非合并感染,后者一般不出现脓性的瘘管。

(五) 治疗

积极预防及治疗牙病,是预防上颌骨骨髓炎的有效措施。

1. 急性期的治疗

（1）全身给予足量、有效的抗生素　可根据脓液的细菌培养及药物敏感试验结果选用。

（2）全身支持及对症处理　包括补液、高营养饮食、镇痛及理疗等。

（3）手术治疗　目的是建立良好的引流来排除脓液以及消除坏死的组织。对大多数化脓性骨髓炎来说，单靠药物治疗是难以彻底根治的。已形成骨髓腔内脓肿时，可在应用大剂量抗生素的同时拔除病灶牙，在牙槽窝建立引流，以防止脓液在骨髓腔中蔓延扩散。如已形成颌周蜂窝织炎，则应及时在相应的部位行切开引流，以排除脓液，缓解局部的压力，减轻疼痛。

2. 慢性期的治疗　以手术治疗为主，同时应尽量提高患者的抵抗力，改善和纠正慢性消耗状态。

（1）药物治疗　在慢性期的急性发作时或配合手术治疗时全身给予抗生素。

（2）手术治疗　伴有死骨形成时，应行死骨摘除术，同时行病灶清除术。注意应将不健康的肉芽组织及碎骨片尽量刮除并建立通畅的引流道。对较大的死骨块，应以咬骨钳分成数块后再取出。对未完全分离的死骨块，应以咬骨钳咬除坏死的骨质直到显露正常骨质为止。对骨质破坏范围较大，可能出现病理骨折者，可做颌间固定，避免咬合错乱。手术应切除皮肤上的瘘管，反复冲洗创面，放置引流条，术后可全身给予抗生素。死骨摘除术的手术时机最好在死骨与正常骨质完全分离以后进行，一般都在起病后的 4~6 周或更长时间以后。

第八节　鼻窦炎眶内并发症

眼眶与鼻窦的解剖关系十分密切，额窦、筛窦、上颌窦和蝶窦分别位于眼眶的上、内、下和后方，与眶内仅有一板之隔，鼻窦的炎症非常容易引起眶内的感染。其主要原因为：炎症直接经过缺损的骨壁到达眶内，经过鼻和眶内的一些小的静脉交通支传导或机体抵抗力下降等。鼻窦炎引起的并发症已经越来越少，但由于后果严重，应给予足够的重视。

（一）分类

按照疾病的发生和演变过程，鼻源性眶内并发症可以分成 5 种类型：眶内炎性水肿，眶壁骨膜下脓肿，眶内蜂窝织炎，眶内脓肿，球后视神经炎。

（二）临床表现

1. 眶内炎性水肿（orbital inflammatory edema）　主要症状为眼睑水肿、充血、压痛。筛窦炎引起者位于眼内侧，上颌窦炎引起者位于下睑，额窦炎引起者位于上睑。患者眼球活动正常，无眼球突出、移位和视力下降等表现。

2. 眶壁骨膜下脓肿（subperiosteal orbital abscess）　鼻窦炎感染眶壁，引起眶壁血栓性静脉炎、骨膜炎和骨坏死，进一步形成骨膜下脓肿（图 26-5）。前组鼻窦炎引起者表现为眼睑充血、肿胀和压痛，其中前组筛窦炎主要表现在内眦，上颌窦炎导致者在下睑，额窦炎引起者主要在上睑。后组鼻窦炎引起者表现为眶深部炎症为主，如球后疼痛，眼球突出和活动障碍，视力下降。如病变侵犯视神经孔和眶上裂，可导致眶尖综合征，患者可出现上睑下垂、眼球固定、复视，但很少出现失明。

3. 眶内蜂窝织炎（orbital cellulitis）　通常分为隔前蜂窝织炎和隔后蜂窝织炎。前者指炎症局限在眶

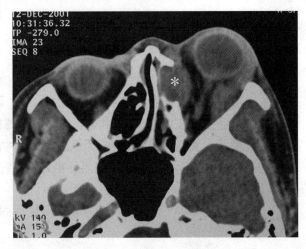

图 26-5　眶壁骨膜下脓肿（CT）

隔之前,眼睑和眶周的结构,表现为眼睑水肿,眼球活动正常。而后者则较为严重,表现为全身感染症状,如畏寒、高热、精神萎靡不振,白细胞增高,中性粒细胞核左移,眼球突出、活动障碍,球结膜高度充血、水肿,眶深部疼痛和头痛。如累及眶尖部,可出现眼压过高和毒素侵犯视神经而导致视力明显下降。如炎症侵犯眼球,则导致全眼球炎,引起失明。炎症可沿着眶内静脉发展引起海绵窦血栓性静脉炎和颅内感染。

4. 球后视神经炎(postocular neuritis)　蝶窦或后组筛窦的炎症可引起球后视神经炎,表现为视力急剧下降,患者可在 1~2 天内出现视力严重障碍,甚至无光感。在发病后 1 周视力损害最严重。患者出现眼眶痛,在眼球活动时加剧。眼部检查发现患眼瞳孔散大,直接对光反射迟钝或消失,间接对光反射存在,眼底检查改变不明显。

(三)诊断

1. 根据急、慢性鼻窦炎的病史和体征。

2. 急性感染的表现,如畏寒、发热,白细胞升高、中性粒细胞比例增高等。

3. 出现眶周红肿,眼球移位或突出,眼球活动障碍,视力下降等。

4. 鼻窦 CT 除了鼻窦炎的表现外,还可表现为眶内的占位性改变。

(四)治疗

1. 眶骨壁骨炎　主要是抗感染治疗,足量抗生素,保持鼻腔和鼻窦的通畅引流,一般效果较好。

2. 眶内骨膜下脓肿、眶内蜂窝织炎和眶内脓肿　一经发现,应立即切开排脓。切开的途径有两条,一条是经鼻外眶内侧切口,其缺点是术后遗留面部瘢痕,引流渠道不通畅;另一条为经鼻内镜纸板途径,优点是进路直接,引流通畅,缺点是只能引流眶内侧壁之脓肿。

3. 鼻源性球后视神经炎　应尽早行全组筛窦和蝶窦开放术,充分引流鼻窦分泌物,严重病例应行经鼻内镜视神经管减压术,并加用大剂量的抗生素和糖皮质激素、营养神经药物和血管扩张药物。

第九节　鼻窦炎颅内并发症

鼻窦炎颅内并发症的发生率比较低,其中以额窦炎引起最多,蝶窦炎引起者次之,上颌窦炎引起者最少见。

鼻与颅底解剖学关系的密切是鼻窦炎颅内并发症的基础:嗅神经鞘膜与硬脑膜延续,鞘膜下间隙与硬膜下间隙存在潜在的交通;额窦后壁、筛窦顶壁和蝶窦顶壁与前颅底仅隔开一层薄骨板,鼻窦炎症容易扩散到颅内;在鼻窦与颅内有鼻部的静脉通过内眦静脉和眼上、眼下静脉与海绵窦相通,静脉管内无瓣膜,血液可逆行流向颅内引起感染。

鼻窦炎颅内并发症有硬膜外脓肿、硬膜下脓肿、海绵窦血栓性静脉炎、化脓性脑膜炎和脑脓肿。

第十节　鼻内镜鼻窦开放术

现代鼻内镜手术技术自 20 世纪 70 年代末兴起以来至今,已发展成熟。鼻内镜鼻窦手术是鼻内镜手术的基础,手术方法分为从前向后法和从后向前法两类,分别适用于不同范围的病变。在临床实践中,可根据患者的实际情况,采取相应的变通术式。

一、从前向后鼻窦手术方法

从前向后鼻窦手术方法由奥地利鼻科学者 Messerklinger 首先提出,并经不断改进而日趋成熟,常称为Messerklinger 式。日本学者多采用以鼻甲基板为解剖层次参考标志的改良高桥六步法。其特点都是手术方向从前向后。

手术时患者仰卧位。麻醉方式包括局部麻醉和全身麻醉。局部麻醉以0.1%的丁卡因黏膜表面麻醉+1%利多卡因局部浸润注射。全身麻醉采用气管插管或喉罩导入后静脉复合麻醉。

（一）筛窦手术

1. 切除钩突　是从前向后术式的起始步骤。钩突切除是否完整，决定了术野是否宽敞，上颌窦口能否顺利暴露，以及手术能否顺利实施。

用镰状刀或锐性剥离子自中鼻甲前端根部钩突附着处插入，沿钩突与鼻腔外侧壁的附着缘，自前上向后下弧形划开黏骨膜，直至钩突的后下附着缘处。然后用不同角度的筛窦钳将钩突上、下两端与鼻腔外侧壁分离后咬除，或用鼻甲剪剪断钩突上、下端。完整切除钩突后，可见其后方的筛泡。

2. 开放筛窦　用不同角度的筛窦钳从前向后开放筛窦。原则上要尽可能保留和避免损伤黏膜，开放气房，引流通畅；窦内病变较严重的病例，则应清除窦内黏膜不可逆病变（图26-6）。

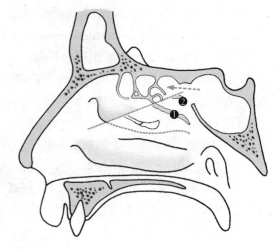

图26-6　筛窦开放
1. 上鼻甲　2. 筛窦口

前组筛窦和后组筛窦的分界是中鼻甲基板，清除筛泡气房后可观察到。开放中鼻甲基板后，即进入后组筛窦，处理原则同上。开放后组筛窦时，注意定位筛窦外侧壁的眶纸板和后外上的视神经骨管，避免损伤。

（二）开放上颌窦

建议用70°内镜寻找中鼻道上颌窦自然孔。正常情况下，上颌窦自然孔位于筛漏斗的后下，对应中鼻甲下缘前中1/3交界处，通常被钩突的尾部遮蔽，钩突切除后才能充分暴露。有时上颌窦自然孔可被息肉或水肿黏膜覆盖而不易找到，此时可用弯吸引器或弯曲探针，沿钩突切缘外侧筛漏斗形成的沟槽自前上向后下滑行，或沿下鼻甲前上与鼻腔外侧壁结合处上方，轻压中鼻道鼻腔外侧壁的黏膜，多可找到狭窄呈漏斗状的上颌窦自然孔。

可用45°筛窦钳探查并扩大自然孔，然后以直咬钳向后咬除后囟，再以反张咬钳向前及前下咬除前囟，扩大上颌窦自然孔，使上颌窦开窗口的前后径达1~2 cm。扩大的上颌窦窗口缘应保留部分原自然孔黏膜，通常保留自然孔的前下部。这有利于上颌窦经中鼻道引流的功能需要和有效防止术后开窗口闭锁。最后清除上颌窦内病变。

少数骨质坚硬或上颌窦自然孔融合的患者，或病灶位于气化明显的牙槽隐窝，可经下鼻道上颌窦开窗清除病灶。

（三）开放蝶窦

1. 经蝶窦自然孔开放蝶窦　蝶窦自然孔位于上鼻甲下缘附着蝶窦前壁处的内侧，因此，手术中定位蝶窦自然孔比较恒定的解剖参考标志是上鼻甲。在上鼻甲肥厚或蝶筛隐窝狭窄的情况下，可将上鼻甲的后下部分切除，有助于暴露蝶窦自然孔。

2. 经蝶窦前壁开放蝶窦　在找不到蝶窦自然孔，尤其是病变广泛或局部增生明显时，可循已开放的后筛至蝶窦前壁，遵循近中线原则，做蝶窦前壁开窗，或在正对中鼻甲后缘与鼻中隔间的蝶窦前壁造孔进入。

（四）开放额窦

换用带角度的鼻内镜（30°或70°内镜），以不同角度的筛窦钳（45°或90°）清除中鼻甲附着缘前端后方，即筛窦前上方的残余筛房达额窦底，此时应根据患者鼻窦CT扫描所示钩突上部附着方式和额隐窝气房分布情况来定位额窦开口。以钩突为解剖参考标志，清除额窦底残余筛房，包括鼻丘气房，开放额窦开口。

目前提倡清除中鼻甲与眶纸板之间额隐窝结构，充分开放额窦，即 Draf Ⅱa 手术。

至此完成单侧全部鼻窦的开放/切除手术。

（五）术腔填塞

1. 原则　主要目的是减少术后术腔出血，促进创面愈合。术腔填塞过紧，可能给患者带来不同程度的痛苦，但也应充分估计术后血管收缩剂失效后的反弹性出血，应在确保患者术后安全和减少患者痛苦的前提下，尽量减少术腔填塞物。

2. 方法　主要根据术腔出血状况选择填塞物。对于术中出血少，术腔洁净的患者，可选用涂有抗生素软膏的明胶海绵、止血纤维、可溶性止血纱布等填塞术腔；而术中出血较多，术腔仍有渗血的患者，则需加填凡士林油纱条或膨胀海绵，但应根据出血活动度掌握填塞的松紧度，并严格记录填塞物的数量，以备术后清理术腔时对照。

二、从后向前鼻窦手术方法

从后向前鼻窦手术方法以 Wigand 术式为代表，又称全筛窦切除术（total ethmoidectomy），其特点是手术方向从后向前。适用于后组鼻窦病变及有前期手术史的患者。由于手术以直接暴露蝶窦前壁为起始，对鼻腔前部解剖标志的完整性要求较低，故特别适用于因既往手术造成解剖标志（如中鼻甲）被破坏的患者。同时，要求术野相对宽敞，保证从后向前径路的通畅，对伴严重鼻中隔偏曲而影响术野暴露的患者，需先行鼻中隔矫正术。

手术基本步骤从部分切除中鼻甲开始。剪除中鼻甲的中、后部，暴露蝶窦前壁区域，暴露蝶窦自然孔。适当开放部分后组筛窦，或部分剪除上鼻甲，暴露蝶窦前壁。

用蝶窦咬骨钳谨慎向内侧或下方扩大蝶窦自然孔，直至能够满足术后引流需要即可。蝶窦开放以后，以蝶窦顶壁和外侧壁为界和标志，从后向前开放后组和前组筛窦（图 26-6）。

完成上述步骤后，额窦及上颌窦的开放手术和黏膜及病变处理原则同从前向后方法。

（周　兵）

第二十七章　鼻外伤和异物

概　述：

　　鼻面部是外伤时较容易受累及的部位,常见的鼻外伤包括鼻骨骨折、鼻窦骨折、眶壁骨折、颅面联合骨折等,外力的大小、作用部位和方向决定了外伤的类型和严重性。鼻外伤体征主要为鼻出血、局部肿胀和功能障碍,治疗方法包括药物治疗和手术治疗。本章就常见的骨折的类型、症状、临床表现及治疗方法等进行阐述,鼻腔和鼻窦异物在本章中也有涉及。

第一节　鼻骨骨折

　　外鼻骨架由一对较薄的鼻骨及部分上颌骨额突构成,突出于面部,易遭受外界暴力或机械性的创伤而发生鼻骨骨折(fracture of nasal bone)。鼻骨上部厚而窄,下部薄而宽,且缺乏支撑,故骨折多累及鼻骨下部。鼻骨骨板薄而小,可单独骨折,也可同时发生上颌骨骨折。严重的鼻骨骨折常伴有鼻中隔偏曲、黏膜下血肿、黏膜撕裂及鼻中隔穿孔等。

　　(一)症状

　　一般均有外鼻肿胀及皮下淤血。鼻骨骨折而有移位者,表现鼻梁塌陷或偏斜。骨折类型与暴力的性质、方向和大小有关。暴力来自一侧时,同侧鼻梁下陷,对侧隆起。正面暴力常使两侧鼻骨骨折,同时可并发鼻中隔和筛骨损伤,形成鞍鼻畸形。2～3天后,鼻部软组织肿胀、淤血,可掩盖畸形。如鼻腔黏膜撕裂,擤鼻后可出现伤侧下睑、颜面部皮下气肿。伤及鼻腔黏膜可有鼻出血。鼻中隔如发生骨折、脱位,可出现鼻塞、下段鼻梁塌陷等症状(图 27-1)。

　　(二)体征

　　扣诊局部有触痛,可感到两侧鼻骨不对称及骨摩擦音。若出现皮下气肿,则触之有捻发音。鼻腔黏膜如无撕裂,则可见黏膜肿胀。如鼻中隔受累,可见鼻中隔软骨偏离中线,近鼻前庭处突向一侧鼻腔,黏膜撕裂,软骨或骨质外露。如鼻中隔黏膜下出现血肿,则中隔黏膜向一侧或两侧膨隆。

　　(三)辅助检查

　　鼻骨X线侧位片显示鼻骨有不同程度骨折、移位或碎骨片游离。鼻根部塌陷明显者,应作X线摄片(鼻额位,头颅侧位等)或鼻窦CT以排除鼻窦及颅底骨折。如鼻血为淡红色,其在手帕或纸上的痕迹中心呈粉红色而周边色淡、清澈,行鼻漏出液的葡萄糖定量分析,有助于诊断有无脑脊液鼻漏。疑有鼻中隔血肿可穿刺抽吸确诊。

　　(四)诊断

　　本病诊断主要依赖外伤史及临床表现和检查。诊断不明确时,可行鼻骨X线正、侧位片或鼻骨CT,如

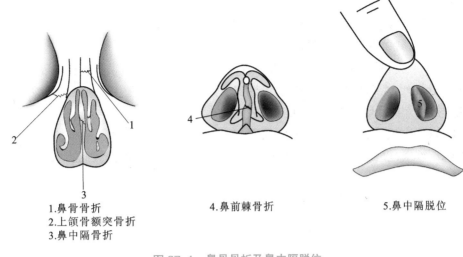

1.鼻骨骨折
2.上颌骨额突骨折
3.鼻中隔骨折

4.鼻前棘骨折

5.鼻中隔脱位

图 27-1 鼻骨骨折及鼻中隔脱位

见骨折线即可明确诊断。

（五）治疗

1. 单纯鼻骨骨折无移位者,鼻腔给予止血,可不作其他处理。有鼻畸形者,应在肿胀发生前或消肿后进行鼻骨复位,但应在受伤后 10 日内进行,超过 2 周者,因骨痂形成使复位困难。由于未及时整复后遗畸形者,需行成形术矫正。

2. 鼻骨骨折复位方法（图 27-2）

1）成年人用 1% 丁卡因和 1% 麻黄碱棉片收缩和麻醉鼻腔黏膜,儿童需在全身麻醉下进行。

（2）鼻骨复位器前端裹以凡士林纱条或橡皮管,伸入鼻腔骨折部的下方,用力向前上方将骨折抬起,此时常可听到骨折复位声。操作中应注意复位器伸入鼻腔深度勿超过两侧内眦连线,以免损伤筛板。

（3）如为双侧鼻骨骨折,可将复位器置于下陷之鼻骨下,在上移的同时,另一手拇指,或拇、示两指于鼻外夹持,将对侧移位突起的鼻骨向内推压,两手相互配合复位。亦可将鼻骨复位钳夹住骨折处,向前上抬起复位。

（4）伴有鼻中隔骨折或脱位时,也应同步复位。将复位钳的两叶分别伸入两侧鼻腔,置于中隔偏曲处

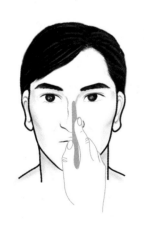

先测试骨折处的高低

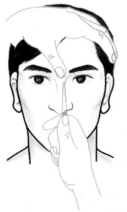

剥离器置于移位鼻骨的后面

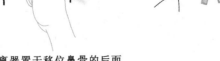

A.复位器复位法

B.复位钳复位法

图 27-2 鼻骨骨折复位法

的下方,夹住鼻中隔垂直向上移动,即可使脱位的中隔复位。

(5)复位后,鼻腔内填塞凡士林纱条或高分子膨胀海绵等鼻腔填塞物,利于固定及止血,填塞物于24~48 h内取出。嘱伤员2周内不要挤压鼻部或用力擤鼻。

当鼻中隔黏膜撕裂,骨折断端外露时,剪去外露的断端,缝合创伤黏膜。有鼻中隔血肿时应切开清除血块,以免发生软骨坏死,切口要足够大,并放置橡皮引流条,以利彻底引流。凡士林纱条填压,以防血肿复发,并全身应用抗生素类药物,防止感染形成脓肿。

如合并鼻窦骨折,则按鼻窦骨折处理原则处理;如有颅底骨折,应请神经外科协同处理。有脑脊液鼻漏时,一般不宜填压纱条,仅在前鼻孔放一无菌棉球,同时全身给予大量可透过血脑屏障的抗生素,以防发生颅内感染。

第二节 鼻窦骨折

因上颌窦及额窦位置较表浅,发生外伤骨折机会较多,且多与颌面部或鼻部外伤同时发生。蝶窦及筛窦位置较深,较少受累,如有外伤多与颅脑损伤同时发生。平时以工伤及交通事故多见,战时以各种火器伤、枪弹及弹片伤多见。

除局部疼痛,头痛、头晕,皮肤裂伤、肿胀、淤血,鼻塞、鼻出血等共同表现外,不同的鼻窦骨折(fracture of the nasal sinus)又各有其特点。由于鼻窦的解剖特点,鼻窦骨折时常为几个窦同时受损,常并发眼眶、颧骨、上颌骨、上牙槽和颅脑损伤。鼻窦损伤随暴力或弹片的距离、速度、形状、侵犯位置及角度不同,以及有无邻近器官的损伤而有不同临床表现。

一、额窦骨折

额窦骨折按骨折部位分为前壁骨折、前后壁复合骨折和鼻额管骨折3种,最常见为前壁骨折。每一种又可分为线性骨折、凹陷性骨折和粉碎性骨折3种。皮肤未裂开者为单纯性骨折,皮肤裂开者为复杂性骨折。

(一)临床表现

早期可出现额部肿胀或凹陷,额部皮肤可有挫伤、淤血、撕裂、皮下血肿等,常有鼻出血。前壁线性骨折额窦前壁未变形,但有软组织肿胀,局部压痛;前壁凹陷性骨折可见前壁塌陷入窦腔内,眶上区肿胀,眶上缘后移,眼球向下移位,睑部淤血,结膜下出血,泪液外溢,视力障碍,皮下气肿;前后壁复合骨折时可发生颅前窝硬脑膜外血肿、脑脊液鼻漏、颅内积气等。受伤1周以后,可因感染引起额窦炎、眶内并发症及颅内并发症。晚期可出现额部凹陷性畸形、额窦黏液囊肿等。

(二)诊断

除外伤史和临床表现外,额部触诊可发现前壁骨折,应及早行头部鼻额位及侧位X线片以显示骨折部位,必要时可作CT扫描。

(三)治疗

1. 前壁单纯线性骨折 无须特殊治疗,吸出鼻内血块,1%麻黄碱滴鼻保持鼻额管畅通,全身应用足量广谱抗生素,预防感染。

2. 前壁凹陷性或粉碎性骨折 自原创口进入,沿眶上缘作切口,从额窦底部插入弯形止血钳或剥离子,将凹陷的前壁挑起,清除异物及碎骨片,窦内不置支持物,注意保持鼻额管通畅,预防感染。

3. 复杂性前壁凹陷性骨折 常规外科清创,用小钩挑起凹陷的骨折片,清理窦内异物、血块或游离碎骨片,扩大鼻额管以利引流,检查后壁有无骨折。如前壁骨质缺损过多,将前壁骨壁完全去除,去净窦内黏膜,将前壁皮肤贴于后壁,加压包扎。

4. 后壁单纯线性骨折　若无硬脑膜外血肿或脑脊液鼻漏,则处理原则与前壁单纯线性骨折相同。

5. 后壁凹陷性或粉碎性骨折　常伴有脑膜撕裂及硬脑膜外血肿。可除去额窦后壁骨质及窦内黏膜,吸出硬脑膜外血肿,初步解除血块对脑组织的压迫,取颞肌筋膜修补脑膜,窦内填塞颞肌,放置引流条。必要时请神经外科医生协助处置。

6. 额窦腔的处理　原则是隔绝窦腔与颅内的交通,防止鼻源性颅内并发症,保持额部外观,预防畸形。

二、上颌窦骨折

上颌窦骨折多由外界暴力直接撞击或火器、爆炸伤等引起,按骨折部位可分为前壁骨折、顶壁(眶底)骨折、底壁骨折和外侧壁骨折。

(一)临床表现

前壁塌陷性骨折最多见,主要为上颌骨的额突和眶下孔部位。因软组织肿胀淤血,故面部畸形可不明显,待肿胀消退即可见面部塌陷。上颌窦的顶壁即眶底,眼眶前方受钝器击伤时,眶内压骤增致使眶底壁骨折,称眶底爆裂性骨折(详见本章第三节)。单纯底壁及外侧壁骨折少见。

上颌窦骨折常合并鼻骨、眼眶、颧骨、上颌骨、上牙槽等骨折。如颧弓骨折陷入上颌窦内可造成张口受限。合并上牙槽骨折时,则牙列错位,上、下牙咬合异常。

(二)治疗

伤后 24 h 内可行早期骨折整复。如受伤超过 24 h,可待肿胀消失后整复。

三、筛窦骨折

筛窦骨折通常是由于鼻骨或额骨遭受暴力打击,鼻骨或额骨下缘骨折,骨折端嵌入筛窦所致。常合并额窦、眼眶和鼻骨的损伤,即所谓鼻额筛眶复合体骨折,有时合并视神经管和颅底骨折。

(一)临床表现

鼻根及眼眶部肿胀,鼻腔上部出血,内眦距增宽或塌陷畸形,伤及视神经管可造成视力障碍,患侧瞳孔散大,直接对光反射消失,间接对光反射存在(Marcus Gunn 瞳孔)。筛窦内、外壁破裂可损伤筛前动脉,发生眶后血肿或严重出血。筛骨筛板与颅底硬脑膜粘连甚紧,筛板骨折易发生硬脑膜撕裂致脑脊液鼻漏。筛窦上壁损伤伤及嗅神经,可发生嗅觉障碍。

触诊可发现眶内缘凹陷、鼻额角变锐等。眼底检查多正常。

(二)辅助检查

鼻额位 X 线片可揭示筛窦骨折。对伤后视力障碍者可行视神经管摄片(Rhese 位),但阴性结果不能排除视神经管骨折。必要时可行 CT 扫描,可详细了解筛窦、眶内和视神经管病变情况。

(三)治疗

伤后立即出现视力严重减退者,应尽早行视神经管减压术。手术前后用足量泼尼松[0.5~1 mg/(kg·d)]静脉滴注,以减轻视神经管水肿,利于视力恢复。

如有眶内血肿,可采取鼻外筛窦凿开术或在鼻内镜下开放筛窦清除血肿。如损伤后发生严重脑脊液鼻漏,经保守治疗无效,以在鼻内镜下修补为宜。

四、蝶窦骨折

蝶窦骨折多发生于颅前窝及颅中窝骨折,因蝶窦位于颅底中央的蝶骨体内,故骨折单独发生者少见,多合并有较严重的颅底、后组筛窦骨折。

(一)临床表现

因视神经管内侧壁与蝶窦和筛窦最后筛房相邻,蝶窦外侧壁又有颈内动脉,蝶窦骨折时可并发视神经管骨折,导致视力减退和颈内动脉破裂,血液进入蝶窦导致严重的鼻出血,并可出现脑脊液鼻漏或耳漏。若外伤累及蝶鞍内的垂体,可发生创伤性尿崩症。

(二)治疗

蝶窦骨折的处理复杂,如病情危及患者生命,应请神经外科医生先行抢救。单纯的蝶窦骨折如无并发症可不作处理。

第三节　眶底爆裂性骨折

眶底爆裂性骨折(blowout fracture of orbital floor)又称眶底爆折,是眼部被钝器击伤时,眶内组织向眶尖部挤压,眼内压急剧上升,压力传至眶壁,致眶下壁或内壁薄弱处发生爆裂性骨折,可使眶内软组织如眶周围脂肪、下直肌和下斜肌疝入上颌窦内,并被嵌顿(图27-3)。

眶下沟接近眶下裂内侧 1～3 mm 处骨壁最薄,为发生骨折的常见之处。眶内侧壁的筛骨纸样板最薄,为 0.2～0.4 mm,故眶底骨折常伴有眶内侧壁骨折。

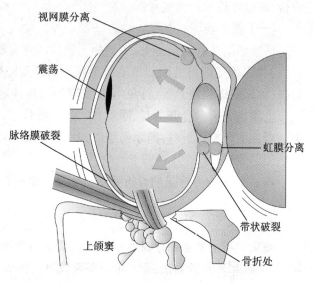

图 27-3　眼眶击出性骨折

(一)临床表现

局部可有眼睑肿胀,皮下淤血,结膜下出血,皮下气肿及眶内气肿等症状;眶内结构改变易引起复视、眼球下移、眼球内陷、眼球运动受限、眶下神经分布区麻木等症状;视力障碍的发生率为 20%～30%。

(二)诊断

1. 检查眼球上转运动,若患侧眼球不能向上转动,即可确定诊断。

2. 眶缘触诊,有无阶梯状变形和移位。

3. 眶下神经分布区麻木,有参考价值。

4. 下直肌牵引试验。

🖼 拓展图片27-1　下直肌牵引试验

5. 眶部 CT 扫描　轴位及冠状面 CT 扫描能清晰地显示骨折状态和眶内容物脱出程度,也可显示面部其他骨折,能对患者的伤情进行综合评价。

(三)治疗

关于早期是否施行手术治疗,过去曾有争议,现已逐渐达成共识,即发现眼球内陷、复视和下直肌嵌顿,X 线片显示眶下坠破坏,应暂观察 1 周,待眶部肿胀消退后再行手术,松解已嵌顿的下直肌,回纳脱入上颌窦内的眶内软组织,并行眶底骨折复位。若观察超过 3 周,则伤处发生骨性愈合,手术困难。反之,凡单纯性眶底骨折无眼球内陷和复视者,可继续观察 2 周。如无上述症状,可行保守治疗。总之,对于手术治疗者,手术越早效果越佳。

📖 拓展知识27-1　各进路的手术方式

第四节　鼻及鼻窦异物

鼻腔及鼻窦异物可分为内源性和外源性两大类。内源性异物如死骨、凝血块、鼻石、痂皮等。外源性异物有植物性、动物性和非生物性3种。植物性异物多见，动物性异物较为罕见。非生物性异物则多因战伤、工伤或误伤所致，异物多为弹片、弹丸、碎石、木块等。儿童发病率较高，近年来成年人工伤、误伤后的鼻腔及鼻窦异物发病率增高。

（一）病因

异物可由前鼻孔、后鼻孔或外伤穿破鼻腔各壁进入鼻腔。

（二）临床表现

本病临床表现视异物大小、形状、性质、所在部位、刺激性强弱和滞留时间长短而异，主要症状为单侧鼻塞，脓性鼻涕，涕中带血，呼气有臭味，头痛等。活的动物性异物（如水蛭）常有虫爬感。有时因慢性鼻出血，可引起贫血症状，如面色苍白，周身乏力，易疲劳，多汗等。

（三）并发症

石块、木块和铁锈类异物常带有泥土，有引起破伤风的可能，应予注意。长期鼻腔异物可并发鼻中隔穿孔、下鼻甲坏死、鼻窦炎及鼻结石。小儿长期鼻腔异物除上述局部并发症外，还可因慢性失血引起贫血和营养不良。

（四）诊断

根据病史（如异物塞入鼻腔、外伤等）和临床表现不难诊断。儿童诉单侧鼻流脓涕或血涕且伴恶臭者，应首先考虑鼻腔异物，检查鼻腔内可见异物。有时需要吸净鼻腔分泌物，用血管收缩剂收敛红肿的鼻腔黏膜，仔细用前鼻镜或内镜观察后方能发现异物，如异物存留过久，鼻腔内有肉芽组织生成，需用钝头探针辅助检查。异物如在鼻腔以外部位，诊断的关键在定位，X线检查仅对金属性和矿物性异物有诊断价值，必要时行 CT 检查定位。

（五）治疗

视异物的不同大小、形状、部位和性质而治疗方法各异。

1. 对鼻腔前部的圆形光滑异物不可用镊子夹取，以免将异物推至鼻腔深部，甚至坠入喉内或气管中，而发生窒息危险。须用弯钩或曲别针，自前鼻孔轻轻伸入，经异物上方达异物后面，然后向前钩出。对年幼患儿须将全身固定，以防其挣扎乱动，必要时可用全身麻醉。为避免异物吸入喉和气管内，宜取平卧头低位。

2. 对不能钩出的较大异物，可用粗型鼻钳夹碎，然后分次取出。

3. 无症状的细小金属异物若不处在危险部位，可定期观察，不必急于取出。

4. 如异物较大且位于大血管附近，须先行相关血管阻断（结扎或血管内栓塞），再施行手术取异物。

5. 对有生命的动物性鼻腔异物，须先用 1% 丁卡因麻醉鼻腔后，使之失去活动能力，然后用鼻钳取出。

6. 对在鼻腔以外部位的异物，明确定位后，选择相应的手术进路和方法。必要时需在 X 线透视或鼻内镜监视下施行手术，可提高成功率和减少危险性。

7. 对过大的金属性或矿物性异物，可行鼻窦切开术或鼻侧切开术经梨状孔取出，对一些在上颌窦或额窦的异物，须行上颌窦或额窦凿开术取出。

第五节　颅面复合外伤的处理原则

鼻及鼻窦位于颌面部，损伤时常伴有颌面及颅脑、头颈等部位的损伤。所以，在诊断及治疗时应注意以下原则：

1. 生命体征　应首先检查患者的生命体征和意识状态，保证呼吸道通畅。应特别注意昏迷患者血液向后鼻孔流向咽喉进入气管，可发生窒息。如合并有颅脑、头颈部或身体其他重要器官损伤，应先保证生命体征平稳，然后方可在不影响重要器官功能的前提下，处理鼻及鼻窦损伤。

2. 止血　单纯鼻窦线性骨折，流血量较少，多可自止，可不必处理。流血量多时，可用前鼻孔填塞止血及局部填压止血。如疑有动脉损伤或继发性大出血不易止血，可行颈外动脉结扎，或筛前、筛后、颌内动脉结扎。如疑有脑脊液鼻漏，尽可能避免填塞，可采用麻黄碱或肾上腺素棉片止血；若仍流血不止，方行前鼻孔填塞，但不宜过紧，以防颅内感染。

3. 清创　早期彻底清创很重要，可避免发生感染，又可防止瘢痕造成畸形。条件许可时，尽可能于24 h内进行清创。清创时除已坏死组织及完全游离的骨片外，应尽量保留组织。颌面部软组织清创时，切除的边缘一般不应超过 2 mm。

面部血供丰富，抗感染能力强，伤后 24~48 h 内如无明显感染均可行一期缝合。如受伤超过 48 h 或有明显感染迹象，则需延期缝合。轻、中度组织缺损且感染程度轻时，在抗感染及对症治疗 3~5 日后，可适当采用皮瓣修复。若软组织缺损不易对合，可将周围组织游离后，减张缝合。组织缺损过多，可以用周围组织移植修补。

4. 抗感染　凡鼻窦创伤应作为开放性骨折处理。伤后即给予抗生素治疗。有脑脊液鼻漏时，选用能透过血脑屏障的抗生素（如头孢曲松、莫西沙星等），并加大全身用量，鼻腔不宜填塞，以防发生脑膜炎及其他颅内并发症。

5. 异物处理　异物处理必须按照先易后难，先急后慢，既积极又慎重的原则，正确掌握手术适应证及手术时机。对某些接近颅底、眼球、咽侧及颈部大血管等处的异物，应与有关科室合作，以防发生意外。

（朱冬冬）

第二十八章 鼻和鼻窦囊肿

概　述:

鼻和鼻窦囊肿在临床上较常见,分为先天性和后天性两类,有逐渐增长,可压迫邻近骨质,使之被吸收、破坏,导致面部畸形及侵入邻近器官,引起一定程度功能障碍等特点。

第一节　面裂囊肿

面裂囊肿是指发生于面部、鼻及鼻窦区域内,由胚胎发育时期面部各胚突相结合处的胚性上皮残余发展而成的囊肿。根据其发生的原因和形成部位,可分为正中囊肿、球颌囊肿、鼻腭囊肿和鼻前庭囊肿。临床上除鼻前庭囊肿外,都很少见。

鼻前庭囊肿(nasal vestibular cyst)系指位于鼻前庭底部皮下、上颌牙槽突骨质前面软组织内的囊性肿块,呈局限性球形隆起,为单房性囊肿。多见于 30～50 岁的女性。多单侧发病,偶有双侧发病。

(一) 病因

1. 腺体潴留学说　鼻底黏膜黏液腺管口阻塞,分泌物潴留所形成,故亦称潴留囊肿。

2. 面裂学说　在胚胎发育期,上颌突、球状突和鼻外侧相互结合处,由上皮残余或迷走的上皮细胞发育而成,属于胚胎性裂隙囊肿。

(二) 病理

囊肿的囊壁由结缔组织构成,韧而有弹性,内含立方形的柱状上皮和大量杯状细胞。囊内含黄色或棕黄色黏液,多透明或混浊如蜂窝状,不含胆固醇结晶,若合并感染则囊液为脓性。囊肿压迫周围骨质可致吸收、破坏,形成圆形或盘状凹陷。

(三) 临床表现

囊肿生长缓慢,早期无自觉症状。随着囊肿增长,一侧鼻翼下方渐渐隆起,使鼻底前方黏膜呈淡黄色;大者鼻前庭部明显突起,鼻唇沟消失。检查见鼻翼根部、口腔前庭近梨状孔外侧部,甚至上唇的上部均隆起,软而有波动感。穿刺可抽出黄色黏液,遇感染时局部充血并疼痛。

(四) 诊断

1. 鼻前庭外下方微有隆起,用两指分别放在口腔前庭与鼻前庭处,行联合触诊,可触知囊肿柔软,具弹性及波动感,能移动,无压痛。

2. 无菌条件下穿刺,抽出淡黄色囊液可确诊。囊液不含胆固醇结晶,可与牙源性囊肿鉴别。

3. X 线平片可显示梨状孔底部低密度圆形或椭圆形阴影,边缘清楚且光滑,与上列牙齿无关联。鼻窦 CT 扫描可清晰显示囊肿部位、大小和周围骨质受侵状况,已逐步成为首选的影像学检查手段。

鼻前庭囊肿伴感染时应与牙周脓肿、急性上颌窦炎、面部蜂窝织炎等相鉴别。

（五）治疗

目前公认以手术切除为主。

1. 唇龈沟径路囊肿切除手术　经唇龈横沟切口，完全剥离囊肿，缝合口内切口黏膜，并将鼻前庭处的皮肤切成带蒂瓣膜，填入其下腔，以利引流。

2. 鼻内揭盖手术　经鼻腔进路用手术剪或 CO_2 激光去除囊肿顶盖，尽可能切除囊壁，吸净囊液后填入凡士林纱条，让囊肿底壁慢慢与鼻底长平而治愈。

第二节　鼻窦囊肿

鼻窦囊肿（cyst of nasal sinus）是指原发于鼻窦内或来源于牙及牙根并向鼻窦内发展的囊性肿物。

一、鼻窦黏液囊肿

鼻窦黏液囊肿（mucocele of nasal sinus）是鼻窦囊肿中最为常见者。原发于筛窦最多，额窦和蝶窦次之，原发于上颌窦少见。此病多见于青年及中年人，多为单侧，囊肿增大时可累及其他鼻窦、眼眶及颅底。囊肿继发感染可演变成脓囊肿，破坏性增大。

（一）病因

多认为本病系两个因素综合所致：① 各种原因（鼻腔及鼻窦病变、解剖异常、手术后粘连、外伤等）致鼻窦自然开口完全阻塞，使窦腔内积液不能流出；② 鼻窦黏膜的炎性病变也可致黏膜水肿和囊肿性变化，产生大量渗出液。

（二）病理

鼻窦自然开口堵塞后，引流受阻，而窦腔黏膜继续产生分泌物，逐渐充满窦腔，产生正压，进而压迫鼻窦骨壁，日久骨质吸收、变薄，致使囊肿向周围器官扩散，产生隆起畸形。囊肿可由缺损处超越患窦范围侵入邻近器官（鼻腔、眼眶、颅腔），产生各种功能障碍。鼻窦黏膜多呈水肿和囊肿性变性，囊内液体呈淡黄、黄绿或棕褐色，多含有胆固醇结晶。继发感染可演变成脓囊肿（图 28-1），囊液呈脓性。

（三）临床表现

黏液囊肿一般发展较缓慢，早期可无任何症状。鼻窦骨壁一经破坏，则发展迅速。因其扩展方向、程度不同而出现相应的临床症状。

1. 眼部症状　囊肿侵入眼眶后，可发生复视、眼球移位、流泪、头痛、眼痛等症状。额窦及筛窦囊肿压迫眼球向前、下、外方移位（图 28-2）。后组筛窦及蝶窦囊肿压迫可致眼球向前突出。蝶窦外侧壁接近视神

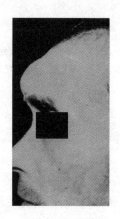
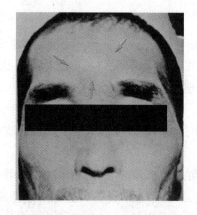
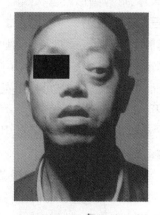

图 28-1　额窦脓囊肿　　　　　　　　　　　　　图 28-2　额窦囊肿

经孔和眶上裂,如受囊肿压迫可造成眶尖综合征。

2. 面部症状　黏液囊肿增大,致窦腔扩大,在面部各鼻窦相应部位出现膨隆变形。额窦囊肿先在眶内上角部隆起,以后才逐渐造成眼球移位和前额部隆起。筛窦囊肿在内眦部形成隆起。上颌窦囊肿使面颊部隆起。这类膨隆变形处在早期骨质尚完整时,扪触坚硬;如果表面骨质已有破坏、变薄但仍完整,则扪诊可有乒乓球感;如果骨质完全被吸收而消失,触诊则有波动感。

3. 鼻部症状　筛窦囊肿可在中鼻道内形成隆起。额窦囊肿可使鼻腔顶部膨隆。蝶窦囊肿有时可在嗅沟、鼻咽顶部看到肿物。上颌窦囊肿多先使鼻腔外侧壁向鼻中隔方向移位、硬腭下塌,囊肿较大时,亦可出现鼻塞、流涕、嗅觉减退等症状。个别病例囊肿自行破溃后向鼻腔引流,出现反复、间歇大量黄色囊液鼻漏。

4. 其他症状　若蝶窦囊肿向上发展压迫垂体,可引起闭经、性欲减退、尿崩等内分泌失调现象。若压迫颈内动脉还可致颈内动脉血栓。黏液囊肿如伴继发感染,可有畏寒、发热、周身不适等症状。

(四) 诊断

1. 依靠病史、症状和检查等,诊断较易明确。检查可见相应处面部局部隆起,眼球移位,鼻腔内检查亦可见筛区向内凸出。在隆起处,如下鼻道、中鼻道、嗅裂、内眦、面颊等处,穿刺有棕色或淡黄色黏液可确诊。

2. 影像学检查,包括鼻窦 X 线平片、CT 扫描及 MRI,对其诊断、定位有重要作用。首选鼻窦 CT 扫描,能显示病变的范围及情况,有助于与鼻窦肿瘤相鉴别。MRI 对分辨软组织密度的微小差异,鉴别囊肿与肿瘤有较高价值。

(五) 治疗

诊断明确后,应尽早手术根治。治疗原则是建立囊肿与鼻腔的永久性通路,以利引流,防止复发。根据囊肿的部位、大小及有无并发症等选择合适的术式。随着内镜应用于临床鼻窦外科,鼻窦囊肿手术通常可经鼻内进路进行。内镜手术的优点是:直视下操作,损伤小,失血量少,并发症少。较大囊肿破坏骨壁后,常与硬脑膜、大血管、眼眶等粘连,手术不能强求完全切除囊肿,否则会损伤四周重要结构,出现严重并发症,只需咬破囊肿,除去部分囊壁,建立永久通道即可。

二、鼻窦浆液囊肿

浆液囊肿(serous cyst)或潴留囊肿(retention cyst)多发生在上颌窦内,见于上颌窦底壁或内壁。

(一) 病因

浆液囊肿不是由于黏液腺管口阻塞形成,而是由于炎症或变态反应,由毛细血管渗出的浆液流入黏膜下的一层疏松的结缔组织内,逐渐膨胀起来形成囊肿。

(二) 临床表现

此类囊肿一般不会生长过大,多无症状。往往是在 X 线或 CT 检查时意外发现的。个别患者有慢性上颌窦炎症状,偶有头部持续疼痛,亦可有颊部压迫感或同侧上列牙疼痛等。囊肿破裂可表现为间歇性鼻漏。

(三) 诊断

通常在上颌窦穿刺或影像学检查时偶然发现。上颌窦穿刺时,拔出针芯或回抽有黄色液体,囊液不含黏液,性质属于血浆,不含胆固醇结晶,抽出并静置片刻后,易凝结成胶冻状。

X 线平片或 CT 扫描示窦内有单发、大小不一、局限性边缘清晰的半圆形阴影,即可拟诊为浆液囊肿。而上颌窦息肉为多发、不整齐的半圆形或圆形阴影,另侧常有鼻窦炎,可资鉴别。

(四) 治疗

因囊肿常不破坏窦壁,亦无严重危害性,对于无症状者,无治疗必要。若行鼻内镜鼻窦手术时发现,亦可同时将囊肿切除。

三、上颌窦牙源性囊肿

凡上颌窦内由牙齿发育障碍或病变而形成的囊肿,称为牙源性囊肿(odontogenic cyst),包括含牙囊肿(dentigerous cyst)和牙根囊肿(dental root cyst)两种。上颌窦牙源性囊肿的发生率比非牙源性囊肿为高,其中尤以牙根囊肿占大多数。

(一) 病因

1. 含牙囊肿的发生与牙齿发育的缺陷有关,往往发现有未长出的恒齿或是额外齿。未长出的牙齿在牙槽骨中,如异物一样,刺激造釉细胞产生增殖性变化和分泌物,形成囊肿,囊肿内多含有牙齿。

2. 牙根囊肿是由于深龋病发生牙髓坏死,根尖感染形成肉芽肿后,逐渐有上皮长入其内作为衬里而形成牙根尖部囊肿。

(二) 病理

1. 含牙囊肿 所含牙可仅有牙冠或具有不完整的牙根,甚至为一发育完整的牙,其牙冠伸入囊腔内,牙根则在囊外,囊壁附着于牙釉质与牙骨质交界的牙颈处,将牙冠包于囊腔内(图 28-3)。随着囊肿内分泌物的逐渐增加,压迫骨壁,使骨壁变薄、萎缩、膨胀,形成面颊隆起。囊肿有一纤维组织包膜,内层为复层扁平上皮,囊腔内有棕色或黄色黏液,液体内含有胆固醇结晶。

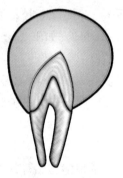
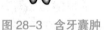
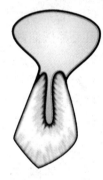

2. 牙根囊肿 体积小,发生于牙根尖部,囊壁由结缔组织构成,其内壁为复层扁平或柱状上皮,内含黄色囊液,含胆固醇结晶,病牙根可伸入囊内,但多与囊腔隔绝(图 28-4)。

图 28-3 含牙囊肿　　　图 28-4 牙根囊肿

(三) 临床表现

1. 含牙囊肿 体积小时无症状,当囊肿长大时即产生颊部隆起,鼻腔阻塞,眼球向上移位及视力障碍等。

2. 牙根囊肿 较含牙囊肿小,囊肿表面骨质可有吸收、破坏,如伴感染时易穿破牙龈,形成脓瘘。牙根囊肿多发生于上颌切牙、尖牙和前磨牙牙根的唇面,如囊肿过大亦可使面颊隆起。

(四) 诊断

根据慢性病史,口腔检查常发现有一牙缺失;由于囊肿的压迫所致的面部畸形,包括面颊隆起,鼻腔外壁向内推移;囊肿前骨壁变薄,按之有乒乓球或破蛋壳感,穿刺可抽出黄色黏液;X 线平片或 CT 扫描可见窦腔扩大,囊肿阴影内含有牙影,含牙囊肿诊断即可确定。而牙根囊肿 X 线摄片可在病牙根尖部见小圆形囊影,其周围有骨质吸收征象。

(五) 治疗

1. 含牙囊肿 采用鼻内镜下经上颌窦自然口、下鼻道开窗或组前隐窝入路切除。

2. 牙根囊肿 切除囊肿同时应治病牙。如病牙尚稳固,有保留可能,应行根尖切除或进行根管治疗以杜绝囊肿复发;否则在囊肿切除的同时,一并拔去病牙。

(朱冬冬)

第二十九章 变应性鼻炎

概　述：

　　本章主要介绍变应性鼻炎的流行病学、病因及发病机制、临床表现和分类、诊断和鉴别诊断及治疗原则。

　　变应性鼻炎（allergic rhinitis，AR）又称过敏性鼻炎，是特应性个体接触变应原后由 IgE 介导的以炎性介质（主要是组胺）释放、多种免疫活性细胞和细胞因子等参与的鼻黏膜慢性炎症反应性疾病，以鼻痒、频繁发作性喷嚏、鼻分泌亢进和显著的鼻塞为其临床主要特点。本病可严重影响患者正常的生活、工作和学习，且和呼吸道其他疾病如鼻息肉、支气管哮喘等密切相关，故变应性鼻炎是呼吸系统的重要疾病。

（一）流行病学

　　变应性鼻炎是耳鼻咽喉头颈外科常见疾病，其发病率在近 20 年呈全球性迅速上升趋势，以学龄儿童、青少年及青壮年发病较多，男女性别发病比无明显差异。根据 WHO 近年公布的数据，变应性鼻炎在全球范围内的发病率为 12% ~ 30%，2005 年和 2011 年的多中心研究显示，我国成人变应性鼻炎的自报患病率从 2005 年的 11.1%（11 城市）上升至 2011 年的 17.6%（18 城市）。

（二）病因

　　遗传和环境是变应性鼻炎发病的重要因素。患者多为易感个体，即特应性（atopy）个体。某些抗原物质对大多数人无害，但特应性个体与之接触后可引起超敏反应，这类抗原物质即为变应原（allergen）。通过 7 000 对双生子的调查显示，同卵双生子和异卵双生子同时罹患变应性鼻炎、哮喘和湿疹中任何一种变态反应性疾病的比例分别为 25.3% 和 16.2%。变应性鼻炎发病率的迅速上升难以仅用人类遗传基因易感性的改变来解释，而与人类卫生习惯、饮食结构的变化以及空气污染等亦密切相关。生命早期缺少对环境微生物的暴露，肠道微生物菌群失衡会导致 Th1/Th2 细胞免疫失衡，偏向 Th2 细胞反应，导致变应性疾病的易感，此即变应性疾病的"卫生假说"（hygiene hypothesis）。另外，大气和室内的挥发性有机化合物以及汽车尾气排放的碳微粒子皆可通过改变鼻黏膜上皮细胞免疫活性、增强悬浮颗粒的变应原性等机制诱发变应性鼻炎的发生。

　　变应原是触发本病的直接原因。季节性变应性鼻炎（seasonal allergic rhinitis）的变应原主要为树木、野草和农作物等在花粉播散季节播散到空气中的植物花粉，故季节性变应性鼻炎又称花粉症（pollinosis）。常年性变应性鼻炎（perennial allergic rhinitis）的变应原主要是屋尘螨、户尘螨、真菌，动物皮屑和羽毛等。这些变应原都经呼吸道吸入，故称吸入性变应原（inhalant allergen）。现代分子生物学技术已对某些重要变应原的分子结构、核酸序列进行识别和克隆。

(三) 发病机制

变应性鼻炎属 IgE 介导的 I 型超敏反应,涉及多种免疫细胞、细胞因子和黏附分子等的相互作用。概括起来,变应性鼻炎的发病可分为两个阶段:首先是变应原刺激机体并使之处于致敏(sensitization)阶段,变应原进入鼻腔后,经鼻黏膜上皮抗原呈递细胞(antigen presenting cell, APC)处理后,将抗原肽呈递给初始 T 细胞并促使其向 Th2 分化,产生 Th2 类细胞因子,这些细胞因子作用于 B 细胞使其分化为浆细胞并产生 IgE,IgE 通过其在肥大细胞和嗜碱性粒细胞表面上的受体而结合在这两种细胞的细胞膜上;随后当变应原再次进入鼻腔并与结合在肥大细胞和嗜碱性粒细胞上的 IgE 发生桥接(即一个变应原与两个 IgE 分子的 Fab 端相结合),导致肥大细胞和嗜碱性粒细胞脱颗粒释放各种炎性介质(组胺、激肽类、白细胞三烯等,主要是组胺),这些炎性介质作用于鼻黏膜的血管,引起血管扩张、血浆渗出增加、鼻黏膜水肿;作用于胆碱能神经,使腺体分泌旺盛;作用于感觉神经使黏膜敏感性增高,喷嚏发作,产生相应临床症状;有些炎性介质又可作用于肥大细胞、嗜酸性粒细胞和巨噬细胞等,使局部炎性反应进一步加重,鼻黏膜的敏感性增高,以致非变应性刺激也可引起症状发作。

(四) 病理

变应性鼻炎是鼻黏膜下以淋巴细胞、嗜酸性粒细胞浸润为主要特征的变态反应性炎症。鼻黏膜水肿,血管扩张,腺细胞增生。肥大细胞在黏膜表层乃至上皮细胞间增多。鼻分泌物中可见嗜酸性粒细胞,尤其是在接触变应原后数量明显增加。鼻黏膜浅层活化的树突状细胞、巨噬细胞等抗原呈递细胞增多。

(五) 临床分类

传统分类是依患者发病有无季节性分为季节性变应性鼻炎和常年性变应性鼻炎。季节性变应性鼻炎又称花粉症,症状可持续整个花粉期;常年性变应性鼻炎是由常年存在的变应原如屋尘螨、粉尘螨、真菌等引起。考虑到有些地区常年都有花粉飘浮,而常年性鼻炎也不是每天都发病,且也有季节性加重。因此,世界卫生组织(WHO)变性性鼻炎及其对哮喘的影响(allergic rhinitis and its impact on asthma, ARIA)工作小组根据疾病持续时间将变应性鼻炎分为间歇性和持续性两种,间歇性变应性鼻炎(intermittent allergic rhinitis)症状发生每周少于 4 天或全年病程少于 4 周,持续性变应性鼻炎(persistent allergic rhinitis)症状发生每周多于 4 天和全年病程多于 4 周;根据疾病对患者生活质量的影响可分为轻度和中-重度,前者对生活质量的影响较轻,后者常影响患者睡眠、学习和工作等日常活动。

(六) 临床表现

本病的典型症状是鼻痒、阵发性连续喷嚏、大量水样鼻涕和鼻塞,部分患者有嗅觉减退,多为暂时性。

1. **鼻痒** 是鼻黏膜感觉神经末梢受到刺激后发生于局部的特殊感觉。合并变应性结膜炎时也可有眼痒和结膜充血,有时可伴有外耳道及咽部发痒。

2. **喷嚏** 为反射性动作。呈阵发性发作,从几个、十几个或数十个不等,多在晨起或夜晚发作或接触变应原后即刻发作。

3. **鼻涕** 大量清水样鼻涕,是鼻分泌亢进的特征性表现。

4. **鼻塞** 程度轻重不一,可表现为间歇性或持续性,单侧、双侧或两侧交替性鼻塞。

5. **嗅觉障碍** 由于鼻黏膜水肿明显,部分患者尚有嗅觉减退。

季节性变应性鼻炎者在花粉播散期上述症状加重,每天大量清水样涕,有些患者伴有胸闷、咽痒、咳嗽、哮喘发作,持续数周,季节一过,症状缓解,不治而愈,次年于相同季节再次发作。常年性变应性鼻炎患者症状相对较轻,呈间歇性或常年性发作,发作时间不定,但常在打扫房间、整理被褥或衣物、嗅到霉味、接触宠物时发作或加重。

(七) 检查

变应性鼻炎的检查主要包括一般检查和特异性检查。

1. **一般检查** 主要是前鼻镜或鼻内镜检查,鼻黏膜常表现为特征性的苍白、水肿,亦可表现为充血或浅蓝色,下鼻甲尤为明显,鼻腔常见水样或黏液样分泌物。

2. 特异性检查　用来查找致敏变应原。临床上较为常用的是变应原皮肤点刺试验(skin prick test,SPT),以适宜浓度和低微剂量的各种常见变应原浸液做皮肤激发试验(点刺),如患者对某种变应原过敏,则在激发部位出现风团和红晕。有时为进一步明确,也可以一种可疑变应原行鼻黏膜激发试验,若为阳性,则出现典型的变应性鼻炎症状。另外还可应用体外变应原特异性IgE检测,包括血清和鼻分泌物特异性IgE检测。变应性鼻炎患者血清和鼻分泌物特异性IgE可为阳性,其血清总IgE水平可在正常范围内。

(八) 诊断及鉴别诊断

变应性鼻炎的诊断主要依靠病史、典型的临床症状、一般检查和特异性检查。病史对于诊断非常重要。应注意询问发病时间、诱因、程度、生活和工作环境,家族及个人过敏史,有否哮喘、皮炎等。

本病须与下列非变应原性的鼻炎相鉴别:

1. 血管运动性鼻炎　与自主神经系统功能失调有关。环境温度变化、情绪波动、精神紧张、疲劳、内分泌失调可诱发本病。临床表现与变应性鼻炎极为相似,但变应原皮肤点刺试验和特异性IgE测定为阴性,鼻分泌物涂片无典型改变。

2. 嗜酸细胞增多性非变应性鼻炎　症状与变应性鼻炎相似,鼻分泌物中有大量嗜酸细胞,但变应原皮肤点刺试验和特异性IgE测定均为阴性,也无明显的诱因使症状发作,其病因及发病机制不清。

(九) 合并症

由于鼻黏膜与呼吸道其他部位黏膜在解剖上相延续,且同属黏膜相关淋巴组织,鼻黏膜变应性炎症产生的炎性介质和细胞因子可作用于呼吸道其他部位,支气管哮喘是变应性鼻炎常见的合并症,变应性鼻炎与支气管哮喘两者常同时存在,且常常互为因果关系,故有学者提出"一个气道,一种疾病"的概念。另外,还可合并鼻窦炎和分泌性中耳炎等。

(十) 治疗

根据变应性鼻炎的分类和程度,采用阶梯式治疗方法,即按照病情由轻到重,循序渐进依次采用抗组胺药物、糖皮质激素等进行治疗。主要治疗为:避免接触变应原、药物治疗(对症治疗)、免疫治疗(对因治疗)和手术治疗。从疗效和安全性角度考虑,上下呼吸道联合治疗是重要的治疗策略,对变应性鼻炎积极有效的治疗可预防和减轻哮喘的发作。

1. 避免接触变应原　对已经明确的变应原,应尽量避免与之接触。花粉症患者在花粉播散季节尽量减少外出。常年性者应室内通风、干爽等。对动物皮屑、羽毛过敏者,应避免接触动物、禽鸟等。

2. 药物治疗

(1) 鼻用糖皮质激素　糖皮质激素抗超敏反应的药理学作用包括抑制肥大细胞、嗜碱性粒细胞和黏膜炎症反应;减少嗜酸性粒细胞数目;稳定鼻黏膜上皮和血管内皮屏障;降低受体的敏感性,如腺体胆碱能受体。鼻用糖皮质激素因在局部吸收,故全身生物利用度低,起效快,安全性好。该类糖皮质激素的局部不良反应包括鼻出血等。

(2) 抗组胺药　此类药物主要通过与组胺竞争效应细胞膜上的组胺受体而阻断组胺的生物效应。可以迅速缓解鼻痒、喷嚏和鼻分泌亢进,但对缓解鼻塞的作用较弱。第一代抗组胺药大多有中枢抑制作用,因此从事精密机械操作和司乘人员应慎用。此外,第一代抗组胺药多具有抗胆碱能作用,可导致口干、视物模糊、尿潴留、便秘等。第二代抗组胺药克服了上述中枢抑制作用,且抗H_1受体的作用明显增强,但部分药物如特非那定和阿司咪唑存在引起严重的甚至是致命的心脏并发症等风险。近年鼻用抗组胺药应用于临床,有效性和安全性都较好。

(3) 肥大细胞膜稳定剂　肥大细胞脱颗粒可以释放预合成和新合成的多种介质,在变应性鼻炎的发病中起重要的作用。色酮类药物有稳定肥大细胞膜的作用,可阻止该细胞脱颗粒和释放介质,但起效时间多在1周以后,故仅适用于轻症患者或预防用药。

（4）白三烯受体拮抗剂　白三烯是细胞膜脂质代谢产物,以往发现与支气管平滑肌收缩有关,近年研究发现亦参与变应性鼻炎的发病,因此,白三烯受体拮抗剂为治疗变应性鼻炎特别是合并哮喘患者的重要药物。

（5）鼻用减充血剂　通常作为辅助用药用于缓解鼻塞症状。连续使用通常限制在 7 天内,长期使用有引起药物性鼻炎之虞。

（6）抗胆碱药　胆碱能神经活性增高可导致鼻分泌亢进,故应用抗胆碱药可以减少鼻分泌物。此类药对鼻痒和喷嚏无效。

（7）鼻腔盐水冲洗　可以降低鼻黏膜局部变应原浓度,缓解症状。

（8）花粉阻隔剂　可减少或阻断鼻黏膜与各种变应原接触,从而减轻或消除症状。

3. 变应原特异性免疫治疗（allergen-specific immunotherapy）　主要用于治疗吸入变应原所致的 I 型超敏反应。通过用反复和递增变应原剂量的方法皮下注射或舌下含服特异性变应原,提高患者对致敏变应原的耐受能力,达到再次暴露于致敏变应原后不再发病或虽发病但其症状却明显减轻的目的。疗程分为剂量累加阶段和剂量维持阶段,一般推荐总疗程在 2 年以上。

4. 手术治疗　对部分药物和（或）免疫治疗效果不理想的病例,可考虑行选择性神经切断术,包括翼管神经切断等。

（刘　争）

概　述：

鼻出血是耳鼻咽喉科最常见的急症之一，不仅是许多重要疾病的临床表现，同时严重的鼻出血可危及生命。熟悉鼻出血相关的血管解剖知识，了解鼻出血的病因，掌握鼻出血的诊断、治疗原则非常重要。

鼻出血（epistaxis）是指血液自鼻腔流出，中医学称为鼻衄。其发病非常普遍。多数鼻出血表现轻微，有些不需处理而可自愈，但严重鼻出血也可危及患者的生命。

（一）鼻部血供

鼻腔具有温暖、湿化空气的生理作用，适应此生理特点，鼻黏膜组织有充足的血液供应，较薄的黏膜下分布着丰富的小动脉、动 – 静脉吻合、毛细血管、静脉窦及小静脉，而血管周围缺少肌肉等软组织的保护，易破裂出血。

1. Kiesselbach 血管丛（Kiesselbach's plexus）　在鼻中隔前下区，距前鼻孔约 12 mm，距鼻底约 8 mm。此处筛前动脉、鼻后中隔动脉、腭大动脉及上唇动脉分支互相吻合，形成黏膜下血管丛，又称为利特尔动脉丛（Little's plexus），相应区域称为克氏区或利特尔区（见图 21–15）。因其血管丰富，同时在黏膜、皮肤交界处，血管丛表面黏膜常发生鳞状上皮化生而干燥、脆弱，为鼻出血最易发生的部位。Kiesselbach 血管丛破裂表现为前鼻出血。

2. Woodruff 血管丛（Woodruff's plexus）　在下鼻道后端的外侧壁，接近鼻咽部的区域，咽升动脉、上颌动脉咽支与蝶腭动脉分支互相吻合形成血管丛，是后鼻出血的常见部位。老年人此处常可见到表浅、曲张的黏膜下静脉，因而此血管丛也被称为鼻 – 鼻咽静脉丛（见图 21–16），其出血可为动脉性，也可能是静脉破裂引起，应根据临床具体情况判断。

3. 鼻外侧壁的血供　鼻腔的血液主要来源于：① 颈内动脉的筛前、筛后动脉。② 颈外动脉的上颌动脉、面动脉的分支（见图 21–16）。在鼻腔外侧壁，常将中鼻甲作为判断颈内、外动脉供血的分界线，中鼻甲平面以上的出血，常为颈内动脉的筛前、筛后动脉破裂引起；中鼻甲平面以下的出血，常为颈外动脉的分支上颌动脉（又称颌内动脉），尤其是其更末端分支蝶腭动脉内、外侧支破裂而造成。

（二）病因

鼻出血的原因甚多，有些是直接性的，有些是间接造成的，概括起来可分为两类：局部原因和全身原因。

1. 局部原因

（1）外伤　为鼻出血最常见的原因。用力擤鼻、挖鼻、剧烈喷嚏及鼻腔异物等可引起鼻出血的发生。严重的颌面部外伤，可造成固有鼻腔、鼻窦、鼻咽部及毗邻大中血管破裂，出现严重的鼻出血。

（2）局部血管因素　颈内动脉海绵窦处的动脉瘤破裂较少见,但病程异常凶险,往往引起致死性的鼻出血。创伤性颈内动脉假性瘤多发生于颅底海绵窦段,瘤体破裂,血液可通过蝶窦、筛板、咽鼓管途径涌至鼻腔、鼻咽部。

（3）肿瘤　良性肿瘤中鼻咽血管纤维瘤最易出血,因此一般禁忌活检。其次为鼻中隔毛细血管瘤,常表现为长期间断性鼻出血。鼻腔、鼻窦及鼻咽恶性肿瘤,早期常发生少量鼻出血或涕中带血,晚期可因侵蚀大血管而发生致命性鼻出血。

（4）炎症　各种鼻腔、鼻窦特异性或非特异性炎症,如干燥性鼻炎、萎缩性鼻炎、鼻窦炎以及鼻结核、鼻梅毒等,因局部黏膜及黏膜下血管的炎性病变,常是鼻出血的原因。变应性鼻炎是儿童鼻出血的常见原因,出血可因喷嚏导致病变黏膜脱落、损伤血管引起。

2. 全身原因

（1）循环系统疾病　高血压、动脉硬化是老年鼻出血的重要原因。慢性肺源性心脏病患者,右心功能减退,静脉压增高,当排便、剧烈咳嗽、哮喘发作时,鼻腔静脉扩张,可发生鼻出血。

（2）血液疾病　常见的疾病有出血性紫癜、白血病、再生障碍性贫血及血友病等,皆因凝血功能障碍所致,常为双侧鼻腔弥漫性出血,可因外伤、手术诱发,或呈自发性出血。

（3）急性传染病　某些传染病如流行性感冒、流行性出血热、疟疾、百日咳、伤寒、麻疹、猩红热等均可出现鼻出血症状。

（4）肝、肾疾病　严重的肝病患者常出现鼻出血现象,与肝合成凝血因子减少、脾功能亢进以至血小板减少及毛细血管脆性增加有关。肾衰竭尿毒症患者亦常见鼻出血症状。

（5）维生素缺乏　维生素 C 又名抗坏血酸,是胶原脯氨酸、胶原赖氨酸羟化酶的辅酶,缺乏可使血管壁及其他结缔组织的胶原蛋白合成减少,血管脆性和通透性增加,因而易出血。维生素 K 又称凝血维生素,为脂溶性,经空肠吸收,其主要作用是维持第 Ⅱ、Ⅶ、Ⅸ、Ⅹ 凝血因子的活性,维生素 K 缺乏可引起鼻出血。

（6）化学品及药物中毒　磷、汞、砷、苯等中毒,可破坏造血系统的功能,引起鼻出血。长期服用水杨酸类药物可抑制血小板聚集,延长凝血酶原时间,增加出血倾向。此外,肿瘤化学治疗药物多有骨髓抑制作用,影响造血功能,可引起鼻出血。

（7）内分泌失调　女性在月经前或月经期内出现鼻出血,俗称"倒经"。妊娠、绝经期前及绝经期均可发生鼻出血,有时出血剧烈,危及生命。

（8）遗传性出血性毛细血管扩张　又称为 Osler 病（Osler disease）,是常染色体显性遗传病,其毛细血管、小动脉管壁缺乏弹力组织及平滑肌,使血管扩张呈窦状,易破裂出血,病变广泛分布于皮肤、黏膜及内脏组织,但鼻黏膜血管表浅、易受外伤,因此最常见鼻出血。

（三）诊断

鼻出血属于急症,应尽早明确出血原因,及时予以有效治疗。有些病例病因暂时难以确定,须止血后逐步探明。

1. 明确出血部位　鼻出血多发生于单侧,发现双侧鼻孔出血,常是一侧鼻腔的血液经后鼻孔反流至对侧所致。因此,应先明确何侧鼻孔先出血,以进行重点检查。检查时患者一般取坐位,通过前鼻镜观察。遇出血较多时,应取半卧位,并执吸引器,边吸出血块,边寻找出血点。首先检查克氏（利特尔）区黏膜,如未发现出血点,再检查各鼻甲、鼻道及鼻顶等处。鼻腔后部出血,需用后鼻镜检查,重点观察 Woodruff 血管丛。鼻腔的局部病变如鼻中隔偏曲、穿孔及陈旧血痂也是寻找出血点的线索,应仔细观察。如仍未发现出血部位,则应考虑鼻出血是否来源于鼻窦,可进行鼻窦的影像学检查。

2. 估计出血总量　出血可经后鼻孔流向咽部,而被不自觉地咽下,或混合了大量唾液吐出,因此,估计出血量不应依赖患者的主诉。血压、脉搏及体位试验等体格检查是判断出血量的客观依据。少量鼻出血,患者可无任何体征变化;出血达 500 mL 时,患者可出现脉速、乏力、面色苍白等情况;当出现血压下降、脉速无力、肢冷出汗时,出血量可达 500～1 000 mL。应注意,对有高血压的老年患者,如血压降为正常,常是严重失血的表现。红细胞计数及血红蛋白测定,对急性鼻出血出血量的估计并无参考价值,因失血初期体液尚未进入血液循环,检查结果可无异常。

3. 寻找出血原因　在初步控制鼻出血后,应尽早分析找出病因。患者年龄是病因诊断的线索之一。一般而言,婴儿期鼻出血非常少见;儿童期急性鼻出血常因挖鼻损伤或鼻腔异物造成,儿童期慢性鼻出血约 1/3 与凝血障碍有关;外伤是青壮年鼻出血的常见原因,对青春期男、女性及妊娠期鼻出血患者应注意分析鼻出血与内分泌紊乱的关系;中年鼻出血常是鼻、鼻窦及鼻咽部新生物的先兆,应警惕;老年患者鼻出血常在鼻腔后部,多因高血压、动脉硬化引起。

(四) 治疗

1. 治疗原则　治疗鼻出血应遵循"急者治其标,缓者治其本"的原则,对活动性鼻出血先对症治疗,即紧急止血、补充血容量,待病情稳定后,再针对病因治疗,以达到"标本兼治,预防复发"的目的。

2. 全身治疗　鼻出血可由全身性病因引起,也可造成全身性损害,对有全身性病因的鼻出血,单纯局部止血常常不能奏效,因此应重视鼻出血的全身治疗。并注意以下问题:

(1) 镇静药的应用　严重鼻出血患者因大脑皮质缺血,常烦躁不安,血压升高而加重出血。应用镇静药,使患者安静,配合治疗,并有利于血压下降。一般用巴比妥类药物,但对老年患者以苯海拉明或异丙嗪为宜。

(2) 抗休克　对已出现休克征象的鼻出血患者,应首先处理休克,使患者侧卧,下肢抬高,注意保温,监测血压、脉搏,及时补足血容量。

(3) 保持呼吸道通畅　存在意识障碍者,如外伤昏迷、酒醉患者等,鼻出血可流入气管,造成窒息,应注意密切观察呼吸道情况,已出现呼吸阻塞者,应首先处理。

(4) 止血药的应用　止血药对鼻出血的治疗仅有辅助作用,不能因之而忽视局部止血疗法。如肾上腺色腙(安洛血)10 mg 肌内注射仅对毛细血管出血有效,氨基己酸一般对凝血障碍者有效,甲萘醌(维生素 K_3)注射仅对凝血酶原降低者有效,应有针对性地合理使用。

此外,老年鼻出血危险性高,常因高血压、动脉硬化引起,多为后部鼻腔出血,出血凶猛,局部止血困难,可能并发心、脑血管意外。治疗时应高度重视,应用适当降压药物,保持血压平稳,监测心电活动,慎用止血药和麻黄碱收缩鼻黏膜,防止并发心、脑血管意外。

3. 局部止血疗法

(1) 指压止血　常作为临时急救措施,以指紧捏双侧鼻翼,压迫鼻中隔前下区数分钟。此时患者用口呼吸,头保持直立位,因低头可使头部充血,后仰鼻血易流入咽部。

(2) 烧灼止血　常用化学药物如铬酸、30%～50% 硝酸银等,黏膜表面麻醉后,涂于鼻黏膜出血点周围,利用蛋白凝固作用,封闭出血血管,达到止血目的。此方法简便,但仅适用于轻微的鼻中隔前下区出血。此外,利用电凝、微波止血的原理与化学烧灼止血相似。

(3) 填塞止血　利用填塞物,压迫出血部位,使破裂血管闭合而达到止血目的,是治疗鼻出血的主要方法。填塞物一般用凡士林纱条,填塞 48 h 内须将其取出,否则可致鼻腔、鼻窦感染,化脓性中耳炎甚至化脓性骨髓炎、脑膜炎等严重并发症。对需长期填塞止血的可使用碘仿纱条,取出时间可适当延长。

前鼻孔填塞法:若情况许可,先进行黏膜表面麻醉,后取凡士林纱条,执其一端填于中鼻甲前上方,随后将剩余部分按上下方向重叠,填塞于鼻腔内,保持一定压力。填塞完毕用胶布封闭前鼻孔,防止凡士林纱条脱出。此传统方法适用于鼻腔前部出血,成功率在 90% 以上。也可放入膨胀止血海绵,或置入气囊充气压迫止血。目前更倾向于采用新材料止血方法。

后鼻孔填塞法:应先制备好圆锥形或枕形纱球,两端留有长的粗双丝线,消毒后备用。填塞时先收缩鼻腔黏膜,进行鼻腔及咽部表面麻醉,用无菌导管(通常用导尿管)经前鼻孔插入至咽部,用枪状镊自口腔拉出。再将纱球前端的丝线固定于导管前端,从鼻腔拉出导管,此时纱球由口腔进入鼻咽部,最后填塞于后鼻孔(图 30-1)。后鼻孔填塞后,必要时再行前鼻腔填塞,最后在前鼻孔置一纱卷,将双线向外拉紧,系上固定。口腔端丝线平软腭面剪短,便于取纱球时牵引。

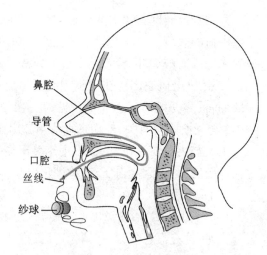

图 30-1　后鼻孔填塞法

（4）血管结扎　多数鼻出血均可经填塞治疗止血,对出血剧烈、填塞无效者,须行血管结扎手术。结扎应尽量在靠近出血点的分支动脉进行,避免结扎主干动脉。选择结扎血管应根据鼻出血的部位和血管造影的结果,中鼻甲平面以上的鼻出血,属于颈内动脉的筛前、后动脉;中鼻甲平面以下的,属于颈外动脉的上颌动脉;鼻中隔前下区出血,压迫上唇动脉缓解的,常为上唇动脉分支破裂出血。具体手术包括:筛前动脉结扎术、上颌动脉结扎术、上唇动脉结扎术及颈外动脉结扎术等。

（5）选择性血管栓塞　相对血管结扎手术,选择性血管栓塞损伤小,可以在更细的分支动脉阻断血流,达到止血的目的,因此并发症少,是治疗顽固性鼻出血的另一种方法,尤其适合颈内动脉瘤所致鼻出血的治疗。

（6）鼻内镜下的血管结扎,激光、微波止血　是近年提出并逐步发展、完善的一种方法,对出血点隐蔽的顽固性鼻出血非常适合。

（程　雷）

第三十一章 鼻中隔及其他鼻腔病变

概　述：

本章重点介绍鼻中隔及与之相关鼻腔疾病的临床表现特点、诊断原则和治疗方法，强调鼻中隔与其相邻鼻腔结构的关系和病理生理意义，重点掌握鼻中隔相关鼻腔疾病的诊断和处理，特别是手术适应证原则。

第一节　鼻中隔偏曲

鼻中隔的上下或前后径偏离矢状面，向一侧或两侧弯曲，或鼻中隔一侧或两侧局部突起，引起鼻腔、鼻窦功能障碍并产生症状者，均称为鼻中隔偏曲（deviation of nasal septum）。鼻中隔偏曲是否与鼻窦炎直接相关，尚有不同意见。若无功能障碍，则为生理性弯曲。偏曲的鼻中隔可以呈现各种形状，如"C""S"形偏曲，以及以此为基础的多种复杂的混合形态（彩图 31-1）。如局部呈尖锥样突起，称棘突（spur）；如呈由前向后的条形嵴隆起，则称骨嵴（ridge）。

（一）病因

鼻中隔偏曲的原因往往很难确定，但有以下几种可能。

1. 胚胎及生长发育不平衡　王荣光等研究提示，鼻中隔偏曲有胚胎学基础，因此，婴儿出生时即多有不同程度的鼻中隔偏曲，在青春期前后生长变化较快和明显，鼻中隔的骨骼与鼻腔侧壁骨骼的发育速度不一致；有时由于面部骨骼发育速度不平衡，儿童的腭弓过高（high arching），鼻顶和鼻底的距离缩短，结果鼻中隔被挤而弯曲向一侧。同样，幼儿、儿童时期扁桃体或腺样体肥大，引起"腺样体面容"，特别是硬腭高拱明显者，常伴鼻中隔偏曲。此外，鼻中隔偏曲者之鼻腔宽敞侧，常伴中鼻甲或上鼻甲的气化，亦提示鼻中隔偏曲与发育有关。

2. 外伤　儿童和成年期的外伤都可导致鼻中隔偏曲。随着外伤轻重的不同，鼻中隔偏曲的程度也不一样。重者可发生鼻中隔骨折和脱位，形成尖锐的弯角。如鼻中隔软骨段发生偏斜并偏向一侧，则形成歪鼻。外伤性鼻中隔偏曲的临床症状常较为明显。

3. 鼻腔、鼻窦占位病变　一些生长较为缓慢的鼻腔或鼻窦肿瘤，如骨化性纤维瘤、鼻息肉、鼻窦囊肿等，生长比较大时，可挤压鼻中隔，导致鼻中隔偏曲变形。

（二）临床表现

1. 鼻塞　鼻塞程度与鼻中隔偏曲程度有关，是最常见症状，多呈持续性，一般在鼻中隔凸出的一侧较重。鼻塞严重者还可出现嗅觉减退。亦可出现双侧鼻腔交替性鼻塞，提示伴发慢性鼻炎、鼻中隔凹侧鼻腔解剖变异或鼻腔占位性病变。

2. 鼻出血　　多发生在鼻中隔凸出的一面或嵴、棘处，因该处黏膜张力较大，且黏膜较薄，加之鼻中隔软组织血供丰富，在鼻腔干燥、用力擤鼻及打喷嚏时，较易出血。

3. 反射性头痛　　如偏曲部位压迫下鼻甲或中鼻甲，可引起同侧反射性头痛（reflex headache）。

4. 打喷嚏及流涕　　鼻中隔偏曲凸起侧黏膜及黏膜下神经纤维张力高，受外界刺激引起类似变应性鼻炎的临床症状，如打喷嚏、流清涕。

（三）诊断

对鼻中隔偏曲的诊断，一方面注重是否引起鼻腔、鼻窦功能障碍，以及与其周围解剖结构的关系；另一方面，应注意鼻中隔偏曲（即使较轻度的）是否影响鼻腔或鼻窦手术及手术后的效果，即能否引起术野狭窄或术后鼻腔、鼻窦的通气引流障碍和粘连等。

1. 前鼻镜检查　　显示鼻中隔弯向一侧，两侧鼻腔大小不等。鼻中隔凸面可见利特尔区充血、糜烂，对侧下鼻甲代偿性肥大。注意鉴别鼻中隔黏膜增厚（探针触及质软）和是否同时存在鼻内其他疾病，如肿瘤、异物或继发病变，如鼻窦炎、鼻息肉等。

2. 鼻内镜检查　　使鼻中隔偏曲的检查和诊断更为准确。鼻腔前部表面麻醉后，用 0°、30° 硬性鼻内镜观察。然后，在充分收缩鼻黏膜后检查鼻腔深部。观察鼻中隔与鼻腔、鼻道和鼻甲的解剖结构关系及对鼻腔、鼻窦通气引流产生的影响。

3. 鼻窦 CT 扫描　　参考水平位和冠状位 CT 鼻窦扫描，在了解鼻中隔偏曲形态的同时，可清晰观察鼻中隔与相邻结构的解剖关系，并了解鼻中隔形态异常与鼻窦疾病的相关性。鼻窦 CT 扫描对鼻中隔偏曲评估的意义是：①鼻中隔与其相邻结构的解剖关系及与临床症状的相关性。②鼻中隔偏曲与鼻窦炎的相关性。③提示手术矫正的部位和范围。④可能影响鼻内镜下的手术操作。⑤影响术后鼻腔、鼻窦通气引流及导致术后鼻腔粘连的可能性。

（四）治疗

鼻中隔偏曲诊断确定，且患者有明显的鼻塞、头痛或鼻出血症状，应予治疗。最好的疗法就是鼻中隔黏膜下矫正术，经典手术方法为鼻中隔黏膜下切除术（submucosal resection of the nasal septum）。由于内镜外科技术的广泛开展和成熟，现多采用鼻内镜下鼻中隔黏膜下切除术或黏膜下鼻中隔矫正术。

鼻中隔矫正手术的适应证为：①鼻中隔偏曲影响呼吸，鼻塞严重者。②鼻中隔偏曲影响鼻窦引流、咽鼓管功能或引起反射性头痛者。③与鼻出血相关的鼻中隔偏曲者。④某些鼻腔、鼻窦手术的前置手术。⑤鼻腔、鼻窦肿瘤或鼻息肉切除术后，矫正因肿瘤或鼻息肉压迫导致偏曲的鼻中隔。⑥变应性鼻炎和血管运动性鼻炎伴有鼻中隔偏曲者。

🖥 **拓展知识 31-1**　鼻中隔矫正手术

第二节　鼻中隔血肿和脓肿

鼻中隔血肿（nasal septal hematoma）为鼻中隔软骨膜或骨膜下之积血。当血肿发生感染时就形成鼻中隔脓肿（nasal septal abscess）。原发性鼻中隔脓肿很少见。

（一）病因

1. 鼻中隔外伤　　包括鼻中隔手术、跌伤、击伤等都可产生黏膜下出血。鼻中隔软骨膜或骨膜为一坚韧而致密的结缔组织，不易穿破。鼻中隔手术后血肿多与术中止血不充分或术后填塞不当有关，如鼻中隔黏膜无破裂，血液就会聚集在黏膜之间而形成血肿。

2. 血液病　　某些血液病患者会出现自发性鼻中隔血肿，但在临床上较为少见。

鼻中隔血肿内一旦有化脓性细菌侵入，则易形成脓肿。

（二）临床表现

1. 单纯鼻中隔血肿 患者常有单侧或双侧持续性鼻塞，逐渐加重，前额部痛伴鼻梁部发胀。如有鼻黏膜破裂，常有血性分泌物流出。鼻镜检查时发现鼻中隔单侧或双侧黏膜呈半圆形隆起，黏膜色泽正常，触之柔软，穿刺回抽有血。

2. 脓肿形成 患者除鼻塞外，尚有畏寒、发热、全身不适，鼻梁及鼻尖部压痛，如黏膜破裂，会有脓液流出。检查见外鼻红肿，鼻梁压痛。鼻中隔两侧对称性膨隆，色暗红，触之柔软有波动感，穿刺抽吸有脓性分泌物。

（三）诊断

根据手术及外伤等病史、典型临床表现，一般诊断不难，两者的区别主要靠鼻中隔穿刺证实，如穿刺抽吸有血考虑为血肿，穿刺有脓性分泌物则为脓肿。当鼻中隔内血液凝固时，穿刺可无血，但用含有麻黄碱或肾上腺素的棉片收缩无效，可与鼻中隔黏膜肿胀鉴别。

（四）治疗

1. 鼻中隔血肿 小血肿者可穿刺抽出积血，局部压迫。而对较大血肿或血肿已形成凝血块时，须在鼻腔表面麻醉或黏膜局部浸润麻醉下，在血肿下部与鼻底部平行切开黏骨膜，用吸引器清除血液或凝血块。鼻中隔切除术后发生血肿者，可经手术切口进入鼻中隔黏膜间，清除腔内积血或血块。清除血肿后，需行鼻腔两侧对称填塞，48 h 后取出。鼻中隔血肿处理后，应用止血药及抗生素预防再出血和感染。

2. 鼻中隔脓肿 诊断明确后应及时切开排脓引流，防止鼻中隔软骨支架破坏，导致塌鼻畸形。处理方式：鼻腔黏膜表面麻醉或黏膜局部浸润麻醉下，在一侧鼻中隔最下部作一横切口，充分清除脓液及坏死软骨片，用含有抗生素的生理盐水液反复冲洗术腔，置入橡皮条引流，每日换药 1 次，同时全身使用足量广谱抗生素控制感染，并预防感染扩散。

第三节 鼻中隔穿孔

鼻中隔穿孔（perforation of the nasal septum）系指由于各种原因导致鼻中隔的任何部位形成大小不等、形态各异的永久性穿孔，使两侧鼻腔相通（彩图 31-2）。

（一）病因

1. 外伤 行鼻中隔黏膜下切除术时，损伤或撕裂鼻中隔两侧相对应部的黏 - 软骨膜，未及时修补或恰当处理；严重的鼻面部外伤或鼻中隔贯通伤后可后遗鼻中隔穿孔。局部激光、微波使用不当，也可致鼻中隔穿孔。鼻腔、鼻窦（包括鼻中隔）手术后，或因鼻出血鼻腔填塞过紧，造成鼻中隔黏膜局部血运不良，可在填塞物取出后，出现迟发性鼻中隔穿孔。

2. 理化因素 腐蚀性或刺激性物质，如铬酸、硅尘、砷、氯化汞、水泥、石灰等被长期吸入鼻腔，腐蚀黏膜，出现溃疡而终致穿孔。鼻内局部糖皮质激素使用不当，有可能导致鼻中隔穿孔，但极少见。

3. 感染 鼻中隔脓肿处理不当可致鼻中隔穿孔；特殊感染（如梅毒、结核、狼疮、麻风等）常造成鼻中隔穿孔，其中梅毒引起鼻中隔穿孔最多见。

4. 其他 原发于鼻中隔的某些肿瘤累及深层时可直接造成穿孔。恶性肉芽肿多可直接形成鼻中隔穿孔。鼻腔异物或鼻石长期刺激压迫，也可致鼻中隔穿孔。

（二）临床表现

1. 症状 依穿孔的病因、大小和部位而不同。穿孔小而位于前部者，可于呼吸时产生吹哨音；若位于后部，则无明显症状。穿孔过大者，可伴有鼻塞、鼻内异物感、干燥感及鼻出血等鼻腔黏膜萎缩表现，梅毒、结核等特异性感染所致的穿孔常伴有臭味的脓性分泌物。

2. 前鼻镜及鼻内镜检查 多可发现穿孔部位和大小。鼻中隔后部穿孔有时需充分收缩鼻腔黏膜后才能观察到。

（三）诊断

本病根据症状及检查不难诊断，但应鉴别其发病原因。检查时应注意，小穿孔易被痂皮覆盖，有时易被忽略，须除去痂皮仔细检查；未愈合穿孔常伴有肉芽组织。

（四）治疗

1. 保守治疗　尽可能地去除引起穿孔的病因，如避免接触、吸入有害化学物质；针对引起穿孔的原发全身性疾患进行治疗，如抗结核治疗、驱梅疗法等；保持鼻腔湿润清洁，每日用温盐水冲洗鼻腔。穿孔边缘有肉芽组织者，可用 10% 硝酸银烧灼，然后每日涂以 2% 黄氧化汞或 10% 硼酸软膏，直到穿孔愈合为止。

2. 手术治疗　鼻中隔穿孔修补术（repair of nasal septal perforation）的方法较多。但应在除外上述特殊感染因素或已经治愈的基础上或在鼻中隔黏膜健康的情况下进行。鼻中隔穿孔修补术后须用硅胶板覆盖保湿，减少结痂。将硅胶板剪成鼻中隔形态，植入鼻中隔两侧，前端缝合固定于鼻小柱，1 个月后取出，黏膜可上皮化。

💻 拓展知识 31-2　具体手术治疗方式

3. 鼻中隔骨性支架回置封闭穿孔　如果可以获取残余鼻中隔骨性支架，且可以封闭穿孔，应选择此方法。将鼻中隔软骨或筛骨垂直板修整处理后，回插入鼻中隔黏膜穿孔之间，封闭穿孔。两侧鼻腔硅胶板填塞覆盖穿孔。

4. 筋膜支架　鼻中隔穿孔的修补一般不主张使用赝复物，而采用自体组织。没有合适的骨性支架时，可取颞肌筋膜做支架，引导鼻中隔黏膜再生修复。

第四节　鼻　　石

鼻石（rhinolith）为一少见病。一般为单侧鼻腔出现单个鼻石，多发性结石或发生于双侧鼻腔者亦偶有报道。巨大鼻石可致鼻中隔或硬腭穿孔，或可侵入同侧上颌窦及筛窦。病程缓慢，常历经数年。鼻石患者多伴同侧鼻窦炎，常为继发。

（一）病因

以细小异物为核心，鼻腔分泌物、泪液或炎性渗出物中经浓缩分解出的多种无机盐类（如碳酸钙、磷酸钙、磷酸铵、氯化钠及镁盐等）逐渐沉积于小异物表面，日久形成鼻石。

（二）症状

症状近似于鼻腔异物，如表现为一侧鼻塞，渐进性加重，流脓性或血性鼻涕，可具臭味等。成年人更为多见，且可伴有头痛、头昏等症状。

（三）检查

清除鼻腔内分泌物后，即可查见一侧总鼻道中有块状物，形状不规则，表面欠光滑，状如砂石或桑椹，可呈白、黑或灰褐色；若用探针触之，其质坚如石，常可使其邻近黏膜出现溃疡及肉芽。巨大鼻石可将鼻中隔推向对侧，甚至压迫鼻中隔及硬腭而使其穿孔。曾有报道鼻石累及同侧上颌窦及筛窦者。

可选择 X 线平片或 CT 扫描，鼻窦 CT 扫描可进一步了解鼻石的形状、大小、侵犯部位及范围，尤其是可以了解伴发鼻窦炎症的程度和范围（图 31-1）。

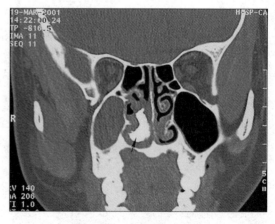

图 31-1　鼻石伴鼻窦炎

（四）治疗

一般多可在表面麻醉或局部麻醉下经前鼻孔取出鼻石。若鼻石较大而不易取出者,宜先用鼻咬骨钳咬碎后再分次取出,同时清除局部感染增生的肉芽组织。

（周 兵）

第三十二章 颅面骨纤维增殖病变

概 述：

纤维性骨结构不良是一种发展缓慢、自限性、以骨的纤维变性为特征的骨骼系统病变。其本质并非真正肿瘤，但具有良性肿瘤的许多特征。最常见颅面纤维性骨结构不良包括骨瘤、纤维性骨结构不良、骨化性纤维瘤。骨化性纤维瘤曾被认为是单骨型骨纤维异常增生症，近年已明确为一种独立疾病，属良性骨源性新生物。治疗以手术切除为主。

第一节 纤维性骨结构不良

纤维性骨结构不良（fibrous dysplasia of bone）又称骨纤维异常增殖症（osteodysplasia fibrosa），是一种发展缓慢、自限性、以骨的纤维变性为特征的骨骼系统病变，与成骨细胞分化和成熟缺陷有关，是一种发育异常。好发于儿童及青年，女性较男性多见。临床上一般可分为三类。① 单骨型：最常见，约占70%，单骨受累，病变单发或多发。颅面部纤维性骨结构不良多为单骨型，多发生于上颌骨、颧骨和额骨，下颌骨次之，个别发生于颞骨。②多骨型：较少见，约占30%，同侧多骨受累，多发生于四肢长骨和骨盆，约半数患者同时累及颅面骨。③奥尔布赖特综合征（Albright syndrome）：最少见，约占3%，有多骨型纤维性骨结构不良、皮肤色素沉着以及内分泌紊乱（以女性性早熟为突出表现）三征，但无甲状旁腺功能亢进。

（一）病因

本病确切病因不明，多数学者倾向于先天性骨发育异常和局部外伤学说。由于在青春期骨快速生长，因此多数病例在儿童和青少年期确诊。单骨型纤维性骨结构不良可能更多地与局部外伤相关，患者常有明显的局部外伤史。此外，尚有感染、肿瘤、局部血液循环障碍、内分泌紊乱等学说，但均未证实。

（二）病理

患骨膨大，表面硬，无明显界线，骨质呈囊性纤维性改变，正常骨结构消失，骨髓腔为灰白或灰红色的增生纤维组织所占据，骨皮质变薄，呈两层薄骨壳，局部膨大而成囊状变形。肿物切面呈灰白或苍黄色，较正常骨质稍软，切割时有砂粒样感觉或弹性感。显微镜下主要由增生的纤维组织及新生的骨小梁组成。骨小梁的边缘无成骨细胞围绕，形状、大小、分布不一，多呈网状，无规律地存在于富血管的疏松结缔组织基质内。纤维组织细胞呈纤细的梭形，排列成束状或旋涡状，有时可见多形核巨细胞、成纤维细胞或破骨细胞。如曾发生髓质出血，则可能在肿物内出现骨囊肿。

（三）临床表现

面部纤维性骨结构不良可根据生长情况分为静止、非侵袭性（缓慢生长）或侵袭性。颅面部纤维性骨结构不良多发生于颧骨－上颌复合体。主要表现为缓慢进行性局部肿物。初期可无明显症状而难以发现。在患骨的生长发育期内,病变发展较快,而到青春期后可停止发展或发展速度明显减慢,但也可有再次活跃发展者(多出现于妊娠期)。最典型的单纯型表现是受累部位无痛,生长缓慢,单侧肿胀。随肿物增大,可出现患骨的畸形及肿物压迫邻近器官引起的功能障碍,严重者可出现视力改变或丧失、听力改变或丧失、嗅觉下降等功能受损。多骨型和奥尔布赖特综合征均有其特征性表现。

(四)诊断及鉴别诊断

颅面纤维性骨结构不良典型的 X 线表现为患处骨质呈局限性或较广泛的囊样膨大变形,可厚达数厘米,膨大处可呈均匀、致密如毛玻璃样的阴影,也可表现为圆形或卵圆形的囊泡状透明区,其周边可围绕薄层致密的骨质硬化边缘。CT 成像可确定单个病灶的解剖结构及疾病的程度,最常见的影像学特征是病变骨髓腔内毛玻璃样外观的膨胀性病变,皮质薄,无明显边界。是主要的评估手段。颅面骨纤维性骨结构不良在 MRI 的 T_1 和 T_2 加权像的信号强度和增强程度取决于骨小梁的数量和程度、细胞结构、胶原蛋白、囊性和出血的变化。因此主要用于评估复杂的病例,如大脑和椎管神经结构受压的患者,还可用于提示有无恶变。核医学检查,如 $^{99m}Tc-$ 甲基二膦酸盐骨扫描可被协助用于检测代谢活性病变和评估疾病的程度。

诊断过程中应注意与下列疾病相鉴别:

1. 牙源性囊肿　也多发生于青壮年,病程发展缓慢,可导致颜面膨隆,但压之有囊状感或乒乓球样感。X 线摄片显示单房或多房性破坏灶,边缘光滑锐利,呈明显白色骨质反应线。如属含牙囊肿,则见囊腔内有牙冠阴影;若为牙根囊肿,则显示囊腔内有牙根突入。

2. 上颌窦恶性肿瘤　详见第三十五章第三节。

3. 骨化性纤维瘤　详见本章第二节。

4. 朗格汉斯细胞组织细胞增生症　是一种罕见的血液病,其特征是抗原呈递的树突状细胞(称为朗格汉斯细胞)的增殖。可分为嗜酸细胞肉芽肿(eosinophilic granuloma,为单发骨病变)、汉 – 许 – 克病[多发骨病变以及骨骼外网状内皮系统(RES)和垂体]、莱特勒 – 西韦病。临床表现为触痛,伴有皮肤脂溢性外观的头皮软组织肿物;其他颅面体征和症状包括局部肿胀、眩晕、耳聋、长期不愈的耳漏等。特征性的放射学表现包括中枢神经系统的骨质破坏,具有特征性"地图状"外观,病变不规则强化,多从板障开始,呈膨胀性生长,随着病变进展,颅外板骨质破坏。

5. Paget 病　也称为畸形性骨炎,是一种慢性进行性的代谢性骨病,以过度紊乱的骨更新为特征,可引起骨痛、骨畸形,导致病理性骨折及其他并发症。

6. 其他　如甲状旁腺功能亢进症、颅骨内脑膜瘤、结节病、颅骨表皮样囊肿、骨瘤(详见第三十四章第三节)等。

(五)治疗

本病治疗以手术切除为主。放射治疗无效,而且有诱发恶变的可能。

本病发展缓慢,青春期后有停止发展的倾向。因此,如无明显症状和面部畸形,可暂不处理;如病变发展较快,出现面部畸形或明显功能障碍症状,应视为手术指征。手术的目的在于切除病变组织,改善畸形和恢复受累器官的功能。不宜过分广泛切除,以免造成过大的畸形和功能障碍。手术若能彻底清除病变,很少复发;保守的部分切除,则易于复发。显然,根治性切除为最佳治疗方法,但仍应酌情掌握。

第二节　骨化性纤维瘤

骨化性纤维瘤(ossifying fibroma,OF)是一种良性的骨骼纤维性病变。好发于颅面骨,颅骨以额骨、筛骨和蝶骨多见,面骨则以上颌骨受累机会为多。

(一)病因

本病发病原因不明,一些研究发现是基因突变所致,有学者认为,外伤可能是促使病变发生的一种因素。另一些观点则认为，由于纤维结缔组织瘤样增生，发展成类似骨组织的结构。

(二) 病理

骨化性纤维瘤具有良性肿瘤样外观，有薄层骨性外壳，内容物为致密而均匀的砂样物质。病理上，经典型骨化性纤维瘤的纤维组织较致密，排列成束或旋涡状，含有排列不规则的骨小梁和钙化团块，骨小梁周围有成排的成骨细胞。

(三) 临床表现

累及鼻窦最常见，颌骨和其他颅面骨少见。表现为局部形成缓慢发展的扁平肿物，表面有骨性外壳，无搏动感，穿刺抽吸时无血液回吸。因肿物所在部位及大小不同，可有鼻塞、偏头痛、突眼、眼球移位、视力障碍、复视及面颊部膨隆变形等。

筛窦骨化性纤维瘤发展进程较快时可破坏颅底、压迫视神经和推移眼球。有局部侵犯行为，导致肿瘤向眼眶和前颅底快速生长，压迫两侧鼻骨而膨出时，出现特有的颜面畸形，称为骨性狮面。

(四) 诊断及鉴别诊断

主要依赖临床表现及典型的影像学特点，骨化性纤维瘤的各种类型均表现为膨胀的、界限清楚的、皮质化的、混合不透明 – 透明的肿物，或多房透明病变。单房性圆形或卵圆形溶骨性病变，呈膨胀性扩张，周边有一层菲薄骨壳，此为骨化性纤维瘤的 X 线特征性表现。CT 通常显示薄骨壳包裹着一个溶解区。在 MRI 上，纤维骨性病变在 T_1 影像上通常表现为低至中等信号强度，在 T_2 影像上表现为可变信号强度。病变的外层通常增强明显，也可以表现为不明显增强。

本病应与单骨型纤维性骨结构不良、鼻咽纤维血管瘤、成釉细胞瘤等相鉴别。

(五) 治疗

骨化性纤维瘤的治疗方法是完全切除肿瘤，手术入路应由病灶的位置和完全切除的能力决定。复发率在 30% ~ 67%，手术后应进行密切的临床和影像学随访。目前没有恶性改变或转移的报道，预后良好。

（周水洪）

第三十三章 脑脊液鼻漏

概 述：

本章重点讲解脑脊液鼻漏的病因、诊断要点及治疗手段。

脑脊髓液体经鼻漏出，即脑脊液鼻漏（cerebrospinal rhinorrhea）。

（一）分类

目前常依据病因对脑脊液鼻漏进行分类。

1. 外伤性脑脊液鼻漏　90% 的脑脊液鼻漏为外伤性，占全部头部外伤并发症的 2%，30 ~ 50 岁的男性最常见。主要原因有严重头部外伤和手术等。脑脊液漏入鼻内的途径有：额窦、筛板、蝶窦、蝶鞍或颞骨中耳经咽鼓管至鼻腔（图 33–1）。

2. 自发性脑脊液鼻漏　分为常压性和高压性脑脊液鼻漏。女性多于男性（2∶1），40 岁左右最常见。多在咳嗽、喷嚏或高度紧张后突然出现，可同时伴有脑膜炎的发生。高压性脑脊液鼻漏起因于颅内压长期持续增高，占自发性脑脊液鼻漏的 45%。常压性脑脊液鼻漏占自发性脑脊液鼻漏的 55%，继发于颅内压正常波动引起颅底骨质的缓慢侵蚀，导致局部骨质破坏和脑脊液鼻漏。常压性脑脊液鼻漏 90% 经先天性或潜在通路形成，如遗留的颅咽管和鼻脑膨出或脑膜脑膨出。其他潜在通路包括嗅神经、垂体柄或筛板发育不良，以及鞍膈（空蝶鞍综合征）；10% 为肿瘤或感染直接侵蚀颅底造成脑脊液鼻漏。

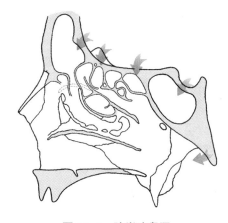

图 33–1　脑脊液鼻漏

（二）临床症状

80% 的外伤性脑脊液鼻漏患者在伤后 48 h 内出现症状。95% 在事故 3 个月内有症状。主要为经鼻流出或滴出清水样液体，用力或低头有时会增多。颅底骨折者，可伴有嗅觉下降或消失，部分患者伴有视力下降或失明。

自发性脑脊液鼻漏症状有时不典型，可表现为反复发作的脑膜炎，提示鼻颅有交通。

（三）诊断

1. 病史和体征　详细了解和询问病史，包括鼻漏的侧别、体位及鼻漏增加的方式、外伤史、脑膜炎史、视力改变及嗅觉变化等。反复发作的脑膜炎，尽管无明显脑脊液鼻漏，亦应考虑有硬脑膜破损。另外，颅腔积气可提示硬脑膜有缺损。脑脊液鼻漏最常见的临床表现是脑膜炎和颅内积气。10% ~ 25% 的外伤性脑脊液鼻漏并发脑膜炎，常见致病菌为肺炎链球菌。

2. 检查　包括头颈部的全面检查,鼻溢液的生物化学定性检查。脑脊液鼻漏诊断的关键点包括:①明确鼻溢液为脑脊液。②确定脑脊液漏入鼻腔的部位。

（1）鼻溢液性质的确定

1）简便测试方法　如果外伤后鼻溢液滴在纱布上,中央为血色斑点,周围形成透明的"晕",通常考虑为脑脊液,但与血混在一起的唾液或泪水也会形成该现象,造成假阳性,因此,这只是粗略却经典的测试方法。

2）实验室检查　糖定量可准确判定脑脊液。脑脊液的糖含量 > 0.3 g/L。许多患者讲述有甜味。一些作者提倡蛋白质含量分析（脑脊液 > 0.45 g/L）,其比糖含量更可信。

近来,β_2 转铁蛋白（T 转铁蛋白）分析用于脑脊液鼻漏的诊断,它是脑脊液中的特异性蛋白质,在任何其他体液中均不存在。该方法的另一优势在于仅需很少标本（< 1 mL）,且无须对标本进行特殊处理。标本可通过免疫色谱仪、气相色谱仪或银染等方法分析。

（2）脑脊液鼻漏的定位

1）X 线平片　包括断层,已被证明在鼻漏部位的定位上没有什么价值。

2）靛胭脂和亚甲蓝　20 世纪 30—40 年代曾使用,但因出现并发症及定位不确切而被禁止使用。

3）荧光素钠　鞘内注射 1 mL 荧光素钠,10 min 后观察,术中可良好地指示和辅助观察脑脊液漏出及骨折部位,目前文献中多报道使用荧光素钠椎管内注射示踪脑脊液漏出部位。但也有神经系统并发症的报道。

4）CT 脑池造影　椎管内注射含碘造影剂后行鼻窦冠状位和轴位扫描。根据造影剂在鼻腔内显示部位判断脑脊液鼻漏的部位（图 33-2）。

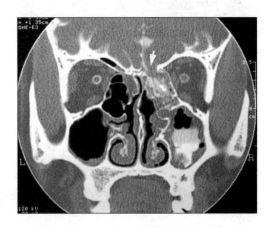

图 33-2　CT 脑池造影诊断脑脊液鼻漏

5）磁共振水成像（MRH）　对脑脊液鼻漏的定性和定位均较为敏感,且无侵袭性、无辐射。在 T_2 加权像显示颅内外高信号沟通影,提示为脑脊液漏出部位。

6）鼻内镜检查　鼻内镜下可观察到清亮液体,但通常只能大致判断来源,不能精确判定漏出部位,需要手术中开放鼻窦后仔细寻找。若鞘内注射示踪剂,则手术中在鼻内镜直视下几乎可百分之百找到脑脊液漏出部位。

（四）治疗

1. 保守治疗　对脑脊液鼻漏首先提倡保守处理,等待身体自然修复。患者保持头高位,避免咳嗽、打喷嚏、擤鼻和极度紧张等,同时给予轻泻药和限制液量。外伤后保守治疗观察时间为 2~6 周,目的是减轻颅内压。对有并发症和颅底骨折伴感染者使用抗生素。对脑脊液压力增高者的最有效处理是通过重复腰椎穿刺,经蛛网膜下隙放置导管放液,或将导管与低压吸引器连接持续放液来降低脑脊液压力。通过腰椎穿刺定期放出脑脊液有助于减小颅压,促进硬脑膜裂孔的愈合。对轻中度闭合性头外伤、Le Fort II 型骨折及术后性脑脊液鼻漏等提倡保守治疗。

2. 手术治疗　脑脊液鼻漏的手术治疗指征包括开放性外伤、颅内出血、颅内积气、迟发性鼻漏、自发性鼻漏及保守治疗无效的脑脊液鼻漏。伴有脑脊液鼻漏的面部骨折没有必要推迟处理,在保守治疗期间进行的面部骨折片段的复位修复有助于加速脑脊液漏出部位的愈合。

脑脊液鼻漏的手术治疗分为颅内法和颅外法,后者又分为鼻内法和鼻外法。目前认为,除非有颅内修复的手术指征,脑脊液鼻漏的最佳手术径路是颅外经鼻修复。

传统的颅外径路包括额窦肌骨膜瓣切口术（眉弓切口）,修复额窦后壁骨折;唇下经鼻中隔蝶窦开放术,修复蝶窦区鼻漏;若累及筛区,则可行鼻侧切开术或经鼻筛窦开放术,做鼻侧切口视野暴露好,易于修复筛板和筛窦骨折。上述手术方法在用筋膜片覆盖颅底缺损处后,需用肌肉或脂肪充填鼻窦,应用纤维蛋白胶(fibrin glue)有助于筋膜片贴附缺损部位,减少复发。手术后填塞,并在围手术期使用抗生素。

1981 年,德国学者 Wigand 首先报告在鼻内镜下修补脑脊液鼻漏。国内许庚 1995 年报告鼻内镜下修补脑脊液鼻漏,成功率 100%。目前首选经鼻内镜下修补脑脊液鼻漏。

(1) 鼻内镜下脑脊液鼻漏修补术适应证　①筛板、额窦、蝶窦,包括蝶窦外侧隐窝区域的脑脊液鼻漏。②外伤性(包括手术损伤)脑脊液鼻漏,经保守治疗无效。③自发性脑脊液鼻漏,经保守治疗无效。④肿瘤性脑脊液鼻漏。

(2) 鼻内镜下脑脊液鼻漏修补术的优点　①可直视筛板、蝶窦、筛窦及鞍区进行修补,损伤小,最大程度保护嗅觉功能,操作精确,手术效果好。②不损伤脑组织,可避免传统开颅手术易出现的并发症及危险。

(3) 手术方式

1) 患者取仰卧位。麻醉方式通常采用全身麻醉。

2) 手术径路　根据手术前检查定位确定手术探查方式。脑脊液漏出来源于筛顶者,采用常规由前向后方式开放筛窦。为准确寻找到裂孔,必须彻底清除筛窦蜂房,包括筛顶的黏膜。若脑脊液来自蝶窦,则可根据鼻腔宽畅与否采用经筛窦或直接经鼻腔开放蝶窦,即 Wigand 手术方式。蝶窦外侧隐窝脑脊液漏,可采用翼突入路或泪前隐窝入路直接进入蝶窦外侧隐窝;额窦脑脊液漏采用 Draf Ⅱb 或 Draf Ⅲ 型额窦手术,对于额窦极外侧的漏点,可以结合额窦环钻手术。

3) 寻找漏孔　根据可能的颅底缺损位置(漏点),选择相应入路。必要时可按压双侧颈静脉,促使脑脊液流出,辅助定位。椎管内注射荧光素钠,便于手术中漏孔的定位。经相应入路找到漏孔后,可见搏动性流出的脑脊液。清除漏点周围黏膜做移植骨床,黏膜清除范围应超过漏孔 3~5 mm。

4) 取鼻腔黏膜,游离或带蒂黏膜获取困难时,可以取颞肌筋膜或阔肌筋膜,同时取脂肪或肌肉。较大颅底缺损或需要多层修复时,首选阔肌筋膜。

5) 将肌肉或脂肪覆于漏孔,再将筋膜和(或)黏膜平铺在肌肉表面。

6) 用浸有抗生素的明胶海绵压在筋膜表面并填塞术腔,明胶海绵表面再压碘仿纱条。

7) 手术后治疗和处理。手术后常规应用抗生素 10~14 天,半坐位卧床 5~7 天;低盐饮食,限制饮水量;高蛋白质和高纤维饮食,避免便秘;避免用力擤鼻、喷嚏及用力咳嗽。通常在颅内压偏高时静脉输入 25% 甘露醇,每天 2 次,持续 5~7 天。鼻腔填塞碘仿纱条在手术后 2~3 周取出。

(周　兵)

第三十四章

鼻及鼻窦良性肿瘤

概 述：

鼻及鼻窦的良性肿瘤虽比恶性肿瘤要多，但从发病率看仍属罕见。通常按组织来源分类，良性肿瘤种类较全面。本章对临床较为常见的良性肿瘤的病因、病理、临床表现及治疗原则进行介绍。

鼻及鼻窦的良性肿瘤虽不多见，但种类很多，大致可分为真性肿瘤和假性肿瘤两大类，前者如骨瘤、纤维瘤、黏液瘤、脂肪瘤、血管瘤、淋巴管瘤、牙源瘤、腺瘤、脑膜瘤及乳头状瘤等，后者包括各种囊肿、鼻中隔出血性息肉及脑膜脑膨出等。另一些肿瘤，如圆柱瘤、软骨瘤、浆细胞瘤、成釉细胞瘤等，许多学者将之归于"半恶性""临床恶性"或"低度恶性"肿瘤。按其组织来源，又可分为：上皮组织肿瘤，如乳头状瘤、腺瘤、黏液囊肿等；脉管组织肿瘤，如血管瘤、淋巴管瘤；结缔组织肿瘤，如纤维瘤、黏液瘤；肌组织肿瘤，如平滑肌瘤；神经源肿瘤，如神经鞘膜瘤；还有骨肿瘤、软骨肿瘤等。

鼻及鼻窦良性肿瘤的临床表现，按肿瘤的性质、大小及发生的部位不同而有所不同。肿瘤发生于鼻腔或侵入鼻腔，可引起鼻塞、嗅觉减退；如累及鼻泪管，则发生溢泪；鼻窦窦口受阻影响鼻窦引流，则引起鼻窦炎；咽鼓管受累，可产生耳鸣、耳闷、耳聋；肿瘤向外则呈膨胀性发展，可出现面颊部、鼻面部、额部、硬腭及眼部的变形或移位；合并感染时，则偶可引起眶内和颅内并发症。良性肿瘤生长缓慢，多不引起局部疼痛，只有当肿瘤直接压迫三叉神经各支或侵入颅内时，才会引起剧烈神经痛或头痛，但脑神经侵犯的症状较少出现。影像学检查有助于肿瘤局部定位及与恶性肿瘤鉴别。

各种良性肿瘤的发病率，各家报道不一。鼻腔内常见者为血管瘤、乳头状瘤，鼻窦常见者为黏液囊肿、骨瘤等。从国内文献（四川大学华西医院 1980—1999 年 20 年资料）2 353 例鼻腔、鼻窦肿瘤报道中，良性肿瘤为 584 例，占全部鼻腔、鼻窦肿瘤的 24.82%；在良性肿瘤中最多见的为内翻性乳头状瘤，占良性肿瘤的43.32%；居第 2、第 3 位的是血管瘤和骨瘤，分别占 15.75% 和 12.33%。本章对鼻腔、鼻窦较常见的良性肿瘤进行介绍。

第一节 乳 头 状 瘤

乳头状瘤（papilloma）是来源于上皮组织的肿瘤，主要发生在鼻腔和鼻窦。男女比例为 3：1 或更高，青少年虽可发病，但多见于 40 岁以上，以 50～60 发病率最高。单侧发病。

（一）病因

本病病因目前尚有争议，多数学者支持与人乳头状瘤病毒（human papilloma virus，HPV）感染有关。一部分学者依据本病具有局部破坏性和易复发的临床特点，认为本病是一种真正的上皮组织边缘性肿瘤。

（二）病理

按病理类型可分为外生性乳头状瘤和内翻性乳头状瘤两种。

1. 外生性乳头状瘤　来自鼻前庭或鼻中隔皮肤。上皮向体表增生、生长，间质少，上皮是鳞状细胞，又称硬性或鳞状细胞型。

2. 内翻性乳头状瘤（inverted papilloma）　来自鼻腔和鼻窦黏膜的上皮组织。上皮成分向间质内呈管状、指状或分支状生长，基膜完整。上皮细胞为鳞状、扁平、移行性或柱状，以移行性上皮多见，细胞排列有极性。同一瘤体的不同部位，可同时存在上述各种上皮类型，且分化阶段也可有不同。

内翻性乳头状瘤在病理上属于良性，但有很强的生长力，可呈多中心性生长。临床上有破坏周围骨质，向邻近结构和器官扩张，切除后易复发及恶变倾向等特点，故目前已将本病归属为界于良、恶性之间的边缘性肿瘤、癌前状态或潜在恶性肿瘤。

（三）临床表现

1. 外生性乳头状瘤　好发于鼻前庭、鼻中隔前部。单发，瘤体较小，灰色，质硬，呈乳头或桑葚状。

2. 内翻性乳头状瘤　大多单侧发病，双侧发病约占 10%。主要症状为持续性鼻塞，渐进性加重，伴脓涕，偶有血性涕，或反复鼻出血，偶有头痛和嗅觉异常。因肿瘤扩大和累及部位不同而出现相应症状和体征。由于肿瘤生长导致鼻腔和鼻窦引流不畅，以及由于瘤体增大压迫造成鼻及鼻窦静脉和淋巴回流停滞，常同时伴发鼻窦炎和鼻息肉。检查见肿瘤外观呈乳头状、息肉样、菜花样或分叶状；一般为广基（多在鼻腔侧壁），质地较硬，可活动；红色或灰红色，触之易出血。瘤体大小不一，大者可占据整个鼻腔和鼻窦（上颌窦和筛窦最易受侵犯），甚至可突出前、后鼻孔，还可侵犯颅底，侵入颅内者罕见。手术后易复发，复发率为28% ~ 74%。

（四）诊断

外生性乳头状瘤诊断不困难。内翻性乳头状瘤有时外观似鼻息肉，常被误诊。单侧发病，易出血，手术后较快复发和广泛骨质破坏应考虑本病。病理组织学检查可确诊。本病有恶变倾向，恶变率为 2% ~ 20%。下列情况应警惕恶变：手术后迅速复发，迅速侵犯邻近组织和结构，反复鼻出血，顽固性头面部疼痛。

冠状位与轴位 CT 可显示肿瘤范围，结合临床及鼻内镜检查（彩图 34-1），可以借助 John H Krouse 对内翻性乳头状瘤的分期系统进行分期，以便确定治疗方案。

2018 年，北京同仁医院团队提出了内翻性乳头状瘤的同仁分期，有助于判断疾病严重程度，指导术式选择。

（五）治疗

外生性乳头状瘤应予手术切除，切除的创面做电凝固。此外，也可应用 CO_2 激光切割、气化或冷冻，具有不出血的优点，且疗效好。

内翻性乳头状瘤的治疗原则是手术彻底切除肿瘤。手术方式首选经鼻内镜肿瘤切除手术，术中需要切除肿瘤及肿瘤发生部位周围组织。肿瘤广泛生长且侵犯鼻窦外邻近结构，并可疑恶性变者，应根据肿瘤侵犯范围决定手术方式，包括鼻侧切开手术或颅面联合径路。鼻内镜手术随访至关重要，可对早期复发肿瘤进行处理。本病对放、化疗均不敏感，故不作为首选的治疗方法。目前手术后不建议放疗。

第二节　血　管　瘤

血管瘤（hemangioma）为脉管组织良性肿瘤之一，鼻及鼻窦为血管瘤好发部位之一。本病可发生于任何年龄，但多见于青壮年，近年儿童发病率有增高趋势。鼻及鼻窦血管瘤可分为毛细血管瘤（capillary hemangioma）和海绵状血管瘤（cavernous hemangioma），前者约占 80%，好发生于鼻中隔；后者好发于鼻腔和鼻窦，尤其是下鼻甲和上颌窦内。

（一）病因

血管瘤的病因至今不明,可能与胚胎性组织残余、外伤及内分泌功能紊乱等有关。

（二）病理

鼻腔毛细血管瘤由多数分化良好的毛细血管组成,多数小而有蒂,色鲜红或暗红,外形圆或卵圆,桑葚样,质软、有弹性,易出血。海绵状血管瘤由大小不一的血窦组成,瘤体常较大,可压迫窦壁,破坏骨质,侵及邻近器官。

（三）临床表现

鼻出血反复发作,每次出血量不等,出血侧鼻腔进行性鼻塞。肿瘤较大可压迫鼻中隔偏向对侧,进而双侧鼻塞;继发感染者,鼻腔有臭味。出血多者可继发贫血,严重者导致休克。肿瘤向后突入鼻咽部可造成咽鼓管阻塞,出现耳鸣、听力下降。瘤体生长较大后可致面部隆起、眼球移位等类似鼻窦恶性肿瘤的临床表现。肿瘤向外扩张可引起面部畸形、眼球移位、复视、头痛等症状。

（四）诊断

根据临床表现、鼻腔及影像学检查可诊断。不主张诊断性穿刺。CT 或 MRI 可显示单侧鼻腔或鼻窦软组织肿物,伴局部骨质吸收,鼻腔外侧壁内移(彩图 34-2)。增强扫描肿物显影明显加强。海绵状血管瘤可使患窦扩大,骨质吸收并伴面部畸形时,易与上颌窦恶性肿瘤混淆,有时需经上颌窦探查确诊。上颌窦出血坏死性息肉很难与血管瘤鉴别,即便是组织病理学检查,偶尔也会难以区分。

（五）治疗

手术切除为主。发生于鼻中隔或下鼻甲者,应包括瘤体连同根部的黏膜甚至软骨膜一并切除。较大或发生于上颌窦者,根据瘤体的部位和范围,可采用鼻内镜手术开放上颌窦,也可采用上颌窦根治术或鼻侧切开术,完整切除肿瘤。

较大或巨大血管瘤,为减少术中出血和便于切除,术前可进行辅助治疗:① 小剂量放疗,使肿瘤纤维化和瘤体缩小;② 选择性供血动脉栓塞(多为上颌动脉);③ 颈外动脉结扎,反复局部注射硬化剂、冷冻或 YAG 激光气化,使瘤体激化和缩小。

第三节 骨 瘤

骨瘤(osteoma)是鼻窦最常见的良性肿瘤,多发生于额窦(70%),其次为筛窦(25%),上颌窦和蝶窦均少见(5%)。骨瘤基底多位于额窦后壁和筛窦顶壁,故亦是前颅底常见的良性肿瘤。少数巨大骨瘤可同时占据鼻窦、鼻腔甚至眼眶。多见于青年期,男性较多。

（一）病因

本病病因不明。可能原因有:

1. 由骨膜的"胚性残余"发生　多发生于额骨(膜内成骨)和筛骨(软骨内成骨)交界处。

2. 外伤和炎症　外伤和慢性炎症,尤其是外伤,可引起鼻窦、窦壁骨膜增生,约 50% 的骨瘤有额部外伤史。少数慢性鼻窦炎患者,伴发单个或多个骨瘤,提示骨瘤的发生可能与慢性炎症刺激有关。

（二）病理

骨瘤分化良好,生长缓慢,表面覆盖正常黏膜,依其病理组织可分为三种类型。

1. 密质型(硬性或象牙型)　质硬,较小,多有蒂,生长缓慢,可能来自膜内成骨,多见于额窦。

2. 松质型(软型或海绵型)　质松软,多广基,体积较大,生长较快,有时中心可液化成囊腔;表面为较坚硬的骨囊,可来自软骨内成骨,由骨化的纤维组织形成,常见于筛窦或上颌窦。

3. 混合型　临床较多见。外硬内松,常见于额窦。

除单纯型骨瘤外,还可有各种混合型骨瘤,如纤维骨瘤、骨血管瘤、骨样骨瘤等。

（三）临床表现

骨瘤生长缓慢，小者多无症状，常于影像学检查中偶然发现。较大的骨瘤依其发生的部位和侵犯的范围出现相应的症状。

额窦骨瘤较大时，可引起额部疼痛、感觉异常、额部隆起，但表面皮肤正常。若向鼻腔、眼眶生长，则破坏骨质，引起鼻塞、鼻内感染，以及眼球向前、向外下推移或突眼和复视等症状。若向后发展，则侵入颅内，出现颅内受压症状，如头痛、恶心、呕吐等。

筛窦骨瘤较大者，可占据大多数气房，内眦和额部隆起，并可深入额窦、蝶窦。向鼻腔、眼眶或颅内发展者，出现相应的症状。

（四）诊断

骨瘤诊断主要依据影像学检查，CT可见圆形或椭圆形高密度阴影，边缘光滑而清楚，据此可判断骨瘤的大小、范围及附着处。临床上应与外生性骨疣鉴别，后者多见于上颌窦，由骨质过度增生而成，可引起面颊部隆起变形。

（五）治疗

骨瘤以手术切除为治疗原则。小骨瘤且无症状者，通常不需要手术治疗。若在定期复查中发现其逐渐长大，可以考虑手术。较大骨瘤，且有压迫症状，或已向颅内扩展和出现颅内并发症者，应手术。手术进路大致可分为三类：鼻外额窦开放术、鼻侧切开术和额骨骨成形切口或双冠径路的颅面联合手术。术中注意保留和保护窦腔内黏膜、硬脑膜。对已侵入颅内的骨瘤，应行冠状切口颅面联合手术径路切除肿瘤。近年有学者尝试对相对局限的额、筛窦骨瘤经鼻内镜手术切除获得成功。

第四节　软　骨　瘤

鼻及鼻窦软骨瘤（chondroma of nose and nasal sinus）很少见，好发生于筛窦，其次为上颌窦和蝶窦，原发于鼻腔、鼻中隔及鼻翼软骨者更为少见。

（一）病因

本病病因未明。多认为与外伤、发育缺陷、慢性炎症及佝偻病等有关。

（二）病理

软骨瘤外观呈淡青色、淡黄色或淡蓝色，表面光滑，呈球形，基底广，亦可呈结节或分叶状，多有包膜，境界清楚。发生于鼻内者，大小不一。发生于鼻窦者可充满窦腔，可侵犯并破坏骨壁，侵及眼眶、口腔。瘤体多有弹性，硬如软骨。较大的肿瘤，中心部分可有黏液性变、囊性变、软化、坏死、钙化、骨化等改变。

软骨瘤依其原发部位可分为两类。

1. 内生性（中枢型）　指发生于正常情况下无软骨的骨组织内，单发或多发，可见于筛骨、颌骨、蝶骨、鼻中隔及鼻侧壁。

2. 外生性（周围型）　指发生于软骨周围者，常见于鼻中隔前部、外耳道和喉软骨。

软骨瘤生长缓慢，其组织结构虽属良性，但具有强大的生长潜力，逐渐生长、膨大，周围软组织和骨壁受其长期压迫可吸收破坏，侵犯邻近器官，临床表现类似恶性肿瘤。

男性发病较多，好发年龄为10~30岁的青少年，且常在青春期后停止发展。

（三）临床表现

根据肿瘤的范围、大小、部位而有不同的症状。常表现为单侧渐进性鼻塞、涕多、嗅觉减退、头昏、头痛等；当肿瘤长大，侵入鼻窦、眼眶及口腔等处后，可发生面部变形、眼球移位、复视、溢泪等表现。鼻镜检查可见瘤体表面光滑，被覆正常黏膜，广基，触之易出血。

（四）诊断

X 线片或 CT 扫描可清楚显示肿瘤界线，中心透明，如有钙化或骨化时，则呈特殊斑点状阴影。病理检查可确诊。软骨瘤应与骨瘤、鼻中隔软骨局部增生或鼻咽黏膜的异位软骨小岛鉴别。应注意有时不易与软骨肉瘤相鉴别。

（五）治疗

软骨瘤主要采用手术治疗方法。对放射治疗不敏感，而其临床经过类似恶性肿瘤，术后易复发，且有恶变为软骨肉瘤的可能。故手术应尽早进行，切除范围应彻底，多选择鼻外进路，术后应长期随访观察，注意有无复发或恶变。

第五节 神经鞘瘤

神经鞘瘤（neurilemmoma）是常见的周围神经肿瘤，多起源于感觉神经或混合神经的感觉部分，亦可来自交感和副交感神经。神经鞘瘤约 90% 为单发，10% 为多发。多发者如伴有全身皮下小结和皮肤色素沉着，则称神经纤维瘤病（von Recklinghausen 病）。鼻及鼻窦神经鞘瘤好发于鼻中隔、上颌窦、筛窦，亦可见于鼻根、鼻翼、鼻尖、鼻小柱、鼻前庭和筛板等处。

（一）病理

神经鞘瘤来自神经鞘的施万细胞，故又称为施万瘤（Schwannoma），其表面光滑，有包膜，色灰白，形圆或卵圆，硬度不一，可有蒂，所起源的神经位于肿瘤表面。神经纤维瘤无包膜，呈分叶状，所起源的神经多从肿瘤中心通过，因而神经受压的表现更加明显。

（二）临床表现

神经鞘瘤及纤维瘤生长缓慢，病程可长达十余年，早期多无症状，后期因肿瘤生长部位和大小而出现不同症状。例如生于外鼻者，可有象皮肿样外观；长于鼻腔或鼻窦者，则可出现鼻塞、小量鼻出血、局部畸形、头痛等症状；若肿瘤过大可侵及多个鼻窦，甚至破坏筛板而侵入颅内，出现脑组织受压症状。检查见肿瘤色粉红，表面光滑，较硬。神经纤维瘤包膜不明显，可有肿物疼痛，触压或牵拉时疼痛感。

（三）诊断

诊断根据病史特点及检查所见，CT 或增强 MRI 可明确肿瘤范围，确诊则依据组织病理学检查。

（四）治疗

手术治疗为唯一选择。此类肿瘤对放射治疗不敏感，小的肿瘤可观察和定期复查；较大的肿瘤侵及鼻窦或眼眶，应根据肿瘤部位设计不同切口。神经鞘瘤因有包膜，与周围组织粘连少，故应尽可能保留其起源的神经，彻底切除肿瘤，预后较好。神经纤维瘤因无包膜，难以彻底切除，往往术后遗有神经功能障碍，较易复发。良性神经纤维瘤较神经鞘瘤更易恶变成肉瘤，其恶变率为 3% ~ 12%。

（文卫平）

第三十五章　鼻及鼻窦恶性肿瘤

概　述：

鼻及鼻窦恶性肿瘤可发生于任何年龄,癌多发生于40~60岁,肉瘤则发生在年龄较轻者,甚至可见于婴幼儿。在鼻窦恶性肿瘤中,原发于上颌窦者最多见,甚至可占60%~80%,其次为筛窦,原发于额窦者少见,蝶窦者罕见。

在病理学上,鼻及鼻窦恶性肿瘤多数为鳞状细胞癌,好发于上颌窦;腺癌次之,好发于筛窦。此外,还有腺样囊性癌、淋巴瘤、未分化癌、移行上皮癌、乳头状瘤恶变、基底细胞癌和恶性黑色素瘤等。肉瘤仅占10%~20%,好发于鼻腔和上颌窦;软组织肉瘤有纤维肉瘤、网状细胞肉瘤、软骨肉瘤和横纹肌肉瘤等。

第一节　外鼻恶性肿瘤

外鼻为面部最突出部分,长期暴露在外,受外界因素的影响较大,尤其是日光暴晒,因此,外鼻是人类皮肤恶性肿瘤的好发部位之一。外鼻恶性肿瘤主要是原发于外鼻的皮肤癌。发病率有很明显的种族和地区差异,好发于白种人和日照时间长、紫外线辐射强烈的地区,在我国并不多见。

(一) 病因

外鼻皮肤癌的发生,可能与下列因素有关。

1. 日光暴晒和紫外线辐射　南半球国家(如澳大利亚、新西兰)白种人中,皮肤癌的发病率明显高于其他地区的有色人种。多数外鼻癌患者有长期暴露于日光、风、低温刺激等不利因素的病史。

2. 放射治疗　外鼻部曾因其他良性病变接受放射治疗若干年后,有可能诱发皮肤癌。

3. 癌前病变　如老年性皮肤角化症、色素痣、鼻硬结症、皮肤湿疹、痤疮、瘢痕、瘘管、慢性溃疡等。

4. 慢性特异性感染　外鼻皮肤长期存在的慢性特异性感染,如结核性瘘管、狼疮、硬结症等。

(二) 病理及临床表现

外鼻恶性肿瘤中最常见的是皮肤癌,以基底细胞癌和鳞状细胞癌多见,尤以前者为多。少见的外鼻恶性肿瘤尚有恶性淋巴瘤、恶性神经鞘膜瘤、腺癌、乳头状瘤恶变和恶性黑色素瘤等。

基底细胞癌好发于鼻翼和鼻尖。初起时表现为灰或黄白色、具有蜡样光泽的小硬结节,表面常覆有鳞屑。发展很缓慢,逐渐长大而成盘状斑块,中心发生溃疡,溃疡表面常有痂皮附着,可脱落而有少量出血,溃疡边缘隆起、较硬、整齐而内卷,与健康皮肤分界清楚,周边可有棕色或蓝灰色的色素沉着。晚期,肿瘤可沿骨膜、软骨膜潜行扩散,远超出肉眼所见的癌肿边缘,但很少有浸润深层骨质或侵犯黏膜者,极少发生转移。

鳞状细胞癌较基底细胞癌发展为快,早期呈疣状硬结,或呈乳头样、蕈样或菜花样外观,表面皮色暗红,可附痂皮,除痂后见出血面,有较明显的疼痛。逐渐发展破溃,形成难以愈合的溃疡。溃疡多呈火山口形,边缘不规则隆起,底部凹凸不平、污秽,触之易出血。可向深层发展,侵犯骨质,可向耳前、下颌下及颈淋巴结转移。

恶性黑色素瘤根据发生部位可分为皮肤恶性黑色素瘤和黏膜恶性黑色素瘤两大类。皮肤恶性黑色素瘤多发生在色素痣的基础上,当色素痣短期内变大,色素加深,溃破渗血或渗液,痒或刺痛,周围出现卫星结节,区域淋巴结肿大时,应考虑恶变。黏膜恶性黑色素瘤的恶性程度较皮肤者为高,预后差。

外鼻恶性黑色素瘤十分少见,原发于鼻腔者多见于鼻中隔、中、下鼻甲,少数可发生于鼻窦。鼻塞和血性腐臭分泌物常为首发症状,肿瘤多为外突结节状,表面溃破,棕黑色。可向周围侵犯至上颌窦、筛窦、眶内,破坏鼻中隔至对侧鼻腔,晚期可累及面部软组织,常转移至下颌下和颈深上淋巴结。外鼻恶性黑色素瘤恶性度极高,早期即可出现远处器官的转移。

(三) 诊断

外鼻恶性肿瘤因位置表浅,易引起患者及其家属的重视,故能早期就诊。医生应有足够的意识。对外鼻皮肤的无痛性硬结或任何溃疡,经 2 周治疗无痊愈趋势者,即应疑有恶性肿瘤的可能,尤其对中、老年患者,更应警惕,应及早进行病理检查以明确诊断。但是,如疑为恶性黑色素瘤时,则不应作切取或钳取活检,因为活检有引起肿瘤迅速扩散的可能。

(四) 治疗

外鼻基底细胞癌和鳞状细胞癌,如能早期确诊并及时广泛切除,预后较好。因为癌肿常超出肉眼所见界限之外,切口应距离肉眼所见边缘至少 1 cm,不应顾虑畸形而切除不彻底。最好用电刀或激光刀进行手术,以便封闭切口内可能造成转移的淋巴管和血管,避免手术操作不当而促成扩散。必要时应连同可疑受侵犯的骨质一并切除。手术所致的畸形,视缺损大小,可采用鼻唇沟带蒂皮瓣、耳郭复合组织瓣、前额带蒂皮瓣、裂层皮瓣等修复。修复或整形手术可以一期或分期进行。全鼻缺损者可行全鼻再造术或佩戴赝复物。病变范围较大者,如大于 4 cm 时,可辅以放射治疗。此时,综合治疗较单纯手术疗效更可靠。早期局限的外鼻基底细胞癌和鳞状细胞癌也可采用单纯放疗。

恶性黑色素瘤一经病理证实,即将病变组织广泛切除。病灶范围较广、侵犯较深者,应行选择性颈淋巴清扫术。恶性黑色素瘤对放疗和化疗均不敏感。

第二节 鼻腔恶性肿瘤

鼻腔恶性肿瘤大多继发于鼻窦、外鼻、眼眶、鼻咽等处的恶性肿瘤的直接扩散。原发性鼻腔恶性肿瘤少见,可起源于鼻腔内任何部位,但较常见于鼻腔侧壁,如中鼻甲、中鼻道、下鼻甲,少数起自鼻中隔。

(一) 病因

原发性鼻腔恶性肿瘤的发生可能与下列因素有关:① 长期慢性炎症刺激,使鼻腔黏膜上皮化生为鳞状上皮或移行上皮,进一步癌变;② 放疗后诱发;③ 外伤;④ 边界性良性肿瘤的恶变,如乳头状瘤、神经鞘瘤、小涎腺混合瘤。

(二) 病理

鼻腔恶性肿瘤以上皮源性癌肿为主,以鳞状细胞癌最常见,未分化癌少见,此外尚有腺样囊性癌、腺癌和嗅神经母细胞瘤等。近年来,鼻腔淋巴瘤的报道增多,可表现为黏膜粗糙不平、稍隆起、肿胀、糜烂、坏死或浸润,而无明显肿物。恶性黑色素瘤的报道近来亦有增多,近半数可无黑色素表现。起源于上颌窦、筛窦的恶性肿瘤早期就可侵入鼻腔,容易被误诊为鼻腔原发性恶性肿瘤。继发于鼻窦侵入鼻腔的恶性肿瘤,在病理学上以鳞状细胞癌为多,很少有未分化癌。

(三) 临床表现

早期仅有单侧鼻塞、鼻出血等症状,以后可出现鼻、面部麻木感、胀满感,顽固性头痛,进行性单侧鼻塞,反复少量鼻出血,嗅觉减退或丧失。患者常有多次"鼻息肉"切除手术及术后迅速复发的病史。继发感染或肿瘤溃烂时,可出现恶臭的血性鼻涕,反复大量鼻出血。恶性黑色素瘤患者可有黑色黏稠鼻涕。晚期肿瘤常充满鼻腔,将鼻中隔推向对侧,常侵犯鼻窦、鼻咽部、眼眶、腭、牙槽等部位,出现相应症状,如视力减退、复视、眼球移位、突眼、面颊膨隆、腭部肿物、耳鸣、听力减退和剧烈头痛等。

检查见鼻腔癌大多呈广基息肉样、乳头状、桑葚或菜花样,粉红或红色,质地较硬而脆,表面溃破及坏死,触之易出血。常伴有鼻息肉或鼻窦炎。

(四) 诊断

早期诊断取决于对早期症状足够的重视和警惕。遇 40 岁以上患者,近期出现单侧进行性鼻塞伴血性鼻涕者,或长期鼻窦炎,近期出现剧烈头痛和鼻出血者,多次"鼻息肉"切除手术及术后迅速复发者,均应怀疑鼻腔恶性肿瘤的可能,应及时病理活检。鼻窦增强 MRI 和 CT 扫描有助于明确肿瘤的原发部位及其扩展、侵犯范围。

(五) 治疗

应采取以手术切除为主,术前、术后放疗和化疗为辅的综合治疗。手术径路多采用鼻侧切开或唇下正中切口。

化疗为淋巴瘤主要治疗方式,仅 NK/T 细胞淋巴瘤对化疗敏感。未分化癌,晚期肿瘤或高龄、体弱不适于手术者,应以放疗和化疗为主,行根治性或姑息性治疗。

第三节　鼻窦恶性肿瘤

因解剖位置隐蔽,早期症状少,鼻窦恶性肿瘤不易早期确诊。多数患者在就诊时肿瘤并非局限于原发部位,鼻腔、鼻窦恶性肿瘤常合并出现。而且,鼻腔、鼻窦与眼眶、颅脑相互毗邻,晚期肿瘤可向邻近组织侵犯,以致有时很难判断何处为原发,诊断、治疗常感棘手,预后也远较外鼻恶性肿瘤为差。

(一) 病因

鼻窦与鼻腔恶性肿瘤发病因素类似。

1. 长期慢性炎症刺激　可使鼻窦黏膜上皮大面积鳞状化生,形成鳞状细胞癌的发生基础。上颌窦癌患者多伴有长期慢性化脓性上颌窦炎病史。临床上各组鼻窦炎发病率的差异与各鼻窦恶性肿瘤的发病率基本相符,均以上颌窦为最常见,筛窦次之,再次为额窦,而蝶窦少见。说明两者间可能有病因联系。

2. 经常接触致癌物质　长期吸入某些刺激性或化学性物质,如镍、砷、铬及其化合物,硬木屑及软木料粉尘等均有增加诱发鼻腔、鼻窦恶性肿瘤的危险。根据文献报道,英国、挪威、加拿大和前苏联等国家的制镍工人,以及英格兰和威尔士地区的家具制造业工人中,鼻腔、鼻窦癌的发病率增高。

3. 良性肿瘤恶变　鼻息肉或内翻性乳头状瘤反复发作,多次手术,则有恶变的危险。此外,鼻硬结病、小涎腺混合瘤、神经鞘瘤、纤维瘤等,也有恶变的可能。

4. 放射性物质　因鼻及鼻窦良性病变而行放疗者,若干年后有可能诱发恶性肿瘤,因此,应禁止滥用放疗。

5. 外伤　肉瘤患者常可追忆有外伤病史。

(二) 临床表现

鼻窦恶性肿瘤的临床表现随肿瘤原发部位和受累范围而异。

1. 上颌窦恶性肿瘤　原发部位对其临床表现、疗效及预后有很大的影响。Öhngren 曾提出自下颌角至同侧内眦部作一假想平面,称为"恶性平面"(图 35-1),将上颌窦腔分为前下和后上两部分。然后再通过该侧瞳孔中心作一假想的垂直平面,与上述恶性平面一起将上颌窦腔分为前下内、前下外、后上外和后上内四部分。一般说来,起自前下内部分者早期即可出现牙的症状,易于早期诊断和完整切除,故预后较好;

起自后上外部分者易侵入眼眶、颧部、颞下窝,预后较差;来自后上内部分的恶性肿瘤,症状出现较晚,易早期侵入邻近的眼眶、颅腔,难以完整切除,故预后最差。Sébileau 建议自中鼻甲下缘作一假想水平面,将上颌窦腔分为上、下两部分。发生于上部分的恶性肿瘤,容易通过筛窦或眼眶侵入颅腔,故预后较差。早期肿瘤较小,局限于窦腔某一部位,以内上角区为多,常无明显症状。随着肿瘤的发展,先后出现以下症状:①单侧脓血鼻涕:持续的单侧脓血鼻涕应引起注意,晚期可有恶臭味。②面颊部疼痛或麻木感:肿瘤侵犯眶下神经致患侧面颊部疼痛或麻木感。可为首发症状,对早期诊断甚为重要。③单侧进行性鼻塞:肿瘤挤压使鼻腔外侧壁内移或破坏鼻腔外侧壁侵入鼻腔所致。④单侧上颌磨牙疼痛或松动:肿瘤向下侵及牙槽所致。患者常因此先就诊于口腔科,常误诊为牙病,但拔牙后症状依旧。

上颌窦恶性肿瘤晚期破坏窦壁,向邻近组织扩展(图 35-2),可引起下列症状:①面颊部隆起:肿瘤压迫破坏前壁,可致面颊部隆起,面部不对称变形。肿瘤突破骨膜侵犯面颊软组织和皮肤时,可发生瘘管或溃烂。②眼部症状:肿瘤压迫鼻泪管出现流泪;向上压迫眶底可使眼球向上移位,触诊眶底抬高,眶缘变钝或饱满。③硬腭隆起:肿瘤向下扩展可致硬腭及唇龈沟呈半圆形隆起,甚至溃烂,牙槽增厚,牙齿松动或脱落。④张口困难:肿瘤向外侵犯翼腭窝和翼内肌时,可出现顽固性神经痛和张口困难。此症状多为晚期,预后不佳。⑤颅底受累:肿瘤可经鼻顶筛板侵犯颅前窝底,也可破坏侧壁侵犯颞下窝而达颅中窝底,出现内眦部包块,或有张口困难、颞部隆起、头痛、耳痛等症状。⑥颈淋巴结转移:可在晚期发生,多见于同侧颌下淋巴结。

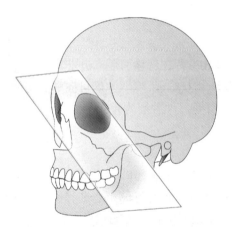

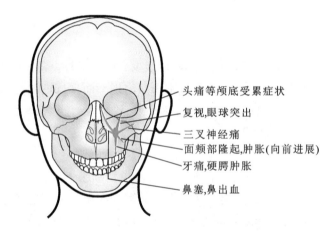

头痛等颅底受累症状
复视,眼球突出
三叉神经痛
面颊部隆起,肿胀(向前进展)
牙痛,硬腭肿胀
鼻塞,鼻出血

图 35-1　Öhngren 提出的自下颌角至同侧
内眦部所作的"恶性平面"

图 35-2　上颌窦各壁的恶性肿瘤
向周围扩展的部位

2. 筛窦恶性肿瘤　早期肿瘤局限于筛房可无症状。当肿瘤侵入鼻腔时,则出现单侧鼻塞、血性鼻涕、头痛和嗅觉障碍。晚期肿瘤可向各方向扩展,出现相应结构和器官受累的临床表现。最易向外侵犯纸样板进入眼眶,使眼球向外、前、下或上方移位,并有复视。后组筛窦肿瘤可侵入球后、眶尖,出现眶尖综合征,即突眼、动眼神经麻痹、上睑下垂、视力减退或失明。肿瘤向前发展,致内眦部隆起,向上侵犯筛顶,累及硬脑膜或侵入颅内,则有剧烈头痛。常发生同侧下颌下或颈深上淋巴结转移。

3. 额窦恶性肿瘤　原发于额窦的恶性肿瘤极少见,早期多无症状。肿瘤发展则出现额部胀痛、皮肤麻木和鼻出血等。肿瘤向外下发展时,可致前额部及眶上内缘隆起,眼球向下、外、前移位,向内或向上活动受限,可出现突眼、复视。晚期可侵入颅前窝,出现剧烈头痛和脑膜刺激征。淋巴结转移常发生在同侧下颌下或颈深上组。

4. 蝶窦恶性肿瘤　原发于蝶窦的恶性肿瘤极为罕见,但可见由鼻腔、鼻咽、后内侧筛窦或垂体恶性肿瘤扩展侵入蝶窦者,偶尔可见来自远处器官的转移。蝶窦恶性肿瘤早期无症状,随着肿瘤的发展,可有颅顶、眼眶深部或枕部的顽固性头痛,常向颈后部放射。断层 X 线摄片及 CT 扫描有助于明确肿瘤来源和侵及范围。临床上少见转移,患者常在出现明显转移之前,已死于广泛的颅底和颅内侵犯。

（三）诊断

鼻窦恶性肿瘤因为解剖部位隐蔽,早期无明显症状,足够的意识和高度的警觉对早期诊断很重要。遇单侧进行性鼻塞或血性鼻涕,单侧面颊部疼痛或麻木感,单侧上列磨牙疼痛或松动,尤其是 40 岁以上患者,都应怀疑鼻窦恶性肿瘤的可能,进行以下检查和诊断步骤。

1. 前、后鼻镜检查　可见鼻腔新生物呈菜花样,基底广泛,表面常有溃疡或坏死,触之易出血。如未见肿瘤,应注意鼻腔外侧壁有无向内侧推移现象,中鼻道或嗅裂有无血迹、息肉或新生物。后鼻镜检查时,尤其要注意后鼻孔区、鼻咽顶及咽鼓管咽口和咽隐窝处情况。

2. 鼻腔和鼻窦内镜检查　纤维鼻咽镜及鼻内镜可更清楚地观察肿瘤的原发部位、大小、外形以及中鼻道、嗅裂、蝶筛隐窝和鼻窦开口情况。疑有上颌窦恶性肿瘤时,可经上颌骨尖牙窝或下鼻道用套管针穿刺,插入鼻内镜,直接观察上颌窦内病变。

3. 病理活检及细胞涂片　肿瘤组织活检及鼻窦穿刺细胞涂片病理学检查是最终确诊的依据。凡单侧鼻腔或鼻窦新生物均应活检或细胞涂片检查。必要时须反复采取标本,进行病理检查。肿瘤已侵入鼻腔者可从鼻腔内取材活检。鼻窦内肿瘤可经穿刺抽吸细胞涂片。上颌窦肿瘤可经套管针穿刺,鼻内镜下取材活检。

4. 影像学检查　鼻窦 CT 或 MRI 检查可明确肿瘤的大小和侵犯范围(图 35-3)。正电子发射体层成像(positron emission tomograph,PET)反映各类组织间生化代谢的差异,通过局部血流量、氧利用率及葡萄糖代谢率等参数,区别肿瘤组织与正常组织在代谢上的差异,作为判断肿瘤有无远处转移的依据。

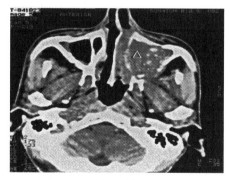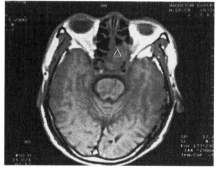

A. 上颌窦癌轴位 CT　　　　　　　　　　　　　B. 筛窦癌MRI

图 35-3　上颌窦癌轴位 CT 及筛窦癌 MRI

5. 手术探查　临床上高度怀疑鼻窦恶性肿瘤,无法活检或多次活检不能确诊者,可考虑鼻窦探查手术,术中结合快速冷冻切片病理检查结果有利于确诊。

此外,诊断时应注意与鼻咽癌、肉芽肿性多血管炎等(参见第九篇第八十七章中自身免疫病的耳鼻咽喉科表现)相鉴别。鼻咽癌常可能向前或向上发展侵犯鼻腔或蝶窦,黏膜下型鼻咽癌可侵犯蝶窦而鼻咽黏膜则正常。

📖 拓展知识 35-1　鼻 - 鼻窦恶性肿瘤的 TNM 分类

（四）治疗

根据肿瘤的病理类型、原发部位、侵犯范围及患者的全身情况,可采取手术治疗、放射治疗和化学治疗。当前多主张早期采用以手术为主的综合疗法,包括术前放射治疗,手术彻底切除原发肿瘤病灶。必要时可行单侧或双侧颈淋巴结清扫术,以及术后放射治疗和化学治疗等。首次治疗是治疗成败的关键。

1. 放射治疗　单纯根治性放射治疗只适用于对放射线敏感的恶性肿瘤,如肉瘤、未分化癌,但疗效并不完全满意。单纯姑息性放射治疗可用于无法行根治性手术切除的晚期病例。对术后复发及不能耐受手术者,也可进行放射治疗,但疗效并不理想。手术前或手术后加用放射治疗,疗效较好。目前多倾向于术前放射治疗,可使癌肿缩小,周围血管与淋巴管闭塞,减少播散机会。但要注意切勿过量,以免引起术后愈合不良、放射性骨坏死和咬肌纤维化等不可逆并发症,使面部变形,口腔功能严重受损。可采用 ^{60} 钴或直线加速器放射治疗,总量控制在每 4 ~ 6 周 50 ~ 60 Gy(5 000 ~ 6 000 rad)为宜。放射治疗后 2 ~ 4 周进行手术切除,此时肿瘤的退变已达最大程度,正常组织的放射反应亦可减退,不会引起正常组织的继发性变性。

2. 手术治疗　为多数鼻窦恶性肿瘤首选的治疗手段,尤其是早期肿瘤范围较局限者。对范围较大、周围结构较复杂,单纯手术难以达到根治性切除者,术前或术后应配合放射治疗或化学治疗,以减少术后复发,提高疗效。

（1）上颌窦恶性肿瘤　根据情况可选择上颌骨部分切除术或上颌骨全切除术,必要时加眶内容摘除术（图 35-4）。上颌骨全切除后的硬腭缺损用保留的硬腭黏骨膜修复,或术后安装牙托。

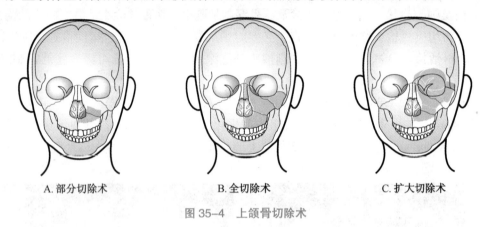

A. 部分切除术　　　　B. 全切除术　　　　C. 扩大切除术

图 35-4　上颌骨切除术

（2）筛窦恶性肿瘤　可行鼻外进路筛窦切除术或鼻侧切开术。侵及颅内的病例,可行颅面联合进路手术。

（3）额窦恶性肿瘤　可采用鼻外进路额窦手术,术中将肿瘤连同窦腔黏膜全部切除。尽可能行额骨骨瓣复位,以保持面容。必要时,可将额窦前、后壁,额窦中隔和底壁连同筛窦整块切除,再行整形修复手术。

（4）蝶窦恶性肿瘤　可采用鼻侧切开术,经筛窦达到蝶窦,尽量切除肿瘤。蝶窦恶性肿瘤应以放射治疗为主,手术为辅。

3. 化学治疗　大多数鼻窦恶性肿瘤不应首选化学治疗。只对不愿接受或不适宜放射治疗及手术的患者或手术不彻底者,可采用化学治疗。化学治疗还可用于术后复发不能再手术者的姑息性治疗。

（五）预后

鼻窦恶性肿瘤因早期诊断困难,预后多数不佳。上颌窦癌即使采用综合治疗,5 年生存率仅达 30% ~ 40%。因此,早期诊断对提高生存率极为重要。

（胡国华）

咽 部 疾 病

第三十六章 # 咽科学基础

概 述:

本章主要讲解咽科学疾病的诊断、治疗,以及手术相关的解剖学、生理学知识。重点讲解鼻咽、口咽、喉咽各壁的结构,咽的筋膜间隙及咽的淋巴组织。掌握本章内容是进一步学习咽部疾病的基础。

第一节 应用解剖学

咽腔(cavity of pharynx)是呼吸道中联系鼻腔与喉腔之间的要道,也是消化道从口腔到食管之间的必经之路。其上宽下窄,前后扁平。位于第 1~6 颈椎前方。成人全长 12~13 cm(图 36-1)。

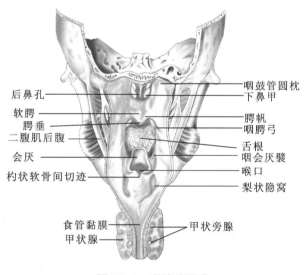

图 36-1 咽腔后面观

上界:起于颅底,略呈拱顶状,有咽腱膜相隔,成人横径约 3.5 cm。

下界:在第 6 颈椎下缘水平,于环状软骨下接食管,此处横径约 1.5 cm,是消化道最狭窄处,即食管入口处。

前界:自上而下与后鼻孔、咽峡及喉入口相通。

后界:借疏松的结缔组织与椎前筋膜连接。

双侧:茎突及起始于茎突的肌肉,并与颈内动脉、颈内静脉和迷走神经相邻。

一、咽的分部

咽分为三部分：鼻咽（nasopharynx）、口咽（oropharynx）和喉咽（laryngopharynx）（图 36-2）。

（一）鼻咽

鼻咽范围由颅底至软腭游离缘。垂直径 5.5～6 cm。前后径和横径随年龄而增大。鼻咽部的各壁除软腭活动外，其余均较固定。成人鼻咽部后壁软组织厚度约 3.5 mm，顶壁厚约 4.6 mm。

1. 前壁　前方借后鼻孔与鼻腔相通，正中是鼻中隔的后缘，两侧是后鼻孔，后鼻孔的上下径约 25 mm，横径 12.5 mm。

2. 顶后壁　从后鼻孔的上缘至软腭游离缘，因呈弓状弯曲又称穹窿，由颅底的蝶骨体、枕骨基底部、颞骨的岩部和第 1、2 颈椎构成，覆盖有咽腱膜。腱膜下有淋巴管网，汇入咽旁间隙，流入后组颈上淋巴结。颅底的破裂孔和岩部尖在鼻咽顶的外侧，破裂孔的纤维组织与咽腱膜相接，形成颅内、外的通道，肿瘤易侵入颅内，破裂孔的后方有颈动脉的外口，再向外有颈静脉孔。

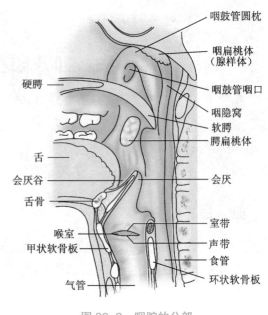

图 36-2　咽腔的分部

（1）咽扁桃体（pharyngeal tonsil）　又称腺样体、增殖体，在鼻咽部的顶和后壁的交界处，堆积很多淋巴组织，胚胎 4 个月发生，6～7 岁后开始萎缩。

（2）咽囊（pharyngeal pouch）　于咽扁桃体的下方，中央常有囊样小凹陷，为胚胎时上皮随脊索顶端退化而形成。感染后可形成咽囊炎，儿童多见。

3. 侧壁　主要有咽鼓管咽口和咽隐窝。

（1）咽鼓管咽口（pharyngeal opening of auditory tube）　鼻咽两侧距下鼻甲后方 1 cm 处各有一漏斗状开口，此开口的前、上、后处有唇状隆起——咽鼓管圆枕，为咽鼓管软骨末端突起所形成。正常情况，咽口前、后唇接触，呈垂直裂隙状，活动时后唇向后移，咽口张开为三角或环状。在新生儿咽鼓管咽口平硬腭水平，4 岁升高到硬腭平面上 3～4 mm，成人则高于硬腭 10 mm。咽口有较丰富的淋巴组织，称咽鼓管扁桃体。

（2）咽隐窝（pharyngeal recess）　在圆枕后上方的凹陷处。新生儿时不明显，6～12 个月渐变深，很快发育为成人状态。其上 1 cm 处是颅底的破裂孔处，邻近颈内动脉和岩浅大神经，咽隐窝是肿瘤最常见的原发部位之一。此处还有动眼神经、滑车神经、三叉神经及展神经。

4. 下壁　为软腭游离缘。吞咽时软腭上提，软腭的边缘与咽后壁接触，关闭鼻咽峡，防止食物逆流入鼻腔。

（二）口咽

口咽为软腭游离缘水平至会厌上缘水平（图 36-1，彩图 36-1）。

1. 前壁　上部借咽峡与口腔相通，下部为舌根。

咽峡（isthmus of fauces）：为腭垂、舌腭弓、咽腭弓、软腭游离缘和舌背共同组成的环状狭窄部。舌根与会厌之间有正中的舌会厌皱襞与两侧的咽会厌皱襞所形成的会厌谷，常为异物停留处。

2. 后壁　相当于第 2、3 颈椎前部。表面覆有黏膜和椎前筋膜，两者之间有疏松的结缔组织及咽后淋巴结，感染后可形成咽后脓肿。

3. 侧壁　由舌腭弓、咽腭弓、扁桃体和侧后壁组成。

（1）扁桃体窝（tonsillar fossa）　容纳腭扁桃体，前壁为舌腭弓，下方呈片状延续到舌根旁称三角皱襞。后壁为咽腭弓，两弓在顶部连接，形成半月状皱襞。窝的深部为咽腱膜和咽上缩肌，扁桃体与咽腱膜（扁桃体包膜）附着较紧，包膜与咽肌之间有疏松的结缔组织，为扁桃体周围间隙，是扁桃体周围脓肿的发病区。

（2）腭扁桃体（palatine tonsil）　简称扁桃体，位于两侧的扁桃体窝内。扁桃体为一对淋巴组织，内含许多淋巴滤泡和结缔组织网（图 36-3）。在 5~7 岁时淋巴组织增生，扁桃体呈生理性肥大。临床将扁桃体的大小分为 3 度：Ⅰ度，超过舌腭弓，不遮盖咽腭弓；Ⅱ度，遮盖咽腭弓；Ⅲ度，超过咽腭弓突向中线。

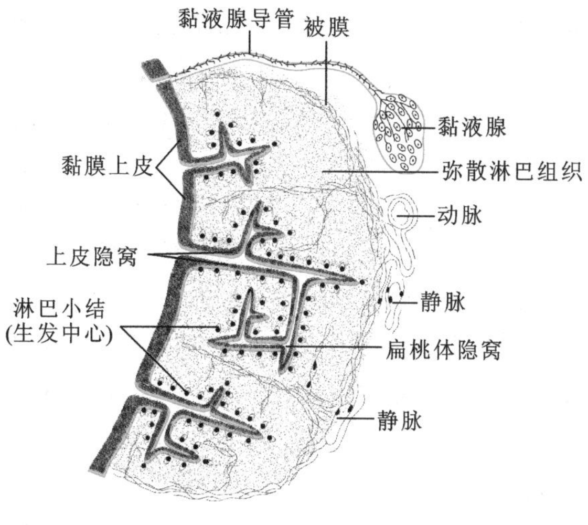

（3）扁桃体小窝（tonsillar fossula）　腭扁桃体表面覆盖的复层扁平上皮，向内陷入形成 8~12 个形状不规则的小凹，称扁桃体小窝，其向扁桃体实质内伸入的囊状分支称扁桃体隐窝。外界细菌随呼吸或饮食进入口腔，并吸入小窝内，大量繁殖生长，最终引起扁桃体的炎症。当扁桃体化脓时，小窝口处有脓点渗出。

（4）扁桃体动脉、静脉和神经　扁桃体的动脉很丰富，共有 5 支，全部来自颈外动脉的分支。① 腭降动脉，为上颌动脉的分支，分布于扁桃体上极及软腭；② 腭升动脉，为面动脉的分支；③ 面动脉扁桃体支；④ 咽升动脉扁桃体支，2、3、4 支动脉均分布于扁桃体、咽腭弓及舌腭弓；⑤ 舌背动脉，来自舌动脉，分布于扁桃体下极。其中面动脉主干仅在扁桃体窝的深部约 12 mm 处，扁桃体手术时易损伤，导致出血不止。静脉在扁桃体被膜外的周围间隙中形成丛状（静脉丛），回流入咽静脉丛。来自蝶腭神经节的分支（腭后、腭中支）支配扁桃体的上端，舌咽神经的分支（扁桃体支）支配扁桃体的下端（图 36-4，图 36-5）。

（5）扁桃体淋巴　扁桃体本身为一大的淋巴器官。它无输入淋巴管。深部的毛细淋巴管，经小梁穿过被膜，逐渐汇集成较大的淋巴管，穿过颈筋膜，注入颈深上淋巴结或颈浅淋巴结、下颌下淋巴结和下颌角淋巴结。

4. 腭部（palatum）　由硬腭和软腭组成。

软腭：约占腭部的后 1/3，由黏膜、黏膜下组织、腭腱膜及腭肌等组成，厚约 1 cm，起于硬腭的后缘，后面

图 36-3　扁桃体结构

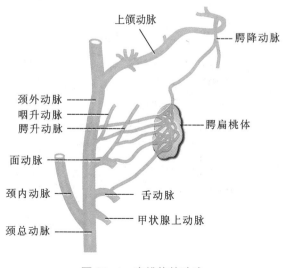

图 36-4　扁桃体的动脉

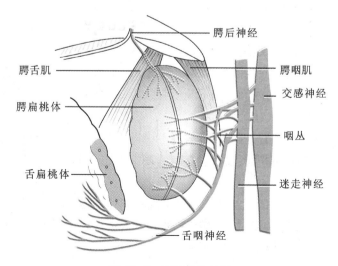

图 36-5　扁桃体的神经

是游离缘,正中形成腭垂。软腭后方因游离向后下,称为腭帆。

腭肌:位于软腭的后 2/3,肌肉细小,共计 5 对(图 36-6)。

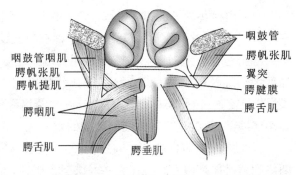

图 36-6 腭肌

(1)腭帆张肌 起自蝶骨的角棘、翼突的舟状窝和咽鼓管的软骨板下,止于腭骨的后缘,构成腭腱膜。其作用为紧张腭帆和开大咽鼓管。

(2)腭帆提肌 起自颈内动脉后的岩部尖下部,止于腭腱膜、软腭中部和腭垂的上方,发音时将软腭提起并向后与咽后壁接触,引起腭咽闭合。发音时,软腭两侧常有两个凹窝,即两侧腭帆提肌附着点。

(3)腭舌肌 起自腭腱膜的口腔面,止于舌根后 2/3 处。其主要功能是使腭帆下降,紧缩咽腔。

(4)腭咽肌 位于咽腭弓内,上下两端较宽阔,起于喉咽腔后壁的咽纤维膜和甲状软骨板的后缘,向内上方止于腭腱膜,有一肌纤维束——咽鼓管咽肌止于咽鼓管的软骨。其作用是上提咽喉和向前牵引咽腭弓,使两侧向中间靠拢。

(5)腭垂肌 起自后鼻棘和软腭的腭腱膜,止于软腭正中的游离缘。其作用为上提腭垂,进食时有分流作用。

以上对肌肉,除腭帆张肌属三叉神经的上颌神经支配外,其余均属迷走神经的咽丛支配。

(三)喉咽

喉咽位于会厌上缘至环状软骨下缘之间,向下与食管入口连接。两侧有梨状隐窝,此窝的外侧黏膜皱襞上,有一自外上向内下的斜行皱襞,因内有喉上神经的内支,称喉上神经襞。梨状隐窝上缘的咽会厌襞,其黏膜下有茎突咽肌的肌束。两侧梨状隐窝之间与环状软骨板后方的间隙称环后隙,其下方即为食管入口,此处有环咽肌环绕,为食管的第一狭窄部位。

二、咽壁的结构

咽壁从内至外有 4 层,即黏膜层、纤维层、肌肉层和外膜层。

1. 咽黏膜(黏膜层) 鼻咽部黏膜为假复层纤毛柱状上皮,口咽和喉咽部黏膜是复层扁平上皮,移行过渡。固有膜内的纤维较致密,由弹力纤维和胶原纤维组成,以纵行为主。固有膜与肌层紧密相连。黏膜内的小腺体统称为咽腺。还有大量的淋巴结和淋巴组织。

2. 咽腱膜(纤维层、咽颅底筋膜) 位于黏膜和肌膜之间,由结缔组织构成,含有大量的弹力纤维,上部厚韧,牢固地附着在颅底的咽结节向两侧达颞骨岩部,至咽鼓管软骨后向前,至翼突内侧板经下颌舌骨线后,附着到舌、舌骨、茎突舌骨韧带、甲状软骨和环状软骨。

咽壁最上端,咽上缩肌上缘以上的咽壁无肌层,此处的咽纤维层,称咽颅底板。在咽后壁中线处形成咽缝,为咽缩肌附着处。

3. 咽肌(肌肉层) 由咽缩肌和咽提肌交织而成(图 36-7)。

(1)咽缩肌 共有 3 对(咽上、中、下缩肌),左右相会于正中的结缔组织条索——咽缝上,以最下方依次叠加在上方肌肉上。作用:其肌纤维环绕咽壁,收缩时咽腔缩小;吞咽食

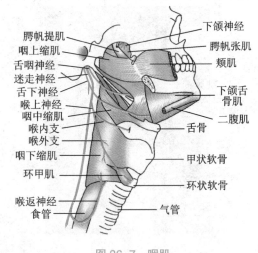

图 36-7 咽肌

物时,各咽缩肌的纤维束自上而下,依次收缩,将食团挤压入食管。咽上缩肌还有将软腭拉向后方以及提肌的作用。

1)咽上缩肌 分别起自翼突内侧板的内缘下方、颊咽肌缝(颊肌外、咬肌内之间的空隙)、下颌舌骨线和舌根侧缘,经咽侧壁达咽后壁。

2)咽中缩肌 起自舌骨小角茎突、舌骨韧带下部和舌骨大角,中部纤维束水平横行,上部纤维束斜行向上遮盖咽上缩肌下部,下部肌纤维束则被咽下缩肌遮盖。

3)咽下缩肌 最厚的一对,主要起自甲状软骨斜线后的软骨面、甲状软骨的后缘及其下角,其肌纤维越向上,倾斜度越大,最上方肌纤维束可达颅底。下方的肌纤维束略向下弯曲,呈环状与食管上端的肌层相接,无明显界线。

(2)咽提肌 位于各咽缩肌的内面,咽纤维膜的后面。各纤维束的下端分散止于咽侧壁上。

1)茎突咽肌 其作用为提咽,缩短咽腔,将咽腔向外上方牵引,两侧同时收缩不仅缩短咽腔的长度,同时扩大咽腔的宽度。肌肉细长而扁,起自茎突根部的后内,向前下方经咽中、上缩肌之间,分散止于咽中缩肌上缘和咽后壁。其中部分肌纤维经腭扁桃体外侧到甲状软骨后缘,经咽会厌襞内到会厌前,经杓会厌襞入杓会厌肌。

2)咽腭肌。

3)咽鼓管咽肌。

茎突咽肌、咽腭肌、咽鼓管咽肌为不完整的纵行肌层,多在各咽缩肌内侧面下行,分散到咽壁各处。收缩时,完成提咽向上,协调吞咽动作,可上提喉头,封闭喉口等。支配神经是咽神经丛(运动)。咽神经丛由舌咽神经、迷走神经和颈上神经的分支(喉返神经)组成。

4. 咽外膜(外膜层) 是颊咽筋膜(覆盖颊肌外面和咽的侧壁)的延续部分,为围绕咽肌外围的薄纤维膜,与椎前筋膜有疏松的结缔组织相连。这层结缔组织中含有神经、血管和淋巴结等。咽后淋巴结也位于此层内。

三、咽的筋膜间隙

咽部的筋膜是颈部筋膜的一部分,也分为颈浅和颈深筋膜。颈深筋膜又分为颈深筋膜的浅、中、深三层。咽的筋膜间隙是颈筋膜之间的潜在间隙,只有在间隙内发生感染形成脓肿时,间隙的空腔才真正形成(图 36-8)。

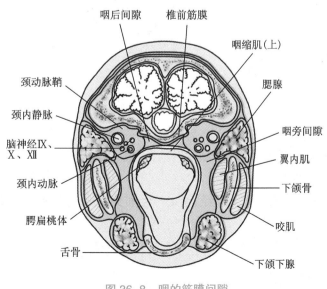

图 36-8 咽的筋膜间隙

1. 咽后间隙　位于颈深筋膜中层（颊咽筋膜）和颈深筋膜深层（翼筋膜）之间。此间隙上至颅底，下达第1、2胸椎平面。中间有咽缝分为左、右两侧，因此在咽部检查时，咽后脓肿常表现为咽后壁的一侧隆起。

2. 咽旁间隙（咽侧隙）　位于咽后间隙的外侧，相隔颈深筋膜中层。咽旁间隙的外界是翼肌和腮腺被膜，后面是椎前筋膜和颈椎的横突。咽旁间隙被茎突和附着的肌肉分成前、后两部分，前部主要为茎突咽肌和茎突舌肌，后部为颈动脉鞘（内脏血管隙），即筋膜包绕的颈动脉、颈内静脉和迷走神经。咽旁间隙为头颈部最易发生感染的间隙。

咽旁间隙向前下与下颌下间隙相通，向内、后与咽后间隙相通，向外与咬肌间隙相通。

四、咽的血管、淋巴和神经

1. 咽动脉（artery of pharynx）　主要来自颈外动脉的咽升动脉和腭升动脉，还包括腭降动脉分支及翼管动脉等。

2. 咽静脉（vein of pharynx）　在咽后壁的外膜内，吻合成网，分别汇入翼丛、椎静脉丛，也有部分组成咽静脉，注入颈内静脉。

3. 咽淋巴（lymph of pharynx）　咽黏膜的固有层内含有丰富的淋巴细胞，淋巴细胞汇集成淋巴滤泡，淋巴滤泡又汇集为腺样的淋巴组织，称为扁桃体。排列在呼吸道及消化道入口处的扁桃体样组织组成环状，称淋巴环（pharyngeal lymphatic circle），分为内环和外环（图 36-9）。

内环：咽扁桃体、咽鼓管扁桃体、腭扁桃体、舌扁桃体、咽侧索、咽后壁淋巴滤泡等。

外环：咽后淋巴结、下颌角淋巴结、下颌下淋巴结、颏下淋巴结。

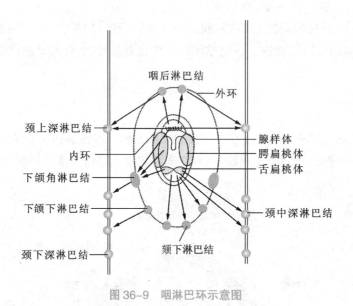

图 36-9　咽淋巴环示意图

两环之间相互通连。但鼻咽部主要汇入咽后淋巴结——颈上深淋巴结和乳突肌后缘淋巴结（咽扁桃体）。口咽部主要汇入下颌角淋巴结——颈中深淋巴结，舌根、舌扁桃体及会厌谷处汇入椎前淋巴结。喉咽部汇入颈中深淋巴结。

4. 咽神经　咽的感觉神经主要是舌咽神经、迷走神经和交感神经，运动神经主要是副神经。

第二节　咽的吞咽功能及机制

1. 吞咽过程　食物团经舌、颊、硬腭和颈部肌肉的依次运动，被迫入口咽部，同时，引起一系列的咽反射动作:① 咽腭各肌将腭帆向后上翻起,鼻咽腔缩小,咽后壁向前隆起与腭帆的背面相接,最终封闭鼻咽峡,以防止食物反流进入鼻咽部;② 呼吸暂停,喉入口关闭,食物经两侧的梨状隐窝到喉咽部,喉咽和食管入口开放,食团在压力的作用下进入食管入口,通过食管的蠕动进入胃内,完成消化和吸收的准备过程。这一过程连续而又协调一致。

2. 吞咽过程中的保护性神经反射 吞咽时,喉头上升,喉入口关闭,呼吸抑制,咽及食管入口开放。这是一个复杂的反射动作。食物到达下咽部时,刺激黏膜内的机械感受器,冲动经咽丛、舌咽神经和迷走神经的传入纤维到达延髓的孤束核,继至脑干的网状系统和疑核。疑核通过传出神经纤维,使内收肌收缩,同时抑制环杓后肌的活动,使声门紧闭,声带拉紧;而脑干的网状系统抑制吸气神经元,使呼吸暂停;如果食物进入喉的入口(常发生于婴儿),则会刺激喉上区域黏膜的感受器而增强这种反射。

喉外肌亦参与吞咽反射,正常吞咽时,由于甲舌肌的收缩和环咽肌的松弛,使甲状软骨与舌骨接近,喉头抬高。

通过 X 线观察,当食团积聚于会厌上时,喉和舌骨向上,同时舌骨旋转,其大角呈水平位,使会厌倒向咽后壁,阻止食物外溢;在吞咽时,随着食团向下移动,舌骨体更向甲状软骨靠近,此时喉腔前后径约为平静呼吸时的 1/3。喉关闭运动的最后动作是位于食团通道中的会厌突然下降,关闭喉入口。

第三节 咽的其他功能

咽为呼吸和吞咽的通道,还有发音和防御等功能。

1. 呼吸功能 当鼻腔阻塞或呼吸量增加时,气流常常经口腔出入,此时进入气管和肺部的气流,需要咽部黏膜完成一系列的处理过程:将空气调节为适宜的温度;增加气体的湿度;咽黏膜的酸碱度可以清洁空气,达到杀菌的目的。相应介绍及功能障碍详见第四十四章。

2. 发音功能 发音功能主要在声带,并借助鼻腔、口腔等部位完成元音、辅音的音素,但声音可以通过咽腔产生共鸣音,使之具有特殊的音色。

另外,咽部位于鼻腔、口腔和喉腔的交汇口,各部位的分泌物均会集中到此处后排出体外或咽下。鼻咽部的咽鼓管开口,在吞咽动作中瞬间开放,以维持鼓室内的气压平衡,使听力保持正常状态。

咽部淋巴构成了内、外环状保护功能,产生抗体和免疫力,消灭病原微生物。

(冯 永)

第三十七章　咽部检查法

概　述：

咽部常规 X 线检查、CT、MRI 及咽部血管造影检查对咽部疾病的诊断具有重要价值,每种检查各有优缺点,需要进行选择。吞咽功能检查重点介绍咽和食管钡造影的临床应用价值。睡眠呼吸监测、咽部内镜检查、pH 监测等检查方法详见第四十四章、第四十八章和第六十五章。

第一节　吞咽功能检查

食团自口腔进入胃的过程称为吞咽。完成吞咽动作涉及口、咽、喉及食管等器官,并且需要上述诸器官具有快速协调功能。吞咽动作是一反射性运动,包括食物进入咽部前的自控阶段及食物进入咽部的反射活动阶段。在咽部的反射活动过程中某一环节出现问题,均可导致吞咽功能障碍。

可以通过询问病史、咽部常规检查、咽喉内镜及食管镜检查等了解吞咽功能及有无相关病变。X 线钡剂透视对吞咽功能检查具有重要价值。咽麻痹时,钡造影检查可见钡剂潴留于会厌谷和梨状隐窝内,由于咽肌缺乏收缩功能,钡剂存留较长时间难以排空。如为单侧麻痹,钡剂主要自健侧进入食管内,麻痹侧钡剂潴留不能排空。双侧咽麻痹者,钡剂潴留于双侧梨状隐窝和咽腔内难以进入食管,且易溢入喉气管内。软腭瘫痪者还常见钡剂向上进入鼻咽,涂抹于软腭背面和鼻咽后壁。在喉麻痹时,由于声门关闭不良,出现呛咳,可见钡剂流入气管。在钡剂进入食管后,还可确定食管内有无占位性病变。

咽肌的肌电图检查,可以了解肌电活动情况,有助于吞咽功能障碍原因的诊断。

🖥 **拓展图片 37-1**　吞钡检查

第二节　咽部影像学检查

（一）咽部常规 X 线检查

1. 咽部侧位　患者俯卧,头侧置。患侧紧贴台面。矢状面与台面平行,中心射线经颧骨中心垂直射达胶片,适用于以鼻咽部为中心的照片;中心射线经下颌骨后缘垂直投照至胶片中心,则适用于以口咽、喉咽部为中心的照片。本片可见鼻咽与口咽相接呈 F 形透明管道。咽后壁的软组织阴影呈光滑、整齐的带状,正常厚度约为 3.5 mm,顶壁稍厚约为 4.6 mm。口咽后壁、喉后和气管后软组织呈阶梯式渐次增厚,如以口咽后壁为准,成人喉后和气管后软组织分别为咽后壁厚的 2~2.5 倍和 4~5 倍;本片主要用于观察并测量咽后壁软组织宽径(厚度),对咽后脓肿的诊断有重要意义。

🖥 **拓展图片 37-2**　咽部侧位 X 线片

2. 茎突的 X 线检查　头置于标准侧位,嘱下颌前伸,使颌后间隙增宽,X 线稍向头端倾斜,通过耳下间隙,双侧分别投照。正常茎突于侧位片上可测得全长,平均长度为 2.5 cm,超过此值可考虑为茎突过长。

3. 钡造影检查　咽和食管常用硫酸钡造影检查,检查时透视可观察腔壁舒、缩轮廓和排空情况,黏膜表面附着钡剂的多少与钡剂黏度和黏膜湿度有关。一般除会厌谷可有少量钡剂存留外,咽和食管颈部黏膜存钡少,应以钡气双重造影检查为好。吞钡造影检查可以了解口咽、喉咽和食管有无占位性病变。

(二) 咽部 CT 检查

咽部 CT 检查可精确估计肿瘤侵犯邻近结构的范围或发现较早期病变有无轻微骨质破坏。通常以舌骨为界,鼻咽和口咽在舌骨上区,喉和喉咽在舌骨下区(图 37-1)。由于咽喉肿瘤与颈部大血管和淋巴结关系密切,常规均应行增强扫描。检查鼻咽应包括蝶鞍至颌下部一段,必要时可扩大扫描范围,颅底骨结构应加骨窗观察。喉和喉咽检查应包括舌骨稍上方至环状软骨稍下方范围,扫描层面应力求与声带或喉室平行,且保持双侧对称,以免造成误解。

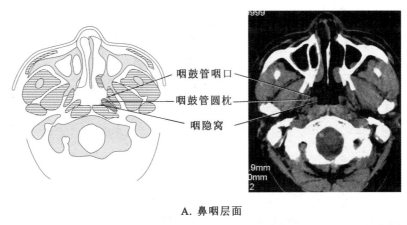

A. 鼻咽层面

咽鼓管咽口
咽鼓管圆枕
咽隐窝

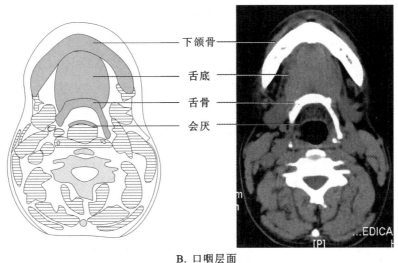

下颌骨
舌底
舌骨
会厌

B. 口咽层面

图 37-1　咽部横断层面 CT

咽部 CT 特别是鼻咽部 CT 扫描检查已作为诊断咽部良、恶性肿瘤的常规检查方法,CT 可直接显示肿瘤的部位、范围及其对颅底侵犯及颈淋巴结转移情况。

(三) 咽部 MRI 检查

MRI 对软组织的显示优于 CT。咽部的 MRI 检查可以明确肿瘤的部位、大小以及侵犯的范围,特别是对于咽部早期肿瘤的诊断具有重要价值。

📺 拓展图片 37-3 *咽部矢状面MRI*

(四) 咽部血管造影检查

咽部的血管造影主要用于诊断鼻咽部血管纤维瘤和咽部的血管肿瘤。一般采用颈动脉造影或颈外动脉造影,主要用于检查血管性病变(动脉瘤、动静脉瘘、动脉狭窄等)和富有血管之肿瘤(血管瘤、化学感受器肿瘤、纤维血管瘤、脑膜瘤、某些神经鞘瘤、恶性肿瘤等),帮助了解肿瘤的血液供应和肿瘤与大血管的关系,以利于更好地制订治疗方案。动脉造影可用直接穿刺或插管方法进行,应用数字减影血管造影(digital subtraction angiography, DSA)效果更好。同时,还可选择性进行动脉栓塞,以治疗血管性肿瘤等,为介入放射学内容之一。

（冯 永）

第三十八章　咽部先天性疾病及畸形

概　述：

本章主要讲解舌甲状腺和先天性舌根囊肿，其均位于舌根之舌盲孔范围，属少见病。注意在处理舌甲状腺时，切勿忽视正常部位有无甲状腺及其功能。

第一节　舌 甲 状 腺

胚胎发育过程中，由多种因素影响甲状腺原基不能下降到正常位置，可发生异位甲状腺。常以舌盲孔处多见，称为舌甲状腺（lingual thyroid gland）。若全部甲状腺组织异位而颈部正常位置无甲状腺组织，称迷走甲状腺（aberrant thyroid gland）。若正常部位有甲状腺组织而在其他部位亦有甲状腺组织，称副甲状腺（accessory thyroid gland）。

（一）临床表现

本病早期仅有咽异物感或刺激性咳嗽，若肿物较大可出现：①咽部阻塞症状，如吞咽不畅、言语含混，严重者可引起呼吸困难，新生儿可因此发生窒息。②咽痛、出血。③甲状腺功能减退或亢进。

（二）检查

舌甲状腺位于舌盲孔与会厌之间舌正中线上，可见肿物呈半圆形隆起或结节状，基底广，表面覆有黏膜，与舌组织界线分明，色红。

（三）诊断

本病根据症状及体征不难诊断，应与舌根部血管瘤、舌根囊肿、纤维瘤及腺瘤相鉴别，核医学检查有确诊价值，放射性核素 ^{131}I 扫描可确定舌根部肿物是否为甲状腺组织及颈部正常位置是否有甲状腺存在。

（四）治疗

1. 肿物小，患者无症状，可暂不予处理。

2. 保守治疗　适用于迷走甲状腺及有甲状腺疾病样症状者。可选择局部注射硬化剂、放射性核素 ^{131}I 治疗或服用碘剂等方法。

3. 手术治疗　术前应行放射性核素 ^{131}I 扫描，确定颈部是否有正常甲状腺存在。对证实颈部有正常甲状腺者，可行舌甲状腺切除术；对颈部无甲状腺者，须保守治疗，效果不佳者可行舌甲状腺大部分切除术；若舌甲状腺癌变，则无论颈部是否有正常甲状腺组织，均应行舌甲状腺全切除术。

第二节 先天性舌根囊肿

先天性舌根囊肿（congenital lingual root cyst）又称为甲状舌骨囊肿口内型，为甲状舌管发育异常所致。甲状舌管囊肿及瘘管内容详见第七篇第六十八章第一节。囊肿位于舌盲孔处。较小时无症状，长大时可伴有吞咽不畅、咽下困难、言语不清、呼吸困难。新生儿可出现哺乳困难，吸气性喘鸣，发声障碍，间歇性呼吸困难甚至窒息，俯卧可缓解。检查可见舌根正中线有一圆形隆起，表面黏膜光滑，穿刺抽吸可确诊。若囊肿位于舌根深部，舌表面隆起不明显，会厌可受压移位，引起极为严重的呼吸困难，一般口咽检查不易发现，可行喉镜、CT 检查协助诊断（图 38-1）。

治疗：囊肿较大伴有吞咽障碍、呼吸困难者，应行囊肿切除或切开引流。处置时应防止术前、术中及术后发生窒息。

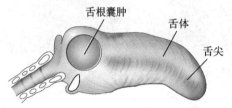

图 38-1 深在的舌根囊肿示意图

（胡国华）

第三十九章 咽部炎性疾病

概 述:

咽部炎性疾病不仅患病率高,而且与多种全身疾病及上呼吸道疾病存在着因果关系,如何正确认识此类疾病、判定可能的致病因素、给予有效的治疗是本章学习的重点。

第一节 急性鼻咽炎

急性鼻咽炎(acute nasopharyngitis)是指鼻咽部黏膜、黏膜下组织的急性感染性炎症,可由病毒或细菌感染引起,常见致病菌主要为乙型溶血性链球菌、葡萄球菌。其常为上呼吸道感染的首发症状,也可继发于急性鼻窦炎和急性鼻炎。

(一)临床表现

1. 症状

(1)"鼻腔后部"灼热、干燥、疼痛感。

(2)"鼻腔后部"有分泌物流入口中。

(3)成人及较大儿童全身症状轻微,可伴发上呼吸道感染和鼻窦炎、鼻炎的症状。婴幼儿全身症状明显,且较重。

2. 体征 后鼻镜检查或纤维鼻咽喉镜检查可见鼻咽部黏膜充血,并有黏性或黏脓性分泌物附着。

(二)诊断

本病根据症状及检查很容易做出诊断,需注意并发症的诊断,如上呼吸道感染、鼻窦炎、中耳炎等。

(三)治疗

1. 如果仅为具有自限性的上呼吸道感染的一部分,则以对症治疗为主。

2. 合并细菌感染,可全身或局部应用抗生素治疗。

3. 注意常见并发症如鼻窦炎、中耳炎的治疗。

第二节 急性咽炎

本节所论述的急性咽炎(acute pharyngitis)主要为急性感染性咽炎,即咽黏膜、黏膜下组织及其淋巴组织的急性感染性炎症,常为上呼吸道感染的一部分,或与急性扁桃体炎同时存在,也可单独发生。

(一)病因

1. 病毒感染 近乎50%的病例由病毒感染引起,以柯萨奇病毒、腺病毒、副流感病毒引起者多见,鼻病毒及流感病毒次之。

2. 细菌感染 主要为溶血性链球菌感染,由此型细菌感染引起者病情较重,并容易引起全身并发症。其次为葡萄球菌和肺炎链球菌感染,也有淋球菌感染者。

3. 部分病例存在病毒和细菌混合感染,受凉、过度疲劳、全身抵抗力下降及与感染源密切接触均为本病的诱因。

(二)病理

咽黏膜充血、浆液渗出、黏膜上皮及黏膜下水肿,可有白细胞浸润、黏液腺分泌亢进。由于淋巴细胞的增生积聚,使淋巴滤泡肿大。病情较重者,可化脓,黏膜表面有白色点状渗出物。

(三)临床表现

1. 症状

(1)起病较急,初起时咽部干燥、灼热、疼痛,空咽时咽痛明显并可向耳部放射。

(2)全身症状一般较轻,但因年龄、免疫力以及病毒、细菌毒力之不同而程度不一,严重者表现为发热、头痛、食欲缺乏和四肢酸痛等。

(3)无并发症发生,一般病程在1周左右。

2. 体征

(1)口咽部黏膜呈急性弥漫性充血,腭弓、腭垂水肿,咽后壁淋巴滤泡和咽侧索红肿。毒力较强的细菌感染者,咽后壁淋巴滤泡中央可出现黄色点状渗出物。

(2)下颌下淋巴结肿大并有压痛。

(3)常规检查,如为病毒感染,白细胞总数可正常,但淋巴细胞分类多增高;细菌感染者,白细胞总数可增高,并有中性粒细胞升高。

(四)诊断

1. 根据病史、症状及局部检查,可建立诊断。

2. 如怀疑为细菌感染,为明确致病菌可进行咽部细菌培养,并可指导抗生素的应用。

3. 注意是否为急性传染病(如麻疹、猩红热、水痘、百日咳等)的前驱症状或伴发症状,在儿童患者尤为重要。

4. 在口腔、咽部、扁桃体出现溃疡、假膜,应注意与血液病性咽峡炎及各种咽部特征性感染相鉴别(见第四十章第一节)。

(五)并发症

1. 可引起中耳炎、鼻窦炎、扁桃体炎、喉炎、气管支气管炎及肺炎。

2. 可引起病毒性心肌炎。

3. 如为A组乙型溶血性链球菌感染,则可引起急性肾小球肾炎、风湿热等全身性并发症。

(六)治疗

1. 局部治疗 对全身症状较轻或无全身症状者,可采用局部治疗。如复方硼砂溶液含漱、碘含片(如西地碘等)含服,或用有抗病毒、抗菌作用的药物局部喷涂。

2. 全身治疗 对感染较重、全身症状明显者,应多休息、多饮水,全身应用抗病毒药。细菌感染者,可全身应用抗生素治疗,首选青霉素类对革兰阳性菌有效的药物,也可应用有抗病毒和抗菌作用的中药制剂。

第三节 慢 性 咽 炎

慢性咽炎(chronic pharyngitis)为咽部黏膜、黏膜下及淋巴组织的慢性炎症。可独立存在,也可继发于上呼吸道其他部位炎症或许多全身疾病。根据病因不同分为慢性感染性咽炎、慢性变应性咽炎、反流性咽炎、慢性萎缩性咽炎,其临床表现、治疗均存在明显的区别。

一、慢性感染性咽炎

慢性感染性咽炎多为由于病原微生物感染而导致的咽部黏膜及黏膜下组织的慢性炎症。病原体可直接感染咽部,也可由邻近组织感染,如鼻腔、鼻窦甚至龋齿蔓延而来。

(一)病因

1. 病毒感染　有报道,慢性咽炎患者咽部病毒的检出率约为27%,主要为EB病毒和腺病毒。

2. 细菌感染　仍为慢性咽炎的重要致病因素之一。致病菌主要为溶血性链球菌,其次为金黄色葡萄球菌、流感嗜血杆菌,肺炎支原体的阳性检出率约为13%。链球菌感染菌株M分型的改变($M_{1,3,18}$型增多),使某些感染者症状轻微,甚至没有症状,但易引起较严重的并发症。近年来,淋球菌感染在慢性咽炎发病中占据一定位置。

3. 细菌L型感染　致病菌在体内、外多种因素作用下(如抗生素、抗体、补体等)失去细胞壁而形成L型细菌。L型细菌在形态、生物学性状、抗原性和致病性等方面均与原菌不同,表现出多形性、革兰染色性状不定、普通培养基上不能生长、黏附性增强。但L型细菌在细胞内生长繁殖的同时,不断给宿主细胞造成慢性损害。一旦抑制细菌细胞壁合成的因素去除,L型又可回复为原菌。故L型细菌侵入组织并在宿主细胞内生长的特性,是慢性咽炎反复发作、迁延不愈的重要原因。提示临床应采用L型培养,以提高细菌培养检出率;同时提示使用抗生素时应兼顾L型细菌,以达到控制疾病反复迁延的目的。

(二)病理

咽黏膜层慢性充血,黏膜下结缔组织及淋巴组织增生,可形成咽后壁颗粒状隆起,咽侧索淋巴组织增生,黏液腺肥大、分泌亢进。

(三)临床表现

1. 局部症状　咽部疼痛、不适或灼热感、干燥感,咽部可有较黏稠分泌物。上述症状可在用嗓过度、受凉或疲劳时加重。

2. 全身症状　一般不明显。

3. 检查　咽黏膜弥漫性充血,呈暗红色,咽后壁常有少许黏稠分泌物附着,腭垂黏膜可增厚。咽后壁有较多颗粒状隆起的淋巴滤泡,可散在分布或融合成块,有时表面甚至有脓点。两侧咽侧索也有充血肥厚。

(四)诊断

1. 根据病史、症状、检查所见,可建立诊断。

2. 可行咽部分泌物的细菌培养,以确定病原微生物。还可通过抗原检查、PCR检测确定。

3. 应排除鼻、咽、喉、食管和颈部的隐匿性病变及早期恶性病变。因此应做全面、仔细的检查,以免误诊。

(五)治疗

1. 症状较重者或在急性发作期,可适量应用抗生素治疗。可根据细菌药物敏感试验选择抗生素。

2. 选用有抗病毒、抗菌作用的中草药治疗。

3. 局部应用含漱液及含片治疗。

4. 纠正不良生活习惯,增强抵抗力,对本病的防治甚为重要。

二、慢性变应性咽炎

慢性变应性咽炎即慢性过敏性咽炎,是指由免疫应答引起的发生于咽部黏膜的Ⅰ型超敏反应性病变。可单独存在,也可作为呼吸道变应性疾病的一部分。

(一)病因及发病机制

1. 致敏原　与呼吸道其他部位变应性炎症相同,变应原主要有花粉、屋尘螨、真菌孢子、动物皮屑等吸入性变应原,来自工作场所的化学物和刺激物、生物制剂(胰岛素、变应原浸液、血液制品等)、药物、昆虫蜇伤、动物抗血清、食物变应原等都能引起超敏反应。

2. 发病机制

(1) 主要是由 IgE 介导的经典的 I 型超敏反应。变应原被黏膜表面的抗原呈递细胞吸收后,经过加工处理,呈递给 Th0 细胞,Th0 细胞转化为 Th2 细胞,分泌白细胞介素 –4(IL–4),IL–4 刺激合成 IgM 的浆细胞转化成合成 IgE 的浆细胞,IgE 结合到肥大细胞和嗜碱性粒细胞表面;当变应原再次接触机体后,与 IgE 结合,导致肥大细胞和嗜碱性粒细胞脱颗粒、释放组胺等,同时合成前列腺素等炎性介质,引起超敏反应。大多数变应原经此途径引起超敏反应。

(2) 由肥大细胞释放的细胞因子刺激黏膜上皮细胞活化,合成、释放某些细胞因子,趋化嗜酸性粒细胞和嗜碱性粒细胞到黏膜,引起迟发反应、黏膜肿胀。

(3) 食物超敏原主要经过补体 C_3 和 C_4 途径引起超敏反应。

(4) 由感觉神经释放的 P 物质等神经肽也能刺激炎症细胞活化和腺体细胞分泌。

(二) 临床表现

1. 症状 咽部紧缩感、痒,刺激性干咳,伴有鼻痒、喷嚏、鼻塞等鼻超敏反应症状和喉水肿等喉超敏反应症状。

2. 检查 咽部黏膜水肿,水样分泌物增多,并可见舌体肿胀、腭垂水肿等。

(三) 诊断

本病诊断除根据症状、体征外,主要参考以下几点:

1. 病史 症状的季节性变化情况,持续时间和严重程度,加重因素,对药物的反应,并发症。

2. 有无过敏性鼻炎、哮喘、皮炎病史。

3. 生活环境和工作环境中是否存在致敏因素。

4. 辅助检查 包括皮肤超敏原试验、总 IgE 和血清特异性 IgE 检测、食物超敏原试验等。

(四) 治疗

1. 避免接触变应原,避免接触各种理化强刺激。

2. 可应用抗组胺药、肥大细胞膜稳定剂、抗胆碱药治疗。

3. 局部或全身应用糖皮质激素,具有较明显的疗效。局部应用不良反应相对较少,停药需逐渐减量。

4. 免疫调节剂治疗被认为有较稳定及持续的疗效。

(五) 细菌感染、理化因素刺激与超敏反应的关系

临床观察及研究均证实,某些感染性咽炎患者和有明确接触有害物质刺激所患咽炎患者表现出超敏反应性咽炎的症状、体征和实验室检查所见(如嗜酸性粒细胞增多、血清总 IgE 增高等)。目前认为其机制有以下两方面:其一,为感染菌或有害物质作用于咽部,使咽黏膜充血、渗出、水肿,处于高敏状态,在变应原作用下较容易合并发生变态反应性炎症;其二,多数学者认为细菌感染除引发经典的病理变化过程,即组织血管扩张、血流速度加快、炎性细胞趋化浸润、脓细胞形成外,菌体蛋白或某些毒素可作为变应原而引发上述变态反应性炎症,并且此机制在感染性咽炎的发病中占主要地位。因此,提示治疗感染性咽炎的同时,应用抗过敏治疗的重要性。

三、反流性咽炎

详见第六十五章。

四、慢性萎缩性咽炎

慢性萎缩性咽炎(atrophic pharyngitis)常由萎缩性鼻炎蔓延而来,病因不明,临床上很少见。主要病理

变化为咽部腺体和黏膜萎缩。患者自觉咽部干燥,有时可咳出带臭味的痂皮。检查见咽黏膜干燥、萎缩、变薄,色苍白发亮,咽后壁黏膜上可有黏稠的黏液或有臭味的黄褐色痂皮。本病在诊断中应注意与干燥综合征鉴别。后者除了咽部干燥外,还有口干、眼干及结缔组织疾病,自身免疫相关的血液检查可明确诊断。治疗可服用维生素 A、B、C、E,并可应用促进黏膜上皮生长、促进黏膜功能恢复的药物等。

（叶京英）

第四十章

扁桃体炎

概　述：

　　扁桃体是咽淋巴环内环最大的一对淋巴组织,是机体重要的免疫器官,发生急、慢性炎症时可对机体产生损害。本章主要介绍急性扁桃体炎、慢性扁桃体炎的诊断及处理,慢性扁桃体炎作为病灶对机体损害的机制及扁桃体切除术的适应证。

第一节　急性扁桃体炎

　　急性扁桃体炎(acute tonsillitis)为扁桃体的急性非特异性炎症,或是慢性扁桃体炎的急性发作。中医称急性扁桃体炎为"烂乳蛾""喉蛾风"。常发生于儿童及青少年。

　　(一)病因

　　本病主要致病菌为乙型溶血性链球菌、葡萄球菌、肺炎链球菌、流感嗜血杆菌及腺病毒或鼻病毒、单纯性疱疹病毒等。细菌和病毒混合感染者不少见。近年还发现有厌氧菌和革兰阴性杆菌感染者,病原体来源包括从外界侵入,或隐藏于扁桃体隐窝内。

　　当机体抵抗力因受凉、过度劳累、烟酒过度、有害气体等因素刺激而骤然降低时,病原体大量繁殖,破坏隐窝上皮,细菌侵入其实质而发生炎症。有时为急性传染病的前驱症状,如麻疹及猩红热等。急性扁桃体炎的病原体可通过飞沫或直接接触而传染。

　　(二)病理

　　本病一般分为 3 类。

　　1. 急性卡他性扁桃体炎(acute catarrhal tonsillitis)　多为病毒引起。病变较轻,仅见扁桃体表面黏膜充血,无明显渗出物。隐窝内及扁桃体实质无明显炎症改变。

　　2. 急性滤泡性扁桃体炎(acute follicular tonsillitis)　可见黏膜下出现多个大小一致的圆形黄白色点状化脓性滤泡,分布于各个隐窝口之间,不隆起于扁桃体的表面。

　　3. 急性隐窝性扁桃体炎(acute lacunar tonsillitis)　常见扁桃体充血、肿胀。隐窝内充塞由脱落上皮、纤维蛋白、脓细胞及细菌等组成的渗出物,可从隐窝口排出。脓栓有时互相连成一片,形似假膜,但易于拭去。

　　(三)临床表现

　　临床上将急性扁桃体炎分为两类,即急性卡他性扁桃体炎和急性化脓性扁桃体炎,后者包括急性滤泡性扁桃体炎和急性隐窝性扁桃体炎。扁桃体炎的基本症状大致相似,只是急性卡他性扁桃体炎的全身症状及局部症状均较轻。

　　1. 全身症状　起病急,可伴有畏寒、高热、头痛、食欲下降、疲乏无力、周身不适、便秘等。小儿可因高热而引起抽搐、呕吐及昏睡。多见于急性滤泡性及急性隐窝性扁桃体炎。

2. 局部症状　咽痛为其主要症状。发病时咽痛剧烈,吞咽尤甚,疼痛常放射至耳部,幼儿常因吞咽引起疼痛加重而哭闹。因下颌下淋巴结肿大,有时感到转头不便。若为葡萄球菌感染者,扁桃体肿大较显著,在幼儿还可引起呼吸困难。

(四) 检查

患者呈急性病容。咽部黏膜表现为弥漫性充血,以扁桃体及两腭弓最为明显。扁桃体肿大,在其表面可见黄白色脓点,或在隐窝口处有黄白色或灰白色点状豆渣样渗出物,可连成一片形似假膜,但不超过扁桃体范围,易于拭去而不留出血创面。下颌下淋巴结常肿大,并有压痛。

(五) 诊断及鉴别诊断

急性扁桃体炎一般均具有典型的临床表现,故不难诊断。但应注意与咽白喉、樊尚咽峡炎及某些血液病所引起的咽峡炎等相鉴别(表 40-1)。

(六) 并发症

1. 局部并发症　炎症可直接向周围组织扩散,最常见者为扁桃体周炎、扁桃体周脓肿;也可引起急性中耳炎、急性鼻炎及鼻窦炎、急性淋巴结炎、咽旁脓肿等。

2. 全身并发症　急性扁桃体炎可引起全身各系统许多疾病,常见有风湿热、急性关节炎、心肌炎及急

表 40-1　咽部溃疡膜性病变的鉴别诊断

疾病	咽痛	咽部所见	颈淋巴结	全身情况	化验室检查
急性扁桃体炎	咽痛剧烈,吞咽困难	两侧扁桃体表面覆盖白色或黄色点状渗出物。渗出物有时连成膜状,容易擦去	下颌下淋巴结肿大,压痛	急性病容、高热、寒战	涂片:多为链球菌、葡萄球菌、肺炎链球菌 血液:白细胞明显增多
咽白喉	咽痛轻	灰白色假膜常超出扁桃体的范围,如腭弓、软腭、咽后壁等。假膜坚韧,不易擦去,强剥易出血	有时肿大,呈"牛颈"状	精神萎靡,低热,面色苍白,脉搏微弱,呈现中毒症状	涂片:白喉棒状杆菌 血液:白细胞一般无变化
樊尚咽峡炎	单侧咽痛	一侧扁桃体覆有灰色或黄色假膜,擦去后可见下面有溃疡。牙龈常见类似病变	患侧有时肿大	全身症状较轻	涂片:梭形杆菌及樊尚螺旋体 血液:白细胞稍有增多
单核细胞增多症性咽峡炎	咽痛不显著	扁桃体红肿,有时覆有白色假膜,易擦去	全身淋巴结呈多发性肿大,有"腺性热"之称	高热、头痛,急性病容。有时出现皮疹、肝脾大等	涂片:阴性或查到呼吸道常见细菌 血液:异常淋巴细胞、单核细胞增多可占50%以上。血清嗜异性凝集试验(+)
粒细胞缺乏症性咽峡炎	无显著咽痛	坏死性溃疡,上面覆有深褐色假膜,周围组织苍白、缺血。软腭、牙龈有同样病变	无肿大	脓毒性弛张热,全身情况迅速衰竭	涂片:阴性或查到一般细菌 血液:白细胞显著减少,分类见中性粒细胞锐减或消失
白血病性咽峡炎	一般无咽痛	早期为一侧扁桃体浸润肿大,继而表面坏死,覆有灰白色假膜。常伴有口腔黏膜肿胀、溃疡或坏死,牙龈肿胀和苍白	全身性淋巴结肿大	急性期体温升高,早期出现全身性出血,以致衰竭	涂片:阴性或查到一般细菌 血液:白细胞增多,分类以原始白细胞和幼稚白细胞为主

性肾炎等,其发病机制目前仍不明确。多数学者认为,这些并发症的发生与各个靶器官对链球菌所产生的Ⅲ型超敏反应有关。

(七)治疗

1. 一般疗法　本病具有传染性,须加强对患者的管理,要适当隔离。卧床休息,进流质饮食及多饮水,加强营养及疏通大便,咽痛较剧或高热时,可口服解热镇痛药。

2. 抗生素的应用　首选青霉素,若治疗 2~3 天后病情无好转,须改用高效广谱抗生素。抗生素的疗程一般 5~7 天。在控制炎症的基础上,为减轻水肿、改善症状,可酌情使用糖皮质激素。

3. 局部治疗　常用复方硼砂溶液、复方氯己定含漱液或 1 : 5 000 呋喃西林液含漱。

4. 中医中药　清热解毒药物有较好的疗效。

5. 手术治疗　若急性扁桃体炎反复发作,特别是已有并发症者,应在急性炎症消退 2 周后施行扁桃体切除术。

(八)预防

急性扁桃体炎的诱因甚多,故应注意锻炼身体,增强体质。

第二节　慢性扁桃体炎

慢性扁桃体炎(chronic tonsillitis)多由急性扁桃体炎治疗不彻底,隐窝内细菌、病毒滋生致反复发作,扁桃体隐窝及实质发生的慢性炎性病变。

(一)病因

链球菌和葡萄球菌为本病的主要致病菌。屡发急性扁桃体炎使隐窝内上皮坏死,细菌大量繁殖,炎性渗出物堆集其中,加之炎症刺激,扁桃体实质结缔组织增生或形成瘢痕收缩,阻塞隐窝引流,导致本病的发生和发展;也可继发于某些急性传染病,如猩红热、白喉、流感、麻疹等。

(二)病理

本病可分为 3 型。

1. 增生型　因炎症反复刺激,腺体淋巴组织与结缔组织增生,引发腺体肥大,突出于腭弓之外。病理组织学检查示:腺体淋巴组织增生,生发中心扩大,丝状核分裂明显,吞噬活跃。

2. 纤维型　淋巴组织和滤泡变性萎缩,形成广泛纤维组织,因瘢痕收缩,导致腺体小而硬,常与腭弓及扁桃体周围组织粘连。病灶感染多为此型。

3. 隐窝型　扁桃体隐窝内有大量脱落上皮细胞、淋巴细胞、白细胞及细菌堆集而形成的脓栓,或隐窝口因炎症瘢痕粘连堵塞,内容物不能排出,成为慢性感染灶。

(三)临床表现

反复的急性发作史为本病的主要特点。患者平时多无明显自觉症状,有时诉咽部发干、发痒、异物感、刺激性咳嗽、口臭等。如扁桃体过度肥大,可出现呼吸、吞咽或言语共鸣等障碍。由于隐窝脓栓不断排出和被咽下,或隐窝内的毒素被吸收,可引起消化不良、头痛、乏力、低热等。

(四)诊断及鉴别诊断

根据患者扁桃体炎反复急性发作的病史,结合局部检查不难进行诊断。但应注意,扁桃体的大小并不表明其炎症的程度,故不能以此做出诊断。本病应与下列疾病相鉴别:

1. 扁桃体生理性肥大　多见于小儿和青少年,无自觉症状,扁桃体光滑、色淡,隐窝口清晰,无分泌物潴留,与周围组织无粘连,触之柔软,无反复急性炎症发作病史。

2. 扁桃体角化症　常被误诊为慢性扁桃体炎。其外观为白色尖形砂粒样物,如同笋尖,触之坚硬,附着牢固,不易擦拭掉,为扁桃体隐窝口上皮过度角化所致,类似角化物也可见于咽后壁和舌根等处。

3. 扁桃体肿瘤 一侧扁桃体迅速增大或扁桃体肿大合并有溃疡,常伴有同侧颈淋巴结肿大,应考虑肿瘤的可能,需行病理检查确诊。

4. 隐性扁桃体结核 须作病理检查方可确诊。扁桃体结核可为颈淋巴结结核的原发病灶。

(五)并发症

慢性扁桃体炎可作为病灶,诱发机体产生超敏反应,引起各种并发症,如风湿性关节炎、风湿热、心肌炎、肾炎、长期低热等。

有关病灶发生机制的学说甚多,目前多数学者倾向于超敏反应学说,存在于病灶器官(如扁桃体)中的病原体或毒素可作为异体抗原,使体内产生特异性抗体;病灶器官本身的实质细胞因感染而损伤,诱发机体产生自体抗体。当抗原(如细菌)再次侵入或有更多的自体抗原形成时,则抗原与抗体结合而发生超敏反应,引起各种病灶性疾病。

慢性扁桃体炎常被视为全身感染"病灶"之一,但目前尚无客观确切的方法将"病灶"与全身性疾病联系起来。在研究病情时,应考虑下列几点:①病史:扁桃体炎引起全身性并发症者往往都有多次急性发作史。如肾炎患者,每当发生扁桃体炎后,尿内出现明显变化。②实验室检查:测定红细胞沉降率、抗链球菌溶血素"O"、血清黏蛋白、心电图等有助于诊断。

(六)治疗

1. 非手术疗法 可试用下列方法:

(1)局部涂药、隐窝灌洗。

(2)加强体育锻炼,增强体质和抗病能力。

2. 手术疗法 施行扁桃体切除术(tonsillectomy)。

第三节 扁桃体切除术

(一)适应证

儿童期扁桃体具有重要的免疫功能,切除扁桃体可能降低呼吸道抗感染能力,因此应掌握手术适应证。

1. 慢性扁桃体炎反复急性发作者。

2. 多次发生扁桃体周脓肿者。

3. 扁桃体过度肥大,妨碍吞咽、呼吸功能,导致语言含糊不清或营养障碍者。

4. 扁桃体由于慢性炎症已成为引起其他器官病变的病灶。

5. 扁桃体角化症及白喉带菌者,经保守治疗无效时。

6. 各种扁桃体良性肿瘤可连同扁桃体一并切除,对恶性肿瘤则应慎重选择病例。

7. 不明原因的长期低热,而扁桃体又有慢性炎症存在时。

8. 茎突截短术的前驱手术。

(二)禁忌证

1. 急性扁桃体炎发作期,一般不施行手术,炎症消退后2~3周方可手术。

2. 造血系统疾病及有凝血机制障碍者,一般不宜手术。若扁桃体炎与血液病相关联,必须施行手术者,应充分进行围手术期的综合治疗。

3. 全身性疾病,如肺结核、风湿性心脏病、关节炎、肾炎等,病情尚未稳定时暂缓手术;未经控制的高血压患者,不宜手术,以免出血。

4. 在脊髓灰质炎及流感等呼吸道传染病流行季节或流行地区,以及其他急性传染病流行时,不宜手术。

5. 妇女月经期间和月经前期、妊娠期,不宜手术。

6. 患者免疫球蛋白缺乏或家族中自身免疫病的发病率高,白细胞计数特别低。

（三）手术方法

手术方法有剥离法和挤切法两种。低温等离子射频消融扁桃体切除术目前被广泛应用。

拓展知识 40-1 扁桃体麻醉与切除操作步骤

（四）术后处理

嘱患者随时将口内唾液吐出,不要咽下。唾液中混有少量血丝时,不必处理;若持续口吐鲜血,应检查伤口,采取止血措施。全身麻醉患儿不断出现吞咽动作时,可能有伤口出血,应立即检查,及时止血。术后4 h 进冷流质饮食,第 2 天创面白膜生长良好者,改用半流质饮食。

（五）手术并发症及其处理

1. 出血 有原发性和继发性两种。前者在术后 24 h 内发生,最常见的原因为术中止血不彻底、遗有残体;其次为术后咽部活动过甚,如咳嗽等。继发性出血常发生于术后 5 ~ 8 天,此时白膜开始脱落,由于进食不慎擦伤创面而出血。发生出血后,应按下述方法处理:

（1）仔细检查出血处,扁桃体窝内若有血块,应予清除,用带线纱球加压 10 ~ 15 min;或用止血粉、明胶海绵贴附于出血处,再用带线纱球压迫止血。

（2）如见活动性出血点,可用双极电凝或射频止血,亦可用止血钳夹住后结扎或缝扎止血。

（3）弥漫性渗血,用纱球压迫不能制止时,可用消毒带线纱球填压在扁桃体窝内,将腭舌弓与腭咽弓缝合 3 ~ 4 针,纱球留置 1 ~ 2 天。

（4）失血过多,应采取补液、输血等措施积极治疗。

2. 伤口感染 表现为术后腭弓肿胀,创面不生长白膜,或白膜污秽、厚薄不匀;患者咽痛较重,常引起耳内放射性疼痛,间有发热及全身不适,下颌角处常伴肿胀和触痛。可及时使用抗生素治疗。

（叶京英）

第四十一章

腺样体疾病及儿童阻塞性睡眠呼吸暂停

概 述：

本章主要讲解急性腺样体炎、腺样体肥大、儿童阻塞性睡眠呼吸暂停的临床表现、诊断及治疗。

第一节 急性腺样体炎

腺样体自幼年起逐渐增大，10岁后开始萎缩，故急性腺样体炎（acute adenoiditis）是儿童期常见的疾病。本病常和咽炎、扁桃体炎、上呼吸道感染同时发生，由于腺样体位置隐蔽，易被忽视。成年人腺样体多已萎缩或消失，极少发生本病。

发病原因与急性扁桃体炎相同，多因细菌、病毒或混合感染而致。

（一）临床表现

患儿常突起发热，体温可达 40℃，鼻塞严重，张口呼吸，哺乳困难，如并发咽炎则有吞咽痛。炎症若波及咽鼓管咽口，可有耳内闷胀、耳痛、听力减退等；感染严重者，可引起化脓性中耳炎。

（二）检查

纤维鼻咽镜检查可见腺样体充血肿大，表面覆有渗出物。鼻腔和口咽也有不同程度急性炎症征象，咽后壁有分泌物黏附。

（三）治疗

卧床休息，多饮水，高热可给予退热剂。症状较重者可选用抗生素控制感染，防止并发症。使用鼻腔减充血剂滴鼻，时间不宜超过 1 周。

第二节 腺样体肥大

腺样体因炎症刺激发生病理性增生肥大，引起相应症状者称腺样体肥大（adenoid hypertrophy）。本病多见于儿童，但应与儿童生长期腺样体的生理性肥大相鉴别。本病常合并慢性扁桃体炎。

（一）病因

本病常见病因为急、慢性鼻咽炎的反复发作，鼻及鼻窦的炎症亦可循其黏膜累及腺样体。

（二）临床表现

1. 局部症状

（1）耳部症状　腺样体肥大或咽鼓管咽口淋巴组织增生，可使咽鼓管咽口阻塞，引起分泌性中耳炎，出现传导性聋，严重者可引起急性化脓性中耳炎。

（2）鼻部症状　常并发鼻炎、鼻窦炎,有鼻塞、流涕等症状。说话时呈闭塞性鼻音,可伴睡眠打鼾,严重者可引发阻塞性睡眠呼吸暂停。

（3）咽、喉及下呼吸道症状　分泌物可刺激呼吸道黏膜,易并发支气管炎,可有咳嗽、低热、下颌角淋巴结肿大。

（4）腺样体面容　由于长期鼻塞和张口呼吸,可引起颌面发育障碍,如腭弓高拱,上切牙突出,唇厚,上唇上翘,逐渐出现"腺样体面容"（adenoid face）。

2. 全身症状　主要为慢性炎症及反射性神经症状。患儿表现为厌食、呕吐、发育不良,并有夜惊、磨牙、盗汗、反应迟钝、情绪多变等。由于长期呼吸道阻塞、肺通气不良,可造成胸部畸形。

（三）检查

1. 患儿张口呼吸,有时可见典型的"腺样体面容"。

2. 口咽检查　硬腭高而窄,咽后壁常见黏脓性分泌物从鼻咽部流下,多伴扁桃体肥大。

3. 纤维鼻咽镜或鼻内镜检查　鼻咽顶壁可见红色团块状的分叶状淋巴组织。

4. 触诊　鼻咽触诊,在鼻咽顶后壁可扪及柔软团块状物。

5. X线鼻咽侧位片及CT扫描　有助于鉴别诊断。

（四）治疗

诊断一旦明确,经保守治疗无效者,应行腺样体切除术,改善因腺样体肥大引起的症状,促使发育及营养状况尽快趋于正常。常与扁桃体切除术一并施行,但若扁桃体无明确的手术指征,可单独切除腺样体。

目前,腺样体刮除术已渐趋淘汰。鼻内镜明视下,应用吸割器或低温等离子射频消融行腺样体切除术,可达到微创手术的效果。

第三节　儿童阻塞性睡眠呼吸暂停

儿童阻塞性睡眠呼吸暂停（obstructive sleep apnea,OSA）是指儿童睡眠过程中频繁发生部分或完全上气道阻塞,干扰儿童的正常通气和睡眠结构而引起的一系列病理生理变化。与成人OSA不同,造成儿童上气道阻塞的主要原因是腺样体和（或）扁桃体肥大;此外,肥胖、颅面畸形、神经肌肉疾病等因素也可能与儿童OSA的发病有关。儿童OSA如果得不到及时的诊断和有效的干预,将导致一系列严重的并发症。

（一）病因

上呼吸道阻塞性病变均可导致本病发生,喉源性阻塞不在此范畴。

1. 扁桃体和腺样体肥大　是最常见的阻塞原因。若鼻腔伴有炎性或变态反应性疾患,则症状更为明显。

2. 先天性疾病及发育畸形　小颌畸形、颅面畸形、舌根囊肿或异位甲状腺、鼻咽闭锁、软骨发育不全性侏儒、黏液性水肿、颈椎畸形等,均可引起阻塞性睡眠呼吸暂停现象。

（二）临床表现

首先应关注有无打鼾以及打鼾的频率,其中打鼾≥3晚/周需要重点关注。此外,常合并睡眠憋气、呼吸暂停、张口呼吸、呼吸费力、睡眠不安、遗尿、白天嗜睡、注意力缺陷或多动、学习成绩下降等表现。低龄儿童常表现为张口呼吸、反复觉醒、情绪行为异常等。

（三）诊断

根据儿童的临床表现、整夜多导睡眠监测（polysomnography,PSG）检查进行诊断。推荐阻塞性睡眠呼吸暂停低通气指数>1次/h作为儿童OSA的诊断标准,利于早期发现需要干预治疗的睡眠呼吸障碍患儿;另外睡眠呼吸暂停低通气指数、氧减指数和最低血氧饱和度对儿童OSA的诊断也有重要参考意义。应与习惯性打鼾、发作性睡病、癫痫等疾病相鉴别。

（四）治疗

儿童的病因与成人不同，因此治疗方法差异颇大，必须结合患儿的具体情况制订合理的治疗方案。治疗分手术和非手术疗法两类。

1. 扁桃体、腺样体切除　若系扁桃体、腺样体肥大引起本病者，首选手术是扁桃体、腺样体切除。

扁桃体和腺样体是咽淋巴环中主要的淋巴组织，参与正常的免疫发育过程，扁桃体的免疫作用在 2～5 岁期间最为活跃。但若症状严重，影响小儿的生长和发育，则宜及时安排手术，不受年龄限制。

2. 对于轻、中度 OSA 患儿，结合腺样体及扁桃体评估情况，推荐鼻用糖皮质激素或白三烯受体拮抗剂作为治疗药物，以减少睡眠呼吸事件，改善症状评分，并定期随诊评估药物疗效和可能出现的不良反应。

3. 小颌畸形则宜与颌面外科共同研究，适时手术。对难以解除的颅面畸形病因，或伴发夜间显著心律失常者，为了消除低氧血症对发育的影响，气管切开术仍是要考虑的外科疗法之一。

4. 对于有外科手术禁忌证、不伴腺样体和（或）扁桃体肥大、腺样体和（或）扁桃体切除后 OSA 持续存在及选择非手术治疗的 OSA 患儿，在完善上气道综合评估后，推荐无创正压通气治疗作为一种有效治疗方法，同时，该方法也是重度 OSA 患儿围手术期补充治疗方案之一。

5. 对于可能合并口腔及颌面发育问题的 OSA 患儿，尤其是不伴有腺样体和（或）扁桃体肥大、术后 OSA 持续存在、不能手术或不能耐受持续正压通气治疗的 OSA 患儿，建议进行口腔评估，必要时进行口腔矫治器治疗。

6. 注意对于超重或肥胖的 OSA 患儿，临床医生应推荐行为和饮食干预以控制体重。

（徐　文）

第四十二章　咽部间隙脓肿

概　述：

在颈深部感染的疾病中，咽部间隙脓肿在临床上较为常见，本章主要介绍扁桃体周脓肿、咽后脓肿及咽旁脓肿的诊断及治疗。文中所涉及的疾病均属急症，若诊断不清、处理不当或延误治疗时机，可引起严重的并发症。

第一节　扁桃体周脓肿

扁桃体周脓肿（peritonsillar abscess）为发生在扁桃体周围间隙内的化脓性炎症。感染早期为蜂窝织炎（称扁桃体周炎），继之形成脓肿。好发于青壮年。中医称之为"喉痈"。

（一）病因

本病大多继发于急性扁桃体炎，尤其是慢性扁桃体炎反复急性发作者。由于扁桃体表面瘢痕形成，或扁桃体隐窝，特别是上隐窝的炎症堵塞隐窝口，其中的细菌及炎性产物向深部扩散，穿透扁桃体被膜，进入扁桃体周围间隙。

常见的致病菌有金黄色葡萄球菌、乙型溶血性链球菌、甲型草绿色链球菌和厌氧菌属等。

（二）病理

本病多为单侧发病，双侧同时发病极少。按其发生部位，临床上分为前上型和后上型两种。前者脓肿位于扁桃体上极与腭舌弓之间，此型最常见；后者位于扁桃体与腭咽弓之间，较少见。由于大量炎性细胞浸润、组织细胞坏死液化，并融合形成脓肿，患侧扁桃体被推向内下方或前下方，而扁桃体上方因软腭充血肿胀，腭垂水肿，常偏向健侧。

（三）临床表现

本病初期与急性扁桃体炎相似，全身症状明显，伴高热、乏力、全身肌肉酸痛等，3~4天后发热仍持续或加重，一侧咽痛加剧，常向同侧耳部放射，严重时影响吞咽。患者呈急性病容，表情极为痛苦，头偏向患侧，口涎外溢，言语含糊，饮水向鼻腔反流。重症者因翼内肌受累而张口困难。同侧下颌下淋巴结常肿大。

（四）检查

在扁桃体周炎早期，可见患侧腭舌弓显著充血。若局部明显隆起，甚至出现张口障碍，预示脓肿已形成。属前上型者，可见患侧软腭及腭垂红肿，向对侧偏斜，腭舌弓上方隆起，扁桃体被遮盖且被推向内下方。后上型者，患侧腭咽弓红肿呈圆柱状，扁桃体被推向前下方。

（五）诊断

根据症状及体征，诊断不难。根据局部隆起明显伴剧烈咽痛，且咽痛超过4~5天，隆起处穿刺有脓即可确诊。超声诊断有助于鉴别扁桃体周炎和扁桃体周脓肿。

（六）鉴别诊断

1. 咽旁脓肿 系咽旁间隙的化脓性炎症,脓肿位于咽侧及颈外下颌角部,伴有颈侧压痛。患侧扁桃体和咽侧壁被推向中线,但扁桃体本身无病变。

2. 智齿冠周炎 常因下颌智齿阻生起病,牙冠上覆盖肿胀组织,牙龈红肿,伴压痛,腭舌弓可受累,但扁桃体及腭垂一般不受影响。

3. 脓性颌下炎 为口底急性弥漫性蜂窝织炎。在口底及颌下有痛性硬块,舌被抬高,压舌或伸舌疼痛,张口受限,但无牙关紧闭。

4. 扁桃体恶性肿瘤 一般无发热,一侧扁桃体迅速增大或扁桃体肿大伴溃疡,应考虑肿瘤的可能。

（七）并发症

炎症扩散到咽旁间隙,可发生咽旁脓肿,向下蔓延,若引发喉炎及喉水肿,可导致呼吸困难。同时应警惕颈内静脉血栓形成、化脓性颈淋巴结炎、败血症或脓毒血症的发生。

（八）治疗

1. 脓肿形成前 按急性扁桃体炎处理,给予足量、有效的抗生素控制炎症的同时,适当地给予患者补液对症治疗;若局部水肿严重,在有效抗感染的基础上可适量加用糖皮质激素。

2. 脓肿形成后

（1）穿刺抽脓 可明确脓肿是否形成及脓肿部位。1%~2%丁卡因表面麻醉后,用16~18号粗针头于脓肿最隆起处刺入。穿刺时,应注意方位,进针不可太深,以免误伤咽旁隙大血管。针进入脓腔即可抽出脓液。

（2）切开排脓 对前上型者,在脓肿最隆起处或穿刺获脓处切开排脓。常规定位是从腭垂根部作一假想水平线,从腭舌弓游离缘下端作一假想垂直线,两线交点稍外即为切口处(图42-1)。切开黏膜及浅层组织后,用长弯血管钳插入切口,向后外方撑开软组织并充分排脓,注意勿损伤扁桃体被膜。对后上型者,应在腭咽弓处切开排脓。术后第2天复查,必要时可用血管钳再次撑开排脓。

（3）扁桃体切除术 本病易复发,可在炎症消退2周后,行扁桃体切除术。

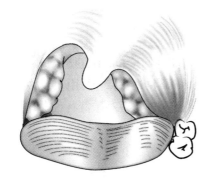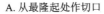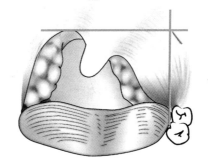

A. 从最隆起处作切口   B. 划线法作切口

图 42-1 扁桃体周脓肿切开部位

第二节 咽 后 脓 肿

咽后脓肿(retropharyngeal abscess)为发生在咽后间隙的化脓性炎症,按发病机制不同,分为急性与慢性两型。

(一)病因及病理

3岁以下婴幼儿多见,起病急,最常见于咽后淋巴结的化脓性感染。因婴幼儿每侧咽后隙有3~8个淋巴结,且由于淋巴回流,口、咽、鼻腔及鼻窦的感染,可引起这些淋巴结的炎症,进而化脓,蓄积在咽后间隙的一侧,形成脓肿。此外,咽后壁异物存留、外伤后感染或手术等因素,均可引起邻近组织炎症的侵入及扩散,导致咽后隙感染。致病菌与扁桃体周脓肿相似。

慢性病程在成年人多见,由颈椎结核性骨脓肿向前穿破椎前筋膜,进入咽后间隙或咽后间隙淋巴结,形成寒性脓肿。

(二)临床表现

急性者畏寒、发热、拒食、烦躁不安,吸奶时易呛入鼻腔,说话及哭声含糊不清,似口中含物,睡眠时有鼾声,常有不同程度的呼吸困难。若脓肿压迫喉入口或并发喉炎,则出现明显的吸入性呼吸困难。

慢性者起病缓慢,多数伴有结核病的全身症状。病程长,无咽痛,随着脓肿的增大,出现咽部阻塞症状时方来就诊。

(三)检查

急性患者呈急性病容,患侧或双侧颈淋巴结肿大,压痛明显。可见咽后壁一侧隆起,黏膜充血,较大的脓肿可将患侧腭咽弓和软腭向前推移。由外伤或异物引起的咽后脓肿多位于喉咽部,须用喉镜检查才能发现。检查时,操作宜轻柔,避免检查器械接触脓肿导致其破裂;如发生意外,立即将患儿头部朝下,以防脓液流入气管,发生窒息或引起吸入性肺炎。

(四)诊断

根据病史及体征,诊断不难。特别是婴幼儿出现上述症状时,应首先考虑本病。颈侧位X线片,对脓肿的大小及范围有诊断价值,X线摄片时还需注意查看有无异物及颈椎骨质破坏。CT检查有利于鉴别脓肿与蜂窝织炎。

(五)并发症

1. 呼吸困难 脓肿增大,可压迫气道或并发喉水肿,发生呼吸困难。
2. 吸入性肺炎与窒息 脓肿破裂,脓液涌入下呼吸道可引起吸入性肺炎或窒息。
3. 咽旁脓肿 脓肿向外侧流入咽旁间隙,可引起咽旁脓肿。
4. 出血 若脓肿侵蚀颈部大动脉,可引发致死性大出血。

(六)治疗

一经确诊,应及时切开吸脓。局部喷洒丁卡因溶液,取仰卧仰头位,用直接喉镜暴露口咽后壁,在脓肿最隆起处用粗穿刺针抽脓,使脓肿减压。然后用尖刀纵行切开(图42-2),并用血管钳扩大切口,大小以能插入吸引器头为宜,边吸脓边用血管钳扩大切口,直至排尽脓液。术后对脓液行细菌培养和药物敏感试验。必要时行气管切开术。

术后使用广谱抗生素控制感染,每日观察局部情况,必要时应再扩张创口,直至脓液排尽。

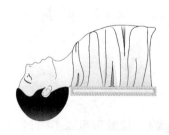 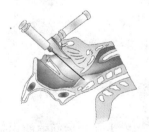 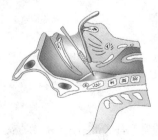

A.仰卧仰头　　B.直接喉镜下穿刺　　C.切开排脓法

图42-2 咽后脓肿切开排脓术

结核性咽后脓肿,口内穿刺抽脓与抗结核治疗应同时进行,应慎重行切开。

第三节 咽 旁 脓 肿

咽旁脓肿(parapharyngeal abscess)为咽旁间隙的化脓性炎症,由蜂窝织炎发展而成。致病菌多为溶血性链球菌、金黄色葡萄球菌和肺炎链球菌。

(一)病因

1. 邻近组织或器官的化脓性炎症直接扩散至咽旁间隙,如急性扁桃体炎、扁桃体周脓肿、咽后脓肿及牙槽脓肿等。

2. 咽部外伤及异物所引起的感染,咽部和口腔手术的并发症,使致病菌直接侵入咽旁间隙。

3. 邻近感染经血液和淋巴系统累及咽旁间隙。

(二)临床表现

1. 全身症状 高热、寒战、头痛、乏力及食欲缺乏。若病情得不到控制继续恶化,可呈衰竭状态。

2. 局部症状 咽旁及颈侧剧烈疼痛,吞咽困难,言语不清。若炎症累及翼内肌,可出现张口困难。

(三)检查

患者呈急性重病容,颈部僵直、活动受限。患侧颈部、下颌下区肿胀,触之坚硬,伴有压痛。严重者肿胀范围可上达腮腺,下沿胸锁乳突肌延伸,可达锁骨上窝,前至颈前中线,后达项部。如已形成脓肿,局部可变软并有波动感。咽部可见患侧咽侧壁肿胀、充血,扁桃体、腭弓及咽侧壁被推向中线,但扁桃体本身无病变。

(四)诊断

根据患者病史及体征,一般不难诊断。但因脓肿位于深部,颈外触诊不易摸到波动感,颈部 B 超或 CT 对脓肿的诊断有重要意义,必要时可在 B 超引导下行诊断性穿刺。若脓肿位于咽旁间隙舌骨以上平面,可行 CT 或 MRI 检查。本病须与扁桃体周脓肿、咽后脓肿及咽旁肿瘤等相鉴别。

(五)并发症

1. 脓肿扩散可引发咽后脓肿、喉水肿、纵隔炎等。

2. 侵蚀颈内动脉,可引起致命性大出血。

3. 侵犯颈内静脉,可引起血栓性静脉炎或脓毒败血症。

4. 可引发中毒性心肌炎、急性肾衰竭。

(六)治疗

1. 脓肿形成前,早期应全身使用足量、有效的抗生素控制感染和防止并发症发生,并给予适量的糖皮质激素等药物治疗。

2. 脓肿形成后,应立即切开排脓,常采用颈外径路及经口径路。颈外径路:局部麻醉下,以下颌角为中点,在胸锁乳突肌前缘做一纵切口,用血管钳钝性分离软组织进入脓腔,排脓后,置入引流条,切口部分缝合。经口径路:如脓肿突向咽侧壁,未见血管搏动者,于最突出处做一长约 2 cm 的垂直切口,用血管钳钝性分离进入脓腔,引流脓液。

(马瑞霞)

咽神经性和功能性疾病

概　述：

咽部的感觉和运动神经主要通过咽丛支配,咽丛由舌咽神经、迷走神经、副神经和交感神经干的分支组成。副神经分支与迷走神经伴行分布于咽部,为咽部的主要运动神经。构成咽丛的舌咽神经仅有感觉纤维,分布于咽的大部分。因此,咽的神经障碍往往都是感觉性和运动性混合出现,并可同时发生邻近组织的功能障碍,如常伴有喉、胸锁乳突肌和斜方肌的感觉和运动障碍,有时还可伴有面神经和舌下神经功能异常。

第一节　咽感觉神经功能障碍

一、咽感觉减退

咽部感觉障碍多由全身其他疾病引起,常与运动性障碍同时出现。发生原因有中枢性和周围性病变。中枢性病变包括脑肿瘤、多发性硬化、延髓空洞症及脑炎等。周围性病变包括颈静脉孔周围病变累及Ⅸ、Ⅹ和Ⅺ对脑神经,以及白喉性神经炎和流感病毒性神经炎。

(一)临床表现

咽部的感觉障碍可为单侧性和双侧性,较运动性障碍多见,两者可同时发生。咽感觉完全丧失患者,咬破舌或颊黏膜而无痛觉,故常有口腔黏膜糜烂。若累及喉咽或喉部,进食或饮水时常因误咽入气管引起呛咳,造成吸入性肺炎。检查时用压舌板试触腭弓或咽后壁,反射明显减退或完全消失。

(二)诊断

本病根据症状和检查可判断咽部是否存在感觉障碍,但确定感觉障碍的病因,诊断相关疾病,则需与神经内科医生协同。

(三)治疗

本病应针对病因治疗。常需要转诊神经内科治疗。

二、舌咽神经痛

舌咽神经痛(glossopharyngeal neuralgia)是一种舌咽神经分布区的发作性剧烈疼痛。病因尚不明确,可能为舌咽及迷走神经的脱髓鞘病变,也可能为椎动脉或小脑下前动脉血管压迫舌咽神经引起。

(一)临床表现

舌咽神经痛表现为发作性一侧咽部及扁桃体区疼痛,痛起突然,可放射到同侧舌和耳深部,为针刺样剧痛,持续数秒至数十秒,伴有唾液分泌增加,说话、吞咽、触摸患侧咽壁及下颌角均可诱发。用丁卡因麻醉咽部可减轻或制止发作,与三叉神经痛类似。神经系统检查常无阳性体征。

(二)诊断

根据疼痛的临床特点诊断并不困难,但若疼痛持续,建议行小脑脑桥角的增强 MRI 检查。须排除小脑脑桥角肿瘤、鼻咽和扁桃体恶性肿瘤等导致的疼痛,并与咽旁间隙、颅底的炎症及茎突过长综合征引起的疼痛相鉴别。

(三)治疗

应用镇痛药、镇静药、表面麻醉药喷雾均可减轻疼痛和缓解发作;局部封闭有较快的疗效,目前主要采用经茎突穿刺舌咽神经阻滞治疗;口服卡马西平、苯妥英钠等也有止痛效果。最有效的治疗方法是经颅内切断患侧的舌咽神经根及迷走神经最上端的 1～2 根纤维。有文献报告,通过影像检查提示血管压迫舌咽神经,可做微血管减压术以解除压迫,亦可缓解疼痛。治疗效果不确切及复发率高是舌咽神经痛治疗的主要问题。

第二节　咽运动神经功能障碍

一、软腭瘫痪

软腭瘫痪是咽部瘫痪中较为常见的一种,发生原因可为中枢性或周围性,可以单独或合并其他神经麻痹出现。中枢病变引起者,常见于各种原因引起的脑干病变,如肿瘤、出血或血栓形成、炎性病变、脊髓空洞症、梅毒等,多伴有同侧的唇、舌和喉肌瘫痪;周围性病变者则以多发性神经炎较多见,常伴有感觉性障碍。此外,也多见于白喉之后,以及颈静脉孔附近的病变如原发性肿瘤、血肿、转移性淋巴结的压迫引起软腭瘫痪,常合并出现第Ⅸ、Ⅹ和Ⅺ对脑神经麻痹(颈静脉孔综合征)。

(一)临床表现

单侧软腭瘫痪症状较轻,双侧者症状明显。由于软腭不能上举,鼻咽不能闭合,患者说话出现开放性鼻音;吞咽时,食物易逆行入鼻腔,偶可经咽鼓管流入鼓室;不能作吸吮、吹哨或鼓气等动作。

(二)检查

单侧软腭瘫痪则腭垂偏向健侧,腭弓不对称。发声时,腭垂和软腭向健侧移动,患侧不能上举。若双侧瘫痪,则软腭松弛下垂,不能上抬。若影响咽鼓管开放能力,可出现中耳的症状和体征。如同时有咽缩肌瘫痪,则在梨状隐窝有唾液或食物潴留。

(三)诊断

单侧软腭瘫痪需要排除颈静脉孔周围肿瘤性病变,双侧软腭瘫痪多为中枢神经系统疾病所致,应请相关科室协同诊断。

(四)治疗

主要针对病因治疗。对多发性神经炎引起的弛缓性瘫痪,可用糖皮质激素、抗胆碱酯酶剂或神经兴奋剂,以及维生素 B_1、B_{12} 等治疗。

二、咽缩肌瘫痪

咽缩肌瘫痪极少单独出现,常与食管入口、食管和其他肌群的瘫痪同时出现。引起咽缩肌瘫痪的原因大多与软腭瘫痪相同。此外,本病常常出现在流行性脊髓灰质炎之后。

(一)临床表现

单侧咽缩肌瘫痪表现为吞咽不畅、梗阻感,尤以进食流质时明显,易发生呛咳。双侧咽缩肌瘫痪者,可出现明显的吞咽困难,甚至完全不能吞咽。此种吞咽障碍不同于喉咽部炎性或不完全机械性阻塞,前者起初出现流质下咽困难,常发生逆流至鼻腔或喉腔,而固体食物尚能吞咽,不易发生逆流。若合并有喉部感觉或运动功能障碍,则易误吸食物入下呼吸道,导致吸入性气管炎、支气管炎或肺炎。

(二) 检查及诊断

单侧咽缩肌瘫痪,表现为患侧咽后壁如幕布样下垂,并拉向健侧;双侧瘫痪,则见咽后壁黏膜上的皱襞消失,触诊舌根或咽壁时,咽反射消失,口咽及梨状隐窝有大量唾液潴留。诊断时,应行纤维喉镜和影像学检查,排除喉咽部器质性病变。

(三) 治疗

对本病的治疗应包括如下两个方面。

1. 病因治疗 常需要转诊神经内科治疗。对弛缓性瘫痪的患者,需应用改善微循环和营养末梢神经的药物,如尼莫地平、吡拉西坦、维生素 B_1 和维生素 B_{12} 等,促进神经恢复。

2. 防止发生下呼吸道并发症 帮助吸出咽部潴留的分泌物,食物宜调成稠厚糊状,吞咽时头转向患侧,可减轻误吸。病情严重者应鼻饲,甚至行胃造口术。

(四) 预后

咽缩肌瘫痪的预后与其相关疾病有关,双侧较单侧软腭瘫痪差。严重的咽缩肌瘫痪且有吞咽障碍者,常因并发吸入性肺炎而危及生命。

三、咽痉挛

咽痉挛是肌张力障碍的一种表型,大多原因不明。

(一) 临床表现

咽痉挛临床上分为强直性咽痉挛和节律性咽痉挛。强直性咽痉挛常发生于狂犬病、破伤风、癫痫、脑膜炎和癔症等,严重者伴有牙关紧闭、张口困难等症状,轻者有吞咽障碍、咽内不适、作呕等。节律性咽痉挛常在患者不知不觉中出现,软腭和咽肌发生规律性或不规律性收缩运动,每分钟可达 60~100 次,与脉搏、呼吸无关,并在入睡和麻醉后持续发作,患者和他人都能听到咯咯声响,即所谓他觉性耳鸣。病变多位于脑干部。

(二) 诊断

常规的咽、喉检查,不易发现咽痉挛,须结合病史及全身检查,特别是神经系统检查,方可诊断本病。需请相关学科协助诊断。

(三) 治疗

主要是病因治疗。对强直性咽痉挛,可用镇静解痉药,如氯丙嗪、苯巴比妥钠、地西泮等;病情较重者,可用肌肉松弛药,如琥珀胆碱等;癔症患者可采用暗示或精神疗法。节律性咽痉挛可试用中医针刺治疗。

第三节 咽异感症

咽异物感是耳鼻咽喉科门诊临床工作中经常遇到的患者主诉症状之一,因有咽部异物样梗阻感觉,怀疑罹患肿瘤来就医者不在少数。临床上,常将咽异感症一词用以泛指除疼痛以外的多种咽部异常感觉或幻觉,如球塞感、瘙痒感、紧迫感、黏着感、烧灼感、吞咽梗阻感等。患者大多为中年人,以女性较多见。因某些肿瘤的早期,如食管上段癌、环状软骨后区(简称环后区)癌等,也可有咽部异物感的症状,如果缺乏警惕性,极易误诊。

(一) 病因

咽部神经支配极为丰富,感觉和运动神经主要来自位于咽壁内的咽丛,有迷走、舌咽、副神经和颈交感神经的分支,此外,尚有三叉神经第二支司喉咽、扁桃体区及软腭的感觉,舌咽神经有分支直接分布于扁桃体下极及舌根,故咽部感觉非常灵敏。而且,全身许多器官的疾病也可通过神经的反射作用,使咽部发生异常感觉。咽异感症的产生机制较为复杂,致病因素繁多,可分为局部、全身和精神体质三个方面。

1. 局部病变　可能是咽喉部的炎性疾病的主要症状,如反流性咽喉炎、慢性扁桃体炎、扁桃体结石、会厌囊肿等;也可能是环后区喉咽癌、食管颈部癌等的早期症状。

2. 全身疾病　甲状腺功能亢进或减退、颈椎疾病、绝经期综合征、缺铁性贫血、维生素缺乏症、重症肌无力等可影响咽部的黏膜及神经。

3. 精神体质　神经衰弱、疑病症、癔症等。

(二)临床表现

患者可感觉喉咽正中或两旁有异物样阻塞,以位于环状软骨或甲状软骨高度者居多,位于胸骨上区者次之,位于舌骨高度者较少。症状时轻时重,并无规律。做空咽动作时明显,进食时则减轻或消失。检查口咽、舌根部、杓会厌襞等部位有无肿物或者充血等,反流性咽喉炎的主要体征表现为杓会厌襞充血、肿胀。

(三)诊断

凡遇症状与体征不符的患者,应仔细检查鼻咽、口咽、喉咽有无黏膜充血、肿胀、增生、干燥、萎缩、瘢痕等,有无颈淋巴结及甲状腺肿大。对邻近器官,可应用颈部 B 超、食管钡餐透视或胃镜、颈椎 X 线片等检查,以排除器质性病变。对于怀疑为反流性咽喉炎的患者,可进行反流症状量表评分和体征评分,临床上更常见的是采用质子泵抑制剂(proton pump inhibitor,PPI)进行诊断性治疗,必要时还可以进行阻抗 –pH 监测和口咽 pH 监测或唾液胃蛋白酶监测,以明确诊断。

(四)治疗

本病以病因治疗为主。由于咽喉反流引起咽异感症占有相当大的比例,此类患者注意饮食习惯、生活方式很重要,配合规范的 PPI 抗酸治疗 8～12 周,可获得比较满意的咽异物感减轻或消失。对无明显器质性病变的患者,应注意其发病的心理因素和社会背景。以心理咨询方法,亲切地同患者交谈,细心倾听患者主诉,指导患者解除恐惧心理,配合药物治疗或暗示治疗可明显减轻症状。根据病情可酌情选用镇静药、维生素、解热镇痛药等。

(李湘平)

第四十四章

阻塞性睡眠呼吸暂停低通气综合征

概　述：

　　成人阻塞性睡眠呼吸暂停低通气综合征(OSAHS)的全球患病人口达 9.36 亿,患者不仅生活质量和工作效率明显受到影响,并且易并发心脑血管疾病。上气道结构异常是 OSAHS 的主要病因之一,各种形式的上气道重建手术是治疗 OSAHS 的主要方法。本章重点介绍 OSAHS 的病因、病理生理、临床表现及外科治疗,是咽科学学习的重点。

第一节　睡眠医学基础知识及基本概念

(一) 睡眠分期及正常睡眠结构

　　根据睡眠脑电图、眼动电图及颏舌肌电图记录研究认为,睡眠为一个复杂的生理状态,并具有一定的规律性。按照 1968 年 Rechtschaffen 和 Kales 制定的标准,睡眠分为快速眼动(rapid eye movement, REM)睡眠期和非快速眼动(non-rapid eye movement, NREM)睡眠期。睡眠开始时为 NREM 期,NREM 和 REM 期在整夜的睡眠中每 90 ~ 100 min 转换一次。正常人各期睡眠呈一定比例并反复交替出现,称为正常的睡眠结构。根据 2007 年美国睡眠医学会(AASM)标准,NREM 睡眠期又以睡眠的深度分为 1 ~ 3 期(表 44-1)。

表 44-1　各期睡眠的特点及正常睡眠结构

		脑电图	眼动电图	肌电图	时间	意义
NREM	1	尖顶波, > 75 μV, < 0.5 s	慢速眼球运动	低振幅肌电	占总睡眠期的 2% ~ 5%	
	2	纺锤波,12 ~ 14 Hz,K 复合波	眼球运动继续减慢,趋于停止	肌电振幅继续降低	占总睡眠期的 45% ~ 55%	体力恢复,内分泌调节
	3	> 20% δ 波,0.5 ~ 2 Hz, > 75 μV	基本无眼动	肌电振幅继续降低	占总睡眠期的 15% ~ 25%	
REM		锯齿波	快速眼球运动	肌电振幅最低	占总睡眠期的 20% ~ 25%	做梦期,脑力恢复
清醒期		α 波,8 ~ 12 Hz	快速眼球运动、慢速眼球运动均可出现	肌电振幅明显增高	低于总睡眠期的 5%	

睡眠对于机体的具体作用机制尚不完全清楚,但一定的睡眠时间和正常的睡眠结构对人体的生长发育及生理功能起着至关重要的作用。NREM 期中的 3 期睡眠属深睡眠,与生长激素等的分泌和体力的恢复有关;REM 期中大脑的供血量明显增加,做梦发生在该期,REM 期睡眠与脑力的恢复相关,在 REM 期除动眼相关的肌肉及膈肌外,全身骨骼肌张力处于松弛状态,肋间内、外肌等呼吸辅助肌的作用消失,是最容易发生呼吸暂停的时期。正常人在睡眠状态下能够保持呼吸道通畅,如果存在着上气道解剖狭窄因素或软组织塌陷性增强,则会在睡眠状态下出现严重打鼾和反复的呼吸暂停低通气现象。

(二)睡眠呼吸障碍基本概念

1. 呼吸暂停(apnea)　指睡眠状态下呼吸气流下降 90% 以上,持续 10 s 以上,其中呼吸气流消失的同时胸、腹呼吸运动也消失,定义为中枢性呼吸暂停(图 44-1A);而呼吸运动存在,仅气流停止,则为阻塞性呼吸暂停(图 44-1B);两者兼而有之为混合性呼吸暂停(图 44-1C)。

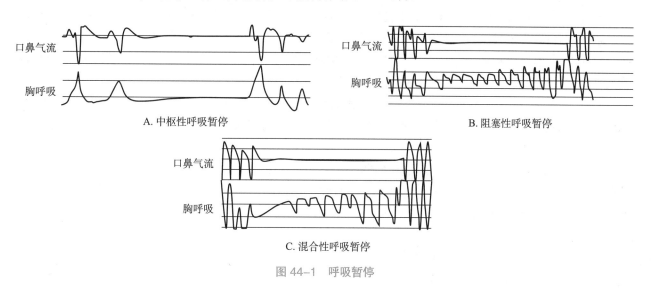

A.中枢性呼吸暂停　　　　　　　　　　　　B.阻塞性呼吸暂停

C.混合性呼吸暂停

图 44-1　呼吸暂停

2. 低通气(hypopnea)　指睡眠状态下呼吸气流下降 50% 以上,持续 10 s 以上,并且伴有 3% 以上的血氧饱和度下降或微觉醒(图 44-2)。

3. 睡眠低氧血症　指睡眠状态下,由于呼吸暂停和(或)低通气等原因引起的血氧饱和度低于 90% 的状态。

4. 微觉醒　指睡眠中的短暂觉醒,判定标准为入睡 10 s 以上、觉醒时间≥3 s,发生在 REM 期时需伴有下颌肌电增高时长≥1 s,在判断第二次微觉醒时需间隔 10 s 睡眠。

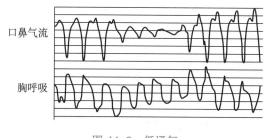

图 44-2　低通气

第二节　阻塞性睡眠呼吸暂停低通气综合征概述

阻塞性睡眠呼吸暂停低通气综合征(obstructive sleep apnea hypopnea syndrome,OSAHS)是指睡眠时上气道反复发生塌陷、阻塞引起的呼吸暂停和通气不足,伴有打鼾、睡眠结构紊乱,频繁发生血氧饱和度下降、白天嗜睡等症状。OSAHS 可发生于任何年龄,但以中老年肥胖男性发病率最高。OSAHS 作为多种心脑血管疾病、内分泌系统疾病及咽喉部疾病的源头性疾病,已日益受到重视。

(一)病因

OSAHS 的病因尚不完全清楚,目前研究表明,本病成因主要为下述三方面。

1. 上气道（upper airway）解剖结构异常 导致气道不同程度的狭窄。

（1）鼻腔及鼻咽狭窄 包括所有能导致鼻腔及鼻咽狭窄的因素，如鼻中隔偏曲、鼻息肉、鼻甲肥大、腺样体肥大等，其中鼻咽狭窄在 OSAHS 发病中所占地位比较重要。

（2）口咽狭窄 以腭垂末端为界又可将口咽腔分为上半部的腭咽腔，即软腭与咽后壁之间的腔隙；下半部的舌咽腔，即舌根与咽后壁之间的腔隙。扁桃体肥大、软腭肥厚、咽侧壁肥厚、舌根肥厚、舌根后缩和舌根部淋巴组织增生，均可引起该部位狭窄。由于咽腔无支架性结构，因此口咽腔狭窄在 OSAHS 发病中占有最重要的地位。

（3）喉咽及喉腔狭窄 如婴儿型会厌、会厌组织塌陷、巨大声带息肉、喉肿物等。喉咽及喉狭窄也可为 OSAHS 发病的重要因素之一，但较为少见。

（4）由于上、下颌骨发育障碍、畸形等导致的上气道骨性结构狭窄 也是 OSAHS 的常见及重要病因。

2. 上气道扩张肌肌张力异常 主要表现为颏舌肌、咽壁肌肉及软腭肌肉张力异常。咽部肌肉张力随年龄增长而降低，但促使上气道扩张肌肌张力异常及过度下降的因素目前还不明确。

3. 呼吸中枢调节功能异常 主要表现为睡眠中呼吸驱动力降低及对高 CO_2、高 H^+ 及低 O_2 的反应阈提高，此功能异常可为原发，也可继发于长期睡眠呼吸暂停而导致的睡眠低氧血症。

4. 某些全身因素及疾病 也可通过影响上述三种因素而诱发本病，如肥胖、妊娠期、更年期、甲状腺功能减退、糖尿病等。另外，遗传因素可使 OSAHS 的发生概率增加 2～4 倍，饮酒、镇静催眠药等因素可加重 OSAHS 患者的病情。

对某一患者个体而言，常存在三种因素的共同作用，但各因素所占比例不同，上气道结构异常为患病基础；肌张力异常多在结构异常的基础上发生作用；呼吸中枢调节功能异常常继发于长时期的睡眠低氧血症，故病史越长、病情越重，此因素所占比例越大。

（二）病理生理

打鼾及睡眠呼吸暂停是由于睡眠中上气道发生不同程度的狭窄和阻塞的结果，而气道的阻塞主要取决于下述三种因素：① 气道扩张肌兴奋性下降。② 吸气时气道内的负压水平。③ 气道的解剖狭窄。呼吸暂停常因为短期的觉醒而结束，原因为觉醒时气道壁肌肉兴奋性提高足以保持呼吸道通畅。

由于反复出现的打鼾、呼吸暂停及微觉醒，患者可出现下述病理生理改变（图 44-3）：

1. 夜间反复觉醒可导致 NREM 深睡眠期和 REM 期明显减少，睡眠结构紊乱，睡眠有效率下降，从而导致患者白天嗜睡、乏力、记忆力下降，并可导致生长激素分泌下降，影响儿童发育。由于 REM 期睡眠减少等因素可导致患者性器官末梢神经损害，引起性功能障碍。

2. 血氧饱和度下降可使儿茶酚胺分泌增高，导致高血压的形成。血氧饱和度下降还可以导致心律失常，促红细胞生成素升高导致血红蛋白升高、红细胞升高、血小板活性升高、纤溶活性下降，而诱发冠心病、脑血栓等。血氧饱和度下降还可导致肾小球滤过率增加，使夜尿增加，并可能导致排尿反射受影响，在儿童患者表现为遗尿。

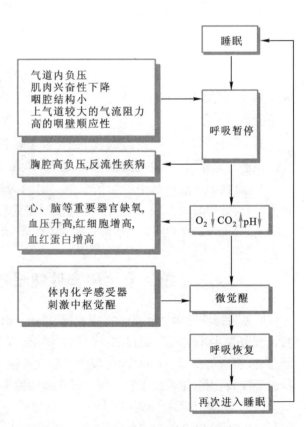

图 44-3 OSAHS 的病理生理

3. 咽腔负压值增高可导致胸腔负压值增高,既影响心脏功能,也可导致反流性食管炎。

4. 瘦素的分泌减少导致脂肪代谢障碍,患者向心性肥胖程度和咽部脂肪组织增加,促使咽部塌陷进一步加重。

(三) 临床表现

1. 症状

(1) 睡眠中打鼾,随年龄和体重的增加可逐渐加重,呈间歇性,有反复的呼吸暂停现象,严重患者夜间有时或经常憋醒,甚至不能平卧睡眠。

(2) 白天嗜睡,程度不一,轻者表现为轻度困倦、乏力,对工作生活无明显影响;重者在讲话过程中、驾驶时出现入睡现象;患者入睡快,睡眠时间延长,睡眠后不能解乏。

(3) 患者可有晨起后头痛、血压升高。

(4) 晨起后咽部明显干燥、异物感。

(5) 可有记忆力下降、注意力不集中。

(6) 部分重症患者出现性功能减退,夜尿次数明显增多,性格急躁。

(7) 合并并发症者可出现相应症状,如夜间心绞痛、心律失常等。

2. 体征

(1) 一般征象　较肥胖或明显肥胖、颈围较大,重症患者可有明显嗜睡,在问诊过程中反复出现瞌睡;部分患者有明显的上、下颌骨发育不全。

(2) 上气道征象　口咽腔狭窄、扁桃体肥大、软腭组织肥厚、腭垂过长肥厚等。有些患者还可发现其他引起上气道狭窄的因素,如鼻中隔偏曲、鼻息肉、腺样体肥大、舌扁桃体肥大、舌根肥厚等。

(四) 诊断

1. 多导睡眠监测　多导睡眠图(polysomnography,PSG)是诊断 OSAHS 的金标准,监测指标包括下述项目(图 44-4):

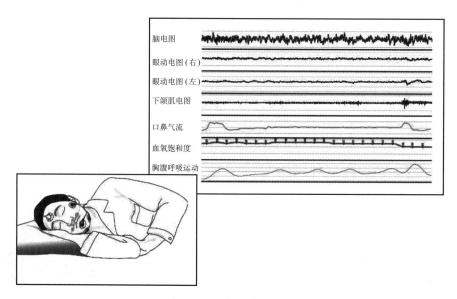

图 44-4　多导睡眠监测

(1) 口鼻气流　监测呼吸状态,有无呼吸暂停及低通气。

(2) 血氧饱和度(oxygen saturation,SaO_2)　监测与呼吸暂停相关的 SaO_2 变化,SaO_2 是睡眠监测的重要指标。

(3) 胸腹呼吸运动　监测呼吸暂停时有无呼吸运动存在,据此判断呼吸事件类型。

（4）脑电图、眼动电图和颏舌肌肌电图　判定患者睡眠状态、睡眠结构并计算睡眠有效率,即总睡眠时间与总监测记录时间的比值。

（5）体位　测定患者睡眠时的体位及体位与呼吸事件的关系。

（6）胫前肌肌电图　用于鉴别睡眠相关运动障碍,如不宁腿综合征、周期性肢体运动障碍、睡眠相关性腿痉挛等。

诊断标准:患者伴有睡眠时打鼾、反复呼吸暂停,通常伴有白天嗜睡、注意力不集中、情绪障碍等症状,或合并高血压、缺血性心脏病或卒中、2 型糖尿病等。多导睡眠监测检查呼吸暂停低通气指数(apnea-hypopnea index, AHI)≥5 次 /h,呼吸暂停以阻塞性为主。

2. 定位诊断及病因分析　可应用下述手段评估 OSAHS 上气道阻塞部位和分析可能的病因。

（1）纤维鼻咽喉镜辅以 Müller 检查法　纤维鼻咽喉镜可观察上气道各部位截面积及引起气道狭窄的结构性原因。Müller 检查即嘱患者捏鼻、闭口,用力吸气,用以模拟上气道阻塞状态下咽腔塌陷情况。两者结合是评估上气道阻塞部位最为常用的手段。

（2）上气道持续压力测定　即应用含有微型压力传感器的导管自鼻腔置入上气道内并达食管,该导管表面含多个压力传感器,分别位于鼻咽、舌根上口咽、舌根下口咽、喉咽、食管等部位,正常吸气时全部传感器均显示一致的负压变化,如气道某一部位发生阻塞,阻塞平面以上的传感器则无压力变化,据此可判定气道阻塞的部位,是目前认为最为准确的定位诊断方法(图 44-5)。

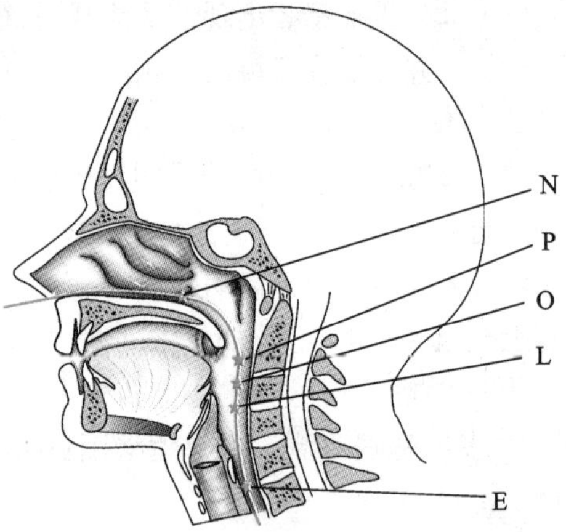

（3）药物诱导睡眠纤维喉镜检查(drug-induced sleep endoscopy, DISE)　通过给予 OSAHS 患者镇静催眠药使患者快速处于"睡眠状态",评估该状态下患者上气道塌陷情况及鼾声来源。

图 44-5　上气道持续压力测定传感器位置示意图
N:鼻腔后部传感器,P:软腭传感器,O:口咽传感器,L:下咽传感器,E:食管内传感器

3. 头颅 X 线测量　拍摄定位头颅侧位片,主要用于评估骨性气道狭窄。

4. 头颅 CT、MRI　可拍摄上气道各平面的三维结构,图像清晰并可计算截面积,多用于科研,临床应用较少。

（五）治疗

根据患者主要病因、病情及全身状况,可选择不同的治疗方法。

1. 一般治疗及保健措施　减肥、戒酒,建立侧卧位睡眠习惯。

2. 内科治疗

（1）持续气道正压通气(continuous positive airway pressure, CPAP)治疗　是目前应用较为广泛并有效的方法之一(图 44-6)。原理是通过一定压力的机械通气,保证 OSAHS 患者睡眠时呼吸道通畅,其工作压力范围为 0.39 ~ 1.96 kPa(4 ~ 20 cmH$_2$O)。对接受 CPAP 治疗的患者需要测定最低有效治疗压力并设定之,如果压力过低则达不到治疗目的,并且有可能发生危险;而压力过高则患者不易耐受。

（2）应用口腔矫治器治疗　即睡眠时佩戴特定口内装置,将下颌向前拉伸,借以使舌根前移,以扩大舌根后

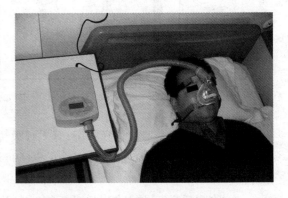

图 44-6　持续气道正压通气治疗

气道。主要适用于以舌根后气道阻塞为主、病情较轻的患者。长期佩戴有引起颞下颌关节紊乱综合征的风险。

（3）外科治疗 详见本章第四节。

第三节 阻塞性睡眠呼吸暂停低通气综合征的多器官多系统损害

OSAHS 与多种全身性疾病密切相关，主要与内分泌及代谢紊乱性疾病（如肢端肥大症、甲状腺功能减退、肥胖症、糖尿病等）、心脑血管疾病、慢性阻塞性肺疾病关系密切，本节主要简述 OSAHS 与心脑血管疾病的关系。

1. 高血压 40% 的 OSAHS 患有高血压，30% 的成年男性原发高血压患者合并 OSAHS。低氧血症是重要的压力感受器刺激因子，其可通过化学和机械作用增加交感神经张力，从而使血压升高；呼吸暂停引起的胸腔负压增加，静脉回流增加，以及觉醒反应都会使血压增高；呼吸暂停将打乱长效血压控制系统，导致中枢调控阈值的改变，损害生理压力的反应性。OSAHS 患者肾素 – 血管紧张素的脉冲分泌将发生改变等都是引起高血压的重要因素。对并发高血压的患者，治疗 OSAHS 可降低其血压。

2. 心律失常 OSAHS 患者睡眠时血氧饱和度低于 80% 的状态下易于诱发心律失常。另外，因患者睡眠结构紊乱、睡眠与觉醒的频繁转换等也与心律失常的发生密切相关。Hoffstein 等报道，AHI 大于 10 的 OSAHS 患者中，睡眠状态下心律失常的发生率为 58%，非 OSAHS 的对照组为 42%。夜间心律失常是 OSAHS 猝死的重要原因。对 OSAHS 的有效治疗能够缓解心律失常的发生频率，减轻其严重程度。

常见的心律失常表现为呼吸暂停过程中出现心动过缓、呼吸暂停结束时心动过速。另外还包括窦性停搏、传导阻滞、房性心动过速、心房颤动、心房扑动、室性期前收缩、室性心动过速等。

3. 冠心病 变异型心绞痛患者在清晨 5—6 时为 ST 段升高发生的峰值时间段；而心源性猝死发生的峰值时间段为上午 10—11 时，其第二个峰值时间段是清晨 5—6 时。

目前已经证实，打鼾、呼吸暂停为缺血性心脏病的独立危险因素。男性打鼾者发生缺血性心脏病的概率是对照组的 1.9～5.5 倍。主要与低氧血症导致夜间心肌缺血改变有关，同时反复的低氧血症和交感神经活性增强对动脉粥样硬化形成起着非常重要的作用。

4. 脑卒中 脑卒中发生的高峰时间段为早晨 6—10 时，其中多数发生于起床后 1 h 以内。据报道，男性打鼾者发生脑卒中概率是对照组的 1.7～2.8 倍。

第四节 阻塞性睡眠呼吸暂停低通气综合征的外科治疗

（一）手术疗效预测

手术疗效预测主要基于下述因素：

1. 患者上气道各部位狭窄的程度 是否与 PSG 监测结果相吻合，造成狭窄的结构性因素是否可通过手术切除。

2. 病情的轻重 病情较重、病史较长者多继发呼吸中枢调节功能障碍，影响手术疗效。

3. 呼吸中枢的调节功能 呼吸中枢调节功能较差者手术疗效不佳。可根据 PSG 中的最低血氧饱和度和中枢性呼吸暂停占总呼吸暂停的比值推断。

4. 体重 超重患者手术效果不佳。

5. 年龄 随着患者年龄的增长，肌肉张力下降及呼吸中枢调节功能方面的问题所占病因比例增大，手术疗效较差。

（二）主要手术方式

根据手术创伤的大小,可将术式分为两类,即一期手术和二期手术（表 44-2）。

表 44-2 治疗 OSAHS 主要术式

分类	术式	适应证	并发症
一期手术	鼻腔重建术	鼻中隔偏曲、鼻息肉、鼻窦炎等	
	腺样体、扁桃体切除术	腺样体、扁桃体肥大	
	腭垂腭咽成形术、硬腭截短术	腭咽狭窄为主的患者骨性鼻咽腔狭窄	
	颏成形术	轻度下颌后缩患者	面型改变
二期手术	下颌骨前移术	重度下颌后缩患者	面型改变,咬合关系改变
	上、下颌骨前移术	上、下颌后缩患者	面型改变,咬合关系改变
	气管切开术	重度患者、其他方法无效或无法应用	颈前佩戴套管,非"生理性"呼吸状态

其中腭垂腭咽成形术（uvulopalatopharyngoplasty,UPPP）应用最为广泛。自 1980 年 Fugita 报道以来,UPPP 在临床上得到了广泛应用,以 AHI 下降 50% 为标准,其有效率为 50% 左右。严格选择手术病例,可提高手术有效率。UPPP 有可能造成鼻咽腔狭窄、闭锁,鼻腔反流,开放性鼻音等并发症。自 1998 年开始,韩德民采用保留腭垂、扩大软腭切除范围的改良 UPPP 手术（H-UPPP）,有效地避免了上述并发症的发生。H-UPPP 手术的特点是:手术设计强调了结构、功能与症状三者之间的关系,首次提出了腭帆间隙的概念,扩大了软腭切除范围,同时保留了腭垂、功能性肌肉和较完整的黏膜组织。硬腭截短术（transpalatal advancement pharyngoplasty,TA）为通过截短硬腭后缘部分骨组织,使软腭重新固定在新形成的硬腭后缘,继而使软腭前移,扩大鼻咽腔及软腭后气道。手术以扩大鼻咽矢状径为主,手术创伤小,不损伤软腭结构及功能,患者颌面外形无改变。该术式也可与 UPPP 等其他外科手术联合应用治疗 OSAHS 患者。

（三）UPPP 手术的安全性及并发症的预防

1. 围手术期的并发症及预防

（1）气道阻塞、窒息 是围手术期最严重的并发症,最常见于全身麻醉拔管后。由于麻醉未完全清醒、气道肌张力未完全恢复、术中长时间压迫舌体造成的肿胀、术中高血氧饱和度对呼吸中枢的抑制作用引起上气道阻塞,患者可因缺氧而死亡。术区出血、咽部凝血块停留也是引起气道阻塞的重要因素。因此,重症患者可于次日患者完全清醒后拔管,术中需彻底止血。

（2）出血 多因术中止血不彻底引起,术后动脉血压升高是出血的重要诱因。

（3）心律失常 患者术前多有心律失常病史,可因手术负荷、失血等加重心肌缺氧而诱发。因此对有心脏病的患者术中及术后需心电监测。

（4）心肌梗死 患者术前多有冠心病或频发心绞痛,常因术中心率过快、失血加重心肌缺血而诱发。因此,对并发冠心病的患者术中应注意控制心率,尽量减少出血,并进行心电监测。

2. 局部并发症及预防 主要见于腭咽成形术后的腭咽关闭不全、咽腔瘢痕狭窄、咽干、异物感等,多由于正常组织损伤过多引起。软腭前移术后应注意硬腭黏骨膜瓣切口延期愈合或出现腭瘘,术中注意游离硬腭黏骨膜瓣足够大。

3. 预防复发及术后健康指导 一般术后 1~2 个月局部水肿消失,疗效最为明显;术后 3~4 个月随着瘢痕软化,有轻微反复;6~12 个月疗效稳定。术后控制体重、慎服镇静药、避免过量饮酒对保持疗效较为重要,同时需定期复查,对疗效不完全者可辅以 CPAP 治疗或行二期手术。

（叶京英）

第四十五章 咽部灼伤及异物

概 述：

　　本章主要讲解咽部灼伤及咽部异物的诊断及处理。咽部创伤以灼伤多见。作为急症应诊断及时、正确,处理措施有效、得力。

第一节　咽　部　灼　伤

　　咽部是呼吸道和消化道的共同通道,因此,咽部灼伤常伴有口腔、喉、气管以及食管的损伤,甚至导致全身中毒反应,需及时诊治。

(一)病因

　　咽部灼伤按致病原因可分为热灼伤和化学灼伤两大类。

　　1. 热灼伤　误食热烫饮食是主要病因,多见于幼儿。其他如火焰、高热蒸汽、热空气或其他高温液体致伤也是常见病因。

　　2. 化学灼伤　多因误服强酸、强碱、甲酚溶液(来苏)及重金属盐等腐蚀性化学制剂导致。吸入具有强烈挥发性的刺激性气体(如氨水、硝酸、盐酸以及硫酸等)也可导致包括咽部在内的整个上呼吸道的灼伤。

(二)病理

　　咽部灼伤后其损伤程度与致伤物的温度(热灼伤)、性质和浓度(化学灼伤)、进入量及损伤持续的时间有关。一般按损伤程度的轻重分为三度:一度灼伤表现为黏膜弥漫性充血、水肿,炎症持续 3~5 天后可痊愈;二度灼伤累及黏膜层和肌层,黏膜水肿更显著甚至出现水疱,黏膜表面常覆盖坏死性假膜或痂皮,有时伴颈淋巴结肿大,炎症常持续 1~2 周后愈合;三度灼伤常见于化学灼伤,导致黏膜深部溃疡、坏死,炎症常持续 3~4 周,重者产生全身中毒反应,痊愈后咽部常遗留瘢痕增生、组织粘连、狭窄甚至闭锁。

(三)临床表现

　　1. 症状　咽部灼伤后即刻出现口腔、咽喉疼痛,可伴有吞咽困难、流涎、咳嗽、声嘶甚至呼吸困难,严重者可出现发热、精神不振等全身中毒症状。

　　2. 检查　可见咽部黏膜红肿、水疱、糜烂或表面覆假膜,创面愈合后轻者不留瘢痕,重者可见瘢痕增生,咽喉狭窄甚至闭锁。

(四)诊断

　　根据咽部灼伤病史及局部检查所见即可诊断。

（五）治疗

1. 轻度灼伤的局部处理　涂抹 3% 鞣酸、液状石蜡、甲紫或喷洒次碳酸铋粉末,保护创面。

2. 中和治疗　强碱灼伤后可用食醋、橘子汁、柠檬汁、牛奶或蛋清中和,强酸灼伤可用镁乳剂、氢氧化铝凝胶、牛奶中和。忌用碳酸氢钠(苏打水),因其在中和反应过程中产生的二氧化碳有致受伤的食管、胃发生穿孔的危险。

3. 尽早使用糖皮质激素,以预防和缓解咽喉部水肿,同时可抑制肉芽组织增生,预防和减轻瘢痕狭窄。

4. 合理使用抗生素,预防、控制感染。

5. 出现呼吸困难时应密切观察,必要时行预防性气管切开术。

6. 出现全身中毒症状时,应行支持、营养及对症治疗,同时组织相关科室会诊。

7. 咽部灼伤后出现的严重咽喉狭窄甚至闭锁,可待病情稳定后行整复手术。

第二节　咽部异物

咽部异物是耳鼻咽喉头颈外科的常见急症。异物一般留存、嵌顿于口咽部或喉咽部,鼻咽部异物少见。大多数咽部异物易被发现和取出,不会产生严重后果,但有小部分咽部异物若不及时取出或处理方法不当,会发生各种并发症。

（一）病因

1. 进食时误咽鱼刺、肉骨或果核等。

2. 儿童含小玩具、硬币等物玩耍,哭笑或跌倒时异物坠入咽部。

3. 睡眠、昏迷、癫痫发作、醉酒或麻醉中,口含物、松脱的牙齿或义齿坠入咽部。

4. 企图自杀者有意吞入异物。

5. 手术中止血纱条、棉球、缝针等误留于鼻咽部或扁桃体窝中。

（二）临床表现

1. 症状

（1）口咽异物　多见,常表现为咽部异物感、刺痛,吞咽或转颈时症状加剧,部位大多较固定且症状持久。

（2）喉咽异物　异物常较大,导致患者出现咽下困难、流涎、咳嗽、声嘶甚至呼吸困难等症状。

（3）鼻咽异物　少见,可出现鼻塞、腥臭味鼻涕。

另外,异物刺破咽部黏膜时可出现血性唾液,异物伴发感染时可累及咽旁间隙、咽后间隙或纵隔,出现颈部肿痛、胸背部疼痛以及发热等症状。

2. 检查　咽部异物大多易留存于扁桃体窝、咽侧壁、舌根、会厌谷或梨状隐窝等处,以压舌板压舌直视检查口咽部,间接喉镜检查喉咽部或电子鼻咽喉镜检查相关部位常可发现异物。如异物损伤咽部黏膜,则可见局部淤血、红肿或肉芽等表现。较大的咽部异物可导致颈外相应区域出现明显的触压痛。

（三）诊断

结合误咽异物病史及症状,同时经检查发现异物,即可确诊。应对黏膜有淤血、出血、红肿或糜烂处仔细检查。X 线或 CT 检查有助于某些异物的查找和定位。异物感明显但未能发现明显异物者,应注意与咽部黏膜擦伤及由此诱发的咽异感症相鉴别,可嘱患者观察 1~2 天,若症状逐渐减轻,可排除异物留存的可能。

（四）治疗

1. 口咽部异物如鱼刺等,可在直视下用镊子取出。

2. 舌根、会厌谷、梨状隐窝等处异物,可在间接喉镜或直接喉镜下用异物钳取出。

3. 鼻咽异物可在鼻内镜或电子鼻咽镜下以异物钳或活检钳取出。

4. 异物穿入咽壁并发咽旁脓肿或咽后脓肿者,根据情况可选择经口或颈侧切开排脓,同时取出异物。并发纵隔感染者,应请胸外科协助处理。

5. 已发生感染者,应合理使用抗生素控制感染。

（柯朝阳）

第四十六章 咽肿瘤

概　述：

鼻咽癌是我国高发恶性肿瘤之一,本章重点讲解鼻咽癌的早期临床表现、诊断要点及治疗原则。同时也介绍口咽、喉咽及咽旁间隙一些较少见肿瘤的概念、临床特点及治疗。

第一节　鼻咽血管纤维瘤

鼻咽血管纤维瘤(nasopharyngeal angiofibroma)又称青少年鼻咽血管纤维瘤,为鼻咽部最常见的良性肿瘤,常发生于 10~25 岁男性青年,男女之比为 10∶1。

(一)病理

肿瘤起源于枕骨基底部、蝶骨体、蝶腭孔及后鼻孔或翼突内侧的骨膜等处。瘤体由胶原纤维及多核成纤维细胞组成网状基质,瘤体深部血管壁通常为厚壁型无弹力纤维膜,肌层不完整;而瘤体浅层,血管为薄壁型,无肌纤维血管,这种血管受损后极易出血。由于瘤体血供丰富、增长迅速,极易向邻近组织扩张生长,易通过裂孔侵入鼻腔、鼻窦、眼眶、翼腭窝及颅内。

(二)临床表现

症状多在青春期发生,其主要症状如下:

1. 出血　阵发性鼻腔出血,98% 以上的患者均有不等量的鼻腔出血,且常为患者首诊主诉,由于反复多次阵发性大量出血,患者有不同程度的贫血。

2. 进行性鼻塞　肿瘤堵塞鼻咽腔或经后鼻孔侵入鼻腔,引起一侧或双侧鼻塞,常伴有流鼻涕、闭塞性鼻音、嗅觉减退等。

3. 其他症状　由于瘤体不断增长,邻近骨质因挤压吸收和破坏,导致相应器官的畸形和功能障碍,如侵入眼眶,则出现眼球突出、视神经受压、视力下降;侵入翼腭窝,引起面颊部隆起;侵入鼻腔,可引起外鼻畸形;侵入颅内压迫神经,可引起头痛及脑神经麻痹。

(三)检查与诊断

1. 间接鼻咽镜及鼻内镜检查　可见鼻咽部圆形或分叶状淡红色肿瘤,表面有微血管;瘤体经后鼻孔侵入鼻腔,可引起外鼻畸形或软腭下塌(彩图 46-1)。

2. 触诊　手指经口触诊鼻咽部瘤体,瘤体中等硬度,活动度小,易出血。此检查可了解瘤体根蒂部侵入颅部情况。触诊应轻柔,避免因触诊引起大出血,临床上应尽量少用。

3. 影像学检查　CT 和 MRI 检查可清晰显示瘤体位置、大小、形态,了解肿瘤累及范围和周围解剖结构关系,有助于手术方案的制订(图 46-1)。术前应用 DSA 检查可以了解瘤体供血动脉,并进行相应栓塞,

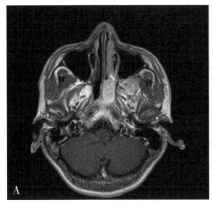
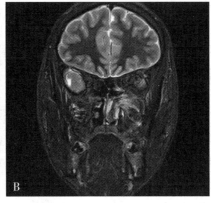
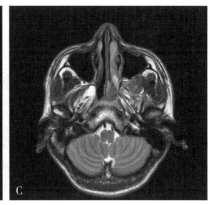

图 46-1　鼻咽血管纤维瘤位于左侧后鼻孔 - 翼腭窝 - 颞下窝
A. MRI T_1 增强轴位　B. MRI T_2 冠状位　C. MRI T_2 轴位

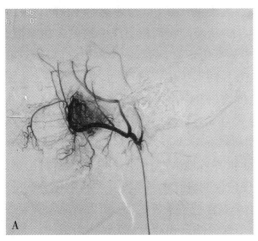
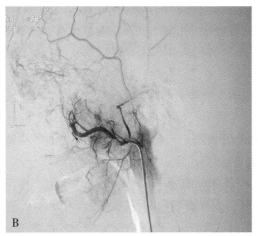

图 46-2　鼻咽血管纤维瘤栓塞前后 DSA 造影图
A. 栓塞前　B. 栓塞后

可明显减少术中出血（图 46-2）。

　　本病主要根据病史及检查,结合年龄及性别做出诊断。因肿瘤极易出血,禁忌切取活检。对于病史不典型或肿瘤扩展至邻近组织而出现相应症状者,有时难以做出诊断,常需与后鼻孔出血性息肉、鼻咽部脊索瘤及鼻咽部恶性肿瘤鉴别,最后诊断有赖于术后病理检查。

　　（四）治疗

　　本病以手术治疗为主。根据肿瘤的范围和部位采取不同的手术进路。首选经鼻内镜下手术,对于肿瘤范围大者,常需备用辅助的柯 - 陆入路、硬腭进路或加颊侧切口;肿瘤侵入颅内者,需采用颅颌联合进路。因术中出血多,术前应行 DSA 血管造影及血管栓塞,术中进行控制性低血压以减少术中出血。

第二节　鼻　咽　癌

　　鼻咽癌(nasopharyngeal carcinoma)是我国南方高发恶性肿瘤之一。1975—1978 年全国开展了 3 年恶性肿瘤死亡回顾调查,调查除台湾省外 29 个省、市、自治区 395 个地(市)和 2 392 个县(旗)计 8.3 亿人口中,3 年期间恶性肿瘤的死亡病例和人口资料。通过调查,鼻咽癌调整死亡率显著高于全国平均死亡率的地区为广东、广西、湖南、福建、江西,广东省该病死亡率为 6.47/10 万,相当于全国死亡率水平的 3.4 倍,其次为广西壮族自治区为4.96/10万,福建省为3.28/10万,湖南省为3.22/10万,都超过全国平均死亡水平(1.88/10万),其中湖南湘西土家族苗族自治州苗族人群鼻咽癌调整死亡率居全国各少数民族首位。世界各地鼻咽癌发病率均在1/10万以下,而我国广东省四会县发病率达43.01/10万。流行病学调查资料显示,我国广东、广西、湖南、福建、江西为世界鼻咽癌高发区。

（一）病因和病理

目前认为,鼻咽癌的发生与遗传、病毒及环境等因素有关。

1. 遗传因素　鼻咽癌患者具有种族及家族聚集现象,并可涉及三代,比其他癌肿高。广州地区一个家族三代9人中有5人患鼻咽癌,湖南地区一对同卵双胎兄弟先后同患鼻咽癌,侨居国外的中国南方人后代仍保持着较高的鼻咽癌发病率。20世纪70年代,Simous发现鼻咽癌与HLA(人类白细胞抗原)相关,早期研究(主要对象为新加坡华人)认为与A_2、B_{46}、B_{17}等相关。90年代,Lu通过对30对新加坡华人鼻咽癌患者应用血清学方法进行HLA-B、C及DR分型,认为鼻咽癌存在与HLA连锁的易感基因,符合隐性遗传模式。从以上研究证实,鼻咽癌可能是由两对以上基因控制的多基因遗传病。

2. EB病毒　1964年,Epstein与Barr发现一种新型人类疱疹病毒(后定名为EB病毒);1966年,Old在鼻咽癌患者血清中检测到EB病毒抗体;1969年,de-The从鼻咽癌活检组织中培养成功携带EB病毒的类淋巴细胞。1974年,中国医学科学院从鼻咽癌组织中分离出带EB病毒的类淋巴细胞株,这些细胞株均带有EB病毒抗原,鼻咽癌患者体内不仅存在高滴度抗EB病毒抗体,其抗体水平随病情变化而波动。广东、广西、湖南大规模血清学调查证实,应用EB病毒壳抗原(EBVCA-IgA)和早期抗原(EA)的抗体反应对鼻咽癌高危人群进行筛查,对临床诊断和病情预后有重要意义。近年应用分子杂交及聚合酶链反应(PCR)技术检测证实,鼻咽癌活检组织中有EBV DNA特异性病毒mRNA或基因产物表达,更证实EB病毒在鼻咽癌发生中的重要作用。但EB病毒的感染广泛存在于世界各地人群,而且多数在儿童时已感染,感染后终身带毒,而鼻咽癌的发生有明显的地域性,因此这种现象说明,EB病毒感染并非鼻咽癌致病的唯一因素。

3. 环境因素　鼻咽癌高发区的大米和水中微量元素镍含量较低发区高,鼻咽癌患者头发中镍含量亦高。动物实验证实,镍可以促进亚硝胺诱发鼻咽癌,维生素的缺乏和性激素失调也可以改变黏膜对致癌物的敏感性。湖南医科大学潘世晟等应用二亚硝基哌嗪通过前鼻孔灌注或皮下注射,均可在大白鼠诱发鼻咽癌。

从以上三方面研究说明,鼻咽癌的发生是多因素、多阶段的,是EB病毒、遗传、环境因素共同作用的结果。

鼻咽癌原发病灶多位于鼻咽部咽隐窝、顶前壁,底壁少见,病灶可呈结节型、溃疡型和黏膜下浸润型等多种形态。根据2017年WHO第四版鼻咽癌的病理分型,鼻咽癌的病理类型主要包括以下几种:①非角化性鳞状细胞癌(分化型、未分化型);②角化性鳞状细胞癌;③基底样鳞状细胞癌。鼻咽部其他恶性肿瘤包括:鼻咽乳头状腺癌,涎腺来源恶性肿瘤(腺样囊性癌、涎腺原基肿瘤),造血淋巴系统恶性肿瘤。

（二）临床表现

由于鼻咽部解剖位置隐蔽,鼻咽癌早期症状不典型,临床上容易延误诊断,应特别提高警惕。其常见症状如下:

1. 鼻部症状　早期可出现回吸涕中带血或擤鼻涕中带血,时有时无,多不引起患者重视,瘤体不断增大可阻塞后鼻孔,引起鼻塞,始为单侧,继而双侧,并可侵入筛窦或蝶窦。

2. 耳部症状　肿瘤发生于咽隐窝者,早期可压迫或阻塞咽鼓管咽口,引起该侧耳鸣、耳闷、听力下降及鼓室积液,临床易误诊为分泌性中耳炎。

3. 颈部淋巴结肿大　鼻咽部有丰富的淋巴循环,颈淋巴结转移者较常见,以颈淋巴结肿大为首发症状者占60%,转移肿大的淋巴结为颈深部上群淋巴结,呈进行性增大,质中等硬度,活动差,无压痛,始为单侧,继之发展为双侧(图46-3)。

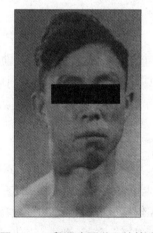

图46-3　鼻咽癌颈淋巴结转移

4. 脑神经症状 瘤体经咽隐窝,侵犯颞骨岩部的颈内动脉管和破裂孔,引起Ⅴ、Ⅵ、Ⅸ对脑神经损伤,继而累及Ⅳ、Ⅲ、Ⅱ对脑神经而发生头痛、面麻木、眼球外展受限、上睑下垂等脑神经受累症状,瘤体亦可以直接侵犯咽旁间隙或因转移淋巴结压迫引起Ⅸ、Ⅹ、Ⅻ对脑神经受损而出现软腭瘫痪、声嘶、伸舌偏斜等症状。

5. 远处转移 晚期鼻咽癌可出现远处转移,常见的有骨、肺、肝转移。

(三)检查

1. 间接鼻咽镜检查 鼻咽癌常好发于咽隐窝及鼻咽顶壁,常呈小结节状或肉芽肿样隆起,表面粗糙不平,易出血,有时表现为黏膜下隆起,表面光滑。早期病变不典型,仅表现为黏膜充血、血管怒张或一侧咽隐窝较饱满,对这些病变要特别重视,以免漏诊。

2. 电子鼻咽镜、纤维鼻咽镜或鼻内镜检查 有利于发现早期微小病变(彩图46-2)。

3. 颈部触诊 颈上深部可触及质硬、活动度差或不活动、无痛性肿大淋巴结。

4. 脑神经检查 病灶侵犯或压迫脑神经,可引起复视、上睑下垂、眼球固定、面部麻木、声嘶、吞咽困难。

5. EB病毒血清学检查 EB病毒血清可以作为鼻咽癌诊断的辅助指标,目前已开展的检测有EB病毒壳抗原(EBVCA-IgA)、EB病毒早期抗原(EBEA)、EB病毒核抗原和DNA酶抗体等。

6. 影像学检查 CT和MRI影像学检查有利于了解肿瘤侵犯鼻咽间隙及翼腭窝、眼眶、鼻窦的受累情况和颅底骨质破坏情况(图46-4)。近年采用正电子发射体层成像(positron emission tomography,PET)诊断技术与CT结合从分子水平进行人体功能显像(PET-CT),通过放射性核素 ^{18}F 正电子标记的脱氧葡萄糖 ^{18}F-fluoro-deoxy-glucose(^{18}F-FDG)在肿瘤中代谢率的高低制定出标准摄取值来判断病灶的病理性质(良恶性),其特异性可达80%左右(图46-5)。

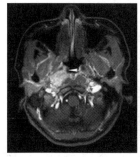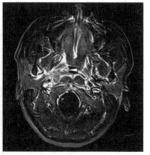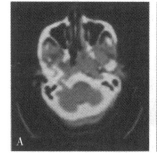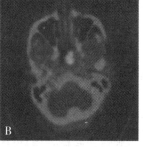

图46-4 鼻咽癌MRI轴位图像
显示病灶累及右侧腭帆张肌、右侧头长肌、翼内肌、右侧咽鼓管圆枕

图46-5 鼻咽癌
A. 鼻咽部CT轴位显示鼻咽部左侧原发灶 B. 同一患者PET-CT显示病灶局部吸收同位素 ^{18}F-FDG图

(四)诊断

详细询问病史非常重要。若患者出现不明原因的回吸涕中带血、单侧鼻塞、耳鸣、耳闷、听力下降、头痛、复视、眼球运动受限或颈上深部淋巴结肿大等症状,应警惕鼻咽癌的可能,须进行间接鼻咽镜、EB病毒血清学、影像学等各项检查,对可疑患者立即行鼻咽部病理切片检查以明确诊断。鼻咽癌由于早期即可出现颈淋巴结转移,常误诊为淋巴结结核、非霍奇金淋巴瘤等。

(五)治疗

鼻咽癌大多属低分化或未分化癌,对放射治疗敏感,因此放射治疗为首选治疗。目前适形调强放射治疗已是鼻咽癌主流放射治疗模式。相对于既往二维放射治疗,无论是在长期生存率,还是在晚期放射治疗副作用方面,适形调强放疗均具有明显的优势,5 年总生存率约为 80%。

尽管如此,仍有 10% ~ 40% 的患者在首次治疗后发生肿瘤残留或复发。内镜手术和再次放疗都是复发性鼻咽癌的治疗手段。对于可切除 rT1-rT2 复发鼻咽癌患者,指南推荐内镜手术作为一线治疗方案。

在局部区域晚期鼻咽癌治疗中,化疗占据一定的地位。依据化疗的作用,可分为诱导化疗、同期化疗、辅助化疗、姑息性化疗。含铂方案的同期放化疗目前常作为局部区域晚期鼻咽癌的标准治疗模式。在同期放化疗的基础上,可以辅助适当的诱导化疗或辅助放疗。

免疫治疗,如 PD-1 单抗,在复发 / 转移鼻咽癌的治疗中显示出较好的抗肿瘤效应和安全性,单药或联合化疗可以有效延长患者的中位生存时间。

第三节　口 咽 肿 瘤

一、口咽良性肿瘤

口咽良性肿瘤(benign tumor of oropharynx)常见的有乳头状瘤、纤维瘤、潴留囊肿、混合瘤及血管瘤等,其他肿瘤如脂肪瘤、淋巴管瘤、畸胎瘤等少见。

(一) 临床表现

肿瘤较小时多无自觉症状,常于体检或检查咽部其他疾病时偶然发现。肿瘤较大时,可出现咽部异感症,甚至可出现吞咽、呼吸及发音功能障碍。

(二) 检查

乳头状瘤发生于腭垂、扁桃体、腭弓等处,表面呈颗粒状,色白或淡红色,根部带蒂或较宽广(彩图 46-3)。纤维瘤发生部位同乳头状瘤,肿瘤大小不一,呈圆形突起,表面光滑,触之较硬。潴留囊肿多发生于软腭、咽后壁、咽侧壁及扁桃体,呈圆形,表面光滑。混合瘤多发生于软腭,表面光滑。血管瘤常发生于软腭、咽后壁及侧壁,呈紫红色不规则肿物,易出血。

(三) 治疗

肿瘤较小者,可采用激光、电凝、冷冻等治疗;肿瘤较大时,需采用手术治疗,通常采用经口径路;肿瘤累及咽旁间隙或颈部,需采用经颈侧进路或颞下窝进路。

二、扁桃体恶性肿瘤

扁桃体恶性肿瘤(tonsil cancer)为口咽部常见恶性肿瘤,在上呼吸道恶性肿瘤中其发病率仅次于喉癌。发病原因尚不清楚,一般认为长期炎性刺激、角化症、白斑病等癌前病变及长期大量吸烟、喝酒等因素可促使呼吸道上皮水肿、充血、增殖和鳞状上皮化生。

(一) 病理

鳞状细胞癌发生率较高,常发生在扁桃体黏膜上,多位于扁桃体上极,溃疡易发生感染和坏死;其次为淋巴上皮癌,常发生在扁桃体黏膜下,呈结节状或小突起,早期无溃疡,即可见颈淋巴结转移;扁桃体未分化癌较少见。

(二) 临床表现

早期症状不明显,患者常因咽部不适、异物感,一侧咽痛,吞咽时加重而就诊。晚期咽痛加剧,引起同侧反射性耳痛、吞咽困难、讲话含糊不清。对 40 岁以上患者超过 2 周有单侧咽部不适、疼痛且症状进行性加重者应警惕。

(三) 检查

可见一侧扁桃体明显肿大,表面溃烂不光滑,溃疡中心如火山口,溃疡边缘坚实而卷起或呈结节状隆起,触之较硬,易出血,扁桃体与周围组织粘连不活动。同侧下颌角下方或颈上段深层可触及肿大淋巴结,质硬不活动,无压痛。

(四)诊断

成年患者出现单侧扁桃体明显肿大,表面溃烂,质地较硬,不活动,伴有同侧下颌下淋巴结肿大,诊断较易。但如遇一侧扁桃体明显肿大、充血,表面光滑,虽无颈淋巴结肿大,亦应特别警惕,必要时取组织送病理确诊。增强 CT 及 MRI 可以了解病灶浸润范围。

📖 拓展图片 46-1 扁桃体癌轴位 MRI 图像

(五)治疗

扁桃体恶性肿瘤的预后与其病理分型及病变早晚有一定相关性。病灶局限可以手术加放射治疗,5 年生存率 50% 左右,就诊晚且已有淋巴结转移者 5 年生存率 30%,单纯放射治疗 5 年生存率 40% 左右。因此,早期诊断是提高 5 年生存率的关键。化学治疗、免疫治疗可作为部分患者的辅助治疗。

第四节 喉咽肿瘤

见第五篇第五十四章、第五十五章。

第五节 咽旁间隙肿瘤

咽旁间隙(parapharyngeal space)位于咽后间隙两侧,形如锥体,锥体向上至颅底,锥尖向下达舌骨,内侧以颊咽筋膜及咽缩肌与扁桃体相邻,外侧为下颌骨升支与腮腺的深面及翼内肌,后界为颈椎前筋膜。茎突及其附属肌肉将此间隙分为前后间隙,前间隙较小,有颈外动脉及静脉丛通过;后间隙较大,内有颈内动脉、颈内静脉、舌咽神经、迷走神经、舌下神经、副神经、交感神经干等通过,颈深淋巴结上群位于此间隙。该间隙肿瘤因位置深在,早期诊断难度大,随着 CT、MRI 影像学的进展,早期诊断率有明显提高。

一、咽部神经鞘瘤

神经鞘瘤为颅内常见肿瘤之一,其中主要为听神经瘤,发生于咽旁间隙,迷走神经、舌下神经、副神经的神经鞘瘤少见。由于其发源于施万(Schwann)细胞,因此瘤体被膜为神经外膜,瘤体质软,发源的神经可附于瘤体被膜外或被膜下,一般不穿过瘤体。

(一)临床表现及诊断

瘤体生长缓慢,早期很少有症状,仅在瘤体增长到一定体积时出现语言改变、局部疼痛、吞咽障碍,若瘤体向喉咽部延伸则可发生呼吸困难。

咽部检查可见咽侧壁有圆形隆起,上可达鼻咽侧壁,下可达喉咽部,表面黏膜光滑;瘤体较大时,可超过咽后壁中线伸向对侧,并使同侧咽腭弓和扁桃体向前移位。触诊时肿瘤质中等硬度,瘤体压迫神经可引起Ⅸ、Ⅹ、Ⅻ对脑神经或交感神经相应症状。

MRI 能清楚显示肿瘤的大小、形态以及与邻近结构的关系,尤其能显示肿瘤与血管的关系。

(二)治疗

手术治疗为主,可经口咽或颈侧途径手术。

二、颈动脉体化学感受器瘤

颈动脉体化学感受器瘤(chemodectoma of carotid body)又称颈动脉体瘤、颈动脉体副神经节瘤。颈动脉体化学感受器瘤是动脉体内最大的化学感受器瘤,位于颈总动脉后内侧外膜内,主要供血来自颈外动脉,亦有来自颈总动脉分支。显微镜下可见巢状、大小一致的小上皮细胞群被血管基质所包围,含有嗜银或嗜铬细胞。电子显微镜观察,人体颈动脉瘤体含有主细胞、神经节细胞及来自交感神经和副交感神经节成分。

颈动脉体化学感受器瘤除发生在颈动脉分叉处以外,也可发生在其他化学感受器中心,如颈静脉球、眼眶睫状神经节、迷走神经节、肺动脉壁等处。

（一）临床表现及诊断

根据其生长形态可以分为:① 局限型:瘤体位于颈动脉分叉处外膜内;② 包裹型:瘤体包绕动脉生长,可侵犯血管壁外膜甚至中层及内膜。

瘤体生长缓慢,数年至数十年不等。早期症状不明显,多为偶然发现颈侧无痛性肿物,呈球形,表面光滑,质地中等或有囊性感,瘤体可左右活动而不能上下移动,不随吞咽动作运动。因血运丰富且紧附动脉壁,听诊时可闻及杂音,压迫颈总动脉杂音可消失,瘤体压迫邻近器官和Ⅸ、Ⅹ、Ⅻ对脑神经可引起吞咽困难、舌肌萎缩、声嘶等症状。

颈动脉球体化学感受器瘤多位于颈动脉三角颈总动脉分叉处,MRA、DSA 可显示瘤体大小、位置、血供来源,对明确诊断有重要意义,但应与颈动脉瘤、腮腺囊肿、神经纤维瘤相鉴别。

🖳 拓展图片 46-2　颈动脉球体瘤 DSA 造影图

（二）治疗

放射治疗不敏感,以手术切除为主。由于瘤体一般生长周期较长,瘤体与动脉壁粘连,手术切除中有损伤动脉的危险,术前应备足血量和做好可能结扎颈总动脉的准备。常需要术前行"球囊试验"以了解脑部双侧血供沟通情况。数字减影血管造影(DSA)除了解瘤体供血血管外,并可栓塞颈外动脉对瘤体的供血血管,以减少术中出血。为了减少因结扎颈总动脉导致脑供血不足,术前每日作颈总动脉间断加压15～30 min(Matas 试验)共 3～4 周,增加脑对缺血的耐受性。多数瘤体可从动脉壁剥下,但应避免损伤Ⅸ、Ⅹ、Ⅻ对脑神经。若术中颈总动脉和颈内动脉因损伤而结扎或重建,则应术后密切观察因血栓脱落而引起的大脑栓塞和因脑组织缺血缺氧而引起的偏瘫。

（文卫平）

第 五 篇

喉及喉咽疾病

喉科学基础

概　述：

　　本章内容包括喉的应用解剖学及生理学知识，是学习掌握及深入研究喉科疾病诊断、治疗、手术的基础。

第一节　应用解剖学

　　喉（larynx）是由软骨、肌肉、韧带、纤维组织及黏膜等构成的一个锥形管腔状器官，位居颈前正中、舌骨之下，上通喉咽，下接气管。喉上端为会厌上缘，在成人约相当于第 3 颈椎上缘或下缘平面，下端为环状软骨下缘，约相当于第 6 颈椎下缘平面。前有颈部皮肤、皮下组织、肌肉及筋膜覆盖，后为喉咽腔，两侧为胸锁乳突肌及颈部大血管、甲状腺上部（图 47-1）。

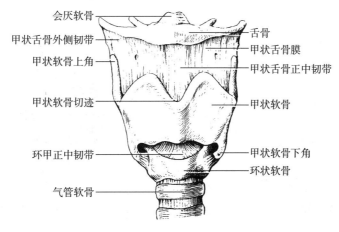

图 47-1　喉的前面观

（一）喉软骨

　　喉的支架由软骨构成，共 11 块，包括单块的会厌软骨、甲状软骨、环状软骨，以及成对的杓状软骨、小角软骨、楔状软骨（图 47-2）。此外，尚有数目不定的籽状软骨及麦粒软骨。

　　1. 会厌软骨（epiglottic cartilage）　位于舌骨及舌根后面，在喉入口之前，扁平如叶状，上段宽而圆，下段窄而长，称为会厌软骨茎（stalk of epiglottis）。其上端游离，并向前下倾斜，下端借甲状会厌韧带连接于甲状软骨交角的内面上切迹的下方。会厌分舌面和喉面，舌面组织疏松，有炎症时易肿胀；喉面光滑，黏膜下

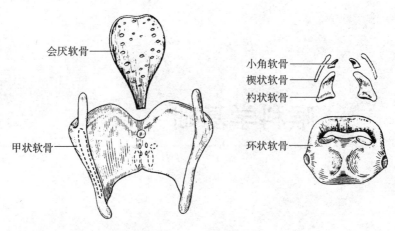

图 47-2 喉软骨

富含黏液腺。儿童期会厌如卷叶,呈"Ω"形,质地软;成年后,多近于平坦,质地变硬。会厌软骨为弹性软骨,终生不骨化。

2. 甲状软骨(thyroid cartilage) 为喉最大的软骨,由左右对称的四方形甲状软骨板在前方正中融合而成,与环状软骨共同构成喉支架的主要成分;两侧甲状软骨板后缘有上、下角突出,其前缘在颈前正中汇合形成一定的角度,此角度在男性较小,上端向前突出,称为喉结(laryngeal prominence),为男性的第二性征;在女性近似钝角,因此喉结不明显。甲状软骨上缘正中处有一"V"形凹陷,称为甲状软骨切迹(thyroid notch),为颈前正中线的标志(图 47-3)。甲状软骨为透明软骨,随年龄的增长而骨化,骨化始于 25 岁,男性较女性明显,至 70 岁时可转变为有造血骨髓的骨骼。

3. 环状软骨(cricoid cartilage) 位于甲状软骨之下,下接气管,为喉、气管、支气管树中唯一的完整环形软骨,对保持呼吸道通畅非常重要,如被损伤,常导致喉狭窄。环状软骨形如环戒,前部狭窄,称为环状软骨弓;后部宽阔,为环状软骨板(图 47-4)。环状软骨亦为透明软骨,可发生骨化。

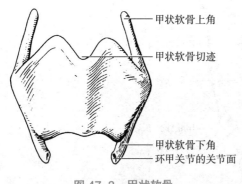

图 47-3 甲状软骨

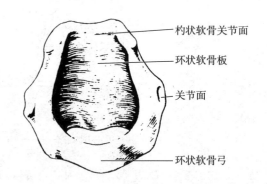

图 47-4 环状软骨正面观

4. 杓状软骨(arytenoid cartilage) 又名披裂软骨,呈三角锥形,左、右各一,位于环状软骨板上缘的外侧,与环状软骨连接构成环杓关节。杓状软骨的前端突起称为声带突,为声带附着处;外侧端突起称为肌突,环杓侧肌附着于其前外侧面,环杓后肌附着于其后。

5. 小角软骨(corniculate cartilage) 呈圆锥形,左、右各一,居杓状软骨顶端的杓状会厌襞后端,与杓状软骨尖融合或构成关节。

6. 楔状软骨(cuneiform cartilage) 呈小棒状,左、右各一,居小角软骨之前外侧的杓状会厌襞中。

7. 麦粒软骨(triticeal cartilage) 为包裹于两侧舌骨甲状韧带内的细小弹力软骨。

（二）喉的关节

喉的关节主要有环甲关节和环杓关节。

1. 环甲关节（cricothyroid joint） 由甲状软骨下角关节头与环状软骨弓板相接处的关节面构成,外表由环甲韧带连接。关节的运动方式为:① 环状软骨绕贯穿两侧关节的横轴做背板的后仰和前倾转动,使声带紧张和松弛;② 绕环状软骨环中心轴做滑行旋转运动,使双侧声带紧张度保持平衡。若双侧环甲关节活动障碍,将影响声带弛张,发声时声门不能紧闭,而留有梭形缝隙。若两侧活动不对称,则发声时声门后端向患侧偏斜。

2. 环杓关节（cricoarytenoid joint） 由环状软骨板上部的关节面与杓状软骨底部的关节面构成。环杓关节更为灵活,对声门开闭起重要作用。环杓关节的活动形式有两种:① 杓状软骨在环状软骨上活动,主要以其垂直轴为中心,向内、外转动,以开、闭声门;② 杓状软骨可沿环状软骨背板两肩上的关节面呈上下、内外、前后滑动,两侧杓状软骨互相接近或远离,以开、闭声门。

（三）喉的韧带及喉膜

喉体的各软骨之间由纤维状韧带组织相连接,主要有以下几部分。

1. 甲状舌骨膜（thyrohyoid membrane） 为连接舌骨与甲状软骨上缘的弹性薄膜,由弹性纤维组织构成。膜的中央部分较厚,名甲状舌骨正中韧带（median thyrohyoid ligament）;两侧较薄,有喉上神经内支及喉上动、静脉经此穿膜入喉;膜的后外缘增厚部分称为甲状舌骨外侧韧带（lateral thyrohyoid ligament）（图47-5）。

2. 喉弹性膜（elastic membrane） 为宽阔的弹性纤维组织,属喉黏膜固有层的一部分,左、右各一,均被喉室分为上、下两部。喉入口以下到声韧带以上者为上部,称方形膜（quadrangular membrane）,位于会厌软骨外缘和小角软骨、杓状软骨声带突间,有前、后、上、下4缘,其中上、下缘游离,上缘连于会厌尖与杓状软骨、小角软骨间,形成杓会厌韧带;下缘起自甲状软骨板交角会厌茎附着处之下,水平向后,止于杓状软骨的声带突,形成室韧带。喉弹性膜的下部为弹性圆锥（elastic cone）,其前端附着于甲状软骨板交角线的背面,后端至杓状软骨声带突下缘,向下附着于环状软骨上、下缘;喉弹性圆锥的游离上缘增厚构成声韧带（vocal ligament）,其前中部附着于甲状软骨下缘与环状软骨弓上缘之间,称为环甲膜,其中央部分较厚且坚韧,称为环甲正中韧带（图47-6）。喉弹性膜是阻挡喉癌局部扩散的坚强屏障,声门上癌向外发展受方形膜的阻挡,声带癌向下发展则受到弹性圆锥的阻挡。

3. 甲状会厌韧带（thyroepiglottic ligament） 连接会厌下端与甲状软骨,由弹性纤维组成,较厚且较坚实。

4. 舌会厌正中襞（median glossoepiglottic fold） 为自会厌舌面中央连接舌根的黏膜襞,其下为舌会厌韧带,两侧各有舌会厌外侧襞。在舌会厌正中襞和外侧襞之间,左、右各有一凹陷,称会厌谷,为异物易存留之处。

5. 杓状会厌襞（aryepiglottic fold） 自会厌两侧连向杓状软骨,构成喉入口的两侧缘。在其后下外方,

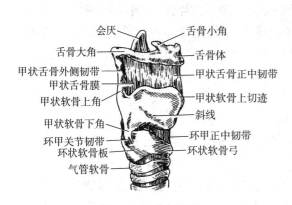

图47-5 喉右面观

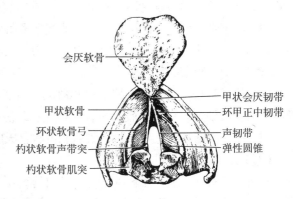

图47-6 喉弹性圆锥

各有一深凹陷,称梨状隐窝(piriform recess),尖锐异物常易存留此处。

(四) 喉肌

喉肌分为内、外两组。

1. 喉外肌　将喉与周围结构相连,其作用是使喉体上升或下降,同时使喉固定。以舌骨为中心,喉外肌又分为舌骨上肌群和舌骨下肌群。前者包括二腹肌、下颌舌骨肌、颏舌骨肌、茎突舌骨肌、甲状舌骨肌和咽中缩肌等舌骨上方肌肉,可使喉随舌骨上升而上升。后者则包括胸骨舌骨肌、胸骨甲状肌和肩胛舌骨肌,因其形态均为宽窄不一的带状,临床上统称为颈前带状肌。发声时,舌骨下肌群收缩,使喉下降,甲状软骨向前下方倾斜,从而增加声带张力。

2. 喉内肌　起点及止点均在喉部,依其功能分成以下5组(图47-7,图47-8)。

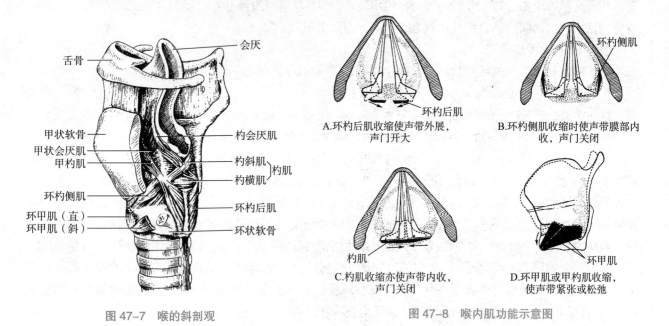

图 47-7　喉的斜剖观

图 47-8　喉内肌功能示意图

(1) 使声门张开　主要为环杓后肌的作用。该肌起自环状软骨背面的浅凹,止于杓状软骨肌突的后部。环杓后肌收缩使杓状软骨的声带突向外转动,两侧声带的后端分开,使声门开大。环杓后肌是喉内肌中唯一的外展肌,如两侧同时瘫痪,则有窒息的危险。

(2) 使声门关闭　有环杓侧肌和杓肌。环杓侧肌起于环状软骨弓两侧的上缘,止于杓状软骨肌突的前面。收缩时,声带突内转,使声带内收,声门的膜部关闭,声门的后1/3(软骨部)则呈三角形张开。杓肌分为横肌和斜肌,杓横肌起于一侧杓状软骨后外缘,止于对侧软骨的后外缘;杓斜肌起于一侧杓状软骨肌突,止于对侧杓状软骨顶端,双侧斜肌呈"X"形交叉。杓肌收缩,使两块杓状软骨彼此靠拢,以闭合声门裂后部。

(3) 使声带紧张　为环甲肌。环甲肌起于环状软骨弓的前外侧,向上止于甲状软骨的下缘。该肌收缩使甲状软骨与环状软骨弓靠近,以环甲关节为支点,增加杓状软骨和甲状软骨之间的距离,并将甲杓肌拉紧,使声带紧张度增加。

(4) 使声带松弛　为甲杓肌。甲杓肌起自甲状软骨交角的内面及环甲正中韧带,止于声韧带、杓状软骨的声带突及肌突。甲杓肌收缩时,声带松弛,兼使声带突内转,声门关闭。

(5) 使会厌活动　主要有杓会厌肌和甲状会厌肌,前者使喉入口关闭,后者使喉入口开放。

(五) 喉黏膜

喉黏膜上接咽黏膜,向下与气管黏膜相延续。在会厌喉面、声带表面、小角软骨与楔状软骨等处的黏膜附着甚紧,而声门下区和杓状会厌襞处的黏膜则有疏松的黏膜下层,故后者易发生肿胀。喉黏膜多为假复层纤毛柱状上皮,但声带、会厌舌面和喉面的一部分以及构状会厌襞的一部分黏膜属复层扁平上皮。除声带的黏膜外,喉黏膜均富有黏膜下腺,其中会厌喉面、构状会厌襞的下部和喉室等处的黏液腺更为丰富。

(六)喉腔

喉腔上经喉入口与咽腔相通,下通过环状软骨下缘与气管相连。以声带为界,可将喉腔分为声门上区、声门区和声门下区3部分(图47-9)。

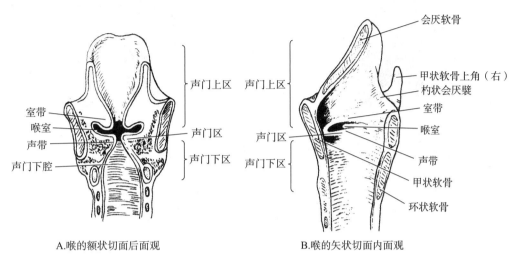

图 47-9　喉腔的分区

A.喉的额状切面后面观　　　　B.喉的矢状切面内面观

1. 声门上区(supraglottic portion)　位于声带上缘以上,其上口通喉咽部,呈三角形,由会厌游离缘、两侧的构状会厌襞及构状软骨间切迹围成,称为喉入口。声门上区的前壁为会厌软骨,两侧壁为构状会厌襞,后壁为构状软骨。位于喉入口与室带之间者,称为喉前庭,上宽下窄,前壁较后壁长。

(1)室带(ventricular fold)　亦称假声带,左、右各一,位于声带上方,由黏膜、室韧带及甲构肌组成,外观呈淡红色。

(2)喉室(laryngeal ventricle)　位于室带和声带之间,开口呈椭圆形的腔隙。其前端向上、外延展成一憩室,名喉室小囊或喉室附部。

2. 声门区(glottic portion)　包括两侧声带、声门、前联合和后联合。声带(vocal cord)位于室带下方,左、右各一,由声韧带、声带肌和黏膜组成。在间接喉镜下声带呈白色带状,边缘整齐。前端位于甲状软骨交角的内面,两侧声带在此融合成声带腱,称前联合。声带后端附着于构状软骨声带突,故可随声带突的运动而张开或闭合。声带张开时,出现一个等腰三角形的裂隙,称为声门裂(rima vocalis),又称声门,为喉的最狭窄处。声门的前2/3介于双侧声韧带之间,称为膜部;后1/3介于构状软骨之间,称为软骨部,即后联合。

3. 声门下区(infraglottic portion)　为声带下缘至环状软骨下缘之间的喉腔,前界为环甲间隙,后界为环状软骨板,上小下大。幼儿期黏膜下组织结构疏松,炎症时容易发生水肿,常引起喉阻塞。

(七)喉的神经

喉的神经有喉上神经和喉返神经,均为迷走神经的分支(图47-10)。

1. 喉上神经(superior laryngeal nerve)　在相当于舌骨大角平面处分为内、外两支,外支主要为运动神经纤维,支配环甲肌和咽下缩肌,但也有感觉纤维分布于声门下区;内支主要为感觉纤维,较外支粗大,在喉上动脉的后上方穿过甲状舌骨膜入喉,分布于声门上区的黏膜。

2. 喉返神经(recurrent laryngeal nerve)　是迷走神经进入胸腔后分出的,左、右两侧路径不同,右侧在锁骨下动脉之前分出,绕经动脉下方,再折返向上,沿气管食管沟,达环甲关节的后方进入喉内;左侧的路径较长,在迷走神经经过主动脉弓后分出,绕主动脉弓下方,折返上行,沿与右侧相似的路径进入喉内。喉

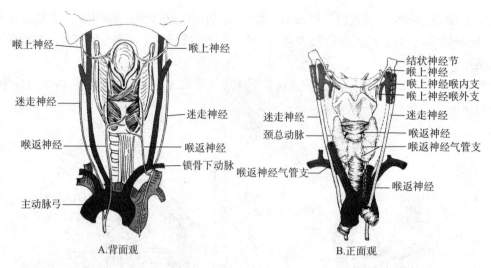

喉上神经　　　　　　喉上神经
迷走神经　　　　　　迷走神经
喉返神经　　　　　　喉返神经
　　　　　　　　　锁骨下动脉
主动脉弓

A.背面观

结状神经节
喉上神经
喉上神经喉内支
喉上神经喉外支
迷走神经　　　　迷走神经
颈总动脉　　　　喉返神经
　　　　　　　喉返神经气管支
喉返神经气管支
　　　　　　　喉返神经

B.正面观

图 47-10　喉的神经

返神经主要为运动纤维,在环甲关节平面分出前、后两支,后支进入环杓后肌,支配环杓后肌和杓肌;前支上行进入环杓侧肌,支配除环甲肌、环杓后肌和杓肌外的喉内肌。喉返神经也有部分感觉纤维分布于声门下区的喉黏膜。

(八) 喉的血管

喉的动脉来源于甲状腺上、下动脉。前者分出喉上动脉和环甲动脉,喉上动脉在喉上神经的前下方穿过甲状舌骨膜入喉内,供应喉上部;环甲动脉自环甲膜上部穿入喉内。后者分出喉下动脉,随喉返神经在环甲关节后方进入喉内,主要供应喉下部。喉的静脉与动脉伴行,汇入甲状腺上、中、下静脉,继而进入无名静脉及颈内静脉。

(九) 喉的淋巴

喉的淋巴分成两个高度分隔的系统,即浅层和深层淋巴系统。

1. 浅层淋巴系统　　为喉的黏膜内系统,左右互相交通。

2. 深层淋巴系统　　为喉的黏膜下系统,左右互不交通。因声门区几乎没有深层淋巴组织,故喉的深层淋巴主要分为声门上区和声门下区 2 组(图 47-11)。

(1) 声门上区　淋巴组织丰富,淋巴管主要(98%)在杓状会厌襞前端汇合后,向外、前抵达梨状隐窝前壁,复穿出甲状舌骨膜离喉,与喉上动脉同行,汇入颈总动脉分叉处、二腹肌与肩胛舌骨肌之间的颈深淋巴结上群;少数(2%)淋巴管汇入颈深淋巴结下群和副神经淋巴结。

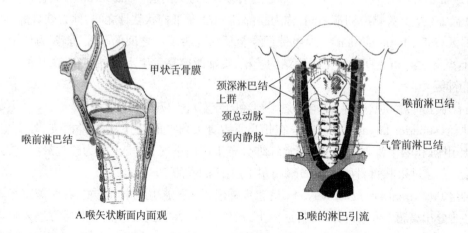

甲状舌骨膜
喉前淋巴结

颈深淋巴结上群
颈总动脉
颈内静脉
喉前淋巴结
气管前淋巴结

A.喉矢状断面内面观　　　　　B.喉的淋巴引流

图 47-11　喉的淋巴

（2）声门下区 淋巴管相对较少,穿出环甲膜汇入喉前、气管前和气管旁淋巴结后,再进入颈深淋巴结下群。一般喉部每侧的淋巴引流按区分开,但环状软骨附近的声门下淋巴系统收集左右两侧的淋巴,然后汇入两侧的颈深淋巴结群,故声门下癌有向对侧转移的倾向。

第二节 喉生理学

喉不仅是呼吸道的重要组成部分,而且还是发音器官,具有呼吸、发音、保护、吞咽等重要的生理功能。

（一）呼吸功能

声门裂是呼吸道的最狭窄处,通过声带的内收、外展,改变声门裂的大小,可调节空气进出的阻力。正常情况下,平静吸气时,环杓后肌收缩使声带主动外展,声门裂增宽,同时环甲肌收缩,声门前后径亦增加,便于气体进入;呼气时,因气流压力,使声门略增宽,但仍保持一定的气体排出阻力,以利肺泡内气体交换。声带运动的幅度因呼吸深度而异。平静呼吸时,声带运动幅度小;深呼吸时,运动幅度增加;剧烈运动吸气时,声带处于最外展位,以便吸入更多的空气。

喉的呼吸运动受大脑皮质和延髓呼吸中枢的双重调节,在肺内、气管及喉内分布着压力、化学感受器,产生的冲动沿迷走神经传入延髓的呼吸中枢,呼吸中枢发出冲动,通过喉返神经控制喉内肌的舒缩,调节声带的运动,进而改变声门裂的大小以至呼吸道的阻力,从而调节呼吸的节律和深度。延髓对呼吸的控制为反射性的,而大脑皮质通过对呼吸中枢的兴奋和抑制可有意识地控制呼吸的节律与深度。

（二）发音功能

喉只能发出基音,基音经上气道共鸣腔得到修饰调节,最后经咽、舌、腭、唇等相关结构的作用,构成语言。基音是因声带振动产生的,多数学者认为,发音时声带振动是气流通过狭窄的声门裂时引起的被动振动,并非声带肌主动运动的结果。如单侧喉完全性瘫痪,在对侧代偿后仍可正常发音即是一例证。喉发音的空气动力学理论认为,呼气时,环杓侧肌、杓肌及环甲肌收缩,使声带内收且张力增加,声门下压力增高,当压力超过内收肌的抵抗时,声门开放,空气冲击声带振动,发出声音。

尽管发音时声带的振动是一被动过程,但声音质量的变化是主动的神经肌肉运动过程。声音质量包括音调、音强和音色,音调的高低与声带振动频率密切相关;同时声带的张力、外形、实际振动面积对音调也有影响,声带振动频率高、张力大、振动面积小则音调高,反之则音调低。声音的强度或称响度与声门下气压和呼出的气流量呈正比,即声门下气压高、气流冲击力大,则声音强度高。音色与上呼吸道的共鸣作用有关。

（三）保护下呼吸道功能

喉处于下呼吸道的始端,是下呼吸道的门户,通过杓状会厌襞、室带和声带的括约肌作用,保护下呼吸道,防止异物进入,是喉的基本功能。在吞咽、呕吐时,杓会厌肌、甲杓肌收缩,双侧杓状会厌襞接触,会厌结节与杓状软骨接近,关闭喉入口,形成保护下呼吸道的第一道防线。室带内肌纤维收缩,双侧声带向中线靠拢,可形成防止食物误吸的第二道防线。声带内收、关闭声门是喉保护功能的第三道防线。在吞咽、呕吐及咳嗽时,三种喉括约肌作用同时发生,并伴喉体上提。

（四）吞咽功能

吞咽是由咽、食管及喉等器官协调运动、共同完成的。吞咽开始时,食物到达下咽部,刺激黏膜内机械感受器,冲动经咽丛、舌咽神经和迷走神经的传入纤维到达延髓的孤束核,继至脑干网状系统和疑核。疑核通过传出神经纤维使喉括约肌收缩,声带、室带关闭,最后会厌下降,喉入口关闭;同时喉头抬高,咽肌收缩,食团进入梨状隐窝和食管口。

（李湘平）

第四十八章

喉部检查法

概　述：

直接喉镜检查不仅能直接观察喉部,而且可以用于喉部治疗,是喉科常用的操作技能之一。频闪喉镜、喉肌电图检查及嗓音分析等检查可用于评价喉的发音功能。喉影像学检查重点介绍喉CT和MRI在喉部病变的诊断价值和临床意义。在总论中已经介绍了喉的一般检查、间接喉镜检查及纤维喉镜、电子喉镜检查,本章将就其他喉部特殊检查方法做一介绍。

第一节　直接喉镜检查

(一) 概念

直接喉镜检查(direct laryngoscopy)作为喉的特殊检查方法之一,通过使用直接喉镜,使口腔和喉腔处于一条直线上,便于直接观察喉部并进行相应治疗。

(二) 适应证

1. 其他喉镜检查不成功或未能详尽者。

2. 通过直接喉镜,导入支气管镜、气管插管或气管内吸引。

3. 采集喉部分泌物、喉部活体组织做进一步检查。

4. 喉部病变切除、活检,取出喉和气管内异物等。

(三) 检查方法

1. 术前 4 ~ 6 h 禁食水,可根据需要使用巴比妥类镇静药和阿托品。

2. 一般采用局部麻醉,常采用黏膜表面麻醉,以 1% 丁卡因溶液咽喉喷雾麻醉喉腔;丁卡因用药总量成人不宜超过 60 mg;也可用喉卷棉子(或喉麻钳夹以棉球)蘸 1% 丁卡因溶液,涂抹或置入两侧梨状隐窝,每隔 5 min 换 1 次,共换 2 ~ 3 次,以麻醉喉上神经。必要时,在间接喉镜观察下,嘱患者发"咿"时将 1% 丁卡因 2 mL 滴入喉腔及声带表面。儿童及局部麻醉不配合的成人可施行全身麻醉。

3. 受检者仰卧,肩下垫枕,头部尽量后仰。手术者站在患者的头端,用纱布保护上切牙。左手持直接喉镜,以右手示指推开上唇,沿舌背将喉镜送入口腔,渐移向中线深入直达舌根,将舌根稍向下压,从喉镜中看到会厌,挑起会厌,用力向上抬起喉镜,即可暴露声门。颈部粗短的患者暴露声门较困难,可选用管径细、管壁薄的直接喉镜,在舌背侧方插入喉镜,较易暴露整个声门区。如果直接喉镜不能暴露整个声门,可调整喉镜位置分部观察(图 48-1)。

4. 检查时依次观察咽部、双侧杓区、室带、声带、声门及声门下区。局部麻醉检查时嘱患者发音,观察双侧声带运动情况。注意黏膜色泽、形态及有无新生物等。全身麻醉支撑喉镜下喉显微镜检查,可提高诊

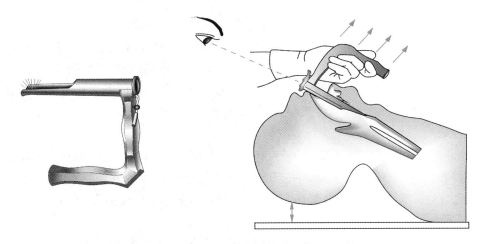

图 48-1　直接喉镜检查示意图

断的正确性和手术的准确性。

5. 检查完毕,缓慢退镜,退镜时应再一次观察咽喉部。

（四）注意事项

1. 急性上呼吸道感染、高血压、严重心脏病等全身性疾病的患者为检查相对禁忌证。颈椎脱位、结核、外伤的患者,不宜行直接喉镜检查,可用纤维（电子）喉镜代替。

2. 检查时,不可以患者的上切牙为支点将喉镜向上翘起,否则会引起损伤。如插入喉镜时患者剧烈咳嗽,多因麻醉不充分或分泌物流入气管所致。可补充麻醉或调整体位后再进行检查。手术者操作应轻巧,以免损伤咽喉部黏膜,引起血肿。

3. 如发生喉痉挛,应立刻停止操作,让受检者坐起,做有规律的深呼吸或给以氧气吸入,好转后再考虑是否继续手术。

4. 术后 2 h 内禁食水,以免呛入气管误吸。

5. 直接喉镜检查时,受检者所处的方位与检查者一致,声带左、右侧位置与检查者一致,但与间接喉镜下所见相反。

第二节　频闪喉镜检查

（一）概念

频闪喉镜（strobolaryngoscopy）又名动态喉镜,是一种电子仪器,主要用于观察发声时声带活动形态,借以研究发声生理和检查发声障碍与声带振动之间的关系。频闪喉镜由微音器、频闪光源、喉内镜及录像装置组成。受检者发出的声音通过微音器变为声频信号,该信号通过放大、滤波形成脉冲信号输入到频闪光源,光源随着声频闪闪发光,照在声带上就能够观察到声带在不同频率的闪动光线下的活动情况。

🖥 拓展图片 48-1　频闪喉镜原理示意图

（二）适应证

1. 喉部疾病诊断。

2. 协助音域测定及发声生理的研究。

（三）检查方法

1. 检查前可于咽部喷 1% 丁卡因溶液,作黏膜表面麻醉。

2. 受检者取坐位,摆正头部,颈部放松,使颈部两侧对称。

3. 打开频闪喉镜电源,放置微音器麦克风于喉部,将喉内镜置于窥视声门的位置,令受检者发"咿－

咿 - 咿 -"的声音,此时,频闪光源随着声频信号而闪光,可观察到声带振动。

4. 通过脚踏控制器,可调节频闪光源频率,当频闪光的频率和声带振动频率一致时,声带看似静止不动,即静相;当频闪光频率和声带振动频率有差别时,声带就会出现慢动相。因此能观察到喉检查时不能看清的声带细微变化,可看到声带边缘形状、声带表面黏膜波的形状、声门开放与闭合时声带振动波的走行方向;在慢动相时,观察声带缓慢振动的形式和特点,并作两侧对比。

(四)临床意义

通过观察声带振动的振幅、频率及黏膜波等,有利于发现早期声带癌、声带瘢痕、声带固有层浅层异常等,以弥补常规检查的不足。如声带黏膜某一部位出现上皮增生、小囊肿或癌变等情况,在其他检查方法无法观察到时,通过频闪喉镜观察,可发现上述声带病变处的黏膜波减弱或消失,提示该处存在病变。

(五)注意事项

1. 受检者会厌上举不佳、发音配合不好,或声门上代偿挤压时,检查结果会受到影响。

2. 检查者熟悉和掌握正常声带振动规律,才能识别声带病理活动。由于声带正常和病理性振动常可交替出现,最好对图像进行录像以做进一步分析用。

第三节 喉肌电图检查

(一)概念

喉肌电图检查(laryngeal electromyography)是通过测定喉肌及其支配神经电活动进行喉功能评价的一种方法。

(二)适应证

1. 声带麻痹的鉴别诊断、预后评价及喉运动神经疾病的诊断。

2. 用于呼吸生理和发音生理的研究。

(三)检查方法

1. 患者仰卧,按无菌操作原则,将电极刺入被检肌肉(如环甲肌、甲杓肌、环杓后肌等)内。

2. 证实电极已刺入被检肌肉内,可嘱患者发音、吸气等,开始记录被检肌肉的肌电活动情况。

(四)临床意义

在一般情况下,完全松弛的正常肌肉没有肌电图显示;而当肌肉收缩时,可记录到神经肌肉接头处的动作电位。在深吸气时,喉外展肌的收缩力加强;而在发音、咳嗽或吞咽时,喉内收肌的收缩力提高。正常人的喉部随意活动时,其喉内收肌、外展肌活动是互补的。

喉肌电图检查临床上主要用于鉴别声带麻痹与环杓关节脱位,同时在评价麻痹程度和治疗效果方面也有帮助。

(五)注意事项

1. 检查完毕后,刺入电极的局部应用棉球压迫片刻止血。

2. 对有喉痉挛史以及双侧声带麻痹伴呼吸困难的患者应慎用。

3. 喉肌电图检查的结果和患者的功能效果并非线性关系,所以在对获取的资料进行质量评估时应注意。

第四节 嗓音分析

(一)概念

嗓音分析(voice assessment)是指利用声学仪器记录嗓音信号进行声学分析,借以研究生理性和病理性嗓音的方法。目前用于嗓音声学测试的基本设备为声谱仪(sound spectrograph),又称语图仪(sonagraph),

仪器由录音装置、外差式频率分析装置和显示装置构成,可以显示测试时间、声音频率和强度的三维图形,也可以显示某一时间断面的频率和强度的二维图形。由于计算机技术的快速发展以及相关软件的开发,计算机分析软件可以将声图仪测得的各参数进行处理,以客观评价嗓音的声学特性,使得对声音嘶哑等嗓音疾病凭听觉的主观评价转变为客观声学参数,有利于对病情程度和治疗效果进行客观评价。

嗓音分析常用的参数有:① 基频(F_0):指声带作周期振动的频率,以赫兹(Hz)为单位。② 基频标准偏差(SD F_0):指基频的偏差量。③ 频率微扰(jitter):指相邻周期之间频率的变化,用来测量某一声音振动周期与相邻前或后几个周期的差异量。④ 振幅微扰(shimmer):指相邻周期之间声波振幅的变化。⑤ 标准化噪声能量(normalized noise energy,NNE):指在发声时声门非完全性关闭而引起的扰动噪声的程度。⑥ 声门波谱倾斜度:指声门波谱的高频区域和低频区域强度差异的量。⑦ 语音频谱:指嗓音能量随频率变化的情况。

(二) 适应证

1. 生理性嗓音研究　包括不同年龄和性别的嗓音变化。

2. 病理性嗓音研究　包括需要判断发声障碍的范围和程度的病例以及需要动态观察病变的转归情况、治疗效果、预后估计的病例等。

(三) 检查方法

1. 检查的环境要求安静,背景噪声要小,最好在屏蔽室内进行,以消除录音时环境噪声的干扰。

2. 受试者取坐位,口距话筒 15 cm,发"咿"或"啊"音等,持续 3 s。可以根据需要选用自然舒适发音,也可以真声或假声发音,用于检测不同发声状态下的声学特性。

3. 检测完毕后,调用各参数以进一步分析。

(四) 临床意义

正常人发音的声谱图,排列整齐、规则,在共振峰处声能最强,线条的音色深;而在各种声音嘶哑的声谱图中,噪声成分增加。

借助计算机软件,可以更便捷地获得更多的声学参数,需要注意的是,采集的各参数不是孤立的,而是相互联系的,需要综合分析才有意义。

病理性嗓音的基本特点是频率微扰、振幅微扰、标准化噪声能量、基本频率标准偏差增加,高音与低音功能下降,音域变窄。临床上可以根据这些指标的变化特点,对声音嘶哑和声带病变患者进行动态观察,以了解发声障碍的程度、进展情况,进行治疗效果评价,估计病变预后等。

(五) 注意事项

1. 进行嗓音分析时,要注意性别和年龄的变化。如检测发声频率时,必须区分性别,正常的基频,女性为 150~350 Hz(平均 200 Hz),男性为 80~220 Hz(平均 120 Hz)。

2. 要注意声学检测方法的不同对声学参数的影响。发声方式不同时,参数存在较大差异。

3. 由于个体的年龄、性别差异以及声带病变导致嗓音改变的不确定性,目前很难通过嗓音分析对某一疾病做出明确诊断,因此应对发声障碍进行全面客观的分析。

4. 影响发声、嗓音质量的因素有很多,嗓音的声学特性分析只是其中的一个方面,还应进行空气动力学检测(aerodynamic test)等多维嗓音分析。

第五节　喉影像学检查

(一) 喉常规 X 线检查

既往常用的喉 X 线检查有喉侧位片、喉正侧位体层摄片,主要用于诊断喉异物、喉部肿瘤及喉狭窄等。正位平片因颈椎阴影重叠,影响观察喉部结构,故很少采用。

1. 侧位片　患者仰卧,头侧置,中心射线通过下颌骨下方,相当于喉结最突出点垂直投射。摄片时做捏鼻闭口呼吸法。主要观察喉部气道和喉室。

2. 喉部体层摄影　可避免喉部钙化软骨和颈椎的重叠,较清晰地显示喉和喉咽部结构,尤其是声门下区,补充平片检查之不足,常用于检查喉部肿瘤和声门运动障碍。有时为了补充观察喉及声门下区前壁病变,也可增加喉部中线侧位吸气相体层摄影。

(二) 喉 CT 检查

喉 CT 检查包括横断面扫描和冠状位扫描,多采用横断面扫描。患者仰卧,取头中度后仰位,以使喉腔中轴与扫描线垂直。以舌骨上 0.5 cm 开始向下至环状软骨,连续切层。一般在平静呼吸时扫描;静脉注射造影剂增强后扫描,对血管和淋巴结显示较好。喉外伤时可显示有无喉软骨骨折、错位,喉腔内有无黏膜撕脱、黏膜下血肿及外伤后喉腔阻塞的情况。喉肿瘤时可显示肿瘤大小、侵犯范围,喉软骨是否受累及颈部淋巴结是否转移等情况,特别是喉常规检查不易发现的黏膜下病变,喉 CT 检查也能为喉癌的 TNM 分期和制订手术方案提供依据。

🖳 **拓展图片 48-2**　正常喉 CT

(三) 喉 MRI 检查

MRI 对软组织的显示优于 CT,且除了横断面扫描外,还能行冠状面及矢状面的扫描。因对喉软骨的显示不如 CT,故目前 MRI 检查在喉部的应用主要是显示喉部肿瘤的部位、大小以及侵犯的范围,还可观察肌肉系统和微小的早期肿瘤浸润。如 MRI 的 T_1 加权像显示会厌前间隙内高信号的脂肪中出现等信号的软组织块影,表示声门上喉癌侵犯到会厌前间隙。MRI 检查能更清楚地显示喉癌声门旁间隙的侵犯和颈部淋巴结转移。

🖳 **拓展图片 48-3**　正常喉 MRI(矢状位)

（徐　文）

第四十九章　喉先天性疾病

喉先天性疾病

概　述：

喉先天性疾病为胎儿胚胎期喉发育障碍引起，多在新生儿或婴幼儿期发病，种类较多，包括声门下狭窄、喉软化症、喉蹼、喉囊肿、喉裂。本章重点介绍先天性喉蹼、喉软化症及喉裂。

第一节　先天性喉蹼

先天性喉蹼（congenital laryngeal web）是胚胎发育异常所致。人胚胎第 10 周时，胚胎已长至约 30 mm，由第 4、5 对鳃弓发育而来的杓间封闭上皮组织开始被吸收，形成管道。后部形成突起，为左、右杓区，杓区前方分别形成左、右声带及室带。如两侧声带之间前部未能分开，则形成喉蹼；如大部分未分开则形成先天性喉隔；如完全未分开，则形成先天性喉闭锁。喉蹼按发生的部位分为声门上喉蹼、声门区喉蹼、声门下喉蹼 3 型（彩图 49-1），以声门区喉蹼最常见。喉蹼为一层结缔组织，上面覆有复层扁平上皮，下面为喉黏膜；喉蹼的长度和厚度各不相同，薄者呈半透明膜状；厚者坚实，有较多的纤维结缔组织。

（一）临床表现

根据喉蹼处于不同的部位和累及的范围，其症状不同。范围较大的喉蹼患儿，于出生后无哭声，有呼吸困难或窒息；中等程度的喉蹼，喉腔尚可通气，但声音嘶哑，可伴吸气性呼吸困难；喉蹼较小者，则哭声低哑，无明显呼吸困难。

（二）诊断

伴有呼吸困难的新生儿可使用直接喉镜检查，检查时需准备气管插管或气管切开器械。检查时可见有灰白色或淡红色之膜状物连于两侧声带前端，其后缘呈半圆形，少数呈三角形。因直接喉镜刺激较大，如检查条件允许，需尽可能行纤维（电子）喉镜检查。

1. 纤维（电子）喉镜　可迅速明确喉部及声带情况，但新生儿喉腔较小，对于声门下情况有时无法做出明确判断。

2. 喉部 CT 及三维重建　对于患儿整体气道发育，声门及声门下情况可做出较全面的判断，尤其对于合并声门下狭窄的患儿，有较强优势。但检查受放射线影响，且需在镇静下进行。如患儿已经存在呼吸困难，则无法配合完成检查。

3. 全身麻醉下支撑喉镜及气管镜检查　检查可对喉蹼的位置、薄厚，以及声门下情况有较明确判断。但检查需全身麻醉，如喉蹼范围较大，气管插管困难，必要时需气管切开后再进行检查。

（三）治疗

1. 如发现新生儿无哭声，有呼吸动作，但无空气吸入时，应立即在直接喉镜下，用婴儿型支气管镜穿破

309

膜性闭锁进入气管内,给氧及人工呼吸。若为软骨性闭锁,支气管镜不能伸入气管内,应立即行气管切开术,开放呼吸道。若不立即治疗,多于出生后不久死亡。

2. 喉蹼程度较轻,无明显症状,患儿无明显呼吸困难,可不予处理。

3. 手术治疗,主要目的为通畅气道及改善音质,手术方式主要包括:内镜下喉蹼切除术,喉裂开喉蹼切除术等。

(倪 鑫)

第二节 喉软化症

喉软化症(laryngomalacia)是婴儿先天性喉喘鸣最常见的原因。新生儿及婴幼儿的会厌、杓状软骨柔软和松弛,杓状会厌襞紧缩导致会厌下塌,在吸气时过软的会厌及黏膜组织易向喉内卷曲,堵塞喉腔入口而发生喉喘鸣。

(一) 病因

喉软化症的病因尚不完全明确。目前认为,解剖形态、神经支配及神经功能、炎症因素、胃食管反流等都与喉软化症的发生密切相关。

(二) 临床表现

吸气性喉喘鸣是喉软化症最常见的表现,可伴吸气时胸骨上窝、锁骨上窝、剑突下凹陷。典型临床表现是间断吸气性喘鸣,喂食、活动、哭闹、上呼吸道感染后加重,患儿哭声无嘶哑。喂食困难是本病另一个重要表现,可导致生长发育落后。

(三) 诊断

1. 详细了解病史,如妊娠、分娩情况,喉喘鸣起始时间、性质、轻重程度、与体位的关系等。喉喘鸣多在出生后即出现,也可发生于出生后数周,多为吸气性喉喘鸣,有的随体位而改变,仰卧时明显,俯卧位时减轻或消失。另一特点是哭声和咳嗽声正常。病情轻者,喉喘鸣声为间歇性,安静或睡眠时多消失,哭闹或躁动时明显。病情较重者,多为持续性,严重时并发呼吸困难和发绀。软化严重的患儿还易引起呛咳,造成反复吸入性肺炎。

2. 纤维(电子)喉镜是最简单有效的检查方法,内镜下可见杓状软骨表面黏膜松弛、水肿,吸气时向喉内塌陷,杓状会厌襞短缩,会厌呈"Ω"形,或吸气时会厌软骨塌陷至喉腔内。以金属吸引管吸引喉入口处引发会厌、杓状软骨向喉腔脱垂,出现 Narcy 征阳性,为诊断依据之一。

3. 分型(彩图 49-2):

Ⅰ型:杓状软骨、楔状软骨及其黏膜向声门区脱垂。

Ⅱ型:杓状会厌襞缩短,会厌卷曲呈管状或"Ω"形会厌。

Ⅲ型:会厌塌陷后移,吸气期遮盖声门。

混合型:上述 3 型中有任何 2 型同时存在或 3 型俱存者。

(四) 鉴别诊断

引起新生儿喉喘鸣的病因较多,喉软化症应与先天性喉囊肿、声门下血管瘤、喉蹼、会厌畸形等疾病进行鉴别。先天性喉裂发生率低,但诊断比较困难,常被漏诊。若检查声门上区和声门部位均不能确定喉喘鸣的病因时,应做支气管镜检查,与气管支气管软化症鉴别。

(五) 治疗

1. 患儿生长发育正常,可不予特殊治疗。部分患儿喉软化症与胃食管反流相关,应避免胃食管反流的发生。

2. 手术治疗。对于重度喉软化症患儿,尤其是出现呼吸困难、体重过低导致生长发育落后者,需要手术治疗。手术方式主要为声门上成形术（supraglottoplasty）。用显微喉钳或喉剪切除覆盖于杓状软骨上多余的黏膜，去除部分杓状会厌襞黏膜，使紧缩的杓状会厌襞得到松弛，但必须保留杓间区黏膜以免瘢痕粘连。对于Ⅲ型喉软化症，可将会厌缝合于舌根行会厌固定术。

💻 **拓展知识 49-1**　Roger 关于重度喉软化症的诊断标准

（倪　鑫）

第三节　先天性喉气管食管裂

先天性喉气管食管裂（laryngotracheal esophageal cleft，LTEC）是一种非常罕见的先天性上呼吸道消化道畸形，常简称为"喉裂"。其特征是在喉的后部和（或）气管、气管食管隔有裂口缺损。

（一）流行病学

先天性喉裂很少见，占先天性喉异常的 0.5%～1.5%，在活产婴儿中的发病率为 1/10 000～1/20 000，随着临床医生对该病的理解和认识的提高，以及诊断方法的改进，近年来报道的发病率有上升趋势。

（二）分型

目前最常用的分类法是 1989 年 Benjamin-Inglis 喉裂分类法，共描述了 4 种类型，即Ⅰ、Ⅱ、Ⅲ、Ⅳ型。

💻 **拓展图片 49-1**　Benjamin-Inglis 分类

2006 年，Sandu 和 Monnier 提出对喉裂的分度及手术方法进行改良，在原有分度的基础上，将黏膜下裂开而黏膜层未裂开定义为 0 度喉裂。将Ⅲ型分为Ⅲa 型和Ⅲb 两亚型，Ⅳ型分为Ⅳa 型Ⅳb 两亚型。

💻 **拓展图片 49-2**　改良 Benjamin-Inglis 喉裂分类

（三）临床表现

症状的严重程度与喉裂的程度直接相关。可有吞咽困难或拒绝进食、不明原因反复吸入和间歇性呼吸窘迫，喘鸣、咳嗽、发绀和反流等症状在进食时更加明显，即伴随着喂养出现的呼吸困难。

部分Ⅰ型喉裂患儿除喂养时可有呛咳吸入症状外，几乎无症状。Ⅱ型和Ⅲ型喉裂症状表现相同，常发生反复的吸入性肺炎，吸气性喘鸣的程度与吸气时进入喉气管腔的多余黏膜的量有关。Ⅳ型喉裂患儿出生早期即有呼吸窘迫的表现，如咳嗽、窒息、呼吸暂停和发绀及无法进食。

超过 50% 的喉裂与其他先天性异常有关，主要是呼吸道（气管、支气管软化）和消化道（食管闭锁、肛门闭锁、胃食管反流和气管食管瘘），其他还包括泌尿生殖系统（尿道下裂、肾异常）、颅面（Pierre-Robin 综合征、唇裂、腭裂、后鼻孔闭锁）和心血管疾病（室间隔缺损、主动脉异常）。

（四）诊断及鉴别诊断

由于喉裂的病史和症状的非特异性，所以必须进行影像学和内镜检查才能明确诊断。对于任何持续咳嗽，因进食而窒息、喘鸣、呼吸窘迫、声音嘶哑或反复吸入性肺炎的患者都应进行评估。内镜下纤维/电子喉镜和硬支气管镜进行评估是诊断的主要手段。

1. 影像学评估　X 线检查、CT 扫描及 MRI 扫描，都不能直接用来诊断喉裂，但可用来评估积气合并的相关畸形。食管造影显示造影剂进入喉部和气管，但这一征象并不一定都是病理性的，也可能是由于功能性吞咽障碍，如喉软化症、单侧声带麻痹或咽喉部功能不协调所致。

2. 内镜检查

（1）经鼻纤维（电子）喉镜检查　如发现双侧杓状软骨之间裂开，可怀疑有喉裂可能，但通常不能确诊。

（2）硬质喉-气管镜检查　是诊断喉裂的金标准。一般在手术室全身麻醉下进行。术中须仔细检查和触诊声门后区，用一个直角探针通过喉后联合插入，寻找消化道和呼吸道之间的隔膜有无裂开，以确定喉裂是否存在和裂开的程度。彩图 49-3 为喉裂Ⅲa 型。

鉴别诊断应考虑喉软化症,咽喉部功能不协调,严重的胃食管反流病和中枢神经系统疾病。

(五) 治疗

治疗方法取决于喉裂的程度。

1. 保守治疗　根据患儿呼吸困难程度,可采取经口鼻 CPAP 或双相气道正压(BiPAP)进行无创通气治疗或行气管插管维持呼吸。同时控制误吸和肺部感染,如采用增稠食物喂养;通过质子泵抑制剂治疗胃食管反流,鼻胃管喂养和餐后直立位等。

2. 手术治疗

(1) 内镜下修补术　对于保守治疗失败的Ⅰ型喉裂,应考虑手术治疗。随着麻醉和内镜技术的进步,内镜手术已广泛应用于Ⅰ型、Ⅱ型及部分Ⅲ型喉裂患儿。手术前,气道管理、预防肺部感染和减少误吸非常重要。

(2) 开放性手术　对于一些Ⅲ型、Ⅳ型和一些再次手术者,建议采用开放式手术。术前行气管切开术。手术入路包括:颈前入路、颈胸前入路,以及颈侧入路。术前可予胃造口术辅助营养支持。

喉裂的外科修复手术非常复杂,应该在具有多学科专业儿童中心的医院中进行,包括儿童耳鼻咽喉头颈外科、心胸外科、消化外科、麻醉科和重症监护等,并长期监测和随访。

（倪　鑫）

第五十章 喉炎症性疾病

概 述:

喉炎症性疾病是指局限于喉黏膜和黏膜下组织的急、慢性炎症性疾病。近年来,随着纤维喉镜、频闪喉镜及电子喉镜的广泛应用,喉炎症性疾病的诊断也变得更为便捷和准确。

第一节 急性会厌炎

急性会厌炎(acute epiglottitis)是一种起病突然,发展迅速,容易引起喉阻塞,甚至导致窒息死亡的疾病。成人和儿童均可患病,全年均可发生,尤以冬春季节常见。

(一) 病因

1. 感染 是本病最常见的原因。病原菌主要是 B 型流感嗜血杆菌,其他常见菌为金黄色葡萄球菌、链球菌、肺炎链球菌等,并可与病毒混合感染,如呼吸道合胞病毒、鼻病毒及 A 型流感病毒等。遇机体抵抗力降低、喉部外伤时容易感染发病。

2. 超敏反应 某种变应原引起的超敏反应,可继发于细菌、病毒感染,也可由药物或食物引起。超敏反应引起的会厌炎发生喉阻塞的机会远高于感染引起的会厌炎。

3. 外伤 异物、创伤、有害气体、误食腐蚀性化学物质以及放射线损伤等均可引起会厌的急性炎症。

(二) 病理

病理学上可分为三型。

1. 急性卡他型 会厌黏膜弥漫性充血、肿胀,以会厌舌面肿胀更为明显。

2. 急性水肿型 会厌显著肿胀,呈圆球状,局部可形成脓肿。此型容易引起喉阻塞而窒息。

3. 急性溃疡型 炎症扩展到黏膜下层及腺体,引起局部化脓、溃疡;如侵蚀血管,可引起出血。此型少见,但病情发展迅速而严重。

(三) 临床表现

1. 发病情况 起病急骤,常在夜间突然发生,病史很少超过 12 h。多数患者入睡时正常,半夜突感咽喉疼痛或呼吸困难而惊醒。

2. 全身症状 畏寒、发热,体温多在 38~39℃,老人和儿童症状更重,可表现为烦躁不安、精神萎靡、面色苍白、全身乏力。

3. 局部症状 多数患者有剧烈咽喉疼痛,吞咽时加重。口涎外流,拒食。说话声音可含糊不清,由于声带较少受累,患者少有声嘶。会厌肿胀严重者可出现吸气性呼吸困难,甚至窒息。

4. 检查 咽部多无明显改变。间接喉镜检查见会厌舌面弥漫性充血、肿胀,严重时会厌可呈球形。如

313

有脓肿形成,常于会厌舌面一侧肿胀,红肿黏膜表面可见黄色脓点。由于肿胀会厌的遮挡,室带、声带等喉部结构不易看清(彩图50-1)。如儿童无法配合喉镜检查,可行喉部影像学检查,如果显示会厌肿大,则有助于诊断。

(四)诊断

对主诉咽喉剧烈疼痛,吞咽时加重,检查口咽部无明显异常的患者,均应行间接喉镜、纤维喉镜或电子喉镜检查,如见会厌弥漫性充血、肿胀,即可诊断为急性会厌炎。

(五)治疗

由于本病可能会迅速发展成致命性的喉阻塞,应尽早留院观察治疗。全身应用足量抗生素和糖皮质激素控制感染。如患者有呼吸困难,经静脉使用抗生素和糖皮质激素后无改善者,应及时行气管切开术。如会厌脓肿形成,可在直接喉镜下切开排脓。对进食困难者,应予静脉补液等支持疗法。

第二节 急性喉炎

急性喉炎(acute laryngitis)是指以声门区为主的喉黏膜的急性卡他性炎症,好发于冬、春季节,是一种常见的急性呼吸道感染性疾病。急性喉炎可单独发生,也可继发于急性鼻炎和急性咽炎,是上呼吸道感染的一部分,某些急性传染病也可引起急性喉炎的发生。

(一)病因

1. 感染 为主要病因,常发生于感冒之后,在病毒感染的基础上继发细菌感染。常见致病菌有金黄色葡萄球菌、溶血性链球菌、肺炎链球菌等。初起时多为鼻腔、鼻咽和口咽急性卡他性炎症,如感染向下扩展便可引起喉黏膜的急性卡他性炎症。

2. 用声过度 说话过多,大声喊叫,剧烈咳嗽等也可引起急性喉炎。

3. 吸入有害气体 如氯气、氨气、生产性粉尘,或吸烟过度等。

(二)临床表现

1. 声嘶 是急性喉炎的主要症状。轻者声音粗糙低沉,重者声音嘶哑,甚至完全失声。

2. 喉痛 喉部不适、干燥、疼痛,咳嗽时喉痛加重,但不影响吞咽。

3. 咳嗽、咳痰 因喉黏膜的卡他性炎症,可引起咳嗽、咳痰。早期干咳,稍晚则有黏脓性分泌物,不易咳出。

4. 检查 喉镜检查可见喉黏膜弥漫性充血,尤其是声带由白色变为粉红色并水肿(彩图50-2),发音时声门闭合不全,有时可见声带黏膜下出血。

(三)诊断

有感冒、过度用声或喉部受到不良刺激病史,患者出现声嘶等症状,喉镜检查见喉黏膜充血,尤其是声带充血,即可诊断为急性喉炎。

(四)治疗

1. 声音休息 尽量少讲话。

2. 雾化吸入 可选用糖皮质激素雾化吸入制剂。

3. 全身用药 如病情较重,及早全身应用广谱抗生素和糖皮质激素。

第三节 小儿急性喉炎

小儿急性喉炎(acute laryngitis in children)是小儿以声门区为主的喉黏膜急性炎症,好发年龄为6个月~3岁。与成人相比,小儿急性喉炎更容易发生喉阻塞。这是因为:① 小儿喉腔小,喉黏膜下组织疏松,炎症时容易发生肿胀而致喉腔狭窄;② 小儿对感染的抵抗力不如成人,故炎症反应较重;③ 小儿咳嗽反射较差,气管及喉部分泌物不易咳出;④ 小儿神经系统较不稳定,容易受刺激而发生喉痉挛。因此,小儿急性喉炎病情更重,如诊断、治疗不及时,会危及生命。

(一) 病因

小儿急性喉炎多继发于上呼吸道感染,如急性鼻炎和急性咽炎。大多数由病毒感染引起,如副流感病毒、腺病毒、流感病毒、麻疹病毒等。病毒感染后可继发细菌感染,致病菌常为金黄色葡萄球菌、乙型链球菌、肺炎链球菌等。小儿急性喉炎也可继发于某些急性传染病,如流感、麻疹、百日咳等。

(二) 临床表现

起病较急,主要症状为发热、声嘶、犬吠样咳嗽等。严重时出现喉阻塞症状,即吸气性喉喘鸣、吸气性呼吸困难和三凹征。如治疗不及时,患儿可出现面色苍白、出汗、发绀、神志不清,最终因呼吸、循环衰竭而死亡。喉镜检查可见喉部黏膜充血、肿胀,有时可见黏脓性分泌物附着。声门下黏膜肿胀而向中间隆起。由于小儿不合作,临床上很少对小儿行喉镜检查。

(三) 诊断及鉴别诊断

遇到小儿声嘶、犬吠样咳嗽,应首先考虑本病的可能。如出现喉阻塞症状,即吸气性喉喘鸣和吸气性呼吸困难即可做出诊断。诊断时还应注意与以下疾病相鉴别。

1. 气管、支气管异物　起病急,多有异物吸入史,异物吸入后立即出现呛咳、剧烈呛咳、吸气性呼吸困难和发绀等初期症状。胸部听诊时,如果气管内有活动性异物可闻及拍击音,而支气管异物则患儿两肺呼吸音不对称,患侧呼吸音降低。X线胸片可见单侧或局限性肺气肿或肺不张。

2. 小儿喉痉挛　起病急,有吸气性喉喘鸣和吸气性呼吸困难,但无声嘶和犬吠样咳嗽。发作时间短,可骤然消失。

3. 白喉　现已少见,可有小儿急性喉炎的临床表现,咽部或喉部检查可见灰白色假膜,取假膜涂片或培养可检出白喉棒状杆菌。

4. 先天性喉部疾病　如先天性喉软化症等,喉镜检查有助于鉴别,必要时结合其他相关检查。

(四) 治疗

本病诊断明确后应立即采取措施解除患儿呼吸困难,否则可危及生命。

1. 及早全身应用足量抗生素和糖皮质激素,以便控制感染,解除喉黏膜的肿胀。

2. 有喉阻塞症状者应密切观察,做好气管切开准备,对于重度喉阻塞或经药物治疗无好转,喉阻塞症状加重者,应及时行气管切开术。

3. 全身支持疗法,注意水电解质平衡,吸氧及雾化吸入治疗。尽量让患儿安静入睡,避免哭闹,降低耗氧量,减轻呼吸困难。

第四节　小儿急性喉气管支气管炎

急性喉气管支气管炎(acute laryngotracheobronchitis)是喉、气管、支气管黏膜的急性弥漫性炎症。多见于5岁以下儿童,2岁左右发病率最高。冬季发病较多。该病发展迅速,病死率较高。

(一) 病因

本病病因尚不清楚,可能与下列因素有关。

1. 感染　本病多发生于流感流行期,故可能与流感病毒感染有关。本病也可发生于麻疹、猩红热、百日咳流行期间。病变的发展与继发性细菌感染有密切关系。常见致病菌有溶血性链球菌、金黄色葡萄球菌、肺炎链球菌、流感嗜血杆菌等。

2. 气候变化　本病多发生于干冷季节,尤其是气候发生突变时,可能与干冷空气影响呼吸道黏膜纤毛运动和肺泡气体交换有关。

（二）病理

喉、气管、支气管黏膜呈弥漫性充血,分泌物增多且稠厚。严重者可有上皮坏死及纤维蛋白渗出,形成假膜或干痂,堵塞支气管,引起局部阻塞性肺气肿和肺不张。

（三）临床表现

患者表现为急性喉炎和气管、支气管炎的症状,但全身症状更重,常有高热、精神萎靡、皮肤苍白、脉搏细速等全身中毒症状。由于上、下呼吸道均有炎症,故呈混合性呼吸困难。胸部听诊,两肺有干、湿啰音。胸部 X 线检查可有肺纹理增粗和阻塞性肺气肿及肺不张的表现。

（四）诊断

本病诊断主要根据临床表现。当传染病患儿高热之后出现急性喉炎和气管、支气管炎的症状和体征时,常可明确诊断。有无肺部体征是鉴别小儿急性喉气管支气管炎和小儿急性喉炎的要点。

（五）治疗

1. 如有喉阻塞症状,下呼吸道分泌物不易咳出时,应及早做气管切开。术后经气管切开口滴入含有抗生素和糜蛋白酶的溶液进行气管湿化,以利黏稠分泌物咳出或吸出。如下呼吸道内有痂皮和假膜不能吸出,应及时在支气管镜下钳出或吸出,以解除呼吸道阻塞。

2. 使用足量抗生素和糖皮质激素,以消除呼吸道黏膜的炎症和水肿。同时使用稀化黏液、促进呼吸道黏膜纤毛运动的药物。

3. 全身支持治疗,增强营养,维持水电解质平衡,保护心脏功能。

4. 雾化吸入,保持室内适当的温度（22～24℃）和湿度（相对湿度90%）。

第五节　慢 性 喉 炎

慢性喉炎（chronic laryngitis）是指喉黏膜的慢性非特异性炎症。临床上可分为慢性单纯性喉炎（chronic simple laryngitis）、慢性肥厚性喉炎（chronic hypertrophic laryngitis）和慢性萎缩性喉炎（chronic atrophic laryngitis）。

（一）病因

慢性单纯性喉炎和慢性肥厚性喉炎病因相同,后者多由前者发展而来,可能与下列因素有关:

1. 急性喉炎　反复发作或迁延不愈。

2. 用声过度　本病多见于职业性长期用嗓者,如教师、管理人员、经商者、噪声环境下的工作人员等。因用声过多或长期大声讲话而发病。

3. 长期吸入有害气体或粉尘　如吸烟或长期在粉尘环境中工作而未戴防护用具。

4. 鼻腔、鼻窦或咽部的慢性炎症　邻近部位的炎症可直接蔓延或由于脓性分泌物刺激喉黏膜,也可因鼻塞和张口呼吸,外界空气经口吸入刺激喉黏膜而发病。

5. 长期胃食管反流至喉部,胃酸刺激喉黏膜。

慢性萎缩性喉炎可分为原发性和继发性两类。原发性者病因尚不清楚,可能与内分泌紊乱、自主神经功能失调、维生素及微量元素缺乏有关。继发性者多发生于萎缩性鼻炎或萎缩性咽炎之后,或由咽喉部放射治疗所致。

（二）病理

喉黏膜血管扩张,淋巴细胞浸润,间质水肿,黏液腺分泌增加。部分患者黏膜增厚,上皮增生或鳞状上皮化生、角化,纤维组织增生,玻璃样变性,形成肥厚性喉炎的病理表现。慢性萎缩性喉炎则表现为喉黏膜变薄,腺体萎缩,上皮化生,由复层纤毛柱状上皮转为复层扁平上皮。

（三）临床表现

1. 声嘶 是慢性喉炎的主要症状。有的患者晨起时发音尚正常,正常用声后出现声嘶;也有的患者晨起时声嘶较重,讲话后或喉部分泌物咳出后声嘶反而减轻;大多数患者噤声一段时间后声嘶可缓解,但恢复用声后声嘶反而加重。

2. 喉部不适 干燥感,说话多时出现喉痛。

3. 喉部分泌物增多 常形成黏痰,发音费力,咳出后症状减轻,故患者常有清嗓动作。

4. 喉镜检查

（1）慢性单纯性喉炎 喉黏膜弥漫性充血,轻度肿胀,声带粉红色,边缘变钝。声带表面可见黏痰,并可在两侧声带之间形成黏液丝。

（2）慢性肥厚性喉炎 室带肥厚遮盖部分声带。声带肥厚,边缘变钝,严重者两侧声带前部相互靠拢,声门下不能完全开放。

（3）萎缩性喉炎 喉黏膜变薄、干燥,严重者表面有痂皮形成。声带变薄、松弛无力,发音时声门闭合不全,有梭形裂隙。

（四）诊断

根据症状和喉镜检查所见可做出诊断,需注意与喉结核、早期喉癌等鉴别。

（五）治疗

本病治疗应从各种可能的相关病因着手。

1. 积极治疗邻近部位的炎症,如慢性鼻炎、慢性鼻窦炎、慢性咽炎、慢性扁桃体炎以及肺部和全身疾病。

2. 改变不良生活习惯,包括戒除烟酒,避免滥用嗓音。

3. 加强劳动保护,避免职业性有害气体及粉尘吸入。

4. 雾化吸入抗生素和糖皮质激素治疗。

5. 有胃食管反流者给予抗酸药或质子泵抑制剂。

6. 萎缩性喉炎患者给予维生素 A、E、B_2 等药物治疗。

第六节 环杓关节炎

环杓关节炎（cricoarytenoid arthritis）和环甲关节炎（cricothyroid arthritis）总称为喉关节炎（laryngeal arthritis）。因环甲关节炎较少见,且症状不明显,故主要介绍环杓关节炎。

（一）病因

1. 全身性关节疾病 如风湿性关节炎、类风湿关节炎、痛风、强直性脊柱炎等累及喉部,引起环杓关节炎,甚至可能是青少年风湿性关节炎早期唯一表现。

2. 喉炎、喉软骨炎等喉部炎症性疾病 直接侵及环杓关节,多见于链球菌感染,也可发生于特殊感染,如结核和梅毒等。

3. 喉部创伤 可引起一侧或双侧环杓关节炎,如直接喉镜检查、气管插管、长期鼻饲以及颈前部撞击和挤压伤。

4. 喉部放射治疗后。

（二）临床表现

急性期常见声嘶、喉痛或咽喉异物感,喉痛常向耳部放射。同时存在原发病症状,如风湿性或类风湿关节炎症状等。喉镜检查可见杓状软骨处黏膜充血、肿胀,声带可固定于内收或外展位。甲状软骨后缘中央或环状软骨后部有压痛。反复急性发作者可转为慢性,其症状主要决定于声带固定的位置,以声嘶为主,喉痛多不明显。若为一侧病变,喉镜检查时可见患侧声带水平高于健侧声带,发音时健侧杓状软骨向患侧靠近,有时可见环杓关节区黏膜增厚、溃疡,形成肉芽肿等。

(三) 诊断

根据声嘶、喉痛或咽喉异物感等症状,结合喉镜检查,可做出诊断。必要时应进行红细胞沉降率、类风湿因子等辅助检查,以便分析病因。

(四) 治疗

由风湿或类风湿关节炎引起者可用糖皮质激素治疗。细菌感染所致则应用抗生素治疗。有喉痛者可用水杨酸制剂或其他非甾体抗炎药。如有环杓关节固定,可在间接或直接喉镜下行杓状软骨拨动术。

（崔鹏程）

第五十一章　喉良性增生性疾病及其他疾病

概　述：

　　喉良性增生性疾病是引起患者发音或呼吸障碍的主要原因。本章重点介绍声带小结、声带息肉、声带任克水肿、声带接触性肉芽肿的病因、病理、临床表现及治疗，同时还介绍会厌囊肿、声带囊肿及声带沟的临床特点。

第一节　声带小结

　　声带小结（vocal nodules）多见于学龄儿童及成年女性，位于声带游离缘前中 1/3 交界处。

（一）病因

　　病变多由用声过度或不当引起，使双侧声带在反复、硬性对抗性运动及高速呼气气压的作用下发生组织损伤。声带前中 1/3 交界处是发音时最大气流及肌力接触区，病变发生概率较高。其他因素包括精神因素（患者多具有攻击性人格）、过敏、内分泌失调、呼吸道感染、烟雾刺激、声带脱水、听力障碍、慢性咳嗽及咽喉反流等。

（二）病理

　　声带小结为上皮性病变，基膜增厚，棘细胞增生伴或不伴有角化，无血管改变。任克间隙、声韧带、肌层不受影响，但其生物力学作用将受到调整。

（三）临床表现

　　1. 症状

　　（1）声音嘶哑　声音嘶哑的程度与小结的位置（越靠前声音嘶哑越明显）、类型、体积有关。早期声音嘶哑为间断性，声音休息后可缓解。

　　（2）音域改变　不能发高音，音域变窄。

　　（3）发音疲劳　早期为间断性。

　　（4）咽喉痛　患者可同时伴有咽部不适及清嗓等症状。

　　2. 检查　喉镜检查可见声带游离缘前中 1/3 交界处局限性黏膜肿胀或结节样突出，发音时声门关闭不完全，频闪喉镜下可见黏膜波减弱（彩图 51-1）。

（四）治疗

　　声带小结多由发音创伤所致，可矫正患者的不良发音习惯，避免不良因素的刺激，早期可进行嗓音康复治疗。当保守治疗无效、病变明显增大时，应进行手术治疗。

第二节　声带息肉

声带息肉（polyp of vocal cord）病变位于声带固有层浅层，多位于声带游离缘中 1/3，多为单侧，有或无蒂。

（一）病因

声带息肉多与用声过度引起的损伤性反应或血管脆性增加有关。

（二）病理

声带息肉位于固有层浅层，呈假性肿瘤样改变，主要表现为退行性、渗出性、局限性炎性过程。上皮层通常正常，但在疾病发展过程中，可变薄或伴有不同程度的棘细胞增生及角化。各种类型的息肉组织学改变（血管性异常、血管瘤样组织、纤维蛋白渗出、出血）是一致的。在陈旧性病变中可以发现淀粉样蛋白沉积及纤维变性。

（三）临床特点

1. 症状

（1）声音嘶哑　多呈持续性，基底较广的息肉较有蒂息肉对声带振动及发音的影响更大。

（2）音域改变　音调单一，音域变窄。

（3）发音疲劳　与息肉大小、位置、软度有关。

（4）喉部不适　可伴有咽喉部异物感及清嗓动作。

2. 检查　息肉呈苍白、透明、水肿、血管瘤样或凝胶样，圆形、单一或分叶状，发音相声门关闭不完全，声带振动不对称，频闪喉镜下声带黏膜波异常的特征与息肉的类型及位置有关。

（四）治疗

多数息肉需要手术。在喉显微外科手术中，应在固有层浅层进行操作，去除膨胀性上皮，注意保护声带游离缘的正常上皮及声韧带，避免前联合损伤。术后需要适当的发音休息。

第三节　声带任克水肿

声带任克水肿（Reinke's edema）为常见的一种声带良性增生性病变的特殊形式，既往曾描述为息肉样声带炎、息肉样喉炎、息肉样退行性变、声带慢性水肿样肥厚等。水肿位于声带黏膜下固有层浅层（任克间隙），常为双侧。

（一）病因

由声带的慢性损伤发展而来。最重要的危险因素是吸烟和嗓音滥用。偶与咽喉反流有关，鼻及鼻窦慢性疾病对其也有一定影响。

（二）病理

声带任克间隙广泛、慢性水肿膨胀。水肿影响声带被覆层，声韧带及肌层不受影响。基膜宽度不变。在正常声带的复层扁平上皮下细微的蜂窝状网状结构内可发现凝胶状液体，早期分泌物清亮、相对薄；长期病变分泌物黏液样、黄色、近似于胶耳液。

（三）临床特点

均有长期持续声音嘶哑病史，症状有赖于水肿范围，可出现音高低，伴或不伴有声音嘶哑、气短。一些患者因严重水肿阻塞声门而出现呼吸困难。

查体见声带全长棱形膨胀性水肿，表面光滑，黏膜透明，毛细血管网清晰可见，或黏膜呈红色、血管瘤样改变（彩图 51-2）。

（四）治疗

先控制致病因素和矫正不良发音习惯，保守治疗改善不明显时行手术治疗。手术应切除过多的黏膜和细胞外基质成分，但切勿矫枉过正。CO_2激光技术的应用为保留和恢复声带功能提供了新的途径。术后恢复过程需 3~4 周，不必完全噤声，复发少见。

第四节　会厌囊肿

喉囊肿（laryngeal cyst）发生于会厌部者亦称会厌囊肿（epiglottic cyst）。

（一）病因及发病机制

会厌囊肿最常见的原因为腺管堵塞，黏液潴留，少数由于先天畸形、外伤、炎症和其他良性肿瘤囊性变所致。

1. 潴留囊肿　由于会厌谷处腺体丰富，炎症或机械因素可使黏液腺管发生堵塞而致黏液潴留。发生部位位于黏膜下。囊壁内层为复层扁平上皮或立方、柱状上皮。壁薄而柔软，内含黏稠乳白色或淡褐色糊状物。

2. 皮样囊肿　常多发，形小、色黄、不透明、可活动。囊壁内层为复层扁平上皮，外层为纤维组织。囊内充满鳞状细胞碎屑。

3. 先天性囊肿　因发育期黏液腺管堵塞，黏液潴留所致。

4. 会厌部纤维瘤或腺瘤囊性变。

（二）临床表现

1. 症状

（1）异物感及吞咽不适　小者多无症状，偶在喉镜检查时发现；大者可有咽部异物感或咽喉堵塞感，可伴有吞咽困难。

（2）喉阻塞或窒息　囊肿较大时可出现，尤其是新生儿或婴儿先天性囊肿。

（3）喉痛　继发感染时可出现。

2. 体征

（1）囊肿位于会厌舌面近舌根处，大者充满整个会厌谷。巨大的囊肿上界可达口咽，患者张口或将其舌背压低后即可见。

（2）广基或带蒂，呈半球形，表面光滑，半透明，色灰白、微黄或淡红，间有细小血管纵横其上。

（3）囊壁一般很薄，触之有波动感。用注射器可抽吸出黏稠内容物，色乳白或褐色，若有继发感染，则为脓液。

（三）诊断及鉴别诊断

根据患者症状及喉镜检查，大致可做出诊断。先天性会厌囊肿虽相当少见，但如不及时诊治可导致患儿死亡。如遇喉喘鸣的儿童需要通过喉镜检查确诊，喉超声检查或 MRI 可作为辅助检查手段。

（四）治疗

治疗方法取决于囊肿的大小和位置。手术切除的方法有：

1. 内镜下经口腔进路　手术方法包括穿刺抽液、囊肿开窗、内镜下囊肿切除等。

2. 颈部进路　对易复发或巨大的囊肿，可采取颈外入路彻底切除病变，避免复发。

第五节　声带囊肿

声带囊肿（vocal cord cyst）为声带内的囊肿，多见于成人。

（一）病因

声带囊肿由腺管阻塞、黏液潴留引起，逐渐增大，对侧可出现接触性小结（kissing nodule）。

（二）病理

病变位于固有层浅层，分为潴留囊肿（retention cyst）及皮样囊肿（dermoid cyst）。潴留囊肿由于腺管阻塞引起，外衬立方或扁平上皮，内为黏液样液体。皮样囊肿被覆假复层纤毛柱状上皮或复层扁平上皮，内含干酪样物质。

（三）临床特点

1. 症状　主要症状为声音嘶哑，不能发高音，发音疲劳。若囊肿自行破裂，症状可暂时缓解。

2. 检查　囊肿多位于声带中 1/3，向内侧或上表面膨出，单一、光滑，黏液潴留囊肿可合并有声带小结。发音时声门关闭不完全。频闪喉镜下见黏膜波明显减弱或消失。

（四）诊断

一般喉镜确诊囊肿较为困难，可能直到手术时才发现。频闪喉镜检查有助于对声带囊肿的诊断。

（五）治疗

手术切除，术中应完整切除囊肿，以防止复发。

第六节　声带接触性肉芽肿

声带接触性肉芽肿（contact granuloma of vocal cord）是位于声带后部的良性病变，最常见于声带突、杓状软骨的内侧面。

（一）病因

声带接触性肉芽肿的病因及发病机制尚不明确，可能与创伤、咽喉反流等因素有关，损伤可为机械性和（或）炎性。

1. 机械性损伤

（1）发音创伤（vocal trauma）　用声不当为声带接触性肉芽肿最常见的原因。

（2）非发音源性喉部损伤（nonvocal laryngeal trauma）

1）插管损伤　由于声带突软骨部血供应差，黏软骨膜薄、较为脆弱。当插管管径较大、操作盲目或合并上呼吸道感染时，均增加局部肉芽肿形成的危险性。其他因素包括消毒插管的化学物质刺激、头位、插管本身的化学成分及插管持续时间等。

2）手术损伤　手术直接损伤也可能是声带接触性肉芽肿的发病原因。

2. 炎性因素

（1）咽喉反流　可能是声带接触性肉芽肿形成的重要原因。

（2）感染　口腔、肺及鼻窦的细菌、病毒及真菌感染可促进声带接触性肉芽肿的形成。

（3）超敏反应因素　喉部受鼻腔分泌物刺激的反应或受反流性胃酸的刺激使喉黏膜对损伤较为敏感，产生刺激性咳嗽及清嗓，引起杓状软骨碰撞。

3. 先天性因素　先天性声带接触性肉芽肿的发病机制尚不清楚。

（二）病理

接触性肉芽肿为上皮增生伴其下方肉芽组织增生，接触性溃疡多为接触性肉芽肿自然病程中的早期表现。

（三）临床特点

1. 症状

（1）咽喉痛或不适　患者常常出现咽喉部持续不适、痒及疼痛感。疼痛通常位于甲状软骨上角处，可放射至同侧耳部。

（2）声音嘶哑及发音疲劳　通常为轻度、间断性,小的肉芽肿并未影响声带膜部的闭合,患者可无声音嘶哑。

（3）呼吸困难　偶有报道,较大的肉芽肿阻塞呼吸道,导致呼吸困难。

（4）咳嗽及咯血。

2. 检查　声带接触性肉芽肿多位于声带突,颜色从浅灰色至暗红色,大小不等,形态为息肉样、结节样（彩图 51-3）。

（四）鉴别诊断

声带接触性肉芽肿应与结核、鳞状细胞癌、Wegener 肉芽肿病、硬结病、梅毒、麻风病、克罗恩病等鉴别。

（五）治疗

1. 保守治疗

（1）嗓音康复治疗　多数学者认为,发音训练对于声带接触性肉芽肿是有益的,但如何及何时进行尚有争议。可通过适当的呼吸调节减低发音张力,矫正不良发音。

（2）咽喉反流治疗　患者应尽量避免引起反流性咽喉炎的行为,限制引起反流物质的摄入(巧克力、咖啡、酒精、烟草等)。可应用抗反流药物治疗。

2. 手术治疗　由于术后复发率高,因此对手术治疗应采取谨慎态度,目前一般非手术治疗占主导地位。手术治疗的适应证为经过保守治疗后肉芽肿并未被很好控制或复发,患者伴有明显声音嘶哑、呼吸道阻塞症状或需要活检明确诊断。

3. 其他方法　包括病变局部注射糖皮质激素或声带肌肉毒素注射等,但疗效尚不肯定。

（六）预防

应教育患者正确用声,尽量避免长期经口插管,对插管患者常规应用抗酸治疗,适时处理反流性疾病等。

第七节　声　带　沟

最早的命名源于 1892 年解剖学家 Giacomini 对沟样畸形声带的描述。声带沟(sulcus vocalis)为平行于声带边缘的纵向沟样凹陷,可延及整个或部分声带膜部,常常引起不同程度的发音困难。

（一）病因

声带沟的病因及发病机制仍存在争议。目前有先天及后天两种观点:比较解剖学的研究认为,声带沟为先天性起源,为第四、六鳃弓发育缺陷,可能由于表皮样囊肿破裂所致;后天获得性病因与成人声带沟的发生有关,是受潜在的感染诱发或外伤、癌肿侵袭所致,有些患者曾有喉炎或滥用性发音或咽喉反流史,但其因果关系有待进一步探讨。

（二）病理

组织学上声带沟为固有层缺陷、瘢痕化或消失,上皮与其下方的声韧带甚至声带肌粘连,声带局部内陷呈弓形,声带边缘僵硬程度增加等。

（三）临床特点

1. 症状

（1）声音嘶哑　患者多以持续性中重度声音嘶哑就诊。

（2）发音易疲劳　患者感发音无力,不能长时间用声。

2. 检查　频闪喉镜下可见单侧或双侧沿声带游离缘内侧细或宽的沟样凹陷,声门闭合不良呈梭形,声门上功能亢进(室带发音位过度内收),双侧病变重于单侧病变。声带沟局部黏膜波减弱或消失。

（四）诊断

受传统临床检查的限制,声带沟在临床中常常被忽略。因此,对于声音嘶哑病因不明、声带闭合不良、常规检查不能发现其他明显器质性病变的患者,应进行进一步检查,除外声带沟的存在。

（五）治疗

声带沟的治疗仍在不断探索中,尚无一致的治疗方案,对于无明显临床症状的患者可不予处理。病理性声带沟目前常常采用综合治疗的方法,治疗的关键在于矫正声带固有层缺陷,改善声门闭合及声带振动特性,因此治疗难度较大。

1. 发音治疗 生理性声带沟或症状较轻的病理性声带沟患者可采用发音训练,其也是需要手术治疗的声带沟患者手术前后必要的辅助治疗。

2. 外科治疗

（1）声带沟单纯黏膜切除。

（2）声带沟松解术。

（3）声带注射术,注射物质包括胶原、透明质酸及自体脂肪或筋膜等。

（4）声带自体筋膜移植填充术。

（5）甲状软骨成形术。

第八节 嗓 音 外 科

对于嗓音疾病保守治疗无效者,可通过外科手段恢复、改善嗓音质量。近年来伴随新物质、新技术的发展,对嗓音功能认知的提高及评估、治疗手段的改进,嗓音外科手术技术不断提升,目前嗓音外科发展迅速的领域主要包括嗓音显微外科手术、声带注射填充手术、喉部框架手术、喉神经修复手术等。

本节简要介绍嗓音外科的基本概念及发展概况。

早在 19 世纪 50 年代末,嗓音学科已发展成为一门具有内、外科性质的专业。随着人们对嗓音依赖的程度日益增加,追求高质的嗓音质量已成为时尚,现代微创外科技术为此提供了更为便利的条件。嗓音外科学（phonosurgery）早在 1962 年由 Von Leden 提出,指通过手术操作恢复或提高患者的声音。20 世纪 60年代,喉显微外科及喉成形术初步开展;70—80 年代,喉框架手术已具规模;90 年代以来,喉微创手术的广泛开展提高了嗓音外科治疗的精度及广度。

（一）嗓音显微外科手术

嗓音显微外科（phonomicrosurgery）是在显微镜或内镜引导下应用显微器械或激光技术进行操作,在精确切除病变的同时,最大限度保留声带正常的组织结构及功能。手术力求保持声带上皮的完整性（特别是振动缘）,将固有层浅层的破坏降至最低。

其主要适用范围包括:各类喉良性病变、声带增生性病变、声带沟、声带瘢痕、双侧声带麻痹、喉狭窄、良性肿瘤等,早期声门癌及癌前病变等。主要特点在于疗效好,功能保全好,创伤小,治疗周期短,费用少。

（二）喉部框架手术

喉部框架手术（laryngeal framework surgery,LFS）主要是通过改造喉部构架以达到矫正嗓音的目的。1970 年就已有报道,近年手术不断改良,主要包括 Isshiki 甲状软骨成形术及其变通手术:①喉成形声带接近手术:用以矫正声带麻痹、声带萎缩引起的声门闭合不全;②喉成形声门扩大手术:用以矫正声带过度内收;③喉成形声带松弛手术:用以治疗病理性声带过度紧张或音高过高;④喉成形声带紧张手术:用于矫正病理性声带松弛或音高过低。

（三）声带注射填充手术

声带注射填充手术（injection augmentation laryngoplasty）是在全身或局部麻醉下将自体物质或异体生

物材料注射或填充至声带固有层或声门旁间隙,使声带体积增加、声带内移,以改善声门闭合及恢复声带振动特性,恢复发音及吞咽功能。注射物质主要包括自体脂肪、胶原、透明质酸等。声带注射填充手术操作简便易行,创伤小,长期疗效稳定。

声带注射根据注射位置分为内侧或外侧注射。内侧注射是将物质注入声带固有层,适用于治疗声带瘢痕及声带沟等固有层局部缺陷。外侧注射需要将脂肪、筋膜等大颗粒物质注入声门旁间隙,使声带内移,改善声门闭合,主要应用于单侧声带麻痹及声带萎缩引起的声门闭合不全。

(四) 喉神经修复手术

喉神经修复手术(laryngeal reinnervation surgery)主要用于治疗声带麻痹等。从理论上讲,此类手术是恢复声带自主运动、治疗声带麻痹的理想方法。但由于手术技术复杂,颈部创面大,手术时机的选择及治疗效果等因素的限制,迄今仍未广泛开展。

(徐 文)

第五十二章　喉神经及功能性疾病

概　述：

　　喉主要具有发音、呼吸及协助吞咽等功能,本章主要论述由于喉的神经损害而导致的疾病。喉麻痹是本章论述的重点,其次论述无喉部器质性病变的喉功能障碍。

第一节　喉　麻　痹

　　喉返神经受损害,引起声带运动障碍,从而导致患者出现呼吸、发音、吞咽功能障碍,称喉麻痹(laryngeal paralysis)。根据喉返神经损害的部位和程度不同,喉麻痹可分为单侧、双侧,完全性和不完全性。由于左侧喉返神经行径长,其发病率较右侧高。喉返神经内收肌支粗大,支配环杓侧肌、杓肌和甲杓肌三组肌肉;外展肌支细小,仅支配环杓后肌一组外展肌。故当喉返神经受损时,外展肌最早出现麻痹,其次为内收肌麻痹。

(一)病因

　　喉麻痹按神经损害的部位分中枢性、周围性两种,以周围性多见(图 52-1)。

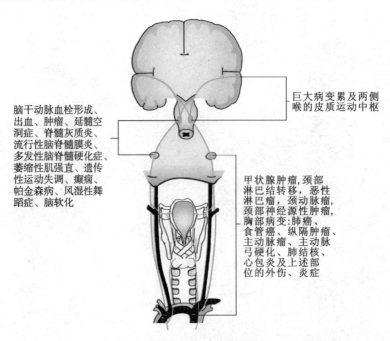

脑干动脉血栓形成、出血、肿瘤、延髓空洞症、脊髓灰质炎、流行性脑脊髓膜炎、多发性脑脊髓硬化症、萎缩性肌强直、遗传性运动失调、癫痫、帕金森病、风湿性舞蹈症、脑软化

巨大病变累及两侧喉的皮质运动中枢

甲状腺肿瘤,颈部淋巴结转移,恶性淋巴瘤,颈动脉瘤,颈部神经源性肿瘤,胸部病变:肺癌、食管癌、纵隔肿瘤、主动脉瘤、主动脉弓硬化、肺结核、心包炎及上述部位的外伤、炎症

图 52-1　喉麻痹的病因示意图

1. 中枢性

（1）大脑皮质病变　因喉运动神经核接受两侧皮质支配,故皮质病变必须是对称的,或是巨大病变累及两侧喉的皮质运动中枢,才能引起喉麻痹,此种情况极为罕见。

（2）脑干病变　喉的运动神经核在延髓的疑核。某些中脑运动神经核（网状核）、纹状体及锥体外系也可影响喉返神经的功能。故发生于上述部位的病变,如动脉血栓形成、出血、肿瘤、延髓空洞症、脊髓灰质炎、流行性脑脊髓膜炎、多发性脑脊髓硬化症、萎缩性肌强直、遗传性运动失调、癫痫、帕金森病、风湿性舞蹈症、脑软化等,均可引起喉麻痹。

2. 周围性　迷走神经核以下的病变均属之。

（1）外伤　颈静脉孔以下,喉返神经分出处以上的迷走神经及喉返神经途经处的颈、胸部外伤,甲状腺手术引起者较多见。

（2）肿瘤　颈部病变,如甲状腺肿瘤、颈部淋巴结转移癌、恶性淋巴瘤、颈动脉瘤、颈部神经源性肿瘤等;胸部病变,如肺癌、食管癌、纵隔肿瘤、主动脉瘤、主动脉弓硬化、肺结核、心包炎等。

（3）炎症　下述原因均可引起喉返神经周围神经炎:① 病毒感染;② 特异性炎症,如白喉、梅毒等;③ 铅、砷、酒精等中毒。

（二）临床表现

1. 症状

（1）呼吸困难　双侧喉麻痹可出现严重的吸气性呼吸困难,甚至窒息;单侧喉麻痹,个别患者有自觉呼吸不畅,一般无明显呼吸困难。

（2）发音障碍　主要表现为声音嘶哑、发音漏气、发音无力,以单侧或双侧喉返神经完全麻痹较为严重。

（3）喉鸣　双侧喉麻痹可出现明显的吸气性喉鸣,睡眠时严重。

（4）其他　部分患者有进食呛咳、咳嗽、咳痰无力等症状。

2. 体征

（1）可闻及不同程度的声音嘶哑及发音低沉。

（2）双侧喉麻痹望诊可见不同程度的吸气性呼吸困难。

（3）喉镜检查　可见单侧或双侧杓状软骨及声带运动障碍,声带松弛呈弓形;声带黏膜色泽及表面结构正常。频闪喉镜下可观察患侧声带黏膜波减弱。

拓展图片 52-1　不同程度喉返神经麻痹声带位置图

3. 辅助检查

（1）嗓音频谱分析　客观评价、记录患者的声音嘶哑及声门漏气程度。

（2）空气动力学检测　一般应用记录患者最大吸气后某一音节的最长发音时间,来间接评估。

（3）喉肌电图　对于鉴别喉返神经的损伤程度有重要价值。

（三）诊断及鉴别诊断

本病根据症状、体征即可初步判断喉麻痹的类型（表 52-1）。重要的是病因诊断,应进行必要的检查,如颈部及甲状腺 B 超、纵隔 CT、食管 X 线造影、颅脑 CT 和颅底 MRI,尽可能找出引起喉麻痹的原因。

表 52-1　喉麻痹的分型

分型	症　状	喉镜检查
单侧喉麻痹	可有声嘶,后期因代偿作用可好转	患侧声带固定或运动受限
双侧喉麻痹	多数患者表现为呼吸困难、喉鸣;完全麻痹者可有重度声嘶,而呼吸困难不明显	多表现为双侧声带不能外展

🖥 **拓展图片 52-2**　各种类型喉麻痹

本病主要与下述两种疾病鉴别：

（1）肌源性声带麻痹　可由于肿瘤浸润、声带特异性炎症、喉淀粉样变等病变引起,此种情况一般声带表面可窥及新生物,表面粗糙,增厚。频闪喉镜下黏膜波明显减少或完全消失,有助于鉴别。

（2）环杓关节源性声带麻痹　可由于环杓关节脱位或环杓关节炎等原因引起。主要表现为一侧杓状软骨移位或固定,合并同侧声带固定。本病有明确的外伤史或气管插管史,患侧黏膜波正常,喉肌电图检查有助于鉴别。

（四）治疗

1. 病因治疗　对有明确病因者,给予相应的治疗,积极解除病因。

2. 气管切开术　对双侧声带麻痹引起呼吸困难者,要及早行气管切开术,以改善患者呼吸状况。

3. 喉返神经恢复治疗

（1）药物治疗　局部及全身应用神经营养药、糖皮质激素及扩张血管的药物,对神经功能恢复有一定辅助作用。

（2）手术治疗　对有手术适应证的患者可行喉返神经探查、神经修复手术治疗,是恢复声带自主运动、治疗喉麻痹最为理想的方法。

4. 恢复和改善喉功能的治疗　对病程半年以上,神经功能无恢复可能性者可行以下治疗。

对双侧喉麻痹的患者,可行一侧杓状软骨切除术或声带外展移位固定术,使声门后部开大,改善呼吸功能。

对单侧喉麻痹的患者,可行声带脂肪组织充填术、甲状软骨成形术,使声带向内移位,改善发音。

💻 **拓展知识 52-1**　支撑喉镜下 CO_2 激光辅助杓状软骨切除术

第二节　喉神经混合麻痹

喉神经混合麻痹为病变同时作用于喉上神经和喉返神经或直接作用于迷走神经,而引起喉感觉和运动功能均发生障碍。

💻 **拓展知识 52-2**　喉神经混合麻痹

第三节　癔症性失音

癔症性失音（hysterical aphonia）亦称功能性失音,是一种以癔症为病因的暂时性发声障碍。以青年女性居多。

（一）病因

癔症性失音是癔症的一种喉部表现。一般均有情绪激动或精神刺激的病史,如过度悲哀、恐惧、抑郁、紧张、激怒等。

（二）临床表现

本病常表现为突然的发声障碍。患者于受到精神刺激后,可立即失去正常发音功能,轻者仍可低声讲话,重者仅能发出虚弱的耳语声,但很少完全无音。失音主要表现在讲话时,但咳嗽、哭笑的声音仍正常,呼吸亦完全正常。发声能力可以骤然恢复正常,但在某种情况下又可突然复发,说明此为功能性疾病。

喉镜检查可见声带的形态、色泽并无异常,吸气时声带能外展,声门可以张开,但在发"咿"声时声带不能向中线合拢。嘱患者咳嗽或发笑时,可见声带向中线靠拢,此点可与真性内收肌瘫痪相鉴别。

（三）诊断及鉴别诊断

检查前应详细了解患者有无精神受到刺激的病史,有无癔症病史。检查时必须详细观察喉部,尤其是有无声带小息肉、声门下肿瘤或环杓关节的病变。对有可疑器质性病变者应密切观察,直至完全排除为止,不可轻易做出癔症性失音的诊断。

（四）治疗

本病治疗多采用暗示疗法,首先要使患者建立定能治愈的信心。有信心者经治疗常迅速见效。

亦可选用针刺廉泉穴。边捻针,边发音,常能见效。理疗多选用共鸣火花疗法,在颈前皮肤作共鸣火花的同时,令其讲话,常能发出声音。

亦可在喉镜检查时鼓励发声,嘱患者咳嗽,或用力发"咿"声,此时如能发出声音,即抓住时机,嘱其数1、2、3、4、5等数字。继之,嘱其连续高声发音,鼓励谈话,发声功能常可恢复正常。

同时还需根据患者的具体发病情况,向患者解释此病完全可以治愈,以解除其忧虑、恐怖或不安情绪,以免日后复发。亦可适当给予镇静药。

（叶京英）

第五十三章　喉外伤和异物

概　述：

　　喉外伤是指喉部遭受暴力、物理或化学因素作用,导致喉部组织结构的破坏,可引起呼吸、发音功能障碍。临床上分为两大类,第一类是喉的外部伤,包括闭合性喉外伤(如喉挫伤)和开放性喉外伤(如切伤、刺伤、子弹伤);第二类是喉的内部伤,如喉烫伤、烧灼伤、气管插管伤。闭合性和开放性喉外伤通常合并颈部其他组织损伤。据统计,喉外伤约占全身外伤的 1%,男性多于女性。

第一节　闭合性喉外伤

闭合性喉外伤(closed injury of larynx)是指皮肤无伤口的喉外伤。

(一) 病因及分类

　　闭合性喉外伤多为外界暴力直接打击喉部所致,如拳击、交通事故、工伤事故、钝器打击、扼伤、自缢等。来自正前方的外力多损伤较重,此时,头部或颈部处于相对固定状态,外力由前向后将喉部推挤到颈椎上,常造成甲状软骨中部及上角处骨折。环状软骨骨折较少见,但可发生环甲关节及环杓关节脱位。

　　根据损伤位置的不同,闭合性喉外伤可分为 4 类。

　　1. 声门上损伤　　包括舌骨和甲状软骨的骨折。当甲状舌骨膜、甲状会厌韧带断裂时,会厌和喉软组织向后上移位。可伴有室带、杓状会厌襞、咽壁和喉室的撕裂,甚至合并杓状软骨的撕脱伤。常见症状有颈部皮下气肿、呼吸困难,进食、饮水时呛咳和误吸。检查可见声带活动正常或受限。

　　2. 跨声门损伤　　当受到与甲状软骨成直角的外力打击时,可出现甲状软骨骨折,常伴有声带、室带及杓状会厌襞损伤,可出现声带活动受限,气道梗阻,常伴有杓状软骨的撕裂伤、脱位及暴露。

　　3. 声门下损伤　　单纯的声门下损伤极少见,常伴发于甲状软骨骨折,或为喉气管断裂伤的一部分。环状软骨骨折常发生于其弓部中线。呼吸困难为主要症状,可因环状软骨骨折或喉气管断裂造成,或由喉返神经损伤所致。

　　4. 喉气管断裂伤　　环状软骨与第一气管环间发生分离。

　　喉外伤可发生于某一个部位,或为几个部位同时存在。

(二) 临床表现

1. 颈部及喉部疼痛及触痛　　随发声、吞咽、咀嚼、咳嗽而加重。

2. 声音嘶哑或失声　　因声带、室带充血、肿胀,软骨损伤或喉关节脱位,喉返神经损伤所致。

3. 咳嗽及咯血　　挫伤刺激可引起咳嗽,喉黏膜破裂可引起咯血。

4. 呼吸困难及喘鸣　　喉黏膜出血、水肿或喉软骨断裂均可导致喉狭窄。双侧喉返神经损伤可引起吸气性呼吸困难。出血较多,血液流入下呼吸道,可引起呼吸困难及喉喘鸣,重者可出现窒息。

5. 颈部皮下气肿　喉软骨骨折、黏软骨膜破裂等较严重的喉挫伤,咳嗽时空气易于进入喉部周围组织,甚至扩展至纵隔,可出现严重呼吸困难。

6. 休克　严重喉挫伤,如喉气管断裂,可导致外伤性或出血性休克。

(三) 检查

颈部肿胀变形,皮肤可有瘀斑。如喉黏膜破损和喉软骨骨折,空气可经破损黏膜和骨折喉软骨的缝隙进入颈部皮下,引起皮下气肿,此时可触及捻发音(crepitus),严重者皮下气肿可扩展至下颌下、面部、胸部、腰部等部位。喉部触痛明显,有时可触及喉部软骨碎片的摩擦音。

1. 喉镜检查　可了解声带运动、黏膜完整性,喉内有无出血或血肿,有无杓状软骨脱位及喉腔变形程度等。常可见喉黏膜水肿、血肿、撕裂、出血,喉软骨裸露及假性通道,声门狭窄变形,声带活动受限或固定等。

2. 影像学检查　应对严重的钝挫伤患者行颈、胸段脊柱影像学检查。X线胸片可显示皮下或纵隔气肿、气管偏移、气胸、血胸、肋骨骨折、纵隔增宽等征象。CT扫描对于明确喉软骨的位置和结构有重要意义,MRI对血管损伤的显示较CT扫描更为清楚。

(四) 诊断

根据外伤史、临床症状及检查所见不难确诊。CT对喉软骨损伤的确诊有很大帮助。

(五) 治疗

初期包括建立通气道,控制出血,治疗神经和脊柱创伤,以及全身其他部位创伤的治疗。

1. 按一般外科挫伤治疗　适用于呼吸稳定,影像学和内镜检查未发现有软骨移位、黏膜断裂、进行性水肿或血肿形成者,或虽有轻度异常,如水肿、小血肿,但黏膜完整,及虽有黏膜撕裂伤但无软骨暴露者。保守治疗可行颈部制动、减少吞咽动作。可给予止痛剂、应用抗生素及糖皮质激素对症治疗。有胃食管反流者可给予 H_2 受体阻滞剂。严密观察患者呼吸及皮下气肿变化情况,做好气管切开准备。

2. 气管切开术　出现吸气性呼吸困难者应紧急行气管切开术。危急情况下可行喉内插管术或环甲膜切开术,事后需尽快施行气管切开术。若疑有颈椎损伤,在行气管切开术时应尽量避免颈部后仰和移动。

3. 手术探查、修复　需手术探查或修复的喉损伤包括涉及喉黏膜的撕裂伤,软骨暴露,软骨多处骨折、移位,持续气道内出血等。早期(24 h 内)进行手术修复,可及时明确局部伤情,并减少肉芽组织、瘢痕的形成。有呼吸困难时,先行气管切开术。喉软骨粉碎严重无法固定复位者,可置入喉模。

4. 鼻饲饮食　伤后10天内需给予鼻饲饮食,以减少喉部运动,减轻喉痛及呛咳,利于愈合。

第二节　开放性喉外伤

开放性喉外伤(open injury of larynx)是指有颈部软组织裂开,累及喉软骨、软骨间筋膜,穿通喉内的喉部外伤,包括切割伤、刺伤、火器伤等。此类喉外伤多累及颈动脉及颈内静脉,发生大出血;枪弹伤则易形成贯通伤,可伤及食管及颈椎。

(一) 病因

1. 斗殴或自杀等时被锐器所伤。

2. 战争中被枪炮、弹片等击伤。

3. 其他意外或爆炸事故中被碎片击伤。

4. 交通事故中被破碎玻璃或尖锐金属刺伤。

(二) 临床表现

1. 伤口情况　因受伤原因及程度不同而异。子弹穿通伤的皮肤创口很小甚至闭合;爆炸伤者伤口常为多处,不整齐,组织破碎,伤口内可有弹片或碎石等异物;切割伤或刺伤的伤口一般较整齐,周围组织完整。喉穿通伤者,颈前伤口漏气时可出现血性泡沫或皮下气肿,若与咽、食管相通则有唾液溢出。

2. 出血 出血严重时可引起休克。血液流入下呼吸道可引起窒息。若有活动性出血、血肿增大、颈部杂音、脉搏减弱,提示可能有大血管的损伤,即使未见出血也不能排除发生大出血的可能。

3. 皮下气肿 患者常出现皮下或纵隔气肿、气胸等。颈部皮下气肿多因咳嗽所致。受伤者咳嗽时,空气可通过破损的喉黏膜进入颈部皮下,引起皮下气肿。空气如沿颈深筋膜进入纵隔,可引起纵隔气肿。如肺尖壁胸膜被损伤,可引起气胸。

4. 呼吸困难 喉软骨骨折使喉腔变窄,或喉腔黏膜肿胀或血肿造成喉腔变窄,可导致呼吸困难。如血液流入下呼吸道,或纵隔气肿及气胸使肺受压,也可导致呼吸困难。

5. 声嘶 声带受损、喉返神经损伤、喉软骨移位都可引起声音嘶哑。

6. 吞咽困难 喉外伤引起喉痛,吞咽时可使喉痛加剧,患者不敢吞咽。如开放性喉外伤与喉咽或食管相通,可出现唾液及食物从颈部伤口流出。

(三) 辅助检查

X线检查可了解有无气胸、脊柱伤及异物的位置等。CT扫描可了解枪弹和其他异物的位置、喉结构的损伤等。若怀疑有血管损伤时,在生命体征平稳、没有活动性出血、没有可随时破裂的大血肿的前提下,应行颈动脉或椎动脉造影。食管钡餐检查发现有钡剂外漏时,应考虑有下咽或食管损伤。

(四) 治疗

1. 抢救措施 主要包括有效止血、抗休克和保持呼吸道畅通。

(1) 出血的处理 现场应立即压迫或加压止血,但切忌用绷带在颈部进行环形加压包扎,以免压迫颈动脉和颈静脉,引起大脑缺血或压迫气管导致窒息。手术探查找到出血点,予以结扎。如出血位置较深,出血点不易寻找,则应填塞止血。

(2) 休克的处理 如出现休克症状,应快速建立静脉通道,予以输液、输血及应用强心药。

(3) 呼吸困难的处理 解除呼吸困难或窒息极为重要,应迅速找到原因,解除呼吸困难,并给氧。如因喉黏膜肿胀、血肿、环状软骨骨折等引起喉阻塞,应及早行气管切开术。如因血液下流至呼吸道,也应气管切开及时吸出下呼吸道内的血液。

(4) 及早应用抗生素、止血药及破伤风抗毒素。

2. 手术治疗

(1) 咽喉浅表伤 彻底清洗伤口,将筋膜、肌肉、皮下组织及皮肤逐层缝合。如有污染者,彻底清创后延期缝合。

(2) 咽喉切割伤或贯通伤 尽量暴露喉软骨,并按解剖关系将黏膜、软骨、肌肉逐层对位缝合。如有咽瘘或食管瘘,将其周边黏膜严密缝合。必要时放置支架,防治喉狭窄。

(3) 异物处理 浅表异物可于手术中取出,CT可明确异物的位置及其与周围重要结构的关系,充分估计手术的危险性及复杂性,做好充分准备后再手术。

(4) 放置鼻饲管 关闭喉腔前放置鼻饲管,减少术后吞咽,以利伤口愈合。

第三节 喉烫伤及烧灼伤

喉烫伤及烧灼伤多因吸入高热的气体或烟雾,或吞入过热的食物或液体,吸入或误服腐蚀性的化学气体或液体,吸入有毒气体等引起。

(一) 病因

1. 误咽强酸、强碱等化学腐蚀剂,多合并咽、食管的化学腐蚀伤。

2. 火灾时,吸入高热的气体或烟尘,多合并头面部烧伤。

3. 吸入热的液体或蒸气,多合并咽、气管、支气管及肺的损伤。

4. 战时遇到有毒气体的袭击。

(二)临床表现

1. 轻度 损伤在声门及声门上,有喉痛、唾液增多、咽干、咳嗽多痰、吞咽困难及声音嘶哑等。检查可见头面部皮肤烧伤,咽喉黏膜充血、肿胀发白、水疱、溃疡、出血及假膜等。

2. 中度 损伤在气管隆嵴之上,除了以上症状外,可伴有刺激性咳嗽、气促等呼吸道症状。检查可见喉黏膜水肿、糜烂。听诊肺部呼吸音粗,可闻及干啰音及哮鸣音。也可出现吸气性呼吸困难或窒息。

3. 重度 损伤位于支气管,甚至肺泡。

除有上述喉烧灼伤的表现外,合并感染时患者可出现发热及全身中毒症状。喉镜和纤维支气管镜检查可见喉黏膜充血、水肿、坏死或溃疡,存在炭化颗粒,表面有灰白色渗出物或灰褐色膜状物附着,严重者可发生焦化。

(三)诊断

有烧伤史(特别是在封闭空间中)且有头面部烧伤者,即应怀疑有喉部烧灼伤,其他如有误服化学腐蚀剂、吸入热的或有毒的气体等病史者,亦应考虑喉部烧灼伤或烫伤。结合喉镜检查不难做出诊断。

(四)治疗

1. 急救措施

(1)局部处理 热液烫伤,可口含冰块或冷开水,颈部冷敷。强酸使用 5% $NaHCO_3$ 中和,强碱使用 5% 醋酸中和处理。

(2)全身处理 充分补液、维持水电解质平衡,给予吸氧。纠正休克,保护心脏功能。

2. 保持呼吸道通畅

(1)给予糖皮质激素预防喉部、气管的黏膜水肿。

(2)当出现上呼吸道阻塞、分泌物多而难以咳出时,可行气管插管术及气管切开术,预防窒息发生。

(3)应用解痉药物,解除支气管痉挛。

(4)雾化吸入,防止气道被干痂阻塞。

(5)全身应用抗生素,预防感染。

第四节 喉插管损伤

喉插管损伤(intubation injury of larynx)是指由喉内插管发生的急、慢性喉内创伤。

(一)病因

发生喉插管损伤的原因包括插管前对喉内结构不清楚,技术欠熟练,插管管径过大,插管留置时间过长,插管套囊充气压力过大等。胃食管反流或误吸可加重创伤。发生喉插管损伤的主要机制包括两方面:一是插管的活动造成黏膜的擦伤,二是插管的局部压力造成黏膜缺血坏死。

(二)临床表现

1. 溃疡及假膜形成 多见于声带后部,位于杓状软骨的声带突处,表现为声嘶、喉痛、咳嗽及痰中带血。如较大假膜不能咳出,可引发呼吸不畅。

2. 肉芽肿 检查可见喉部的肉芽肿,表面光滑,色灰白或淡红。表现为喉内不适,常咳痰带血、声音嘶哑。如肉芽肿较大,可阻塞声门导致呼吸困难。

3. 环杓关节脱位 喉镜检查可见一侧杓状软骨处红肿,声带运动受限。患者可出现声音嘶哑,长期不愈。

4. 其他表现 杓间粘连、声门后方缩窄及声门下狭窄等可导致呼吸不畅。

（三）诊断

合作的患者可行纤维喉镜检查,做出全面评估。Lindholm 根据喉镜检查将损伤分为 4 度来描述其严重程度:Ⅰ度为充血、水肿,但没有肉眼可见的溃疡;Ⅱ度为有连续性表浅溃疡,其面积小于总面积的 1/3;Ⅲ度为连续性深部溃疡,面积小于总面积的 1/3,或连续性表浅溃疡面积大于总面积的 1/3;Ⅳ度:黏膜深部溃疡致软骨暴露,或连续性深部溃疡面积大于总面积的 1/3。

（四）预防

插管最好在明视下进行,避免粗暴插管,尽量减少盲目插管和多次插管。长期置管者管径不宜过大,其内径最好男性小于 8 mm,女性小于 7 mm。婴儿和小于 8 岁的儿童最好使用不带套囊的插管,保证插管周围漏气压力小于 1.96 kPa(20 cmH$_2$O)。应避免置入的插管经常活动。由于鼻饲管增加了发生胃食管反流的可能性,也可刺激声门后部形成溃疡,因此应避免将鼻饲管置入中线位置,可略向两侧移动,必要时给予 H$_2$ 受体阻滞剂治疗。

（五）治疗

1. 给予抗生素、糖皮质激素等雾化吸入。

2. 有溃疡及假膜者须用抗生素及糖皮质激素治疗。假膜不易脱落咳出者,应尽早于喉镜下取出。

3. 肉芽肿较大时可用激光切除,若切除过多则可致软骨或软骨膜暴露。

4. 杓状软骨脱位者,最好在喉镜下诊断后尽早进行复位治疗,长期脱位可能造成环杓关节强直而难以复位,当然也有部分患者可自然复位而无需治疗。

第五节　喉　异　物

由于喉具有敏感的反射功能,在外界刺激作用下可因剧烈咳嗽将异物排出,而许多较小的异物可通过喉进入下气道,只有某些不规则异物或较大的异物停留于喉腔而成为喉异物(foreign body of larynx)。喉异物比气管支气管异物更具致命性,这是由于喉异物可能造成喉痉挛或引起呼吸道完全梗阻而危及生命。喉异物多发生于 5 岁以下幼儿。也有报道,在外伤时受伤昏迷的患者可能因义齿脱落而发生喉异物。异物多数为植物性,如花生、瓜子、豆类,其他有鱼刺、大头针、小玩具等。

（一）临床表现

异物进入喉腔后可引起剧烈咳嗽、憋气、喘鸣、声嘶、发音困难甚至呼吸困难。异物较大时,可于数分钟内窒息死亡。扁平、薄的异物卡在声门间,症状可缓解一段时间,在头颈部活动后再次出现咳嗽、呼吸困难等。合并感染后局部疼痛加剧,呼吸困难加重,伴有发热、下呼吸道感染等。

（二）检查

喉镜检查可窥及声门上异物。声门下异物常呈前后位,有时被声带遮盖,不易发现。听诊可闻及吸气性哮鸣音。

（三）诊断

病史对诊断最为重要。大多数患者通常都有明确的异物史,但部分儿童因害怕受责备可能隐瞒病史,幼儿则可能因吸入异物时无人看护,自己又不能清楚描述病史而被忽略。有明确异物史者,与急性会厌炎、喉气管支气管炎、哮喘的区别并不难;但偶有与感染症状极为相似,症状也可随着抗生素、支气管扩张药和糖皮质激素的使用而减轻者。因此,对健康儿童突发喘鸣或哮喘治疗停止后症状仍反复发作者,应高度怀疑有喉气管异物。喉正侧位 X 线及 CT 检查可发现不透光异物,但此类异物只占 10% ~ 15%,多数患者需行直接喉镜检查(彩图 53-1)。

（四）治疗

1. 间接喉镜下异物取出术　适用于异物位于喉前庭、能合作者。

2. 直接喉镜下异物取出术　是最安全有效的方法,有呼吸困难者要先行气管切开术。注意在麻醉时不能使用正压通气,以免把异物推向远端。

(五) 预防

4~5 岁幼儿尽量避免自行食用坚果类食物,进食时保持安静,避免大声哭笑,食物中的鱼刺、碎骨要取出,平时不可将硬币、针等异物含于口中,以免误吸。

（孙敬武）

第五十四章　喉良性肿瘤

概　述：

喉良性肿瘤是指喉部真性良性肿瘤。病理上分为上皮性和非上皮性两大类。喉上皮性良性肿瘤以乳头状瘤最为常见；非上皮性良性肿瘤发病率低，如血管瘤、纤维瘤、神经纤维瘤等。

第一节　喉乳头状瘤

喉乳头状瘤（laryngeal papilloma）是喉部最常见的良性肿瘤，可发生于任何年龄，以 10 岁以下儿童多见。儿童喉乳头状瘤生长较快，极易复发，随年龄增长部分患者有自限性。成年乳头状瘤有癌变可能。

（一）病因

目前多认为，本病系人乳头瘤病毒（human papilloma virus，HPV）感染所致。儿童以 HPV-6 和 HPV-11 为主，成人以 HPV-16 和 HPV-18 常见。关于母亲患有生殖器尖锐湿疣与儿童喉乳头状瘤的关系目前各家研究结果不尽相同。患者的免疫力、暴露于病毒的时间长短和病毒的数量、局部创伤等因素是决定 HPV 感染的重要因素。此外，喉慢性炎症、内分泌失调、胃食管反流、免疫缺陷（如 AIDS、先天性免疫缺陷、器官移植后使用免疫抑制药）可能也与本病发病有关。

（二）病理

肉眼下为淡红色或白色的分叶样肿物，镜下为复层扁平上皮聚集而成的上皮瘤，中心有血管丰富的结缔组织基质，基底层正常或有增生。

（三）临床表现

儿童患者典型的症状为逐渐发展的声嘶、喘鸣、呼吸窘迫，但因肿瘤的大小和位置不同，症状不一定同时表现。患儿通常都有不同程度的声嘶，但如果病变离声带较远，声嘶则可能出现较晚。肿瘤较大者可出现喘鸣。症状轻者可在数月至数年内逐渐加重，但发展迅速者可在数天内即出现明显症状。部分患者可出现喉外扩散，常见的位置依次是咽、气管。

喉镜检查可见淡红或暗红色、表面不平的乳头状肿瘤（彩图 54-1）。幼儿多为基底广的多发性病变。成人病变一般为单发性。

（四）治疗

本病治疗以手术切除为主，应尽可能切除肿瘤而保存正常的形态及解剖结构，防止扩散，建立安全有效的气道，改善发音质量，延长手术间隔时间，防止并发症的产生。目前多采用在显微镜下用 CO_2 激光及吸切器切除肿瘤，术中出血少，但通常需多次手术。前联合肿瘤切除注意防止粘连。气管切开会造成病变向下气道播散，因此对乳头状瘤患儿应谨慎行气管切开术。

336

儿童复发性呼吸道乳头状瘤病（JORRP）的辅助药物治疗仍处于不断探索阶段，主要治疗原理为抗病毒、免疫调节、干扰肿瘤血管生成等。辅助治疗分为局部和全身两种形式，包括 HPV 疫苗、贝伐珠单抗、西多福韦、干扰素 α 等。

第二节　喉其他良性肿瘤及病变

一、血管瘤

1. 喉血管瘤（haemangioma of larynx）　较少见，一般可分为毛细血管瘤和海绵状血管瘤，以前者较为多见。毛细血管瘤由成群的薄壁血管构成，间以少量结缔组织。海绵状血管瘤由窦状血管构成，质软如海绵，色暗红，无蒂而广泛分布于黏膜，多发生于婴幼儿。

喉血管瘤的症状多为声嘶、咳嗽，也有症状不明显者。体积较大时可引起呼吸困难，若有损伤可致咯血。喉镜检查时可见其多位于声带、室带或喉室，表面光滑，暗红色，结节状或肉芽状。本病虽为良性肿瘤且可能自然消退，但因其增大时可致呼吸困难，因此需密切观察以确保气道安全。无症状的患者，可暂不予特殊治疗。对症状明显者，可行手术切除或注射平阳霉素等。

2. 声门下血管瘤　是较为特殊的喉血管瘤，多发生在半岁以内婴儿，可因气道阻塞而危及生命。早期可无明显症状，肿瘤可在数月内迅速增大，大部分患儿可出现喘鸣，而声嘶、咳嗽、咯血等较少见。呼吸困难程度不一，在活动时加重，平静时减轻。约半数患者伴有头颈部皮肤血管瘤，因此对伴有皮肤血管瘤的喘鸣患儿，应怀疑有声门下血管瘤。喉镜下可见声门下具特征性的红色或蓝色无蒂软组织包块，多为单侧，表面光滑、柔软。包块可因充血程度的不同而随时变化，如在患儿哭叫时可能突起、变红，而在安静时则可能缩小甚至不易被察觉。依据病史及喉镜检查所见，一般即可诊断。目前先天性声门下血管瘤首选治疗为口服盐酸普萘洛尔。部分患儿口服普萘洛尔后出现心律失常、心率减慢或低血糖等，应及时停药。如果呼吸困难严重，可在气管切开后内镜下做局部激光治疗，或局部注射硬化剂（如平阳霉素等）。

二、软骨瘤

喉软骨瘤（chondroma of larynx）较罕见。好发年龄为 30~70 岁，男性多于女性，可发生于任一喉软骨，但环状软骨板为最常见的受累部位，其次为甲状软骨和杓状软骨。

软骨瘤生长缓慢，其症状视肿瘤的原发位置和大小而异。当其向喉内生长时，常见症状为声嘶、喘鸣、呼吸困难、吞咽障碍等，喉镜下可见表面光滑的灰白色包块，直径一般不超过 2 cm；向喉外生长时，则在颈部出现较硬的包块，随吞咽活动，无明显压痛。CT 扫描检查可了解其大小、范围及对周围结构的侵蚀等。本病需与软骨肉瘤鉴别，后者通常较软骨瘤大，多超过 3 cm，但确诊需做病理组织学检查。

治疗以手术切除为主，较小的、边界清楚的病变可在喉镜下切除，较大的肿瘤则需经喉裂开径路予以切除，但应注意保存黏膜，以免术后发生喉狭窄。巨大肿瘤也可以考虑行喉全切除术。

三、纤维瘤

喉纤维瘤（fibroma of larynx）较少见，为起源于结缔组织的肿瘤，由纤维细胞及纤维束组成，周围为纤维基质，血管不甚丰富。肿瘤多位于声带前中部或声门下区、室带、会厌等处，大小不一，表面光滑，带蒂或广基，颜色呈灰白或淡红色。甲状软骨和甲状腺可受累。症状与肿瘤的位置和大小有关，主要为声嘶；若肿瘤较大，可因阻塞气道而出现呼吸困难。

治疗以手术切除为主，较小的肿瘤可在间接喉镜或直接喉镜下切除，较大的肿瘤则需经喉裂开径路予以切除。

四、神经纤维瘤

喉神经纤维瘤（neurofibroma of larynx）很少见，多为单发，常伴发于全身性神经纤维瘤病。肿瘤起源于神经鞘，由神经纤维、胶原纤维和施万细胞组成。

本病主要症状为声嘶，若肿瘤体积较大或向喉腔脱垂，可引起喘鸣、呼吸困难、咽痛、咳嗽等。喉镜下可见肿瘤呈圆形，表面光滑，多位于声门或声门上，如杓状软骨、杓状会厌襞等处。CT 扫描可见肿瘤中心区为中等密度影，周围为高密度影。

治疗以手术切除为主，可根据肿瘤的大小、位置及类型选用不同的手术方式。对于蒂部位于喉室，或双侧喉室小肿瘤，或肿瘤在杓状会厌襞且 MRI 显示边界清楚者，可采用喉内径路在喉镜下切除。若浸润周围结构，常需喉外径路切除，以达到完全切除的目的。

五、喉淀粉样变

喉淀粉样变（amyloidosis of larynx）又称淀粉样瘤，非真性肿瘤，是淀粉样物质沉积于喉组织中的一种病变。可能与喉部慢性炎症、局部血运和淋巴循环障碍、蛋白质代谢紊乱及组织退行性变有关，也可能与局部组织退行性变或全身性免疫缺陷有关。喉淀粉样变以室带、喉室、声带及声门下区多见，也可为多个位置同时存在。

症状不典型，可出现咽部不适、声音嘶哑，可伴喉干燥感及刺激性咳嗽。若病变广泛，可引起呼吸困难。喉镜检查可见声带、喉室、声门下区或杓状会厌襞有暗红色或橘红色肿物，息肉样或肉芽样，也可表现为弥漫性上皮下浸润，致声门变窄或声带活动受限。确诊需行活检并做特殊染色，刚果红染色后在偏光显微镜下呈苹果绿具有特征性。

对局部病变，以手术切除为主，可在支撑喉镜下激光切除，但对广泛浸润病例，术后可能出现喉狭窄。部分患者术后可能复发需再次手术。呼吸困难明显者需行气管切开术。对病变较小、无气道症状的老年患者，可密切观察。

（徐　文）

第五十五章

喉及喉咽恶性肿瘤

概　述:

> 喉及喉咽恶性肿瘤以鳞癌多见。治疗多采用以手术为主的综合治疗。本章重点讲述喉癌前病变、喉癌及喉咽癌的流行病学特征、临床表现及针对不同的肿瘤分期所能采用的手术方案,并对功能重建手术进行描述。

第一节　喉癌前病变

喉癌前病变是指一类比正常黏膜或其他良性病变更易发生癌变的病理学变化。喉具有癌前病变的疾病主要有喉角化病、喉乳头状瘤和慢性增生性喉炎。正常上皮由增生开始发展到恶性肿瘤,即由正常上皮→不典型增生→原位癌→浸润性癌,其中包括一个癌前病变阶段。

1. 喉角化病(laryngeal keratosis)　包括喉白斑病(leukoplakia of larynx)和喉厚皮病(pachydermia laryngis),其中以喉白斑病较为常见,好发于中年吸烟男性,也和胃食管反流有明显相关性。喉角化病可发生于喉内不同部位,最多见于声带,其次为杓间区。在声带上,黏膜表面呈白色斑块状隆起,也可呈点状、白色角状突起;在声带后端及杓间区,则可出现对称性黏膜增厚,色淡红或灰暗,质硬而无溃疡。

喉角化病的病理学改变为因黏膜层的上皮增生和角化物堆积而形成白色斑块,黏膜变厚,上皮细胞增生,细胞大小和形态不规则,上皮下有炎性变化但基膜完整。

治疗:病变不严重的喉白斑,可以先内科治疗,给予抗酸药和胃动力药,经保守治疗 3~5 个月,无好转者,应采用喉显微手术,应用显微剪刀或 CO_2 激光行剥脱术。术后应继续应用抗酸药和胃动力药,注意禁酒、禁烟和避免滥用嗓音,并要求 3~6 个月复查一次,定期随访观察。

2. 喉乳头状瘤　为最常见的喉良性肿瘤,被认为是一种具有癌前病理改变的疾病,是由复层扁平上皮聚集而成的上皮瘤,包含有结缔组织及血管组成的核心,不向黏膜下层浸润。现多认为与人乳头状瘤病毒(HPV)中的 HPV-11、HPV-18 型感染有关,可分为幼年型和成年型。其典型的临床特征为:① 病程难以预料,常可侵犯气管、支气管甚至肺部,引起呼吸道梗阻;② 由于 HPV 可在人正常喉黏膜上长期生存,因此手术切除后极易复发;③ 成年型喉乳头状瘤有恶变倾向,恶变率为 3.0%~6.2%,有报道放射治疗可使癌变率增加 16 倍。故对中年以上的喉乳头状瘤患者应注意其恶性变的可能。幼儿型恶变率较低。对于该病的治疗,目前多主张手术切除,药物疗效不肯定,以显微激光手术效果最为理想。此外,因放射治疗有诱发癌变的可能,目前多不主张使用。

3. 慢性肥厚性喉炎(chronic hypertrophic laryngitis)　也称为慢性增生性喉炎,多表现为上皮不规则增生,上皮下常有广泛的慢性炎性细胞浸润。此病恶变倾向明显。对于年龄较大、病程较长、有长期吸烟史的慢性喉炎患者,应予高度重视,进行长期密切的追踪观察。如发现喉黏膜出现局部不规则改变,如隆起、粗糙或浅表溃疡,有必要行活组织病理检查。

<h2 style="text-align:center">第二节　喉　癌</h2>

喉癌(cancer of larynx)是头颈部常见的恶性肿瘤,据北美洲及欧洲流行病学研究显示,其发病率为(7.0 ~ 16.2)/10 万。我国部分省市的发病率为(1.5 ~ 3.4)/10 万。1983—1992 年我国 13 个省市部分医院恶性肿瘤就诊患者中,喉癌占头颈肿瘤的 13.9%,占全身恶性肿瘤的 2.1%。喉癌的发生有种族和地区的差异,在 20 世纪 80 年代中期通过对 160 个地区的人口调查得知,全世界喉癌发病率最高的国家为西班牙、法国、意大利和波兰。我国华北和东北地区的发病率远高于江南各省。近年来,由于不同致癌因素的作用以及对致癌环境暴露的增加,喉癌的发病率有明显的增加趋势。喉癌男性较女性多见,为(7 ~ 10) : 1,以 40 ~ 60 岁最多。喉恶性肿瘤中 96% ~ 98% 为鳞癌,其他如腺癌、基底细胞癌、低分化癌,淋巴肉瘤和恶性淋巴瘤等较少见。

(一) 病因

喉癌的病因至今仍不十分明了,与以下因素有关,常为多种致癌因素协同作用的结果。

1. 吸烟　据统计,约 95% 的喉癌患者有长期吸烟史,而且开始吸烟年龄越早、持续时间越长、数量越大、吸粗制烟越多、吸入程度越深和不戒烟者的发病率越高。一般估计,吸烟者患喉癌的危险度是非吸烟者的 3 ~ 39 倍。烟草燃烧后产生的苯丙芘可使呼吸道黏膜充血、水肿,上皮增生和鳞状上皮化生,纤毛运动停止或迟缓,有致癌性。

2. 饮酒　临床观察和流行病学调查结果均显示,慢性酒精摄入与喉癌发生有一定相关性。饮酒者患喉癌的危险性是非饮酒者的 1.5 ~ 4.4 倍。而且吸烟和饮酒在致癌的协同作用已被一些研究所证实。

3. 病毒感染　成年型复发性喉乳头状瘤是由人乳头状瘤病毒(HPV)引起的病毒源性肿瘤,目前认为是喉癌前病变。尤其是高危型(HPV-16/18)与喉癌的发生关系比较密切。

4. 环境因素　多种环境因素可能与喉癌发生有关,其中包括各种有机化合物(多环芳烃、亚硝胺)、化学烟雾(氯乙烯、甲醛)、生产性粉尘和废气(二氧化硫、石棉、重金属粉尘)和烷基化物(芥子气)等。目前石棉和芥子气的致癌作用基本肯定。

5. 放射线　长期接触镭、铀、氡等放射性同位素可引起恶性肿瘤。有报道,头颈部放射治疗后可导致喉癌、纤维肉瘤和腺癌等恶性肿瘤。

6. 性激素　喉癌的发病率男性明显高于女性。研究表明,喉癌患者体内雄激素水平相对较高,而雌激素则降低。有学者对喉癌治疗前后血清睾酮水平进行了对比观察,发现治疗后睾酮水平有明显下降。

7. 微量元素缺乏或不平衡　体内某些微量元素,如锌(Zn)、硒(Se)等缺乏可引起酶的结构和功能发生改变,影响细胞的分裂和增殖,导致基因突变。

(二) 病理

喉鳞癌根据浸润程度可分为早期癌和浸润性癌。原位癌(carcinoma in situ)是最早期的喉癌,病变仅局限于上皮层,基膜完整。原位癌突破上皮基膜可在固有层内形成浸润癌巢。喉癌可发生于喉内所有区域,但以声门型喉癌(glottic carcinoma)最为多见,占 56% ~ 60%;声门上喉癌(supraglottic carcinoma)次之,占 40% ~ 50%;声门下喉癌(subglottic carcinoma)极为少见,占全部喉癌的 3% ~ 5%。但在我国北方某些地区则以声门上喉癌为主。

喉癌的大体形态可分为:① 溃疡浸润型:癌组织稍向黏膜面突起,表面可见向深层浸润的凹陷溃疡,边界多不整齐,界线不清;② 菜花型:肿瘤主要外突生长,呈菜花状,边界清楚,一般不形成溃疡;③ 结节型或包块型:肿瘤表面为不规则隆起或球形隆起,多有较完整的包膜,边界较清楚,很少形成溃疡;④ 混合型:兼有溃疡和菜花型的外观,表面凹凸不平,常有较深的溃疡。

(三) 扩散转移

喉癌的扩散转移与其原发部位、分化程度及肿瘤的大小等关系密切,其途径有:

1. 直接扩散　喉癌常向黏膜下浸润扩散。位于会厌的声门上喉癌可向前侵犯会厌前间隙、会厌谷、舌根。杓状会厌襞癌可向外扩散至梨状隐窝、喉咽侧壁。声门型喉癌易向前侵及前连合及对侧声带;亦可向前破坏甲状软骨,使喉体膨大,并侵犯颈前软组织。声门下喉癌向下蔓延至气管,向前外可穿破环甲膜至颈前肌层,向两侧侵及甲状腺,向后累及食管前壁。

2. 淋巴转移　发生颈淋巴结转移的早晚与肿瘤的原发部位、肿瘤的分化程度以及患者对肿瘤的免疫力有密切关系。一般来讲,肿瘤分化越差,患者免疫力越低,则颈淋巴结转移越早。肿瘤所在部位淋巴管越丰富,颈淋巴结转移率越高。声门上喉癌常因分化程度低,声门上区淋巴管丰富,因而易早期发生颈淋巴结转移。声门型喉癌常因分化程度较高,声门区淋巴管稀少而早期较少发生转移。喉癌淋巴结转移的部位多见于颈深淋巴结上群(第Ⅱ～Ⅲ区),然后再沿颈内静脉转移至颈深淋巴结下群(第Ⅳ区)。声门下喉癌多转移至喉前及气管食管沟淋巴结(中央区淋巴结)。

3. 血行转移　少数晚期喉癌可随血液循环转移至肺、肝、骨、肾、脑等器官。

🖥 拓展知识 55-1　喉癌的 TNM 分类和分期

(四) 临床表现

喉癌的症状以声嘶、呼吸困难、咳嗽、吞咽困难及颈淋巴结转移为主,有时尚可发生咽异物感、口臭及少量咯血。上述症状发生的顺序视肿瘤发生部位而异。

1. 声门上喉癌(包括边缘区)　大多原发于会厌喉面根部。早期,甚至肿瘤已发展到相当程度,常仅有轻微的或非特异性的症状(如痒感、异物感、吞咽不适感等),而不引起患者的注意。声门上喉癌分化差、发展快,故肿瘤常在出现颈淋巴结转移时才引起警觉。咽喉痛常于肿瘤向深层浸润或出现较深溃疡时才出现。声音嘶哑为肿瘤侵犯杓状软骨、声门旁间隙或累及喉返神经导致声门不能完全闭合所致。呼吸困难、吞咽困难、咳嗽、痰中带血或咯血等常为声门上喉癌的晚期症状。原发于会厌喉面或喉室的肿瘤,由于位置隐蔽,间接喉镜检查常不易察觉,纤维喉镜仔细检查可早期发现病变。

2. 声门型喉癌　早期症状为声音改变。初起为发音易倦或声音嘶哑,无其他不适,常不受重视,多误以为“感冒”“喉炎”,特别是以往常有慢性喉炎的患者。因此,凡 40 岁以上,声音嘶哑超过 2 周,经发声休息和一般治疗不改善者,必须仔细做喉镜检查。随着肿瘤增大,声音嘶哑逐渐加重,可出现发声粗哑,甚至失声。呼吸困难是声门型喉癌另一常见的晚期症状,常为声带运动受限或固定,加上肿瘤组织堵塞声门所致。肿瘤组织表面糜烂,可出现痰中带血丝或咯血。晚期,肿瘤向声门上区或声门下区发展,除严重声嘶或失声外,尚可出现放射性耳痛、呼吸困难、吞咽困难、频繁咳嗽、咳痰困难及口臭等症状。最后,可因大出血、吸入性肺炎或恶病质而死亡。

3. 声门下喉癌　即位于声带平面下 1 cm 以下,环状软骨下缘以上部位的癌肿。声门下喉癌少见,因位置隐蔽、早期症状不明显,不易在常规喉镜检查中发现。当肿瘤发展到相当程度时,可出现刺激性咳嗽、声嘶、咯血和呼吸困难等。

4. 贯声门癌　在 UICC 的分类分期中没有单列贯声门癌这个亚型,它是喉癌局部晚期的表现还是一个亚型,还有争议,常是指起源于喉室的癌肿,从肿瘤开始生长即跨越声门上区及声门区两个解剖区域,癌组织常在黏膜下浸润扩展,以广泛浸润声门旁间隙为特征。由于肿瘤位置深在而隐蔽,早期症状不明显,当出现声音嘶哑时,常已先有声带固定,而喉镜检查仍不能窥见肿瘤。其后随肿瘤向声门旁间隙扩展,浸润和破坏甲状软骨时,可引起咽喉痛,向前浸出喉腔时,可于患侧摸到甲状软骨隆起。

(五) 检查

应用间接喉镜、直接喉镜、纤维喉镜、电子喉镜等仔细地检查喉的各个部分。各种喉镜检查时应注意会厌喉面、前连合、喉室及声门下区等比较隐蔽的部位。可见喉部有菜花样、结节样或溃疡型新生物。应注意观察声带运动是否受限或固定。还要仔细触摸颈部有无肿大的淋巴结，喉体是否增大，会厌前间隙是否饱满，颈前软组织和甲状腺有无肿物。

（六）诊断及鉴别诊断

凡年龄超过 40 岁，有声嘶或咽喉部不适、异物感者均应用喉镜仔细检查，以免漏诊。对可疑病变，应在间接喉镜、直接喉镜或纤维喉镜下进行活检，确定诊断。喉部增强 CT 及 MRI 等检查有助于了解肿瘤的浸润范围。喉癌应与下列疾病相鉴别：

1. 喉结核　主要症状为声音嘶哑和喉痛。吞咽时喉痛常是喉结核的典型症状。喉镜检查见喉黏膜苍白水肿，伴多个浅表溃疡，病变多位于喉的后部。也可表现为会厌、杓状会厌襞广泛性水肿和浅表溃疡。胸部 X 线检查，多有进行性肺结核。痰的结核分枝杆菌检查有助于鉴别诊断，但确诊仍依赖于活检。喉结构愈合后可以后遗喉腔瘢痕狭窄。

2. 喉乳头状瘤　主要表现为声嘶，肿瘤可单发或多发，乳头状，淡红色或灰白色，肉眼较难与喉癌鉴别，须依靠活检鉴别。

3. 喉淀粉样变　系由于慢性炎症、血液和淋巴循环障碍、新陈代谢紊乱而引起的喉组织淀粉样变。主要表现为声嘶。检查可见声带、喉室或声门下区有暗红色肿物，表面光滑。病理检查易于鉴别诊断。

4. 喉梅毒　虽声嘶，仍粗而有力，喉痛轻。喉镜检查病变多见于喉前部，黏膜红肿，常有隆起之梅毒结节和深溃疡，破坏组织较多，愈合后瘢痕收缩粘连，致喉畸形。血清学检查及喉部活检可确诊。

（七）治疗

与其他恶性肿瘤一样，喉癌的治疗手段包括手术、放射治疗、化学治疗及免疫治疗等，目前多主张综合治疗。

1. 手术治疗　为治疗喉癌的主要手段之一。其原则是在彻底切除肿瘤的前提下，尽可能保留或重建喉的功能，以提高患者的生存质量。喉癌的手术包括喉全切除术和各种喉部分切除术。近几十年来，随着医疗设备的改进和喉外科临床经验的积累，早期喉癌的微创手术、中期喉癌的喉部分切除术逐渐广泛地被采用。喉部分切除术的术式很多，不同术式的选择主要根据肿瘤的部位、范围以及患者的全身状况等因素而定。

喉癌常有颈淋巴结转移，为此颈淋巴结清扫是喉癌手术的重要组成部分。特别是声门上喉癌，颈淋巴结转移率高达 55%，N_0 病例的隐匿性转移率为 38%。故除了对临床上触及颈淋巴结肿大的病例应行颈淋巴结清扫术外，对 N_0 的声门上喉癌，应行分区性颈淋巴结清扫术（selective neck dissection）。

2. 放射治疗

（1）单纯放疗　主要适用于：① 早期声带癌，向前未侵及前连合，向后未侵及声带突，声带活动良好；② 位于会厌游离缘，比较局限的声门上喉癌；③ 全身情况差，不宜手术者；④ 晚期肿瘤，不宜手术治疗的各期病例，可采用姑息性放疗。

（2）术前放疗　目的是使肿瘤缩小，癌细胞活力受到抑制，更有利于彻底手术切除。对病变范围较广，波及喉咽且分化程度较差的肿瘤，常采用放疗加手术的方式。

（3）术后放疗　主要适用于：① 原发肿瘤已侵至喉外或颈部软组织；② 多个颈淋巴结转移或肿瘤已浸透淋巴结被膜；③ 手术切缘十分接近瘤缘（<5 mm）或病理证实切缘有肿瘤残留者，可采用术后放疗。④局部晚期（T_3、T_4）肿瘤。

3. 化学治疗　喉癌中 98% 左右为鳞癌，对化疗敏感性一般，虽然近年来化疗有一定的进展，但单纯化疗在喉癌的治疗中仍不能作为首选的单独治疗方法。

4. 生物治疗　近十几年来，随着分子生物学、细胞生物学、肿瘤免疫学的遗传工程的发展，使肿瘤生物治疗将可能成为肿瘤治疗的第 4 种方式。生物治疗主要包括生物反应调节和基因治疗。

第三节 喉 咽 癌

喉咽癌（hypopharyngeal carcinoma）根据发生部位分梨状隐窝癌、环状软骨后区癌（简称环后区癌或环后癌）及喉咽后壁癌，以梨状隐窝癌较为多见。喉咽癌的病因不明，可能与长期大量烟酒、病毒感染、电离辐射、营养因素等有关。

（一）病理

喉咽癌绝大多数（95%）为鳞癌。大多数分化较差，且极易发生颈部淋巴结转移。梨状隐窝癌位于前壁及内壁者常易侵入喉内，造成患侧声带固定。位于外壁者常可破坏甲状软骨，侵及甲状腺和颈部软组织。肿瘤可向上扩展侵犯舌根部和扁桃体。少数病例可向下侵及食管颈部。环后区癌易向下侵犯食管颈部。喉咽后壁癌多沿后壁上、下扩展，向上侵入口咽及鼻咽，向下侵入环后区。

（二）临床表现

早期表现为咽部不适、异物感，病情发展则出现一侧咽喉疼痛，晚期咽痛加重，并可放射至耳部，常伴进行性吞咽困难。常较早出现颈部肿物，有时为首发症状。肿物多位于胸锁乳突肌前缘深面，质硬，无痛。肿瘤累及喉部则引起声嘶和呼吸困难。

（三）诊断

喉咽癌早期缺乏特异性表现，易误诊为慢性咽炎，确诊时多属晚期。因此，凡年龄在 40 岁以上，出现咽部异物感或咽部疼痛，尤其伴有颈部淋巴结肿大者，应做仔细检查。间接喉镜检查可见梨状隐窝或喉咽后壁菜花样或溃疡型新生物。环后区和梨状隐窝尖病变则不易窥见，常有杓状会厌襞水肿或梨状隐窝积液。对这种情况，应行纤维喉镜或直接喉镜检查。发现可疑病变应及时取活检做病理检查，以明确诊断。颈部增强 CT 及 MRI 检查可进一步了解肿瘤侵犯的范围。

（四）治疗

本病治疗采取手术、放疗及化疗等综合治疗。根据肿瘤的范围采取不同的手术方式。肿瘤累及喉部，需同时行喉切除。有颈部淋巴结转移者，需行颈淋巴结清扫。根据肿瘤切除后缺损的情况，采用带蒂皮瓣、肌皮瓣、胃上提、结肠代食管等进行修复，术后辅以放疗或化疗。

第四节 颈部食管癌

颈部食管癌较少见，多发生于 40 岁以上的男性，绝大多数为鳞癌。早期临床表现为咽部异物感或吞咽食物时噎塞感。晚期表现为进行性吞咽困难，先为吞咽食团有停滞感，以后发展为需用水冲咽，饮食也由硬食、软食、半流质发展到流质下咽也困难。肿瘤侵犯喉内或喉返神经可引起声嘶和呼吸困难。发生颈淋巴结转移时可出现颈部肿物。喉及颈侧位 X 线片、食管钡剂造影、CT 及 MRI 检查有助于确定肿瘤的范围以及临床难以发现的颈淋巴结转移。确诊主要靠支撑喉镜或食管镜下活检，做病理学检查。颈部食管癌的治疗采用手术加放疗的综合治疗。手术采用全食管内翻剥脱，采用胃咽吻合术或结肠代食管等方法修复。本病预后较差。

第五节 喉下咽肿瘤手术

手术治疗是喉下咽肿瘤的主要治疗手段。原则是根据肿瘤的部位、范围、患者的年龄以及全身情况选择适当的术式。最早多行喉全切除术，近 40 年来，随着喉外科的发展，各种喉部分切除术逐渐广泛地被应用于喉癌的治疗。目前主张在彻底切除癌肿的前提下，尽可能保留或重建喉的功能，以提高患者的生存质量。

（一）早期声带癌的治疗

对局限于一侧声带膜部，向前未累及前连合，向后未累及声带突，声带活动良好的早期喉癌（T_{is}、T_{1a}），可行声带切除术，包括喉裂开声带切除术和支撑喉镜下微创手术。早期喉癌的微创切除术在同样能达到根治肿瘤的前提下，具有术后发音功能好、手术创伤小、不需气管切开术、术后恢复快以及治疗费用较低等优点。

（二）保留喉功能的手术

喉部分切除术是一类在彻底切除喉癌的基础上，将喉的正常部分安全地保留下来，经过结构或创面的修复，恢复喉的全部或部分功能的手术。根据切除的部位、范围，喉部分切除术包括以下术式：

1. 喉微创手术（micro-invasive laryngectomy）　在支撑喉镜下，用激光、等离子等设备，将喉内结构部分切除。适用于早期（T_1、T_2）声门型和声门上喉癌。

2. 喉垂直部分切除术（vertical partial laryngectomy）　适用于一侧声带癌向前接近、累及前连合而声带活动正常者，或向上侵及喉室、室带，或向下累及声门下区，声带活动正常或受限者。手术切除包括患侧甲状软骨板前 1/3 或 1/2，对侧甲状软骨前 0.5～1.0 cm，患侧声带、喉室、室带、声门下区、前连合或（和）对侧声带前 0.5～1.0 cm。

3. 喉额侧部分切除术（frontolateral partial laryngectomy）　适用于声门型喉癌累及前连合以及对侧声带前 1/3，向声门下侵犯前部不超过 1 cm，未侵及声带突，声带运动正常者。手术切除包括患侧甲状软骨板前 1/3 或 1/2，对侧甲状软骨前 0.5～1.0 cm，患侧声带、喉室、室带、声门下区、前连合及对侧声带前 1/3 或 1/2。

4. 喉扩大垂直部分切除术（extended vertical partial laryngectomy）　适用于声门型喉癌累及一侧声带全长，向后累及声带突。手术切除包括患侧甲状软骨板前 1/3 或 1/2，对侧甲状软骨前 0.5 cm，患侧声带、喉室、室带、声门下区、前连合或（和）对侧声带前 0.5 cm，同时切除患侧的杓状软骨。

5. 喉声门上水平部分切除术（supraglottic horizontal partial laryngectomy）　适用于会厌、室带或杓状会厌襞的声门上喉癌，未累及前连合、喉室或杓状软骨者。手术切除会厌、室带、喉室、杓状会厌襞、会厌前间隙或部分舌根部及甲状软骨上半部。

6. 喉水平垂直部分切除术（horizontal vertical partial laryngectomy）　亦称 3/4 喉切除术，适用于声门上喉癌侵及声门区，而一侧喉室、声带及杓状软骨正常者。

7. 环状软骨上喉部分切除术（supracricoid partial laryngectomy）　主要包括环状软骨舌骨会厌固定术（CHEP）和环状软骨舌骨固定术（CHP）等术式。前者主要适用于 T_{1b}、T_2 和部分经选择的 T_3、T_4 声门型喉癌；后者主要适用于声门上喉癌侵及声门区，而有一侧声带后 1/3 及环杓关节正常者。

8. 喉近全切除术（near-total laryngectomy）　主要适用于 T_3、T_4 喉癌，已不适合做上述各种喉部分切除术，而有一侧杓状软骨及残留的声带、室带、喉室、杓状会厌襞和杓间区黏膜正常者。手术切除喉的大部后，利用保留的杓状软骨及一条与气管相连的喉黏膜瓣缝合成管状，来保留患者的发音功能。

（三）喉全切除及喉咽切除术

1. 喉全切除术（total laryngectomy）　切除范围包括舌骨和全部喉结构，其主要适应证为：① 由于肿瘤的范围或患者的全身情况等原因不适合行喉部分切除术者。② 放射治疗失败或喉部分切除术后肿瘤复发者。③ T_4 喉癌已累及并穿通软骨者。④ 原发声门下喉癌。⑤ 喉癌放射治疗后有放射性骨髓炎或喉部分切除术后喉功能不良难以纠正者。⑥ 喉咽癌不能保留喉功能者。

2. 喉咽切除术（laryngopharyngectomy）　主要适用于喉咽癌。过去一般认为，喉咽癌的侵犯性、扩散性及恶性程度较强，不宜行喉咽及喉部分切除术。随着头颈外科的发展和临床经验的不断积累，目前认为，只要对肿瘤切除适当，保留未受累的正常喉组织，经过合适的修复而恢复喉功能，并不影响肿瘤切除的彻底性。因此，喉咽癌的手术治疗有保留喉功能和不保留喉功能的喉咽切除术。

3. 颈清扫术（neck dissection）　又称颈淋巴结清扫术，是治疗头颈部肿瘤伴颈淋巴结转移的较有效的方法，能提高头颈部肿瘤患者的生存率和临床治愈率。根据癌肿原发部位和颈淋巴结转移的情况可行根治性颈清扫术（radical neck dissection）、功能性颈清扫术（functional neck dissection）、分区性颈清扫术（selective neck dissection）和扩大根治性颈清扫术（extended radical neck dissection）。

（四）喉咽及颈部食管重建

喉咽癌和颈部食管癌切除后常留有喉咽和（或）食管缺损。随着头颈外科整复技术的提高，目前较为理想的常用修复材料有胸三角皮瓣、胸大肌皮瓣、游离前臂皮瓣、喉气管瓣、游离空肠、结肠和胃等。

1. 胸三角皮瓣　于胸部制备胸三角皮瓣，转至咽缺损处与咽黏膜对位缝合，胸部缺损植以裂层皮片修复，喉咽食管颈部环周切除者，在胸部切取宽 10 cm、长 20 cm 的胸三角皮瓣，缝合成皮面向内的皮筒，其远端与咽黏膜断缘对位间断缝合，近端与食管口行端侧吻合。

2. 胸大肌皮瓣　胸大肌表面的皮肤由胸肩峰动脉及其肌支供应。切取该动脉供应区的带蒂肌皮瓣，可用于喉咽部缺损的整复。胸大肌皮瓣是头颈外科常用且可靠的整复材料。

3. 游离前臂皮瓣　前臂腹面皮肤主要由桡动脉供应，回流静脉为头静脉。在前臂腹面偏桡侧按需切取长方形皮瓣，分离足够长的血管蒂，切断血管蒂，分别把桡动脉和头静脉与颈部合适受区的动脉和静脉做显微血管吻合，皮瓣则用于喉咽部及食管缺损的修复。

4. 游离空肠　切取带有肠系膜动、静脉血管蒂的空肠段，将其切断移至颈部，修复喉咽或颈部食管肿瘤切除后的缺损。

5. 结肠上提　切取一段带有血管蒂的结肠段，将此结肠段保留肠系膜血管蒂，自胃后经纵隔食管床上移至颈部，修复喉咽及食管的缺损。

6. 胃上提　经腹部切口游离胃体，保留胃右、胃网膜右动、静脉。缝合贲门，剥脱食管后将胃经食管床上拉至颈部。可以将胃体纵行切除部分，做成管状胃，在胃底做一水平切口，将胃底与咽部的断端吻合。

（五）发音重建

喉全切除术后，患者失去了发音能力，无论从功能上和心理上对患者的影响都是巨大的。目前，常用的发音重建方法主要有以下几种。

1. 食管发音法　其基本原理是：经过训练后，患者把吞咽进入食管的空气，利用腹部的压力从食管冲出，振动食管入口和下咽的黏膜产生声音，再经咽腔和口腔动作调节，构成语言。其缺点是发音断续，不能讲较长的句子。

2. 人工喉和电子喉　人工喉是将呼气时的气流从气管引至口腔同时冲击橡皮膜产生声音，再经口腔的调节，构成语言。其缺点是佩带和携带不便。电子喉是利用音频振荡器发出持续音，将其置于患者颏部或颈部做说话动作，即可发出声音，但所发出的声音略欠自然。

3. 食管气管造瘘术　在气管后壁与食管前壁间造瘘，插入发音钮或以肌黏膜瓣缝合成管道。包括 Blom-Singer 发音钮法和 Provox 发音钮法等。

（房居高）

第五十六章

喉阻塞

概　述：

喉阻塞是指因喉部或其邻近组织的病变,使喉部通道发生狭窄、阻塞而引起的吸气性呼吸困难,是耳鼻咽喉科急症之一。本章重点讲述喉阻塞的病因、临床表现,以及针对阻塞严重程度不同的相关治疗原则。

喉阻塞(laryngeal obstruction)又称喉梗阻,是因喉部或其邻近组织的病变,使喉部通道发生狭窄、阻塞而引起的呼吸困难,病情严重,如不速治,可危及生命。

幼儿较成人易发生喉阻塞,原因如下。

1. 喉腔狭小　幼儿喉腔较小,黏膜稍有肿胀,即可发生喉阻塞。Tucker(1979)提示,如幼儿喉部黏膜因炎症肿胀而增厚 1 mm,喉腔将较正常缩小 35%。

2. 喉黏膜下组织疏松　幼儿的声门下组织疏松,并且富有腺体,一旦发生炎症,易致黏膜肿胀。此外,会厌有炎症时,病变易波及结构疏松的会厌前间隙、声门旁间隙等处,使声门上区变窄,妨碍呼吸。

3. 喉部气流径路弯曲　幼儿会厌软骨软而卷曲,且常向后倾倒,炎症时尤为明显,吸入气流的径路较弯曲,易诱发喉阻塞症状。

4. 喉部神经易受刺激而痉挛。

(一) 病因

喉阻塞常见的病因如下。

1. 喉部及颈深间隙炎症　小儿急性喉炎、急性喉气管支气管炎是引起急性喉阻塞的常见原因。成人急性会厌炎、喉脓肿、喉软骨膜炎及颈深间隙感染也常发生喉阻塞。此外,喉特异性感染,如喉结核、喉梅毒等,也可引起喉阻塞。

2. 喉部外伤　咽喉部挫伤、切割伤、烧灼伤、火器伤、高热蒸气吸入或毒气吸入后,早期可因黏膜肿胀、软骨骨折、移位等原因导致喉腔变窄,引起呼吸困难。后期由于组织粘连,瘢痕收缩而引起瘢痕性喉狭窄、喉气管插管伤、喉阻塞。

3. 喉部异物　常见于儿童。喉部、气管异物不仅造成机械性梗阻,并可引起喉痉挛。

4. 喉部水肿　喉血管神经性水肿、药物过敏反应、支气管镜检查或气管内插管时间过长、操作粗暴损伤喉部黏膜,均可导致黏膜肿胀而致喉阻塞。心、肾疾病引起的全身性水肿若累及喉部,亦可引起阻塞。

5. 喉部肿瘤　喉癌、喉乳头状瘤较为常见。喉部邻近组织的较大肿瘤(如甲状腺肿瘤等)压迫喉腔时亦可致喉阻塞。

6. 先天性喉畸形　喉蹼、先天性喉喘鸣、喉软骨畸形等。

7. 声带麻痹 两侧声带外展性麻痹时声门裂变小,导致喉阻塞。

(二) 临床表现

1. 吸气性呼吸困难(inspiratory dyspnea) 是喉阻塞的主要特征。声门裂是喉部最狭窄处,由两侧略向上倾斜的声带游离缘形成。正常情况下,吸气时气流将声带向下推压,两侧声带游离缘间距变小,同时声带外展,使声门裂开大,故呼吸通畅。病变时,喉黏膜充血肿胀,使声门变窄,吸气时气流将声带向下推压,两侧声带游离缘间距进一步减小,使声门更为狭窄,造成吸气性呼吸困难(图 56-1)。其表现为吸气运动加强,时间延长,吸气深而慢,但通气量并不增加,如无显著缺氧,则呼吸频率不变。呼气时气流向上冲开声带,声门较吸气时大,尚能呼出空气,故呼气困难并不显著。

2. 吸气性喘鸣(inspiratory stridor) 指吸气期吸入的气流挤过狭窄的声门裂,形成气流旋涡反击声带,引起声带振动而发出的一种尖锐的喘鸣声。呼气时因声门裂较大,故无此声。

3. 吸气性软组织凹陷 因吸气时空气不易通过声门进入肺部,胸腹辅助呼吸肌均代偿性加强运动,使胸部扩张以助呼吸进行,但肺叶不能相应地膨胀,故胸腔内负压增加,将胸壁及其周围的软组织吸入,而出现胸骨上窝、锁骨上窝、锁骨下窝、胸骨剑突下或上腹部、肋间隙的吸气性凹陷,称为“四凹征”(图 56-2)。凹陷的程度随呼吸困难的程度而异,儿童的肌层较薄弱,该凹陷征象更为明显。

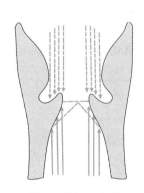 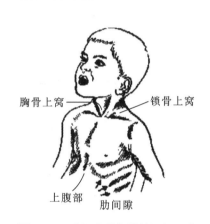

图 56-1 喉阻塞吸气时呼吸困难示意图　　　图 56-2 喉阻塞吸气性软组织凹陷

4. 声音嘶哑(hoarseness) 若病变发生于声带,则常有声音嘶哑,甚至失声。

5. 发绀(cyanosis) 因缺氧而面色青紫、头部后仰、脉搏快速、面容焦虑、烦躁不安。晚期可出现脉搏细弱、快速或不规则、心力衰竭,最终发生昏迷而死亡。

(三) 临床分期

根据病情轻重分为 4 度。

一度:安静时无呼吸困难表现,活动或哭闹时有轻度吸气性呼吸困难,有轻度的吸气性喘鸣和吸气性软组织凹陷。

二度:安静时也有轻度吸气性呼吸困难、吸气性喘鸣和吸气性软组织凹陷,活动或哭闹时加重,但不影响睡眠和进食,亦无烦躁不安等缺氧症状。脉搏尚正常。

三度:吸气性呼吸困难明显,喘鸣声较响,胸骨上窝、锁骨上窝、锁骨下窝、上腹部、肋间等处软组织吸气性凹陷显著。并因缺氧而出现烦躁不安、不易入睡、不愿进食、脉搏加快等症状。

四度:呼吸极度困难。由于严重缺氧和二氧化碳潴留,患者出现坐卧不安、手足乱动、出冷汗、面色苍白或发绀、定向力丧失、心律失常、脉搏细弱、血压下降、大小便失禁等。如不及时抢救,患者可因窒息、昏迷及心力衰竭而死亡。

（四）诊断及鉴别诊断

根据病史、症状和体征,对喉阻塞不难做出诊断。至于查明喉阻塞的病因,则应根据病情轻重而定。轻者,可行喉镜检查以明确喉部病变情况及声门裂大小,喉部 CT 或侧位 X 线检查也可帮助了解声门受累情况。重者应首先解除喉阻塞症状,再进行病因的追查和诊治。

喉阻塞引起的呼吸困难,临床上还必须与支气管哮喘、气管支气管炎等引起的呼气性、混合性呼吸困难相鉴别(表 56–1)。

表 56–1　三种阻塞性呼吸困难鉴别要点

鉴别要点	吸气性呼吸困难	呼气性呼吸困难	混合性呼吸困难
病因	气管上段及咽喉部的阻塞性疾病,如咽后脓肿、喉炎、肿瘤、异物、白喉	小支气管阻塞性疾病,如支气管哮喘、肺气肿	气管中、下段或上、下呼吸道同时患阻塞性疾病,如喉气管支气管炎、气管肿瘤
呼吸深度与频率	吸气期延长,吸气运动增强,呼吸频率基本不变或减慢	呼气期延长,呼气运动增强,吸气运动略增强	呼气与吸气均增强
四凹征	吸气时明显	无	不明显(吸气性呼吸困难为主者有)
呼吸音	吸气性喉喘鸣	呼气期哮鸣	一般不伴明显声音
检查	咽喉部有阻塞性病变,肺部有充气不足的体征	肺部有充气过多的体征	可闻呼吸期哮鸣音

（五）治疗

对急性喉阻塞患者的急救,要分秒必争,迅速解除喉阻塞症状,以免继续缺氧而损害心脏和中枢神经系统;按呼吸困难程度,结合病因采取不同的治疗手段。

一度:明确病因,进行积极治疗。由喉部炎症引起者,使用足量糖皮质激素和抗生素以控制炎症。一般不必行气管切开术。

二度:炎性病变者,及时使用糖皮质激素和抗生素等药物治疗,并酌情做好气管切开术的准备工作;若为异物,应立即手术去除;如为肿瘤,可考虑行气管切开术。

三度:较短时间的炎症性病变尚可先应用药物治疗,严密观察病情,并做好气管切开术的准备。若药物治疗效果不显著,全身情况较差者,宜及早行气管切开术。如为肿瘤,则立即行气管切开术。

四度:立即行气管切开术。情况十分紧急时,可先行环甲膜切开术或环甲膜穿刺术。

病因治疗在一定情况下可先采用,如喉异物的取出、咽后脓肿的切开,可立即解除阻塞而免于气管切开术。对其他需解除梗阻症状的三度及四度呼吸困难患者,病因治疗则应在气管切开术后再进行,同时给氧及机械通气,注射尼可刹米、咖啡因等强心药。

（殷善开）

第五十七章 喉气管狭窄

概　述：

喉气管狭窄是指由各种原因造成的喉气管内瘢痕组织形成,使管腔变窄或闭锁,导致呼吸和发声功能障碍的一种疾病。本章主要讲解成人慢性喉气管狭窄的病因、病理及临床表现,并简要介绍几种主要的治疗方法。

喉气管狭窄(laryngotracheal stenosis)是指由各种原因所致的喉气管瘢痕组织形成,使管腔变窄或闭锁,导致呼吸和发声功能障碍的一种疾病。单独发生在喉部的称为喉狭窄。由于喉狭窄常合并气管颈部狭窄,故现在统称为喉气管狭窄。本章主要讨论成人慢性喉气管狭窄。儿童先天性疾病引起的喉气管狭窄请参阅本篇第四十九章第一节。

(一) 病因

喉气管狭窄过去多继发于感染性疾病,如白喉、梅毒,或由烧灼性物质的摄入引起。现在的主要病因是气管插管等医源性损伤和颈部创伤。

1. 创伤　喉气管外伤分为开放性和闭合性两类,均可造成喉气管软骨和黏膜损伤,如不及时修复,可造成喉气管狭窄。医源性损伤引起狭窄的比例不断升高,包括气管插管损伤、高位气管切开术、半喉切除术、放射治疗等。气管插管损伤已成为喉气管狭窄的主要病因。正常喉气管黏膜的毛细血管仅能耐受 $2.67 \sim 4.00\ kPa(20 \sim 30\ mmHg)$ 压力,当气囊压力超过此限度时,容易引起局部缺血坏死,导致气道瘢痕形成。此外,气道高温或化学灼伤后的瘢痕形成也会造成喉气管狭窄。

2. 特异性感染　如白喉、梅毒、结核、麻风病、硬结病等特异性炎症,愈合后瘢痕形成及喉气管软骨炎坏死后瘢痕收缩可致管腔狭窄。

3. 系统性疾病　如恶性肉芽肿病、复发性多软骨炎、肉瘤样病、淀粉样变等。

4. 先天性疾病　如先天性喉蹼、喉软骨畸形、喉软化症等。

5. 特发性疾病　原因不明,可能为喉弹力圆锥病变或纤维性病变。多见于女性,呈慢性进行性狭窄,多局限于声门下。

(二) 病理

早期狭窄部位可见肉芽组织形成及纤维组织沉积,晚期则纤维组织中胶原蛋白收缩引起瘢痕狭窄,外观呈苍白色。

(三) 喉气管狭窄分度

目前较广泛使用的是 Myer-Cotton 分度方法,按气道横断面上狭窄面积占正常面积的百分比分为 4 度。其优点在于较为直观,便于记忆;缺点在于此种分级方法不考虑狭窄位置及长度,故不能很好地反映治疗、预后情况。

1度：阻塞面积≤气道横截面积的50%。

2度：阻塞面积占气道横截面积的51%~70%。

3度：阻塞面积超过70%，但未完全闭锁。

4度：气道完全闭锁。

(四) 诊断

结合病史、喉镜检查、颈部X线侧位片、喉部CT或MRI等，可做出诊断，并判断狭窄的部位、范围和程度。

1. **病史** 仔细询问病史可以提示喉气管狭窄的病因和严重程度。要特别注意发病诱因、进展情况、严重程度以及加重因素等。有气管插管呼吸机治疗史的患者，狭窄多数出现在拔管后数天至2个月内。外伤性狭窄与此类似，多在外伤后数天至数周出现症状。如果症状是逐渐出现的且无明显诱因，多继发于系统性疾病，如恶性肉芽肿病或复发性多软骨炎等。继发于特异性感染或系统性疾病的狭窄，常表现为症状进行性加重。

2. **症状**

(1) 呼吸困难 不同程度的呼吸困难是喉气管狭窄的主要症状，以吸气性呼吸困难多见。轻者仅在活动后出现，重者在安静时也可发生，甚至出现窒息。慢性喉气管狭窄患者由于长期耐受，其主观症状可不如客观体征严重。已行气管切开的患者则表现为无法堵管。

(2) 喘鸣 是气流通过狭窄气道引起振动产生的声响。当狭窄位于声门或声门上时，多为吸气性喘鸣；当狭窄位于声门下时，多表现为有节奏双重性或呼气性喘鸣，患者往往被误诊为哮喘。可进一步行肺功能检查，如提示胸廓外气道阻塞可排除哮喘。

(3) 阵咳 分泌物滞留和湍流气体对气道受体的激惹引起咳嗽反射，出现阵咳。喉气管狭窄往往表现为犬吠样咳嗽。

(4) 声嘶 提示病变位于声门或声门附近。气道完全闭锁则表现为失声。

(5) 全身情况 由于呼吸不畅导致身体处于慢性缺氧状态，引起心肺变化，可表现为酸中毒症状；胸腔正负压改变剧烈使右心积血、肺淤血，出现烦躁、出冷汗、发绀等症状。

3. **喉镜检查** 可发现喉气管有带状、膜状或环形等瘢痕组织，遮盖或闭锁气道(彩图57-1)。

4. **影像学检查** 对于喉气管狭窄的评估至关重要。颈部X线侧位片可见喉、气管颈部软组织增生、粘连及相应气道变窄等特征。CT扫描可精确显示狭窄气道的长度、程度以及与声门的关系，还可以显示软骨缺损程度。

5. **实验室检查** 一些实验室检查主要用于喉气管狭窄的病因及病变进展情况的评估。如抗中性粒细胞胞质抗体水平升高可见于恶性肉芽肿病，复发性软骨炎活动期常有红细胞沉降率加快等。

6. **肺功能测定** 气道功能测定通过评估气道阻力来评价喉气管狭窄的程度。通常最大吸气期流量小于2 L/s时，提示有严重的气道阻塞。但大部分患者就诊时已行气管切开，无法做该项检查。

(五) 治疗

本病治疗以手术为主。手术方法的选择除了考虑患者的年龄、全身情况之外，主要取决于狭窄的病因、严重程度以及既往治疗情况。治疗目的是通过建立接近正常的喉气管腔道解决呼吸困难，并尽可能改善发音质量。总体来说，手术可分为两大类，即内镜手术和开放手术。内镜手术主要是在内镜下使用球囊扩张狭窄部位或激光切除病变组织。开放手术包括气道加宽手术和病变切除手术。一般情况下，内镜手术对较轻的病例有效，而开放手术则用于较重的病例。

1. **内镜手术** 适用于病情较轻、无软骨缺损的狭窄。在支撑喉镜或内镜的辅助下，用高压球囊扩张狭窄部位，或用喉显微器械、吸切器或CO_2激光去除瘢痕。对环周状瘢痕狭窄可做放射状切开后再行球囊扩张。对已做气管切开的病人,可根据管腔宽畅程度选择合适的T形硅胶管或其他支撑器经气管造瘘口置入,并维持一段时间,以防止瘢痕挛缩后再狭窄。内镜下治疗的优点是损伤小,但适应证有限,疗效不稳定,对于多次手术失败者应选择开放手术治疗。

2. 开放手术　重度喉气管狭窄(3、4度)主要采用开放手术治疗。手术包括两类,喉气管成形术和环气管部分切除术。

(1)喉气管成形术　通常取喉气管裂开径路,在直视下切除狭窄瘢痕组织。根据情况行创面皮肤或黏膜移植,经移植物覆盖的创面优于等待其自然上皮化,可以减少肉芽形成和再狭窄机会。如气道够宽,放置T形硅胶支撑器后可以直接缝合裂开部位。如无法直接缝合,需要用移植物加宽气道前壁。常用的移植物有肋软骨、甲状软骨翼板和胸骨舌骨肌皮瓣等。这些移植物会有不同程度的吸收,需延长支撑器放置时间,以便吸收的移植物被坚硬成熟的瘢痕替代。肋软骨具有软骨量大,易雕刻的优点。甲状软骨翼板厚度与环状软骨相当,取材方便,损伤小,但取材量受限。胸骨舌骨肌皮瓣可用于较长的气道狭窄。

(2)环气管部分切除术　根据狭窄部位,切除有狭窄的环状软骨弓以及相邻的部分气管,行气管与环状软骨或气管与甲状软骨吻合术。一般来说,对于长度 < 3 cm 的声门下环周型狭窄,切除狭窄段后吻合口张力小,能较好愈合;狭窄长度为 4 ~ 6 cm,必须行喉松解术才能愈合;长度 > 6 cm 的狭窄,则无法切除。由于该术式直接切除了病变组织并将正常气道端端吻合,因而可减少复发机会,缩短治疗周期,是一种较为理想的治疗方法。

(六)预防

喉气管狭窄的治疗是临床上非常棘手的问题之一,所以预防其发生至关重要。

1. 防止喉气管外伤及积极治疗喉部疾病,尤其要防止气管插管损伤及高位气管切开时伤及环状软骨。气管插管时应注意:①插管一般不能超过 1 周,否则应行气管切开术,并经气管切开口插管。② 气管插管气囊内充气不可过多,一般以不漏气为度。气管插管拔除后,应详细检查喉部,如发现溃疡或肉芽等,须继续随访治疗。③插管麻醉时,气囊应置于环状软骨以下,但亦不能太低,以免插管尖端损伤气管隆嵴。

2. 对喉气管外伤患者,应仔细修复喉气管腔黏膜,尽量保留、复位软骨支架碎片并放置喉模或其他支撑器 2 ~ 3 个月。

(崔鹏程)

第五十八章 气管插管术及气管切开术

概 述：

气管插管术、气管切开术及环甲膜切开术是临床用于解除呼吸困难、建立有效呼吸通道的常用方法。其中气管插管术是心肺复苏建立呼吸通道的重要方法，是每一位临床医护人员应掌握的基本操作，而气管切开术及环甲膜切开术则是耳鼻咽喉科、急诊科医师必须掌握的常规手术，也是本章的重点内容。

第一节 气管插管术

(一)概念

气管插管术(endotracheal intubation)是紧急解除部分上呼吸道阻塞，建立有效呼吸通道，用于气管内麻醉、人工辅助呼吸及清理下呼吸道分泌物的常用有效方法。

(二)适应证

气管插管术的适应证为：① 心肺复苏过程中，建立呼吸通道，进行有效人工呼吸的主要手段；② 临床上全身麻醉患者建立呼吸通道，控制呼吸的基本操作；③ 紧急重症患者不能耐受气管切开或短期内疾病可缓解而需要控制呼吸道，使用呼吸机的操作；④ 婴幼儿或呼吸肌严重无力等情况行气管切开之前，为便于手术，减少手术风险，可先行气管内插管。

(三)禁忌证

对于喉部严重水肿、喉部肿瘤、有异物存留、严重喉外伤、喉部结构紊乱如明显喉狭窄、插管困难者不宜采用气管插管术。气管插管后病情不缓解，时间在10天以上者，应行气管切开术，以避免长期插管造成的负面影响。气管插管下无法或不易清理下呼吸道潴留分泌物，维持有效呼吸通道者，可行气管切开术，缩短气管护理的路径。

(四)方法

1. **器械准备** 根据患者年龄及发育状况选择适合的气管插管、麻醉喉镜及其他附属器械，如麻醉插管管芯、吸引器、注射器、牙垫等(表58-1)。

2. **插管方法** 临床常用的插管方法有三种：经口腔明视插管、经鼻腔插管及纤维支气管镜引导插管。其中以经口腔明视插管在临床最为多见，现将方法介绍如下：患者取仰卧位，头后仰，操作者左手持麻醉喉镜，右手持气管插管，麻醉喉镜放置于舌根并压迫舌根，随之将会厌挑起；或麻醉喉镜直接置于喉前庭，挑起会厌，暴露声门。观察声门情况，将管内带有金属管芯的麻醉插管，经右侧口角轻巧地经声门插入气管，拔除气管芯，双上肺听诊，判定气管插管是否正确插入气管内，及插入气管内的深度，以双上肺呼吸音对称

表 58-1　适用于不同年龄的气管插管平均数据

年龄	插管内径（ID/mm）	F 编号	门牙至气管中段的距离*/cm
早产儿	2.5 ~ 3.0	10 ~ 20	10
足月儿	3.0 ~ 3.5	12 ~ 14	11
1 ~ 6 个月	3.5 ~ 4.0	16	11
6 ~ 12 个月	4.0	18	12
2 岁	4.5	20	13
4 岁	5.0	22	14
6 岁	5.5	22	14
8 岁	6.0	26	16 ~ 17
10 岁	6.5	28	17 ~ 18
12 岁	7.0	30	18 ~ 20
14 岁以上	7.5 ~ 10	32 ~ 42	20 ~ 26

*如为经鼻插管者,需在门牙至气管中段距离的基础上增加 2 ~ 3 cm。

为宜。口腔置入牙垫,使用注射器向气管插管气囊内注入空气,清理呼吸道分泌物,固定插管,建立有效呼吸通道。

（五）并发症

气管插管术可能的并发症有:① 咽腔及喉部黏膜的损伤,术后黏膜溃疡形成;② 环杓关节脱位;③ 牙齿松动或脱落;④ 喉部水肿,拔管后出现喉鸣、声嘶,严重者呼吸困难;⑤ 喉及气管内肉芽形成,个别情况可有气管狭窄形成。

第二节　气管切开术

气管切开术（tracheotomy）是将气管颈部前壁切开,建立临时或长期呼吸通路的一种术式,属于危重患者的抢救手术,可解除上呼吸道阻塞及便于呼吸道的护理。

（一）应用解剖学

气管颈部环位于颈前正中,上接环状软骨下缘,下至胸骨上窝,有 7 ~ 8 个气管环,仰卧位、垫肩、头后仰时,该段气管暴露充分,位置相对表浅,由前向后覆盖有皮肤、浅筋膜,两侧胸骨舌骨肌及胸骨甲状肌筋膜在颈前中线融合形成"白线",沿此解剖标志分离颈前组织易于暴露其深面的气管。在第 2 ~ 4 气管环的前方,有甲状腺峡部横跨,甲状腺峡部肿大者不易暴露气管环。第 7 ~ 8 气管环前壁水平有无名动、静脉横跨,故气管切开的切口不宜低于第 5 气管环,以免术中及术后损伤血管出现严重大出血。气管膜部与食管前壁相贴,气管切开时应刀尖向上挑开气管环,以免损伤气管后壁及食管形成气管食管瘘。气管周围由气管筋膜覆盖,气管切开时不宜过多分离此层筋膜。

颈部的安全三角区:是指由两侧胸锁乳突肌的内侧缘及环状软骨的下缘所围成的三角形的区域,尖端指向胸骨上窝。该区域避开了颈部两侧的颈鞘内容物,无大的血管走行,进行手术相对安全,气管切开应在该区域进行,偏离一侧损伤血管可致严重的出血。

（二）适应证

1. 上呼吸道阻塞,如喉水肿、外伤、肿瘤,上段气管的外伤、肿瘤,口咽及下咽的阻塞,如脓肿或肿物引起呼吸困难,喉旁组织的病变引起上呼吸道阻塞,据具体情况可行气管切开术。

2. 各种原因引起下呼吸道分泌物潴留,如各种原因造成的昏迷,尤其咳嗽反射减弱或消失、呼吸肌麻痹等,如颅脑外伤引起的昏迷,肝、肾衰竭引起的昏迷等;呼吸肌麻痹,如吉兰-巴雷综合征、重症肌无力等;多种原因造成的呼吸功能减退,如慢性支气管炎、慢性肺气肿、肺心病等,引起下呼吸道分泌物潴留。

3. 头颈部手术的前置手术,如下颌、舌、口底、下咽、喉部及食管颈部、气管等多种手术,术前先行气管切开术,建立临时或长期呼吸通路。

4. 需行全身麻醉,但又不能经鼻或口腔行气管插管者。

5. 个别特殊呼吸道异物者,有时需首先行术前气管切开术,异物需经气管切开术取出。

(三) 方法

1. 器械准备 术前应备气管切开手术包、吸引器、照明灯、适当型号大小及用途的气管套管,包括金属套管和硅胶套管。气管套管的选择需根据患者年龄、性别及发育情况而定(表58-2)。

表 58-2 气管套管选用表

号别	00	0	1	2	3	4	5	6
内径 /mm	4.0	4.5	5	6	7	8	9	10
长度 /mm	40	45	55	60	65	70	75	80
适用年龄	1～5 个月	6～12 个月	2 岁	3～5 岁	6～12 岁	13～18 岁	成年女子	成年男子

2. 手术方法 患者取仰卧位,垫肩,头后仰(图58-1)。充分暴露气管颈部,头部需保持正中位,对于严重呼吸困难已出现强迫体位者,可采取半坐位进行手术。小儿气管切开术头后仰可加重呼吸困难,必要时可先行气管插管术,再进行气管切开。手术多在局部麻醉下完成。1% 利多卡因局部浸润,如无禁忌,可加入少量肾上腺素,以减少术中出血;病情危重者可不用麻醉进行手术,以减少手术时间。

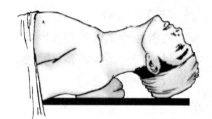

图 58-1 常规气管切开体位

(1) 切口 可取颈前纵切口,上至环状软骨下缘,下达胸骨切迹上一横指,切口的长度,可视颈前组织的薄厚、术者的熟练程度及病情的紧急情况而定。也可取颈前横切口,约相当于胸骨切迹上二横指,小儿气管切开时切口不宜过低。

(2) 分离气管前组织 切开皮肤及皮下组织,暴露带状肌及由两侧带状肌筋膜在颈前中线融合而成的白线。沿白线锐性分离,将胸骨舌骨肌和胸骨甲状肌向两侧分离,注意牵拉两侧带状肌需用力对称,呈向外向上方向用力,以免使气管偏移及牵拉、压迫气管加重呼吸困难。分离过程中可以环状软骨为标志,左右推移环状软骨带动气管环移动作为确定气管环的标志。第2～4气管环前壁有甲状腺峡部跨越,影响手术时可经甲状腺峡部的下方分离峡部以易于暴露气管环;对于甲状腺峡部肥大、影响气管切开者,可在中线将甲状腺峡部切开,充分暴露气管环,注意勿过多分离气管前筋膜。

(3) 切开气管前壁 分离暴露气管环后,需行气管内穿刺,回抽为气体者,可确定所暴露解剖结构为气管,以避免将颈侧大血管误认为气管;之后尚需明确第3、4气管环,以确定气管切开的位置,常规气管切开应在第2～4气管环范围,用小尖刀纵行挑开气管前壁,以免过深伤及气管膜部和与之紧贴的食管前壁。也可制作"∩"形气管瓣,向前下方固定于切口皮下组织,其临床意义在于翻瓣后可十分顺畅地插入气管套管,减少对患者的刺激,且一旦脱管也可轻松地再次将套管插入气管,以防脱管后引起窒息。

(4) 将带有管芯的气管套管经气管切开处导入,判定气管套管是否插入气管,清理呼吸道分泌物。

(5) 固定套管 十分重要,固定需牢靠,皮肤创口一般无需缝合;若缝合,也仅缝合套管上方切口,以利于皮下气肿的排出。

（四）并发症

1. 出血　术中及术后的出血是气管切开术常见的并发症,可因术中损伤局部血管以及术后气管套管摩擦局部肉芽形成,或气管前壁局部血管损伤造成。出血可表现为伤口局部少量渗血及活动性出血,出血量多少不等,少量出血可在气管套管周围用凡士林纱条或碘仿纱条压迫止血。若出血量较大,则需手术探查出血部位,予以相应的治疗。

2. 皮下气肿　为术后常见的并发症,常因局部软组织分离过多、气管切口过长或皮肤切口缝合过紧所致。严重时气肿可向上下蔓延,但大多数情况可自行吸收,无需特殊处理。

3. 纵隔气肿　多由过度分离气管前筋膜,气体自气管切口沿气管前筋膜进入纵隔,形成纵隔气肿。轻者可自行吸收。但严重者可因大量气体压迫心包和上、下腔静脉,从而影响血液循环,出现心前区或胸骨下疼痛、呼吸困难等严重的临床症状,此时需请胸外科协助排气缓解相应症状。

4. 气胸　也是气管切开术的严重并发症之一。小儿行低位气管切开术时,因剧烈咳嗽,胸膜顶易损伤,出现气胸,成人较为少见。

5. 套管脱出　常因咳嗽、套管过短、套管固定不牢靠所致,患者颈椎生理弯曲畸形也易于出现套管脱出。一旦发生脱落,需准确、迅速地将气管套管重新插入气管内,并明确脱管原因,予以纠正及预防,以防套管的再次脱出。

6. 气管食管瘘　表现为进食呛咳,食物经套管内咳出,食管碘油造影可见碘油从食管瘘口处流入气管内。瘘口较小者,经鼻饲多可自愈;瘘口较大者,则需要手术修补。

7. 喉、气管狭窄　喉狭窄多因气管切开位置过高损伤环状软骨造成;气管狭窄较少见,多因气管壁的过多损伤造成。对于狭窄明显者,可行"T"形管植入术,或气管整形术。

8. 拔管困难　可因原发病未治愈、气管切口处肉芽增生、喉狭窄、气管狭窄、气管套管偏粗等,造成气管拔管困难。可根据不同的病因予以酌情处理。

第三节　环甲膜切开术

环甲膜切开术(cricothyroidotomy)是针对危急重喉阻塞患者所采取的紧急抢救手术,待呼吸困难缓解后,再行常规气管切开术。

（一）相关解剖学

环甲膜是喉弹性圆锥的一部分,覆盖甲状软骨下缘与环状软骨之间的区域,其间走行有环甲动脉。环甲膜的后方为喉部声门下区,故紧急环甲膜切开术可迅速缓解由喉狭窄所致呼吸困难。

（二）方法

体位同气管切开术,术者以左手中指及拇指固定患者喉部,于颈部正中,明确环甲膜所在区域,行横行切口迅速经皮肤、皮下达环甲膜,并切开环甲膜,可以刀柄沿切口平行方向插入声门下区,并将刀柄旋转90°撑开环甲膜,迅速缓解气道阻塞。经环甲膜插入金属套管的时间不宜超过72 h,以免环状软骨受损,致喉狭窄出现,硅胶套管可适当延长置管时间。情况十分紧急,而又无相应器械的条件下,可先行环甲膜穿刺术,可使用输血器针头、快速环甲膜穿刺器等器械快捷有效地缓解上呼吸道梗阻。

第四节　经皮气管造口术

近年来,随着医疗器械的创新,经皮气管造口术(percutaneous tracheostomy,PT)在临床上已较为广泛地应用。其特点在于操作方法简便、快速、安全、创伤小。操作原理类同介入导管置入,患者体位及手术路径等同常规气管切开术,选择适当的气管套管,皮肤局部做小的横切口,钝性分离皮下组织,经切口处将穿刺针插入气管内,去除管芯,并经穿刺针将导丝导入气管内,退出穿刺针,保留导丝,在导丝引导下置入气管套管,固定即可。

总之,有效呼吸道的建立在临床医学中意义重大,需根据病情、可利用的条件选择最佳的方法进行操作与手术。

(王宁宇)

第五十九章 嗓音医学与言语病理学

概　述:

嗓音医学(voice medicine)与言语病理学(speech pathology)是研究发声和言语障碍的病因、临床表现及防治方法的科学。

第一节 嗓音医学

(一) 发音器官

正常的发音有赖于以下器官的协调和共同作用产生,同时还需要神经系统的协调控制。

1. 动力器官(activator) 主要包括气管、支气管、肺、胸廓及相关肌肉、膈肌和腹部相关肌群。其中肺呼出的气流是声带振动的动力。

2. 振动器官(generator) 喉是最重要的发音器官,而声带是主要的发声体。

3. 共鸣器官(resonator) 喉发出较弱的单调的基音,经共鸣腔作用后才产生悦耳的声音。共鸣分为3种,即头腔共鸣(鼻咽、鼻腔、鼻旁窦),主要对高音产生共鸣;口腔共鸣(口腔、口咽、喉腔),主要对中音产生共鸣;胸腔共鸣(气管、支气管、肺),主要对低音产生共鸣。共鸣腔的作用在于加大音量和改变音色。

4. 发音器官(articulator) 包括口腔、舌、腭、唇、牙、颊等。言语的形成主要是发音器官活动的结果。

(二) 声音的特性

1. 音色(tone) 是声音的个性,每个人发出的声音不同,每个事物发出的声音各异,这就是音色。在言语上称为音质。

2. 音高(pitch) 是指声音的高低,也是每秒钟振动的周期数或振动的频率。人类的音高取决于声带振动的频率,因此与声带的结构有关。

3. 音强(intensity) 是指声音的强弱。振幅大小决定声音的强弱,振幅强弱与声门下压有关,而声门下压又与气流量有关。

(三) 发音方式

1. 胸声(modal register) 是基于胸腔共鸣的声音,其特点是在用声时伴有胸腔震颤。它的频率范围男性为 90～300 Hz,女性为 140～430 Hz。发声时声带呈整体振动,音高较低,泛音较多,音色丰满,其主要作用肌是甲杓肌。

2. 假声(falsetto register) 是在喊叫或歌唱时使用的声音,其特点是头腔共鸣。它的频率男性平均最高可达 540 Hz,女性平均可达 720 Hz。发声时声带为边缘快速振动、变薄、较紧,音调高,泛音较少,音色薄而弱,主要是环甲肌的作用。

3. 哨声（whistler） 是人的极高音。声尖而泛音极少,超出一般假声及歌声的音域。发音时仅声带局部边缘振动。除环甲肌作用外,甲杓肌的斜行纤维及横行纤维都在起作用。

4. 耳语（whispered voice） 是低沙音并混有气息声。耳语时声带膜部闭合,不发生振动,而软骨部形成三角形裂隙,气体经过此三角形裂隙摩擦形成。

第二节 发声障碍

(一) 病因

发声障碍多与用声过度和用声不当有关,多见于经常用声的人群。功能性发声障碍常与神经类型、心理状态、情绪等因素有关。

(二) 临床表现及诊断

1. 嗓音异常 是嗓音疾病最重要的症状,但由于患者病变的性质、部位、程度不同而表现各异。可以分为话声异常和歌声异常两类。

2. 音高反常 说话的音调高于或低于正常人一个音阶。所谓自然音高是指从一个人音域的最低音开始算起的第 3 个音。正常的基频,女性为 150 ~ 350 Hz(平均 220 Hz),男性为 80 ~ 200 Hz(平均 120 Hz)。

(1) 高频反常 即所谓的"男声女调",大部分患者是由于变音期障碍所引起,少部分患者可能是由于习惯或喉肌紧张失调所致。

(2) 低频反常 多见于女性,往往由于女性应用雄激素过多所造成,少数是由于习惯所致。

(3) 窄频反常 话音单调乏味,音域范围很小,只在一个音调以内说话,故听起来很单调。

3. 音强反常

(1) 喉肌功能过强 由说话声过强或太用力引起。正常情况下,声门下压、声门闭合的力量或紧张度是彼此协调的。如发音时过于紧张、方法不当或唱歌时选择音域过高,将使声带及共鸣腔肌肉过度收缩,造成发出的声音尖、弱、不悦耳。若不及时调整,久之可发生声带小结、息肉、局部黏膜肥厚等病变。

(2) 喉肌功能过弱 是由于喉肌张力不足,松弛乏力,致声门闭合不良,患者发声不能持久,容易疲劳。检查时可见声带闭合不全,呈三角或梭形裂隙。

(3) 功能性失声 常见于神经症,说话呈气息音。检查见双声带色泽、形态正常,发声时不向中线靠拢,很少振动,但咳嗽或哭笑时声带运动正常。

4. 音质反常 喉部病变或共鸣腔病变均可引起音质改变。喉部病变所致音质变化表现为声音嘶哑,开放性鼻音、闭塞性鼻音则与共鸣腔的状态有关。

室带肥厚是声音嘶哑的原因之一,常为代偿性,由于室带振动的频率较低,故其发出的声音低哑、持续时间短、容易疲劳。

(三) 检查

1. 喉部检查 间接或纤维喉镜检查,可了解声带的色泽、形态、运动和声门闭合状况,并注意有无充血、水肿、肥厚、小结、息肉等病变。

2. 共鸣器官的检查 包括鼻腔、鼻窦、咽腔、软腭及口腔的检查,是否存在畸形或病变。

3. 发音功能检查 声带振动的检查包括频闪喉镜、声门图、喉高速摄影检查。嗓音的声学测定包括基频、频率微扰、振幅微扰、谐噪比和声门噪声能量的测定。空气动力学检查包括最长发音时间测定、气流率测定、发音效率测定。肌电图检测如喉肌电图检查,对喉神经肌肉功能进行评估。

(四) 诊断

根据病史、相应的临床症状和体征以及辅助检查,可以对发声障碍做出诊断。对职业性用声者必要时应了解患者的职业用声情况。

（五）治疗

1. 适当的发音休息　不发音或少发音。

2. 局部用药　目前临床多采用雾化吸入等。

3. 发音训练　纠正不正确的发音方法。

4. 手术治疗　声带息肉等经保守治疗无效者，可手术切除；对音高反常而发音训练无效者，必要时可行甲状软骨成形术。

5. 嗓音保健

（1）避免过度用声。

（2）避免接触刺激物，如烟、酒、辛辣及过热、过冷食物等。

（3）女性月经期，应注意声带休息；变声期应注意声音保健。

第三节　言语障碍

言语形成的过程较为复杂，需要言语器官严密协调一致，如其中一个环节出现问题则难以形成。形成正常言语包括 3 个过程：接受过程（听觉、视觉功能正常）、大脑综合分析过程（完善的言语中枢以及正常的神经通道）和表达过程（发音、发音器官及小脑的协调作用）。

（一）病因

言语障碍的常见病因如下：

1. 神经系统病变　如先天性大脑发育不全、颅脑损伤等。

2. 听力障碍　是儿童言语障碍的常见原因之一。

3. 言语器官结构异常　腭裂、唇裂等先天性畸形。咬合不佳、切牙缺失、舌系带过短、舌体肥大、软腭运动障碍等，也是构成言语障碍的原因。

4. 其他　如小儿与外界接触过少，会影响其正常的言语发育。

（二）临床表现及诊断

1. 学语迟缓　小儿言语发育的年龄存在个体差异，一般将 2 岁时仍不会任何言语者，列入学语迟缓。听力障碍为常见原因，大脑发育不全、智力低下、脑外伤等疾病也可能出现。病情严重者，可出现不会讲话的情况。

2. 发音困难　多由中枢运动神经功能障碍或周围性肌肉病变引起，表现为讲话缓慢、费力、含糊不清，但无语句结构方面的缺陷。

3. 言语困难　以言语表达能力缺陷或接受能力障碍为其临床特点。患者常伴有定向能力丧失、吞咽障碍、大小便失禁等症状，由颅脑疾病引起。

4. 失语症　是由大脑病变引起的言语功能障碍，可分为运动性和感觉性两种。

5. 构音障碍　常由发音器官病变引起，如腭裂、舌体肥大、咬合不佳等，神经系统疾病、听力障碍、不良习惯等也可致病。表现为字读不准，字音含糊不清，所讲的话不易听懂。

6. 口吃　为言语节律异常，多发生于儿童言语发育时期，病因不明。表现为首字难发，语句中断或语词重复，致说话不流畅。

（三）治疗

应针对病因，采取相应的治疗措施。

1. 因听力障碍致病者，应及时进行听力检查。根据病变原因及听力减退程度，积极治疗，改善听力，并加强言语训练。

2. 矫治腭裂、唇裂等言语器官疾病，尽早进行言语训练。

3. 言语康复训练。对于学语迟缓、口吃、脑血管意外遗留的言语障碍,应加强言语训练。训练应有耐心,持之以恒,并应克服紧张情绪,树立信心,敢于与人交谈,增加实践机会。

4. 原发病的治疗。如脑脓肿、脑肿瘤引起的失语症,应从治疗原发病着手。

第四节 艺 术 嗓 音

艺术嗓音是嗓音医学的重要组成部分,是跨接声乐艺术与医学科学的一门边缘学科。

(一)艺术嗓音的声学特征

1. 歌唱呼吸 歌唱是呼吸的艺术,呼吸是歌唱的动力。歌唱呼吸的两个主要问题:一是呼吸深度,一是呼吸支持,两者缺一不可。歌唱时要求经口吸气,速度快,吸气深,吸气量大;而呼气发音时,吸气肌仍要保持一定的紧张度,阻止气流在短时间内大量流出,以适应歌唱时较长声时的需要。这要由呼气和吸气协调与拮抗作用来完成,因此声乐工作者应熟练应用胸腹联合呼吸。

2. 起声(attack of voice) 起始发声时,声带由呼吸位转为内收位,声门关闭,气流冲出而发声,声带这种由无声到有声的活动过程称为起声。根据起始发声时呼气流和声带闭合间配合的不同,分为以下 3 种类型。

(1)气音起声(breathy attack) 呼出气流早于声带闭合之前通过声门,即先听到气息声,然后才听到声音。在一些通俗歌曲表现感叹、迷茫情绪时常使用,缺点是声音无力,欠稳定,长期应用会造成发音吃力。

(2)软起声(soft attack) 声带闭合与气流到达声门同步,这种发声对声带无损害,在歌唱与日常生活中多用。

(3)硬起声(hard attack) 呼出气流尚未到达声门,声带已紧闭,需加大声门下气压,冲开声门,使声带震动发音,如话剧中表现情绪激昂、命令时。北方一些地方剧种花脸演员演唱时常用,发音时肌肉紧张,喉音重,经常使用易患声带息肉、声带小结等。

3. 音域(vocal range) 指人的音高能达到的上、下界限。

(1)生理音域(physiologic range) 人声能够发出的音域范围,其上、下界可达到 4~5 个八度。

(2)话声音域(speaking range) 是语言使用的音域范围,话声音域位于歌唱音域的底部,一般包括 5~6 个音。

(3)自然音域(natural range) 是指一般未经训练的人歌唱的频率范围,有 12~13 个音。

(4)歌唱音域(musical range) 是声乐工作者在艺术表现上所能动用的音域范围,一般有 2~2.5 个八度。

(5)人声总音域(collective human range) 是将各声部集合在一起,从男低音的最低频率开始到花腔女高音的最高音的发音范围,一般为 1.5 个八度,即为 C~C⁴(64~2 048 Hz)。

4. 声部 人声由于音色、音域各异,声乐艺术上将之分为各种类型,西洋唱法称为声部,我国戏曲则分为行。声乐教师常用音色、音域、音量、换音点等来划分声音类型。声音类型的确定,直接影响声乐工作者的艺术生命。

(1)歌声的分部 大体上女声分为女高音、女中音、女低音,男声分为男高音、男中音、男低音。各部又有不同类型划分。高音声带短而窄,低音声带长而宽。

(2)戏曲的分行 以京剧为例,目前分为生、旦、净、丑。但戏曲分行主要不是从音域上区分,而以剧中人物的年龄、性别、性格、身份、扮相等方面,以及音色和唱法来区分。唱法有大嗓(真声)、小嗓(假声)及大小嗓结合。

5. 声区(register) 是指在音域范围内具有共同特性的一组音列。声区分为三种。

(1)胸声区(chest register) 以胸腔共鸣为特征,声能集中于 300~1 500 Hz 范围,基音声能高,泛音多。

（2）头声区（head register）　以头腔共鸣为特征,3 000 Hz以上声能最强,泛音少,头声区与胸声区衔接的地方称换音点。

（3）中声区（middle register）　又称混声区（mixed register）,是在低音和中音转为高音时,避免因为发声困难而出现非艺术性的声音,便于两音结合统一,歌唱者采用的一种特殊方法。

（二）嗓音职业病的治疗

艺术嗓音喉病的治疗是个很复杂的问题,除了纠正发音方法,定期作专科检查外,临床治疗大体有以下几方面。

1. 发音休息　嗓音病常由过度发声引发,因此可根据发病急缓和不同情况,安排适当发音休息。按发声功能活动强度可分为:绝对噤声,少量轻声说话,一般说话,中声区发音练习,一般歌唱等。但对功能性发音障碍者,应以发音矫治为主。

2. 药物治疗　包括全身和局部用药两方面。局部用药可采用药物超声雾化吸入等方法。

3. 物理疗法。

4. 嗓音矫治　是按照正常发音生理,对患者进行发音训练,使言语和歌唱功能恢复正常的一种治疗方法。常用的有肌肉松弛练习、咀嚼疗法、打哈欠叹气练习、水泡音练习、促进练习、咽音练声等。

5. 手术治疗　对保守治疗无效的声带增生性病变,如声带息肉等,可用喉显微外科手术治疗。

6. 心理治疗　心理状态直接影响着发音运动。通过语言、文字和环境等,对患者启发教育、暗示,唤起患者积极的心态,促进发音功能康复。

第五节　嗓音训练

用声过度和发音方法不当,是嗓音职业病的主要病因。这会使发音器官之间失去协调,某些器官紧张过度,同时使调节歌唱发声的中枢也受到不良影响。因此,纠正不正确的发音方法,在嗓音病防治中具有特殊且不可替代的重要意义。嗓音矫治方法甚多,各家报道亦不尽相同,现将几种公认、有效、易行的方法作一简介。

（一）呼吸矫治

1. 目的　矫正错误的歌唱与呼吸方法,适用于一切嗓音病的基本训练。

2. 方法　双脚分开与肩同宽,双臂下垂,掌心向内,用鼻深吸气,双手从正前方抬至头顶,脚跟随深吸气慢慢抬起,随着气息深入,膈肌向下方伸展,下胸部向外扩张。呼气时,双手向两侧分开伸平,掌心向下,口唇微微张开,缓慢均匀呼气,腹肌逐渐收缩,膈肌由于腹肌收缩产生腹压而维持一定张力,同时感到下胸部两肋处于一种支持状态。

（二）肌肉松弛练习

1. 目的　控制发音时全身肌肉紧张和痉挛现象,达到自觉控制和松弛肌肉的目的,可作为治疗嗓音病的基本训练。

2. 方法　首先练习攥拳和松拳,体会肌肉紧张和松弛的感觉。然后逐步练习如何使肘部、肩部、颈部、下颌肌肉松弛。平卧时放松全身肌肉,要求将平时不受意志控制的肌肉也放松。抖动四肢,练习方式似柔软体操。

（三）咀嚼练习

1. 目的　矫治功能过强及过弱性发音障碍。锻炼发音时呼气和使声带保持张力,维持力的平衡、功能协调一致,使咽部形成良好共鸣管,获得良好共鸣,克服话声过高、过低的不良习惯,找到话声音高的适宜位置。

2. 方法　先练习闭口咀嚼,舌和下颌上下做大幅度咀嚼动作。再作张口咀嚼,张大口使唇、舌、下颌更大幅度活动。第三步是边咀嚼边发声,可读数或朗读。最后是在以上练习的基础上,头脑中边想咀嚼边发音,以消除发音器官紧张。

(四)打哈欠叹气练习

1. 目的 打哈欠可使喉部肌肉松弛、喉结下降,叹气则是一种深呼吸的形式,故此练习可矫正高位呼吸和呼吸肌紧张、运动过强性发音障碍、室带发音。

2. 方法 思想上先作打哈欠叹气准备,然后顺应自然地打哈欠并叹出声音来。练习时体会口腔、咽腔、喉腔打开和喉头下降的感觉,以达到发声时保持喉部发声的最佳状态的目的。

(五)水泡音练习

1. 目的 训练均匀呼吸能力,克服声门闭合不良或闭合过强,促进声气平稳使双声带振动均匀有力,并增强内收肌张力,对室带发音有防治作用,减少声带充血水肿及组织创伤,帮助声带手术后的功能恢复。

2. 方法 口腔、喉肌、下颌放松,上唇和上腭也放松并上抬,舌部上举,用微弱、均匀、不间断的气流吹开稍微并拢的声带,张口平稳发出元音"α"音,发出似吹水泡的声音。

(六)促进练习

1. 目的 利用身体活动时声门自然关闭的反射作用,训练健侧声带,促使其超越中线完成代偿功能,增强喉肌张力,矫正其无力。常用于一侧喉麻痹、发音无力、声带闭合不良的矫治。

2. 方法 站立,双手握拳放于胸前,用力向下外方伸展,做到有弹性的反射动作,做动作的同时发出"pα、pi、pe、pu、po"等音。发音时要求短促、有力。

(七)咽音练习

咽音练习是我国著名歌唱家林俊卿以意大利美声唱法为基础,经过探索和声乐实践,提出的一整套用于纠正不正确发声的训练方法。该方法利用咽部结构,经过严格训练,在咽部形成一个基音管,可促进声带运动功能及咽管共鸣腔的坚固与稳定,从而增强发音尤其是发高音的能力。

(徐 文)

第 六 篇

气管食管疾病

气管与食管科学基础

概 述：

　　本章主要阐述气管、支气管及食管的应用解剖学内容及生理功能，目的在于理解气管、支气管及食管异物的相关内容，重点在于掌握与异物的发生、诊断及治疗有关联的临床解剖学内容。

第一节　气管、支气管的应用解剖学

（一）气管的应用解剖

　　气管（trachea）是呼吸系统的重要组成部分，连于喉与左、右主支气管之间，由马蹄形软骨作为支架，软骨位于气管外层与黏膜下层之间，软骨占管腔的前 2/3，称为软骨部；后 1/3 为无软骨的坚实膜性结构，由纤维结缔组织与平滑肌共同构成，称为膜部（图 60-1）。

　　气管上起于环状软骨的下缘，相当于第 6 颈椎水平；下至气管隆嵴处，相当于第 5 胸椎水平。成人气管长 10～12 cm，左右径略大于前后径，其中左右径为 2.0～2.5 cm，前后径为 1.5～2.0 cm。

　　气管分为气管颈部与气管胸部，共 16～20 个气管环。其中气管颈部位于颈前正中，上起于环状软骨下缘，下至胸骨上窝，有 7～8 个气管环，位置表浅，其前覆盖有皮肤、筋膜及带状肌（胸骨舌骨肌、胸骨甲状肌）等，在第 2～4 气管环的前面，有甲状腺峡部跨越。气管胸部为胸骨上窝至气管隆嵴之间，有 9～12 个气管环，位于上纵隔内，两侧胸膜囊之间；前方有胸腺、左头臂静脉、主动脉弓，后方紧贴食管。

　　气管壁由内向外依次为黏膜层、黏膜下层、纤维软骨层及纤维和肌肉层，其黏膜为假复层纤毛柱状上皮，含有大量的杯状细胞；黏膜下层为疏松的结缔组织，含有分泌浆液及黏液的两种腺体；外层则含有血管、淋巴管及神经。

　　气管的血液供应主要来自甲状腺下动脉与甲状腺下静脉，其分支起于气管颈部的前面，在头颈部手术中有重要的临床意义。

　　气管下端分支形成左、右主支气管，分叉处气管的内面形成上凸的纵嵴，称为气管隆嵴（carina of trachea），是左、右主支气管的分界，其边缘光滑锐利，

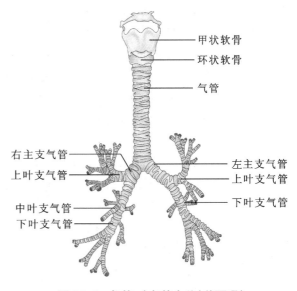

图 60-1　气管、支气管全貌（前面观）

甲状软骨
环状软骨
气管
右主支气管
上叶支气管
中叶支气管
下叶支气管
左主支气管
上叶支气管
下叶支气管

是支气管镜检查时的重要解剖标志。

（二）支气管的应用解剖

支气管（bronchus）是呼吸道的重要组成部分，连接气管与肺部，其结构与气管相似，由软骨环、结缔组织与平滑肌组成，分为主支气管、肺叶支气管、肺段支气管、细支气管、终末细支气管、呼吸性细支气管。呼吸性细支气管又分为三级，最后与肺泡管及肺泡相连接。

成人气管约在第 5 胸椎上缘水平分为左、右两主支气管。左、右主支气管相比，右主支气管具有粗、短、直的解剖特点，长 2.5～3.0 cm，直径 1.4～2.3 cm，与气管纵轴延长线的夹角小，为 20°～30°，是临床上右支气管异物易于形成的解剖学基础；而左主支气管相应则有细、长、斜的解剖学特点，长约 5 cm，直径 1.0～1.5 cm，与气管纵轴延长线的夹角 40°～55°，临床上左支气管异物较为少见。

右主支气管约于第 5 胸椎下缘水平进入肺门后，分为上、中与下三个叶支气管。上叶支气管与右主支气管约成 90°，开口处大多低于气管隆嵴 0.5～1.0 cm；中叶支气管距上叶开口 1.0～1.5 cm，开口于右主支气管前壁；下叶支气管为右主支气管的延续部分，开口于中叶支气管的后下方。三个叶支气管又进一步形成段支气管。

左主支气管走行于主动脉弓下方及食管、胸淋巴管及下行主动脉前面，约在第 6 胸椎水平进入肺门，分为上叶与下叶两个叶支气管。自气管隆嵴向下约 5 cm 处、左主支气管前外侧，左肺上叶支气管进入肺段，分为相应的段支气管；左肺下叶支气管在左肺上叶支气管的后方继续向下，形成段支气管。

支气管内壁黏膜为假复层纤毛柱状上皮，含有杯状细胞，且黏膜下层内有腺体分布。

气管、支气管由交感神经和副交感神经支配。交感神经来自星状神经节，分布于气管、支气管的平滑肌，司气管、支气管的扩张；副交感神经来自迷走神经，兴奋使支气管收缩。

气管、支气管的淋巴引流至气管前淋巴结、气管旁淋巴结、气管支气管周围淋巴结。

第二节　食管的应用解剖学

食管（esophagus）是上消化道的组成部分之一，为富有弹性的肌性管道。成人约于第 6 颈椎平面与喉咽下端相延续，下行于颈、胸部，穿过横膈食管裂孔，进入腹部约平第 8 胸椎与贲门相连。食管上段居中，位于颈椎下前方，下行渐向左偏，然后逐渐偏右，至第 5 胸椎平面回居中线，再稍偏右避开主动脉弓，继而左偏，下行距中线向左 2～3 cm 穿过横膈食管裂孔与贲门相接（图 60-2）。食管长度随年龄增加，出生时为 8～10 cm，成人 23～25 cm，女性较男性略短，其管腔横径约 2 cm。静止时，上段食管的前、后壁几乎相贴呈冠状扁形，吞咽时管腔不同程度地扩张。

食管自上而下有 4 处生理性狭窄，有重要的临床意义，是异物易存留的部位。第一狭窄即食管入口处，成人距离中切牙的距离约 16 cm，由环咽肌收缩而致，是食管最狭窄的部位，异物最易嵌顿于此处。由于环咽肌牵拉环状软骨抵向颈椎，入口通常呈额位缝隙，吞咽时才开放，因此食管镜检查时入口不易通过，可待吞咽时进入。食管入口的后壁环咽肌上下有 2 个三角形肌肉薄弱区，上三角位于喉咽部，两边为咽下缩肌，底为环咽肌，称为环咽肌上三角区，是食管入口后壁最薄弱且易受损伤部位。第二狭窄相当于第 4 胸椎平面，距第一狭窄约 7 cm，为主动脉弓压迫食管左侧壁所致，食管镜检查时局部可见搏动，距中切牙的距离约 23 cm。第三狭窄相当于第 5 胸椎平面，为左主支气管压迫食管前壁而成，距中切牙的距离约 25 cm，距第二狭窄 2～3 cm。由于第二、三狭窄位置邻近，临床上常合称为第二狭窄。第四狭窄平第 10 胸椎，距中切牙的距离约 40 cm，为食管穿过横膈食管裂孔所致。临床上为便于记忆与应用，可粗略认为食管有 3 个生理性狭窄，成人距中切牙的距离分别为 16 cm、25 cm、40 cm（图 60-3）。

食管壁厚 3～4 mm，从内到外由黏膜层、黏膜下层、肌层和纤维层构成。黏膜层为复层扁平上皮，黏膜下层含有腺体、血管和神经。肌层由内环行、外纵行两种纤维组成。食管上 1/3 段肌层为横纹肌，下 1/3 段

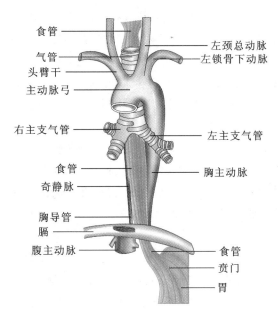

图 60-2 食管的解剖位置（前面观）

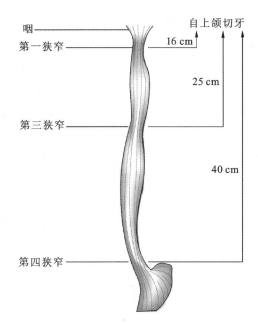

图 60-3 食管的生理性狭窄

为平滑肌,中 1/3 段则含上述两种肌纤维。肌层外有一薄层结缔组织形成的外膜,但不存在浆膜层。

食管的血液供应十分丰富,主要来自甲状腺下动脉及胸、腹主动脉的分支。食管上段静脉经甲状腺下静脉汇入上腔静脉;中段回流至奇静脉;下段则注入门静脉系统,因此,门静脉高压时食管下段静脉则充盈曲张。

食管由交感神经、副交感神经支配,神经纤维主要来自上、下颈交感神经节和迷走神经。淋巴主要引流到颈深下淋巴结群、锁骨上淋巴结、气管旁淋巴结、气管支气管淋巴结及腹腔淋巴结。

第三节　气管、支气管生理学

(一)呼吸功能

气管、支气管是吸入氧气、呼出二氧化碳、外界气体进入肺内进行气体交换的主要通道,并有调节呼吸的作用。吸气时肺及支气管扩张,气体通过气管、支气管进入肺内,当气量达到一定容积时,引起位于气管、支气管内平滑肌中的感受器兴奋,冲动由迷走神经传入纤维传至延髓呼吸中枢,抑制吸气中枢,使吸气止,转为呼气。呼气时肺及支气管回缩,对气管、支气管感受器的刺激减弱,解除了对吸气中枢的抑制,于是吸气中枢又再次处于兴奋状态,开始又一个呼吸周期。呼吸过程中,吸气时由于气管、支气管管腔增宽,胸廓扩张和膈肌下降,呼吸道内压力低于外界压力,有利于气体吸入。呼气时则相反,呼吸道内压力高于外界,将气体排出。正常时,气管、支气管管腔通畅,气道阻力小,气体交换充分,动脉血氧分压为 12 kPa(90 mmHg),二氧化碳分压为 5.3 kPa(40 mmHg),血氧饱和度为 96%。气管、支气管病变如炎症时,由于黏膜肿胀及分泌物增多,气管、支气管管腔变窄,气道阻力增加,妨碍气体交换,则氧分压下降,二氧化碳分压升高,血氧饱和度亦随之降低。气管、支气管异物时,据异物种类的不同可引起气道阻力增高,影响气体交换,出现不同程度的临床症状。

(二)清洁功能

呼吸道的清洁有赖于气管、支气管内黏液与纤毛的协同作用。气管、支气管黏膜上皮中每个纤毛细胞顶部伸出约 200 根长约 5 μm 的纤毛,与杯状细胞及黏膜下腺体分泌的黏液和浆液在黏膜表面形成黏液纤毛转运系统。随空气被吸入的尘埃、细菌及其他微粒沉积在黏液层上,通过纤毛节律性击拍式摆动,黏液层由下而上地波浪式运动,推向喉部而被咳出。据测定,纤毛每分钟摆动 1 000 ~ 1 500 次,每次摆动可推动黏液层 16 μm 左右,运载速度可达 1 ~ 3 cm/min。正常的纤毛运动有赖于黏膜表面的黏液层,气道每天分泌 100 ~ 200 mL 黏液,以维持纤毛运动。感染或吸入有害气体影响黏液分泌或损害纤毛运动时,均可影响呼吸道的清洁功能。此外,气管、支气管对吸入气体有继续加温、加湿作用,使气体进入肺泡时湿度可达 84% 左右,温度与体温相当;如外界室温高于体温,则呼吸道血流对吸入气体有冷却作用,使之降至体温水平。

(三) 免疫功能

免疫包括非特异性免疫和特异性免疫。非特异性免疫除黏液纤毛转运系统的清洁功能、黏膜内的巨噬细胞吞噬和消化入侵的微生物外,还有一些非特异性可溶性因子,包括溶菌酶、补体、乳铁蛋白、α_1 抗胰蛋白酶等。溶菌酶可溶解、杀死细菌;补体被抗原抗体复合物激活后,有溶菌、杀菌、灭活病毒的作用;乳铁蛋白有较强的抑菌作用;α_1- 抗胰蛋白酶能抑制多种酶的活性,从而对抗和减轻炎症时这些酶对组织的破坏。

特异性免疫包括体液免疫和细胞免疫。呼吸道有多种参与体液免疫的球蛋白,现多认为来自气管、支气管黏膜内的浆细胞,包括 IgA、IgG、IgM、IgE,其中 IgA 最多,主要是分泌型 IgA。呼吸道细胞免疫系统主要产生各种淋巴因子,如巨噬细胞移动抑制因子、巨噬细胞激活因子、淋巴毒素、转移因子、趋化因子等。

(四) 防御性咳嗽和屏气反射

气管、支气管内壁黏膜下富有主要来自迷走神经的感觉传入神经末梢,机械性或化学性刺激沿此神经传入延髓,再经传出神经支配声门及呼吸肌,引起咳嗽反射。先是深吸气,接着声门紧闭,呼吸肌强烈收缩,肺内压和胸膜腔内压急速上升,然后声门突然打开,由于气压差极大,呼吸道内空气以极高的速度咳出并排出呼吸道内分泌物或异物,有保持呼吸道清洁与通畅的作用。小儿咳嗽能力较弱,排出呼吸道内分泌物能力差,感染时分泌物增多,易潴留在下呼吸道。此外,当突然吸入冷空气及刺激性化学气体时,可反射性引起呼吸暂停,声门关闭和支气管平滑肌收缩的屏气反射,以使有害气体不易进入,而保持下呼吸道不受伤害。

第四节　食管生理学

食管是将咽下的食团和液体运送到胃的通道。平时食管入口呈闭合状态。当食团和液体到达下咽部时可引起咽下反射,使环咽肌一过性松弛,食管入口开放,食团进入食管并刺激食管黏膜内感受器,引起副交感神经兴奋,传入冲动到达延髓,反射性地引起管壁平滑肌按顺序地收缩,形成了食管由上而下的蠕动,把食团逐渐推向贲门。吞咽动作极为复杂,可分为三期:口咽期、食管期及贲门胃期,由多种神经反射调节完成。

食管的蠕动是食管内平滑肌受迷走神经的支配所产生的动作,发动于咽部而由食管内部的反射所完成。这种反射在与中枢神经联系被切断后仍能继续。食管蠕动波有原发性和继发性两种。原发性蠕动波不间断地向食管下端进行,是推动食物团块的主要力量。继发性蠕动波与口咽期咽下反射无关,主要是在食管上端,与食管内膨胀有关。除了蠕动之外,食管尚有局部性动力,即局部的痉挛,该现象可在正常生理及病理条件下出现。

食管与胃之间无括约肌,在贲门以上的食管有一段长 4 ~ 6 cm 的高压区,其内压力一般较胃高出 0.61 ~ 1.33 kPa(5 ~ 10 mmHg),可阻止胃内容物流入食管,起到类似括约肌的生理作用。胃贲门通常呈闭合状态,受刺激而松弛开放,食团进入胃内。

食管还具有分泌功能,但没有吸收功能,食管壁的黏膜下层黏液腺分泌黏液,起润滑保护作用。食管下段黏液腺、混合腺更丰富,能够分泌更多黏液,以保护食管黏膜免受反流胃液的刺激和损害。

(韩德民)

第六十一章

气管、支气管及食管的内镜检查法

概　述：

　　气管、支气管及食管均为管腔状器官，腔内中空，可以导入相应的内镜进行检查和治疗。由于技术进步，在硬管镜的基础上，纤维（电子）支气管镜和食管镜的应用越来越普及。本章分别介绍应用硬管和软管镜，进行气管、支气管及食管镜检查的适应证、检查方法及注意事项。

第一节　支气管镜检查法

（一）概念

　　支气管镜检查法（bronchoscopy）是一种借助支气管内镜查看气管、支气管内有无病变的检查方法。通过检查，能够明确病变的部位、范围和性质，同时还可进行治疗，在某些情况下也常作为紧急抢救、保持呼吸道通畅的重要措施。支气管镜有硬管镜和软管镜（纤维支气管镜和电子支气管镜）两种。

（二）适应证

　　1. 原因或病变部位未明的下呼吸道疾病的诊断，包括呼吸困难、咯血、肺不张、肺气肿、反复发作的肺炎、久治不愈的咳喘、气管切开术后呼吸困难未改善或拔管困难等。也可收集下呼吸道分泌物做细菌培养或涂片检查。并可在支气管镜下正确导入造影剂，行部分支气管造影术。

　　2. 取出气管、支气管异物，包括吸出下呼吸道潴留的分泌物、血液、渗出液，取出干痂及假膜，通畅引流，解除阻塞。

　　3. 气管支气管病变的局部治疗。如肺出血的止血，切除小的良性肿瘤或肉芽组织，瘢痕狭窄的扩张，结核性溃疡或肿瘤的烧灼、电烙或激光治疗，气管、支气管内滴药或涂布药物。

　　4. 呼吸困难严重、气管切开困难者，在施行气管切开术前，可先插入支气管镜，以缓解呼吸困难，利于手术顺利进行。

（三）检查方法

　　检查前需要麻醉。对成年人或年龄较大能合作的儿童，纤维支气管镜检查多采用 1%～2% 丁卡因咽喉部喷雾、滴入的局部麻醉方法；儿童或局部麻醉下难以完成检查和治疗的成年人行复合静脉麻醉。

　　1. 硬质支气管镜检查

　　（1）按患者年龄大小选择口径合适的支气管镜（表61-1），以及大小适当、钳口形状合适的异物钳或活检钳。

　　（2）体位　受检者取仰卧垂头位，助手固定受检者头部，将头后仰并高出手术台面约 15 cm，使口、咽、喉基本保持在一直线上，以利检查。

表 61-1　年龄与支气管镜大小选用标准

年龄	1岁以内	1～2岁	3～5岁	6～12岁	13～17岁	成年人
内径/mm	3.5	3.5～4.0	4～4.5	5	5～7	7～9

（3）气管镜导入方法

1）直接送入法　直接将支气管镜经口腔、喉部插入气管、支气管。须在口腔、咽部清洁无病变的情况下使用，以免下行感染。适用于较大儿童与成年人。检查时，将支气管镜由口腔沿舌面中部到达下咽，然后以镜管远端挑起会厌，看清声门后将镜管通过声门送入气管。

2）间接插入法　即通过直接喉镜插入支气管镜。优点是口腔内分泌物不易被支气管镜带入气管内。适用于婴幼儿，由于小儿用支气管镜细，视野小，从镜管内不易窥见声门裂，直接送入支气管镜时，极易造成声带损伤。因此，先用直接喉镜暴露声门，待吸气声门开放时，再将支气管镜经声门裂插入气管内，当镜口进入达第3～4气管环后，撤出直接喉镜，将支气管镜逐步送入气管和支气管的深处。对有吸入性呼吸困难的患者，宜采用此法首先了解喉腔情况。

（4）支气管镜检查所见　保持支气管镜在气管轴线上，可看到气管腔及各壁，达气管末端，即见纵行的气管隆嵴，为左、右主支气管的分叉处。因两主支气管斜度关系，气管隆嵴稍偏气管纵轴的左侧，其右方的右主支气管口较宽大，下行方向较平直；其左方的左主支气管口较细小，下行方向较倾斜，故左主支气管口不易全部查看。将受检者头略偏左，便于进入右主支气管检查。当进入左主支气管时，头位则应略偏右。一般先检查健侧支气管，然后检查患侧支气管，但支气管异物则相反。病变未明时，多先检查右侧再查左侧。一般在硬管支气管镜下，可见到双侧上叶支气管的开口，右侧中叶开口以及双侧下叶分出的各段支气管的开口，但在婴幼儿仅能进入左、右主支气管腔。在检查过程中，须用吸引器随时吸出分泌物，如有脓液，应注意其来源。若有出血，可以0.1%肾上腺素涂抹止血后仔细观察。并应注意气管、支气管的活动度；气管隆嵴有无增宽、变厚、颜色改变；支气管黏膜有无病变，如溃疡、结痂、肉芽或新生物等；气管、支气管内有无异物、狭窄或受管外病变压迫移位，以及各支气管口是否有空气呼出等。

2. 纤维（电子）支气管镜检查

（1）体位　一般采取仰卧位，也有取坐位者（图61-1）。

（2）备软管镜用的活检钳和异物钳。

（3）检查方法　仰卧位时，检查者站在受检者头端，左手握持镜体的操纵部，拇指用来控制镜体远端的弯曲度和方向，示指放在吸引器口随时准备吸引，右手握持镜体远端，辅助镜体的进退、转动和固定。右眼从目镜下观察，或通过显示器观察。将镜沿较宽侧鼻腔的鼻底部轻轻插入，依次检查鼻腔、鼻咽部、口咽部和喉部（亦可直接经口腔插入咽、喉部，此时应放置开口器，以免咬损纤维镜）。待患者吸气、声门开放时，进入气管、支气管。检查所见与硬质支气管镜相同。但由于镜管较细，可插入更深、更细的支气管腔内进行检查。如取坐位，由于检查者与受检者相对而坐，所见方位与卧位时相反。术中应注意气管管腔的大小、形态、有无狭窄和偏移，黏膜的色泽是否正常，有无溃疡、出血及新生物等。

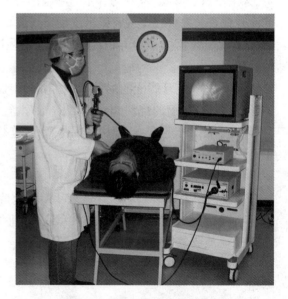

图 61-1　软性支气管镜检查法

（四）注意事项

1. 在非紧急情况下,严重心脏病及高血压、近期有严重的咯血、上呼吸道急性炎症、喉结核、活动性肺结核和晚期肺结核、主动脉瘤的患者,不宜进行支气管镜检查;颈椎病、张口困难及全身情况较差,不宜行硬质支气管镜检查。

2. 术前须做好充分准备,详细了解病情,备好各种器械及气管切开手术包。术中密切观察患者的全身情况,全身麻醉者应有心电监护及氧分压监护,发生意外时及时抢救。

3. 局部麻醉下检查时,麻醉药不可过量;但如麻醉不充分,可能引起喉痉挛,应及时给氧,必要时退出支气管镜。

4. 用硬质支气管镜检查,尤其用直接喉镜引入时,应注意保护牙齿,以防损伤及脱落。

5. 检查时术者动作应轻巧,支气管镜应顺管腔送入。术中注意随时吸除气管、支气管内的分泌物和血液。术者必须看清镜前的腔隙才能引镜前进,异物钳夹持异物或活检钳钳取组织后,如退出钳时受阻碍,避免用力牵拉,以免损伤管壁造成出血,或管壁穿破而发生皮下气肿,甚至发生纵隔气肿或气胸等并发症。

6. 术后应注意呼吸,尤其是全身麻醉后的小儿患者,术后仍有窒息可能,因此,必须密切观察呼吸情况。选用适当管径的支气管镜,尽量缩短操作时间,可避免并发喉水肿。

7. 纤维(电子)支气管镜的玻璃导光纤维易折断损坏,使用时应注意不要过度弯曲,用后注意清理、消毒,妥善保存。不宜用于取较大的异物。

第二节　食管镜检查法

（一）概念

食管镜检查法(esophagoscopy)是一种借助食管内镜查看食管有无病变的检查方法。检查发现异物或肿瘤时,可以在镜下进行异物取出或肿瘤组织活检。食管镜有硬管镜和软管镜(纤维或电子食管镜)(图61-2)。

（二）适应证

1. 明确食管异物的诊断,取除食管异物。

2. 查明吞咽困难和吞咽疼痛等食管病变的原因。如为食管肿瘤,可做组织活检;如为食管狭窄,可在食管镜下扩张,还可对食管静脉曲张施行填塞止血或注射硬化剂治疗。

（三）检查方法

对于成年人,纤维食管镜检查多采用黏膜表面麻醉。对儿童、局部麻醉检查不成功或不合作的患者、估

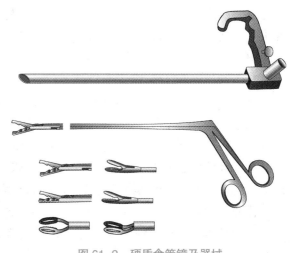

图61-2　硬质食管镜及器械

计手术有困难的成年人,如诊治义齿基托等大型、不规则或缝针等尖锐食管异物时,为使食管壁松弛和减少手术损伤,宜采用全身麻醉。对年老、体弱、脱水、高血压及内脏功能不良者,可采用局部麻醉加心电监护,必要时全身麻醉。

1. 硬质食管镜检查

（1）按患者年龄大小选择口径合适的食管镜(表61-2),以及大小适当、钳口形状合适的异物钳或活检钳。

（2）体位　多取仰卧垂头位。为了使食管镜与食管纵轴走向一致,手术时须调整受检者头位,除去活动义齿。送入食管镜时,助手保持受检者颈部伸直,头稍向胸前俯屈;待食管镜越过舌根后,使头渐向后仰,

表 61-2　年龄与食管镜大小选用标准

年龄	2 岁以内	3～5 岁	6～10 岁	11～15 岁	成年人
内径 /cm	0.6×1	0.7×1	0.8×1.1	0.9×1.3	1×1.4

并高出手术台面约 15 cm；当食管镜到达中段后将头位逐渐放低；进入下段时，头位常低于手术台 5 cm（图 61-3）。

（3）操作步骤　检查者左手拇指及示指捏住镜管远处，中指及环指固定上切牙，将上唇推开予以保护，右手握持食管镜近端，将食管镜自口腔沿舌背右侧下行，看清会厌及杓状软骨，在其两侧为梨状隐窝，将镜移至右侧梨状隐窝，可见放射状收缩的食管入口，趁吞咽或恶心时食管入口开放，顺势插入食管内。成年人食管入口距上切牙约 16 cm，为食管的第一狭窄处，食管镜检查时，能否顺利进入食管入口是手术成功及避免

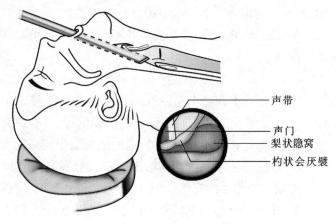

图 61-3　食管镜检查体位

并发症发生的关键。食管的第二狭窄位于距上切牙约 23 cm 处，食管镜进入此处，可见主动脉搏动，继续向下，可以看到食管穿过横膈裂孔时形成的狭窄及呈放射状的贲门。食管镜在向下送入的过程中，应置于食管中央，且与管腔方向一致，方能清楚看到前、后、左、右各壁。仔细观察管腔内有无异物、狭窄，管壁黏膜有无出血、水肿、溃疡、新生物等情况。发现食管异物应予取出。检查完毕，食管镜仍按原进路方向，逐步退出并重复检查食管各部位，避免遗漏未发现的病变。如发现病变应记录其方位及距上切牙的深度，对可疑肿瘤组织，应采取活组织标本送病理检查。

2. 纤维（电子）食管镜检查

（1）体位　受检者取左侧卧位，双腿弯曲。

（2）操作步骤　术者立于患者对面，经口插入镜管，达喉咽、梨状隐窝至环后区，嘱患者做吞咽动作，待食管入口开放顺势将镜插入食管，然后自上而下逐步深入检查。镜下所见解剖标志与硬质食管镜相同。纤维食管镜镜体软而细，其前端可以弯曲，有张口困难、脊椎疾病或全身情况差的患者，也不受限制，因此已被广泛应用于食管疾病的诊断及术后复查。但由于手术器械较纤细，不能用于取出较大异物。

（四）注意事项

1. 食管腐蚀伤的急性期、严重食管静脉曲张为手术禁忌。严重心血管疾病、重度脱水、全身衰竭，如非绝对必要，应待情况改善后手术。

2. 明显脊柱前凸、严重颈椎病变或张口困难者，应选用纤维食管镜检查。

3. 硬质食管镜检查时，切勿以患者切牙作支点强行滑动，以免意外损伤切牙。

4. 食管镜检查时，由于压迫气管后壁，有时可发生呼吸困难或窒息，多发生于小儿或选用过粗的食管镜时。因此，在局部麻醉检查时应及时取出食管镜，以保持呼吸道通畅。全身麻醉时宜行气管插管。

5. 合并呼吸困难者，术中应特别注意保持呼吸道通畅，必要时先行气管插管或气管切开。

（唐安洲）

第六十二章 气管、支气管异物

概 述:

　　气管、支气管异物是耳鼻咽喉科常见的危急重症之一,是本篇学习的重点。本章重点介绍气管、支气管异物的流行病学、病因病理、临床表现、病情危重程度评分及治疗原则。

　　气管、支气管异物(trachea-bronchial foreign body)起病急,病情重,治疗不及时可发生窒息及心肺并发症而危及生命。尽早诊断和取出异物是减少并发症和降低病死率的关键。

　　(一)流行病学

　　1. 发病率及好发年龄　在我国,气管、支气管异物占 0~14 岁儿童意外伤害的 7.9%~18.1%,好发年龄在 1~3 岁。异物的发生具有明显性别、城乡和季节分布特征,男性多于女性,农村远高于城市,冬春季节多于夏秋季节。

　　2. 异物的种类　按异物的来源,绝大多数为外源性异物,占 99%,内源性异物仅占 1%;按异物的性质,植物性异物最常见,约占 90%,以可食性异物为主,其他异物如弹簧、金属丝、塑料笔帽、纸片和口哨等亦可出现。

　　3. 异物的位置　异物的大小决定了异物的位置,气管异物占呼吸道异物的 10.6%~18%,右侧支气管异物约占 45%,左侧支气管异物约占 36%,双侧支气管异物约占 1%。

　　(二)病因和病理

　　1. 病因　气管、支气管异物绝大多数发生于小儿,特别是婴幼儿。病因与儿童生理心理发育、家庭看护、医源性等多种因素有关。如 3 岁以下儿童磨牙未萌出,咀嚼功能不完善,吞咽协调功能和喉的保护功能不健全,喜欢口含玩物均可导致本病的发生;看护不当、昏迷患儿误吸等也是本病的成因;尚有内生性异物,如塑形支气管炎、肉芽等也是本病的成因。

　　2. 病理生理　主要取决于异物的性质、大小和形状,气道各部的解剖特征,吸入时动力学机制,异物吸入时患者的体位等。

　　(1)异物的性质　植物性异物如花生、豆类因含有游离脂肪酸,对气管支气管刺激性大,常引起弥漫性炎症反应,黏膜充血、肿胀、分泌物增多等;非植物性异物对气管黏膜的刺激相对较小。

　　(2)异物的大小和形态　尖锐异物对支气管壁有损伤者,还可能引起纵隔气肿和气胸。

　　(3)异物存留时间　长期停留者可导致支气管扩张、肺脓肿。

　　(4)异物停留位置　根据异物在气道内停留的位置,分为气管异物和支气管异物两大类。较大的异物停留在气管的机会多,较小的异物则进入各级支气管。进入支气管的异物有以下特点:①右侧支气管多于左侧支气管;②主气管多于叶和段支气管。部分患儿异物进入双侧支气管。右侧支气管异物较左侧多

373

的原因为:①右侧支气管与气管所成角度小而直,腔内径较大;②气管隆嵴偏左;③右侧肺呼吸量较大。

（5）肺不张和肺气肿

1）肺不张　一侧主支气管或下级支气管被异物完全阻塞时,可造成一侧肺不张或肺叶不张,最常见的是右侧中叶肺不张。

2）肺气肿　①当一侧支气管被异物不完全阻塞时,吸气时支气管内径开大,气体能够进入阻塞部位以下气道,但呼气时支气管内径小,气体排出量小于吸入量,引起肺气肿;②当一侧肺不张时,对侧出现代偿性肺气肿。

（三）临床表现及诊断

1. 一般特点

（1）呛咳　当异物误吸入下呼吸道,即刻出现剧烈刺激性呛咳或憋气、发绀。呛咳会间歇出现,当异物固定后咳嗽程度减轻。

（2）呼吸困难　当异物阻塞在声门区及声门下,阻塞双侧支气管开口时,出现吸气性呼吸困难,特点是吸气时程延长。根据异物阻塞的程度,吸气时出现鼻翼扇动,锁骨上、剑突下凹陷。严重时可出现口唇发绀,心搏加速。阻塞性呼吸困难进展到失代偿期,可有面色苍白、呼吸弱、血压下降等表现,甚至出现休克。

2. 气管异物的症状　症状剧烈,特点是异物较大时,有呼吸困难;异物较小时,常有持续性或阵发性呛咳。

（1）大的异物嵌顿于声门或声门下,或异物阻塞双侧支气管开口时,立即发生窒息,甚至引起死亡。

（2）大于支气管开口的异物,如西瓜子、葵花子、花生米等,在气管内随呼吸气流上下移动,出现阵发性剧烈呛咳和喘鸣,用听诊器于气管颈部听诊,可听到异物撞击声门所发出的拍击声。

（3）当异物嵌顿在声门下或气管内时,可闻及呼吸气流经阻塞的异物发出的哮鸣声。

（4）当瓜子壳、花生米等贴附在气管壁时,短时间可无任何症状,听诊可无明显异常。

3. 支气管异物的症状

（1）误吸异物后,因异物首先进入气管,所以其症状与气管异物症状相似,有剧烈呛咳、呕吐和吸气性呼吸困难。异物进入支气管后,症状突然减轻,但呼吸比较急快。

（2）两侧主支气管皆有阻塞性异物可引起严重呼吸困难。

（3）当异物嵌顿于支气管后,有间歇性咳嗽;即使异物完全固定或嵌顿,仍会有较轻的阵发性呛咳。

（4）若异物在支气管停留超过1周,由于异物的刺激和感染,可引起支气管炎症,分泌物增多,咳嗽加重,同时可伴有不同程度的发热。

4. 病程分期

（1）异物进入期　患者有呛咳、喉喘鸣、气促、恶心和吸气性呼吸困难等症状。

（2）无症状期　时间长短不一,与异物性质、感染程度有关,此时由于症状不典型易漏诊、误诊。

（3）症状再发期　异物刺激和感染引起炎性反应,气道分泌物增多,咳嗽加重,出现呼吸道炎性反应或高热症状。

（4）并发症期　表现为肺炎、肺不张、哮喘、支气管扩张、肺脓肿等。

5. 体征

（1）望诊　鼻翼扇动、吸气性三凹征、发绀或面色苍白、呼吸急促或呼吸弱等。

（2）听诊　①气管异物肺部听诊双侧呼吸音粗而对称,可闻及喘鸣音。气管内存在活动性异物时,颈部触诊有拍击感,气管前听诊可闻及拍击音。②支气管异物的特征性异常为一侧呼吸音减弱或消失（尤其要注意肺底背部有无呼吸音减弱）。单侧支气管异物肺部听诊常有一侧呼吸音减弱,或可闻及单侧哮鸣音。双侧支气管异物听诊常有双侧呼吸音减低,阻塞程度不一致时,呼吸音也可不对称。③如并发肺炎,听诊可闻及干湿啰音;并发肺气肿,叩诊呈鼓音;并发肺不张,叩诊呈浊音,呼吸音可消失。

6. 并发症

(1)窒息死亡　声门或双侧支气管管腔完全阻塞,尤其当患儿误吸果冻等胶冻状物体时,气道广泛阻塞,可立即引起窒息死亡。

(2)吸气性呼吸困难　若异物阻塞大部分管腔,可发生严重吸气性呼吸困难。

(3)肺不张　一侧主支气管完全阻塞,可并发一侧肺不张;叶支气管完全阻塞,可引起肺叶不张。

(4)肺气肿　支气管部分阻塞,吸气时支气管管腔扩大,气体可经异物与支气管壁之间的空隙吸入肺内,呼气时支气管管腔缩小或炎症肿胀的黏膜将异物卡紧,气体呼不出,异物成活瓣作用,从而并发阻塞性肺气肿。

(5)气胸　肺气肿继续加重,如致肺泡破裂,形成肺间质气肿→纵隔气肿→皮下气肿→气胸,其发病机制与气管异物并发气肿相同。

(6)肺部感染　可见气管、支气管炎,肺炎,肺脓肿,支气管扩张或狭窄等。

7. 辅助检查

(1)X线透视　可动态观察肺部情况,发现特征性的征象:①纵隔摆动:吸气时因健侧吸入的气体多,纵隔向患侧摆动。呼气时因健侧气体排空明显,患侧排气量小,纵隔向健侧摆动。②纵隔增宽:气管异物或双侧支气管不全阻塞时,由于吸气时胸内负压加大,血液回流增加,使纵隔影增宽。③横膈上抬:吸气时,阻塞侧进气量小,横膈较对侧上抬。

(2)X线胸片　异物分为不透X线和透X线两大类。①直接征象:是不透X线的异物本身显影,多见于金属、鱼刺、骨块等异物;②间接征象:透X线的异物可通过间接征象来确定,如阻塞性肺气肿(图62-1)、肺不张(图62-2)、肺部片状影等。X线对气管支气管异物的检出率较高,是气管支气管异物诊断的间接证据。

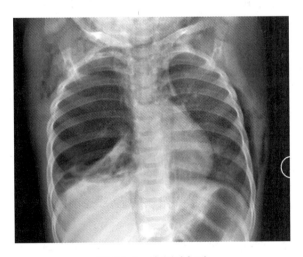

图 62-1　右侧肺气肿

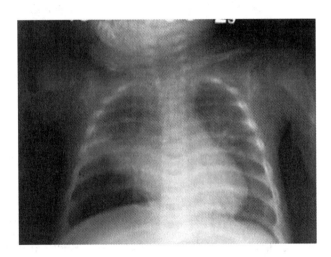

图 62-2　右肺中叶肺不张

🖥️ **拓展图片 62-1**　左侧支气管金属异物弹簧

(3)CT检查　见气管内异物影、高密度影、肺气肿、肺不张等则认为是阳性结果。三维重建能显示支气管树的连贯性,异物所在位置表现为连续性中断。CT仿真模拟成像可显示异物轮廓、大小、部位,也可以显示与支气管黏膜、支气管周围组织的关系。多层螺旋CT(multi-slice spiral CT,MSCT)对气管支气管异物诊断的准确率高达99.8%。

🖥️ **拓展图片 62-2**　右支气管异物三维CT重建和仿真内镜下显示右支气管中断及锥形异物影像——葵花子

（4）支气管镜检查 临床上对怀疑气道异物而不能确诊者,可进行支气管镜检查。常用的支气管镜分硬管支气管镜和可弯曲纤维支气管镜。可弯曲支气管镜检查为诊断气管支气管异物的金标准之一,可直接明确诊断并了解异物大小、形态、性状及其所处部位。缺点是对大部分异物不能当场取出。硬质支气管镜不仅可以检查诊断,还可以当场取出异物。

8. 诊断依据

（1）异物吸入史 是诊断呼吸道异物最重要的依据。具有采集便利、诊断敏感性高的特点,是快速诊断的关键。

（2）临床症状 阵发性呛咳,吸气性呼吸困难,发热等;同一部位的反复肺炎或肺脓肿也需注意异物吸入的可能。

（3）体征 一侧肺呼吸音减弱,哮鸣音,气管拍击音,吸气性三凹征等。

（4）X线 吸气性纵隔增宽,纵隔摆动,一侧横膈上抬,阻塞性或代偿性肺气肿,肺不张等。

（四）手术前评估

气管、支气管异物治疗前应进行恰当准确的术前评估,制订治疗方案,选择手术时机,减少并发症。主要进行生命体征、呼吸状态、并发症和麻醉风险、手术时机选择及危重程度评估。

（五）治疗

气管、支气管异物一旦确诊,有效的治疗方法是取出异物。手术方式包括:直接喉镜下异物取出,硬质支气管镜下异物取出,可弯曲支气管镜(纤维/电子支气管镜)下异物取出,经气管切开异物取出,经胸腔镜或开胸手术异物取出。

1. 气道异物的急救处理

（1）Ⅲ度和Ⅳ度呼吸困难的患儿 应立即给予镇静、吸氧、心电监护(必要时气管插管辅助机械通气),开放静脉通路,建立绿色通道,急诊手术。

（2）支气管异物活动变位引起呼吸困难的患儿 应立即将患儿头位向上竖抱扣背,促使异物落于一侧支气管,立即准备急诊手术。术前保持镇静,减少耗氧量。出现呼吸困难者,给予吸氧。

（3）出现皮下气肿、纵隔气肿或气胸等并发症的患儿 麻醉术前评估存在影响麻醉安全风险的患儿,需先治疗肺气肿或气胸,实施胸腔闭式引流或皮下穿刺排气,待积气消失或明显缓解后,再行异物取出术;如果气肿继续加重且患儿出现呼吸衰竭,应在矫正呼吸、循环衰竭的同时,立即实施手术取出异物。

（4）伴高热、脱水、酸中毒或处于衰竭状态的患儿 异物尚未引起明显阻塞性呼吸困难者,应先改善全身情况,待病情好转后再实施手术。

（5）意识丧失、呼吸心搏骤停的患儿 应立即就地实施心肺复苏,开放静脉通路,复苏成功后立即行异物取出术。

近期曾行支气管镜手术而异物未取出的患儿及发热患儿除非呼吸困难,一般先抗感染,控制体温后再行手术。否则气管、支气管黏膜充血肿胀,易出血,异物难以取出。

2. 麻醉 全身麻醉手术能够提高手术的安全性,增加操作时间,保证手术顺利。全身麻醉忌用易引起声门痉挛的氯胺酮。儿童常用静脉麻醉,不插管,保留自主呼吸或给予肌肉松弛药。明确异物在一侧支气管内,没有呼吸困难的患儿可给予肌肉松弛药;当异物位置特殊,预估取出困难,有呼吸窘迫表现时,要尽量保留自主呼吸。

3. 直接喉镜下异物取出 适用于异物位于气管内或声门下的患者。用直接喉镜或前连合喉镜挑起会厌,清楚地暴露声门,将异物钳经声门伸入气管,直接暴露并钳夹嵌顿于声门下的异物。如果直接喉镜下窥视不到异物,可将异物钳上下张开,避免损伤气管隆嵴,待患者咳嗽,异物撞击异物钳时,迅速夹住异物并取出。

4. 硬质支气管镜下异物取出 适用于气管、支气管及段支气管异物。硬质支气管镜可提供良好的气道保障,维持足够的视野,对于大型、嵌顿、特殊异物的暴露及钳取更具优势。根据患儿年龄选择不同内径的支气管镜(见表61-1)。

5. 可弯曲支气管镜(纤维/电子支气管镜)下异物取出　适用于纤维支气管镜检查时发现的较小的支气管异物,对位于深部支气管、上叶支气管和下叶后基底段支气管异物的取出具有优势。它的局限性在于维持通气方面不如硬质支气管镜。气管异物体积较大或形状不规则,有阻塞声门导致窒息风险者,推荐使用硬质支气管镜。中心气道嵌顿、肉芽包裹的异物,推荐硬质支气管镜处理或备硬质支气管镜应急。

6. 特殊异物的处理　对于尖锐异物,要观察清楚异物尖端的方向、位置及与周围气管壁的关系,取出时应将异物尖端拉入硬质支气管镜内,尽可能使异物长轴与气道长轴保持一致,利于取出异物;对于球形异物,支气管常被完全堵塞,需借助钩针钩取,或电磁铁、气囊及网篮型异物钳取出;对于笔帽类异物,尽可能选择较粗的气管镜,用鳄鱼嘴钳夹住异物边缘取出。过声门时尽量从声门裂的后半部出喉,或者使用内撑式反张钳法取出。

(六) 健康教育

1. 预防宣教　教育儿童不要养成口内含物的习惯。当口含食物时,不要引逗儿童哭笑;发生呕吐时,应把头偏向一侧,避免误吸;咽部有异物时应设法诱导其吐出,不可用手指挖取。3 岁以下儿童应尽量少吃干果、豆类。家庭里小件物品应放在儿童拿不到的地方,年幼儿童需在监护下玩耍。

2. 院前紧急处理　气管异物的院前急救,对挽救患儿生命,缓解窒息,为异物取出赢得时间,具有重要意义。

(1) 上腹部迫挤法(海姆利希手法)　适用于 1 岁以上的儿童,可反复 5~10 次。但用力过猛或操作不当有导致腹腔和胸腔器官损伤的风险。

(2) 拍背法　适用于 1 岁以下的婴儿。操作时注意头低于躯体,可重复多次。

(3) 转运　一旦发生异物吸入应迅速将患儿送至有条件取出气管异物的医院,途中注意尽量减少各种刺激,避免患儿哭闹、咳嗽。若患儿出现严重吸气性呼吸困难、发绀、意识障碍,可用 16 号针头环甲膜穿刺,暂时缓解窒息状态。

(倪　鑫)

第六十三章 食管异物

概 述：

　　食管异物是耳鼻咽喉头颈外科的常见急症之一。本章重点介绍食管异物的病因、病理、临床表现、并发症、诊断、治疗及预防。

　　食管异物（foreign bodies of esophagus）是误吞或吞服植物性、动物性、金属及其他异物后引起的食管损害，若处理不当，会引起食管穿孔、颈部皮下气肿或纵隔气肿、食管周围炎、纵隔炎与脓肿、大血管溃破、气管食管瘘及食管狭窄、下呼吸道感染等并发症。

（一）病因

　　食管异物为食管常见疾病，一般由于进食匆忙，注意力不集中，食物未经仔细咀嚼咽下而致。老年人牙齿脱落、义齿松脱、咀嚼功能差、口腔内感觉减退；小儿磨牙发育不全，食物未经充分咀嚼；口含小玩物、钉与针等异物；吞咽功能失调造成误咽；吞咽异物企图自杀等，都可导致食管异物的发生。

　　食管异物最常见于食管入口处，其次为食管中段，发生于下段者较为少见。异物种类以鱼刺、骨类、枣核、义齿、金属等多见。

（二）病理

　　当异物嵌于食管某一部分后，局部会产生炎性反应，轻重程度视异物刺激性、边缘是否锐利及异物存留时间而定。光滑、无刺激异物如硬石等，可在食管内存留数月或数年之久，食管仅有局部轻度肿胀及炎症。如为骨类、枣核等不规则尖锐异物，食管局部可迅速出现炎症肿胀，继而发生溃疡或穿孔，形成食管周围炎、纵隔炎或脓肿等。长期存留在食管内的异物可造成食管狭窄，其上段可有扩大或憩室形成。极少数病例异物逐渐破溃进入气管及支气管而形成气管食管瘘或支气管食管瘘，进入胸腔则并发气胸或脓胸，若破溃至主动脉弓或其他大血管可引起大出血而死亡。

（三）临床表现

　　1. 吞咽困难　异物停留于环后隙及食管入口处，常引起吞咽困难，其程度与异物的形状及有无继发感染等有关。病情轻时，可进半流质饮食；异物较大、尖锐性异物或继发感染时，吞咽困难明显，且伴有流涎、恶心、反流等症状。

　　2. 吞咽疼痛　程度因异物形状、性质及有无继发感染等而不同。尖锐异物位于食管入口时，疼痛局限于颈正中或颈侧，伴有压痛。异物位于胸段时，伴胸骨后痛，放射至背部。食管穿孔并发纵隔感染与脓肿时，疼痛加剧，并伴高热。

　　3. 呼吸道症状　如异物较大，可向前压迫气管；如异物位置较高，未完全进入食管内，外露部分压迫喉部，可引起呼吸困难。如异物穿破气管及支气管，形成气管食管瘘或支气管食管瘘，常会引起呛咳。

(四) 诊断

1. **异物史**　依据患者明确的异物误吞史,有吞咽困难、疼痛或其他症状,可初步诊断为食管异物。

2. 当异物位居食管上段时,患者颈部常有轻微压痛。间接喉镜可发现梨状隐窝积液。

3. **X 线检查**　对不透射线的异物,如金属异物,具有确诊意义。枣核、鱼刺、肉骨等在 X 线下不显影的异物,应做食管钡剂检查,以确定异物是否存在及所处位置。怀疑有食管穿孔时,禁用钡剂食管造影,而改用碘油食管造影。

4. **食管镜检查**　作为最后的诊断依据。有时作检查时因恶心、呕吐而致食管扩张,异物可脱落咽下,检查时可能已见不到异物;如发现食管局部黏膜肿胀等炎症表现,则说明曾有异物存留。

(五) 并发症

1. **颈部皮下气肿或纵隔气肿**　食管穿孔后,吞咽下的空气经穿孔处外溢,进入颈部皮下组织或纵隔内。处理及时且无明显感染时,可逐渐自行吸收。

2. **食管周围炎**　是食管异物最常见的并发症,多发生于尖形或粗糙不规则的异物。嵌顿于食管时间较长的异物,可引发食管破裂穿孔,致炎症向外扩散,引起食管周围炎。感染较重,形成积脓时称为食管周围脓肿。颈部食管穿孔时,化脓性炎症经食管后隙侵及咽后隙,可并发咽后脓肿。

3. **纵隔炎与脓肿**　食管穿孔后,在颈部食管可形成下颈深部蜂窝织炎与脓肿,炎症可由此扩散至上纵隔形成纵隔炎与脓肿。在胸部食管,异物常嵌顿于主动脉弓及支气管分叉部位,一旦发生穿孔称为化脓性纵隔炎,是最常见的严重并发症,多有高热、脓毒血症等全身中毒表现,X 线显示纵隔明显增宽。炎症继续发展,还可引起胸膜炎、脓胸、血气胸、心包炎、肺脓肿等并发症。

4. **大血管溃破**　食管中段异物嵌顿,未及时取出致管壁穿破者,易导致食管周围化脓性感染,病变可累及主动脉弓或锁骨下动脉等大血管,引起致命性大出血。表现为大量呕血或便血,治疗较困难。其中以穿破主动脉弓最多见,其他常见受损部位还有左锁骨下动脉、颈总动脉、降主动脉及心包等;若穿通心包,可形成食管心包瘘。

5. **气管食管瘘及食管狭窄**　由于异物嵌顿压迫食管壁致管壁坏死,并累及气管、支气管时,可发生气管食管瘘。较轻并发症有食管狭窄与食管憩室,食管狭窄常发生于食管异物所引起的局部糜烂与溃疡后。

6. **下呼吸道感染**　非尖形异物长期存留于食管内可并发支气管炎、支气管肺炎、肺不张、支气管扩张及肺脓肿等,多为食管分泌物逆流入气管或形成气管食管瘘等所致。

此外,食管异物尚可出现颈椎关节炎与骨髓炎等并发症,甚至压迫脊髓。

(六) 治疗

怀疑有异物的患者应做食管镜检查,协助诊断与治疗。已诊断为食管异物,唯一治疗方法是在食管镜下取出,以免炎症加剧或出现并发症。

1. 患者就诊时间在发病 12～24 h 以内,一经确诊,应尽快做食管镜检查,将异物取出。

2. 就诊时间在发病后 24 h 以上,或全身情况较差,伴有局部感染时,可行短时支持疗法,并在控制感染后再将异物取出。

3. 发生食管穿孔,有气肿或食管周围尚无脓肿形成时,先采用广谱抗生素静脉滴注及支持疗法,适时取出异物。

4. 合并食管颈部周围脓肿或咽后脓肿且积脓较多时,应考虑施行颈侧切开、咽侧切开术,充分引流脓液。

5. 异物已穿破食管壁,伴纵隔脓肿等胸外科病变,或异物嵌顿甚紧,食管镜难以取出时,宜请胸外科协助开胸处理。

6. 胃镜或食管镜检查或行异物取出术前,须充分了解患者的一般状况。脱水、发热者,先给予补液及应用抗生素;查阅 X 线片,判定异物位置;依据异物部位、形状、大小,选用长短粗细合适的手术设备与器械。

7. 食管异物手术麻醉选择。全身麻醉适用于精神紧张、不合作的患者(尤其是患儿),应行插管全身麻醉,避免因不配合而出现损伤,同时避免食管镜压迫所致的呼吸困难。嵌顿于食管的义齿或其他难取异物,可在全身麻醉下松弛食管肌肉,解除食管痉挛,以利于异物取出。

8. 嵌顿性巨大异物,疑与主动脉弓有关联,应开胸取出异物;对掉入胃内的食管异物,采用长食管镜或胃镜取出。

9. 食管镜取出异物后的处理。食管异物发生后,24 h 内来医院经食管镜检查无显著炎性反应,异物已顺利取出者,可回家休息,进流质或半流质饮食1~2天后照常饮食,并口服抗生素;异物超过 24 h,并为粗糙尖形异物,食管局部反应明显,疑有食管黏膜损伤者,应作鼻饲或禁食补液;疑有食管穿孔或已有穿孔者,忌作钡剂造影,异物取出后,须住院密切观察,禁饮食、补液,给予足量抗生素。

(七) 预防

1. 进食时细嚼慢咽,不宜匆忙。
2. 教育儿童不要把玩具放入口内,以免不慎误咽。
3. 睡前、全身麻醉或昏迷患者,应将活动义齿取下。
4. 误吞异物后,切忌强行吞咽大口食物以图压下,以免加重损伤,增加手术难度,应立即前往医院诊治。

（韩德民）

第六十四章　食管腐蚀伤

概　述：

食管腐蚀伤是耳鼻咽喉头颈外科的急重症之一。本章重点介绍食管腐蚀伤的病理、临床表现、并发症、检查与诊断、治疗原则及预防。

食管腐蚀伤（caustic injuries of esophagus）是误吞或吞服强酸、强碱等腐蚀剂后引起口、咽与食管的损害，如处理不当，会引起食管穿孔、食管瘢痕狭窄或食管闭锁等。

（一）病理

腐蚀剂通常有强碱、强酸两类，强碱有氢氧化钠、氨水、碳酸氢钠等，强酸有硫酸、盐酸、硝酸等。强碱以氢氧化钠或氢氧化钾腐蚀作用最强烈，碳酸钠或碳酸钾次之。强碱与黏膜接触后会使脂肪皂化，蛋白质溶解，引起组织液化坏死，穿透力较强，严重者可破坏食管全层。强酸可引起组织凝固坏死，损伤食管颈部，伴有咽喉腐蚀伤，穿透力稍差，但浓度大的强酸仍可引起严重损伤，后期伴发下咽及食管颈部狭窄或闭锁。苯酚除腐蚀局部食管外，还可引起全身中毒症状。食管腐蚀伤严重程度与腐蚀剂的性质、浓度、剂量及接触时间长短密切相关。

食管腐蚀伤按损伤程度分三度。

Ⅰ度：病变局限于黏膜层，黏膜表层充血肿胀，坏死脱落。创面愈合后无瘢痕形成，不遗留狭窄。

Ⅱ度：病变累及黏膜层及肌层，急性损伤可致局部溃疡形成，表面有渗出或假膜形成。1~2周后，创面出现肉芽。3~4周后，瘢痕收缩，遗留食管狭窄。

Ⅲ度：病变累及食管全层及食管周围组织，可并发食管穿孔及纵隔炎等。

服腐蚀剂后数小时内食管病变较剧，在24 h内黏膜高度水肿，表面有糜烂，覆以渗出物、血液与坏死组织。水肿在第3天后开始消退，但因腐蚀组织继续脱落，溃疡范围仍不断扩大，第5天后溃疡范围不再扩大。1周以内是食管黏膜最薄弱的时期，无论肌层有无直接损伤，均可有广泛的纤维增生。在3~4周时，主要是炎症后的纤维性变化时期，肉芽创面愈合，形成瘢痕狭窄。

（二）临床表现

1. 急性期　1~2周。

（1）局部症状

1）疼痛　吞服腐蚀剂后，立即发生口、咽及食管的疼痛，并引起食管痉挛。

2）吞咽困难　出现吞咽障碍、流涎，在儿童尤为明显，一般只能进流质或半流质饮食，严重时则滴水难入。

3）声嘶及呼吸困难　病变累及喉部时，出现喉黏膜水肿，可致声嘶、呼吸急促、呼吸困难等表现。

（2）全身症状　咽下药物量过多或浓度过大,可即刻出现中毒现象,如发热、恶心、脱水、昏睡与休克等,如发生食管穿孔可致迅速死亡。

2. 缓解期　急性期后1~2周,未发生并发症,疼痛逐渐消失,吞咽功能有所恢复,创面逐渐愈合,饮食逐渐恢复正常。轻者2~3周可愈合。

3. 瘢痕形成期　病变只累及黏膜层、较轻者,伤后2~3周症状好转,直至痊愈。如病变累及肌层,经上述两期,于3~4周后,由于结缔组织增生,继而瘢痕挛缩致食管狭窄,再度出现吞咽障碍,并逐渐加重,甚至滴水难入,勉强吞入后立即吐出。因营养障碍与脱水,迅速出现衰竭现象。

（三）并发症

1. 全身并发症　服腐蚀剂量较多,会有全身中毒现象,重者在数小时内或1~2天内死亡。

2. 局部并发症

（1）出血　服腐蚀剂后数日内可出现小量吐血,常于1~2周,一般多在10天左右突然发生因坏死组织脱落所致的大量出血,重者可因出血无法控制而死亡。

（2）食管穿孔与纵隔炎　只并发于吞服腐蚀液浓度过高且量较多的患者,碱性腐蚀剂较酸性者更易发生食管穿孔,多在食管下端破裂至左侧胸腔,有时穿孔至气管,形成气管食管瘘。

（3）胃烧伤、胃穿孔与腹膜炎　多发生于吞咽酸性腐蚀剂后。

（4）喉水肿、吸入性肺炎、肺脓肿与支气管扩张症　可发生于急性腐蚀性食管炎与瘢痕狭窄时期,多见于儿童患者。

（5）食管瘢痕狭窄　是难以避免的并发症。胃瘢痕狭窄也常并发于吞咽酸性腐蚀剂的患者。

（四）检查及诊断

1. 咽、喉部检查　吞服腐蚀剂后,口、咽黏膜充血肿胀,上皮脱落后有假膜形成;继发感染时,则呈糜烂样外观。喉部受累时,间接喉镜可见会厌、杓状软骨等处黏膜水肿。

2. 食管钡剂X线检查　急性期后可进行检查,有助于了解食管受损性质、部位与程度。怀疑有食管穿孔时禁忌使用钡剂。

3. 食管镜检查　可直接观察食管内受损情况,为一种重要的检查方法,须掌握合适的时机,以免引起穿孔。通常于受伤后2周左右进行食管镜检查。

（五）治疗

治疗原则:急性期首要任务为抢救生命,预防狭窄形成;瘢痕期主要任务为施行食管扩张。

1. 急性期　患者就诊后与内科协同处理。首先了解病情与经过,给予输液、镇痛、解痉与广谱抗生素等治疗。

（1）中和剂的应用　受伤后在1~2 h就诊者,可考虑针对毒物性质给予适当的化学药物中和。酸性灼伤给予氧化镁乳剂或氢氧化铝凝胶;严禁使用碳酸氢钠,以免产生气体而促使发生胃穿孔。碱性灼伤给予食用醋、淡醋酸或橘子汁来中和。然后给予牛奶、生鸡蛋清或植物油等顿服,以保护黏膜创面。若就诊时间过晚,药物中和已无作用,反会引起呕吐,应当慎用。

（2）应用抗生素　食管腐蚀伤发生后应及时使用抗生素,预防感染发生。

（3）应用糖皮质激素　可抑制成纤维细胞肉芽组织形成,从而防止食管狭窄的发生。但若食管损害极度严重、局部坏死、怀疑有穿孔时,则禁用糖皮质激素。

（4）支持疗法　患者因咽痛不能进食或进食很少,应依据病情变化,给予补液,维持水、电解质及酸碱平衡,必要时给予鼻饲饮食。

（5）气管切开　患者呼吸困难明显时,应尽早行气管切开,保持呼吸道通畅。

（6）食管造影与食管镜检查　待全身症状缓解后,可行食管造影检查与食管镜检查,以了解食管受损程度。若发现损害仅发生在咽部而食管正常,数日后即可经口进流食,只给予一般对症治疗;若发现食管损害广泛而严重,应留置胃管,给予抗生素与糖皮质激素治疗;若发现食管损害极度严重,怀疑有穿孔,原则上禁用糖皮质激素。

2. 慢性瘢痕期　食管腐蚀伤后未经适当治疗,或因损害过于严重,虽经治疗仍不能防止发生瘢痕性狭窄。对于食管狭窄患者,可采取以下治疗方法。

(1) 食管镜下探条扩张术　适用于狭窄程度轻、病变范围较局限的病例。扩张在食管镜直视下进行,扩张时禁用暴力,插入大小合适的扩张探条,由小到大逐渐扩张,放入后留置数分钟取出,酌情每5~7天扩张1次,经多次扩张后,可使食管腔恢复到一定的宽度,以利进食。

(2) 顺线扩张术　患者吞咽一根长约7 m的粗丝线入肠,线端系以小铅丸,既便于吞服,又便于通过X线透视而确知此丸是否已入肠内。当线远端已入肠内时,如拉紧口外线端,觉线已固定而不能拉出。将口端丝线穿过弹性扩张探条中央小孔,将此探条循线送入食管进行扩张,直抵达贲门为止,视情况换用较大一号的探条进行扩张。

(3) 逆行扩张术　适用于食管狭窄程度较严重、范围较广,或经口扩张有危险、有困难或无效者,为一种较安全可靠的方法。先做胃造口术,将经口腔、食管吞下的尼龙线从胃造口处引出,与大小合适的梭形扩张子的一端连接,使尼龙线与扩张子的两端互相连接成环状,便于进行循环扩张。每周1~2次。扩张时,扩张子即可随线经胃入食管,自下而上最后由口腔牵出,如此反复进行循环扩张。酌情逐渐增大扩张子,对食管狭窄有一定疗效,但疗程较长。

(4) 食管内置入金属钛或记忆型钛网合金支架　在食管镜下将金属钛或记忆型钛网合金支架放入食管狭窄处。

(5) 外科手术治疗　对于烧伤严重、狭窄范围较广、扩张术未成功或估计不易成功者,采用狭窄段切除食管端端吻合术、结肠代食管术、游离空肠段移植代食管术、食管胃吻合术、皮管食管成形术等。

(六) 预防

重视食管腐蚀伤的预防工作。对于强酸、强碱等腐蚀性物质,一定要建立严格的管理制度。盛器上要有醒目的标记,并做到专人保管,上锁存放。切忌用杯、碗等盛器存放腐蚀剂,以免误吞。

（韩德民）

第六十五章　咽喉反流性疾病

概　述：

> 咽喉反流性疾病是由胃或十二指肠内容物反流至咽喉，导致咽喉组织发生炎性改变的疾病，是耳鼻咽喉头颈外科常见疾病之一，近20余年为耳鼻咽喉头颈外科医生所认识。本章主要阐述咽喉反流性疾病的发病机制、病理、临床表现及治疗策略。

　　咽喉反流性疾病（laryngopharyngeal reflux disease，LPRD）是胃或十二指肠内容物（包括胃酸和胃蛋白酶、胆汁和胰酶）反流至咽喉水平，损伤咽喉黏膜并引起慢性炎症疾病。1991年，Koufman教授提出并阐述了咽喉反流性疾病的概念，首次将其从胃食管反流病（gastroesophageal reflux disease，GERD）中清晰地区别开来。2002年，美国耳鼻咽喉头颈外科学会言语嗓音及吞咽疾病委员会正式表明在咽喉反流性疾病的立场，开启咽喉反流性疾病成为一种独立疾病的模式。

（一）发病机制

　　目前认为，咽喉反流性疾病的发病机制主要有两种理论：反流理论（直接刺激）和反射理论（迷走反射）。其中反流理论研究占主流，认为反流物直接刺激咽喉黏膜引起损伤及炎症。

　　📺 **拓展知识 65-1**　胃食管反流性咽喉病的病理生理机制

（二）病理

　　目前缺少标准的咽喉反流性疾病的病理表现研究。在临床研究和动物实验中，发现咽喉反流性疾病可导致声带振动缘黏膜发生显著的宏观和微观组织学变化，表现为上皮细胞裂开、微创伤、Reinke间隙改变、炎性细胞浸润、黏膜干燥和上皮增厚等形态学变化。反流动物模型的喉黏膜表现为喉黏膜上皮增厚、固有层水肿，随着时间的推移，固有层乳头向上皮表面广泛伸长，并有炎细胞浸润，慢性炎症包括成纤维细胞增殖、胶原纤维沉积、毛细血管增生和扩张。

（三）临床表现

　　1. 症状　临床症状多样，缺少特异性。常见的临床症状包括咽癔球症、发音障碍、慢性清嗓、咽喉痛、吞咽障碍、慢性咳嗽、发作性喉痉挛等，伴或不伴有反酸及胃灼热等消化道系统症状。清嗓被认为是咽喉反流性疾病最常见的症状。Book等对美国支气管－食管协会（American Broncho-Esophagological Association，ABEA）的成员做了一项调查，大多数参与调查的耳鼻咽喉科医生认为清嗓（98.3%）、持续性咳嗽（96.6%）、癔球症（94.9%）和音质改变（94.9%）在咽喉反流性疾病患者中最常见。

　　2. 体征　咽喉反流性疾病体征同样缺少特异性。常见的体征包括：①声门后区即后联合或杓间区的黏膜充血、水肿、增生；②声带突旁区的溃疡、肉芽肿；③假性声带沟，即声门下前2/3弥漫性水肿；④声带水肿和（或）血管扩张。Book等对ABEA成员的调查发现，多数耳鼻咽喉科医生认为杓区充血（97.5%）、声带充血（95.7%）和水肿（95.7%）、后联合增生（94.9%）及杓区水肿（94.0%）与反流具有相关性。

3. 内镜检查 电子鼻咽喉镜或者纤维鼻咽喉镜、频闪喉镜检查在观察及判断咽喉反流性疾病的体征时发挥重要作用。

4. 客观检查

（1）24 h 多通道腔内阻抗联合 pH 监测（multichannel intraluminal impedance–pH，MII–pH） 是目前咽喉反流较为准确并得到世界公认的客观诊断方法，但对于咽喉反流设立的诊断标准仍存在争议。目前文献推荐的阳性诊断标准为：排除各类非反流因素引起的 pH 下降后检出的咽喉 pH < 4 的反流次数 ≥3，或近端食管 pH < 4 的总时间 ≥1%；抑或 24 h 内咽喉部酸反流次数 ≥6.9 次或反流面积指数（reflux area index，RAI）≥6.3。

（2）口咽 pH 监测 能够直接测量口咽液体和雾化液滴的 pH，主要用于咽喉反流性疾病诊断的 pH 监测系统。立位时口咽 pH < 5.0，Ryan 指数 > 9.41；和（或）卧位口咽 pH < 5.5，Ryan 指数 > 6.81 可诊断为咽喉反流性疾病，Ryan 指数越大，咽喉反流性疾病越严重。目前对该技术的诊断标准及临床价值存在许多争议。

（3）胃蛋白酶检测 被认为是一种最有前途诊断咽喉反流性疾病的标志物。目前检测胃蛋白酶的手段主要有唾液胃蛋白酶检测和组织胃蛋白酶检测，两者间存在较高的一致性，但由于唾液检测最佳时间点、组织检测选取部位以及胃蛋白酶评判阈值等问题上存在较大争议，至今临床上胃蛋白酶检测用于咽喉反流性疾病诊断并未广泛开展。

（四）诊断

咽喉反流性疾病的症状和体征均无特异性，绝大部分咽喉反流性疾病患者并不伴有反酸、胃灼热等胃食管反流症状，至今缺少特异性的诊断方法和金标准。在诊断咽喉反流性疾病时，首先需要详细询问患者病史，进一步完善喉镜检查，参照反流症状指数量表（reflux symptom index，RSI）和反流体征评分量表（reflux finding score，RFS）做出初步诊断，若 RSI > 13 分或 RFS > 7 分，疑似咽喉反流性疾病。对于疑似咽喉反流性疾病患者，可进行质子泵抑制剂（proton pump inhibitor，PPI）经验性治疗 8 周，如治疗有效，可确诊为咽喉反流性疾病，对于治疗无效的患者，建议行 24 h 阻抗 –pH 监测或口咽 pH 监测，以进一步明确或排除诊断。

📺 **拓展知识 65–2** 反流症状指数量表与反流体征评分量表

（五）治疗

1. 不良生活方式及饮食习惯的改变 改善饮食结构和生活方式是咽喉反流性疾病的一线治疗策略，主要包括戒烟、戒酒，尽量避免高脂食物、巧克力、咖啡、酸性饮食，适当进食偏碱性食物，促进胃肠道排空，也可减少食管括约肌短暂松弛的频次，从而减少咽喉反流的发作次数。

2. 药物治疗 是咽喉反流性疾病的主要手段，目前咽喉反流性疾病治疗指南推荐的首选药物为质子泵抑制剂，其他药物包括 H_2 受体拮抗剂、促胃肠动力药、胃黏膜保护剂等。

📺 **拓展知识 65–3** 咽喉反流性疾病的药物治疗

3. 手术治疗 难治性咽喉反流性疾病的手术治疗疗效争论已久。胃底折叠术已经成为胃食管反流的标准手术，但对咽喉反流患者的治疗价值尚未确定。

（李湘平）

第 七 篇

颈部疾病

第六十六章

颈部应用解剖学

概 述：

　　颈部解剖对于耳鼻咽喉头颈外科医生既是重点，又是难点，只有在熟知解剖的情况下，才能对颈部疾病的发生、发展、转归及治疗特点全盘掌握。本章主要讲述与临床密切相关的颈部应用解剖，重点为颈部分区、颈部筋膜及间隙、颈部淋巴结。

　　颈部位于头、胸与上肢之间，呈圆筒形，连接头、躯干和上肢。上界为下颌骨下缘、下颌角、乳突尖、上项线和枕外隆凸的连线。下界为胸骨颈静脉切迹、胸锁关节、锁骨、肩峰至第 7 颈椎棘突的连线。颈部的正前方有呼吸道及消化道的上段，正后方有颈椎及上段胸椎，两侧有大血管、神经及淋巴结，颈根部有胸膜顶和肺尖。颈部各结构之间有疏松的结缔组织，形成若干层次的筋膜与筋膜间隙。

一、颈部的分区

　　颈部以两侧斜方肌前缘为界分为颈部和项部。颈部由胸锁乳突肌分成颈前三角区、胸锁乳突肌区和颈后三角区。在颈部表面可见胸骨上窝、锁骨上窝、胸锁乳突肌、舌骨、甲状软骨及环状软骨弓等体表标志（图 66-1）。

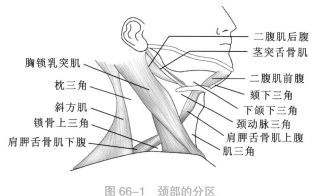

图 66-1　颈部的分区

（一）颈前三角区

　　颈前三角区外界为胸锁乳突肌前缘，内界为颈正中线，上界为下颌骨下缘。该区以舌骨为标志分为舌骨上区和舌骨下区。前者包括颏下三角和下颌下三角，后者包括颈动脉三角和肌三角。

　　1. 颏下三角　位于两侧二腹肌前腹和舌骨体间，内有数个淋巴结。

　　2. 下颌下三角　位于下颌骨下缘及二腹肌前、后腹之间。其内有颏舌骨肌、颏舌肌、下颌舌骨肌、咽中缩肌、茎突舌骨肌、茎突咽肌、舌动脉、舌静脉、舌神经、舌咽神经、舌下神经及各神经组成的分布于下颌下腺的下颌下神经节。

3. 颈动脉三角 位于胸锁乳突肌上部前缘、肩胛舌骨肌上腹和二腹肌后腹之间。该区有重要的血管和神经存在。

（1）颈总动脉 于平甲状软骨上缘水平分为颈内和颈外动脉，颈内动脉位于颈外动脉的后外侧。在体表的投影为：自胸锁关节沿胸锁乳突肌前缘向上至乳突与下颌角之间中点作一连线，该线平甲状软骨上缘以下的一段为颈总动脉投影，甲状软骨上缘以上为颈外动脉投影，沿胸锁乳突肌前缘至下颌骨髁突后缘连线为颈内动脉投影。颈总动脉末端稍膨大，为颈动脉窦，其为压力感受器。在颈总动脉分叉处后有扁平的颈动脉小体，为化学感受器。颈内动脉在颈部无分支；颈外动脉在颈部向前发出甲状腺上动脉、舌动脉和面动脉，向后发出枕动脉和耳后动脉，向内发出咽升动脉。

（2）颈内静脉 位于胸锁乳突肌前缘深面，颈总动脉外侧，有面总静脉、舌静脉及甲状腺上、中静脉汇入。

（3）迷走神经 在颈总动脉、颈内静脉后方下降并共同包于颈动脉鞘内。在鞘的下段颈总动脉位于后内侧，颈内静脉位于前外侧，迷走神经居于两者之间的后方；鞘的上段颈内动脉位于前内侧，颈内静脉位于外后侧，迷走神经位于两者间的后内方。迷走神经于舌骨平面上方发出喉上神经入喉。

舌咽神经及舌下神经于二腹肌后缘处呈弓形跨过颈内、颈外动脉浅面前行。舌下神经于颈外动脉浅面发出颈袢上根。

4. 肌三角 位于颈前正中线、胸锁乳突肌前缘、肩胛舌骨肌上腹间。该区有喉、气管颈部、食管颈部、甲状腺、甲状旁腺、喉上神经和喉返神经等重要结构。

（二）胸锁乳突肌区

胸锁乳突肌起于胸骨柄前面、锁骨上缘内 1/3，向后上止于乳突外侧面。胸锁乳突肌浅层为皮肤、颈阔肌、颈筋膜浅层、颈外静脉、颈前静脉等，后缘中点有枕小神经、耳大神经、颈横神经、锁骨上神经依次由深筋膜浅出，深层有颈袢、颈动脉鞘、颈丛、膈神经和交感神经等结构。

（三）颈后三角区

颈后三角区可分为枕三角和锁骨上三角。

1. 枕三角 位于胸锁乳突肌后缘、斜方肌前缘及肩胛舌骨肌下腹之间。底为椎前筋膜覆盖的颈深部肌肉，顶为颈筋膜浅层。副神经在该区的体表投影为自胸锁乳突肌前缘上、中 1/3 交点，经该肌后缘中点，至斜方肌前缘中、下 1/3 交点的连线。

2. 锁骨上三角 位于胸锁乳突肌下外侧深部与颈椎的前方。内含臂丛、锁骨下动脉、锁骨下静脉、胸导管颈部、胸膜顶和肺尖。

二、颈部筋膜及间隙

颈部筋膜为位于颈阔肌深面，围绕颈部诸肌肉和器官的结构，在血管、神经周围形成筋膜鞘和筋膜间隙。

颈部筋膜分为颈筋膜浅层和颈筋膜深层。前者由气管前筋膜与舌下肌组成的筋膜包绕甲状腺和气管，向上附于环状软骨弓、甲状软骨和舌骨，向下延续至心包纤维膜；后者即椎前筋膜，被覆椎前肌、前中斜角肌、肩胛提肌、臂丛和锁骨下血管，上附于颅底，向下延续至前纵韧带。

颈筋膜间隙为颈筋膜各层之间或血管神经周围疏松组织之间的潜在空隙，其间含少量疏松结缔组织。主要的颈筋膜间隙有（图 66-2）：

1. 咽后间隙 位于咽后壁筋膜与椎前筋膜之间，上达颅底，下至纵隔及第 4 胸椎平面，两侧可达咽侧间隙。当咽后间隙形成脓肿时，可引起呼吸及吞咽困难，脓肿还可波及颈动脉鞘、咽旁间隙及后纵隔。

2. 咽旁间隙 位于咽侧壁与腮腺、翼内肌之间，前界为颊咽肌缝，后界为椎前筋膜，外界为翼内肌、腮

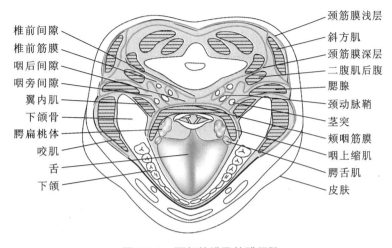

图 66-2　颈部筋膜及筋膜间隙

腺深面及下颌骨的颈深筋膜浅层,内界为颊咽筋膜。此间隙上达颅底,下至舌骨平面,由茎突及附于茎突的肌肉将其分为前、后间隙。前间隙较小,内有颈外动脉及静脉丛;后间隙较大,内有颈动脉鞘,后组脑神经及交感神经干。咽旁间隙与下颌下间隙、咽后间隙、腮腺间隙、颈动脉鞘等相通,炎症可互相扩散。

3. 椎前间隙　位于椎前筋膜与颈椎之间。颈椎结核形成的寒性脓肿可直接进入此间隙。

4. 颈动脉鞘　由颈深筋膜中层形成,鞘内有颈总动脉、颈内静脉、迷走神经。

5. 扁桃体周围间隙　位于扁桃体被膜与咽上缩肌之间,扁桃体周围炎症可通过咽上缩肌进入咽旁间隙。

三、颈部淋巴结

颈部淋巴结包括三大群:颈上淋巴结、颈前淋巴结和颈外侧淋巴结(图 66-3)。

(一)颈上淋巴结

颈上淋巴结包括颏下淋巴结和下颌下淋巴结,以及位于腮腺、乳突和枕部等区域的淋巴结(如腮腺淋巴结、乳突淋巴结和枕淋巴结)。

(二)颈前淋巴结

颈前淋巴结包括颈前浅淋巴结和颈前深淋巴结。

1. 颈前浅淋巴结　沿颈前静脉排列,收集舌骨下区浅淋巴结,并注入颈外侧深淋巴结或锁骨上淋巴结。

2. 颈前深淋巴结　排列于气管颈部前及两侧,自上而下包括喉前淋巴结、甲状腺淋巴结、气管前淋巴结和气管旁淋巴结。

(三)颈外侧淋巴结

颈外侧淋巴结以颈筋膜浅层为界分为浅、深两组。

1. 颈外侧浅淋巴结　沿颈外静脉分布,收集枕、耳后、耳下和腮腺处淋巴,注入颈外侧深淋巴结。

2. 颈外侧深淋巴结　又称颈深淋巴结,沿颈内静脉排列,被二腹肌和肩胛舌骨肌分为上、中和下三群。

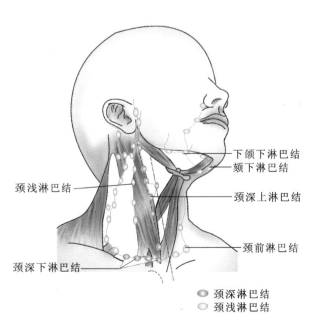

图 66-3　颈部淋巴结

391

（1）颈深上淋巴结　包括颈内静脉前淋巴结和颈内静脉二腹肌淋巴结,收集颈外侧浅淋巴结的输出淋巴管和鼻咽、腭扁桃体以及舌根部淋巴,并汇入颈深中淋巴结。

（2）颈深中淋巴结　位于二腹肌后腹和肩胛舌骨肌跨颈内静脉之间,包括副神经淋巴结和颈内静脉肩胛舌骨肌淋巴结,收集枕部、耳后和舌尖的淋巴,汇入颈深下淋巴结。

（3）颈深下淋巴结　位于锁骨上窝,收集颈深上、中淋巴结的输出淋巴管,此外还收集部分胸部及上腹部的淋巴管,其输出管左侧汇入胸导管,右侧汇入右淋巴干或直接汇入颈内静脉。胸、腹部恶性肿瘤细胞可经胸导管由颈干逆行而转移至锁骨上淋巴结,一般腹部及左半胸部器官的恶性肿瘤转移至左侧锁骨下淋巴结,右半胸部器官的恶性肿瘤转移至右侧锁骨下淋巴结。

（胡国华）

第六十七章　颈部肿物的鉴别诊断

概　述：

颈部肿物既是症状又是体征,根据其发病原因,分为先天性肿物和后天性肿物,后者又分为炎性肿物和新生物肿物。本章将重点讲述各种颈部肿物的临床表现及鉴别诊断。

颈部肿物根据其发病原因,分为先天性肿物和后天性肿物,后者分为炎性肿物和新生物。常见的先天性肿物与胚胎发育异常有关。炎性肿物分为特异性炎性和非特异性炎性肿物;新生物分为良性和恶性肿瘤,恶性肿瘤又分为原发性和转移性恶性肿瘤。颈部肿物种类较多,临床诊断应注意以下因素:

1. 病史询问　包括年龄、性别、病程、局部和全身症状及相关治疗等。恶性肿瘤多见于男性,炎症多见于20~40岁,转移性恶性肿瘤多见于40~60岁患者。颈部肿瘤病程数天的多为炎性肿物,数月的多为新生物,数年的多为先天性肿物。

2. 临床检查　首先观察颈部是否对称,有无肿胀和瘘管的形成。然后进行颈部触诊,了解肿物的部位、大小、质地、活动度,有无压痛或搏动以及与周围组织的关系。如怀疑转移性肿物,应通过耳鼻咽喉及口腔等处的内镜检查,了解这些部位有无肿瘤存在。

3. 影像学检查　颈部增强 CT 和 MRI 对了解肿物的部位、范围及与周围重要结构的关系有重要意义。B 超和彩色多普勒超声可发现胸锁乳突肌深面较小的肿瘤,以及血管、淋巴结和甲状腺肿瘤。颈动脉造影和数字减影血管造影(DSA)有助于诊断颈动脉体瘤及血管源性肿瘤。

4. 病理学检查　细针穿刺细胞学检查适用于多数颈部肿物者,对于淋巴瘤等细胞学检查不能确诊者,在经 DSA 排除血管源性病变后,可以考虑粗针穿刺组织学检查。如果怀疑恶性肿瘤的转移,可以做无创的PET-CT 检查。切开活检需慎用,一般仅限于多次检查仍未能明确诊断时。临床怀疑涎腺肿瘤或神经源性肿瘤时,因肿瘤位置较深,活检困难,一般可以在手术完整切除肿瘤后再作快速冷冻病理检查。

一、先天性肿物

颈部先天性肿物包括甲状舌管囊肿、鳃裂囊肿、颈部水囊状淋巴管瘤,详见第六十八章。

二、颈部炎性疾病

(一)颈部急性淋巴结炎

颈部急性淋巴结炎多由上呼吸道感染、扁桃体炎、龋齿、咽炎、口腔炎、外耳道炎等引起,病原菌以金黄色葡萄球菌和溶血性链球菌为主,通过淋巴引流途径,引起颈部淋巴结感染,颈部局部有红、肿、热、痛等特点,伴发热和局部压痛;慢性淋巴结炎常因急性淋巴结炎治疗不彻底,原发灶未解除或机体抵抗力差演变而来,压痛不明显。

(二) 颈淋巴结结核

详见第八十一章第一节。

(三) 艾滋病性颈淋巴结肿大

详见第八十三章。

三、颈部肿瘤

(一) 甲状腺腺瘤

甲状腺腺瘤(thyroid adenoma)女性多见,位于颈前下部气管的两侧,肿物质地中等、光整、随吞咽动作上下活动。巨大腺瘤可引起气管移位、狭窄,甚至影响呼吸。

(二) 涎腺混合瘤

涎腺混合瘤(mixed tumor of salivary gland)肿物光滑,质地中等,可活动。其中发生于腮腺者,可见耳前或耳垂下肿物。下颌下腺来源者位于下颌下三角。

(三) 神经鞘膜瘤

神经鞘膜瘤较多发生于迷走、颈交感干及舌咽神经。肿物多数为孤立性,生长缓慢,有完整包膜,很少发生恶变,多位于颈动脉三角区。肿物呈圆形或椭圆形,边界清楚,与周围组织无粘连,左右活动好,上下活动范围较小,质地中等。有囊性变者,可触及波动感。肿物较小时,常无症状,有时患者无意中摸到肿物。肿物较大时压迫神经,出现相应的神经受压症状,如压迫迷走神经出现声嘶,压迫舌下神经出现伸舌偏斜,压迫颈交感干出现 Horner 征,压迫膈神经出现患侧膈肌升高。肿物位于咽旁间隙者可向咽侧壁突出,引起吞咽不畅及讲话含糊不清,甚至严重的睡眠呼吸暂停等。

(四) 颈动脉瘤

颈动脉瘤(aneurysm of carotid artery)可发生在颈总动脉、颈内动脉、颈外动脉及其分支。由颈动脉硬化所致者,多发生在双侧颈动脉分叉处;由创伤所致者,多位于颈内动脉,颈外动脉较少见。主要症状为颈部肿物伴有明显的搏动及杂音,少数患者因瘤腔被分层的血栓栓塞,搏动减弱或消失。发生在颈总动脉、颈内动脉的动脉瘤可影响脑部供血。瘤体内血栓脱落可引起脑梗死,患者可出现不同程度的脑缺血症状,如头痛、头昏、失语、耳鸣等。瘤体增大压迫神经、喉、气管、食管,可出现神经麻痹、Horner 征、吞咽困难、呼吸困难等。

(五) 颈动脉体瘤

颈动脉体瘤(carotid body tumor)为起源于颈总动脉分叉处的一种化学感受器的肿瘤,属良性肿瘤,少数可发生恶变。无年龄及性别差异。表现为颈部无痛性肿物,位于颈动脉三角区,生长缓慢,病史长达数年或数十年;发生恶变者,短期内肿物迅速生长或有淋巴结转移。肿物较小时,一般无症状,或仅有轻度局部压迫感;肿物较大者,可压迫邻近器官及神经,出现声嘶、吞咽困难、舌肌萎缩、伸舌偏斜、呼吸困难及Horner 征等。

(六) 脂肪瘤

脂肪瘤(lipoma)可为单发、多发或弥漫性生长。一般生长缓慢,多无自觉症状,常无意中或体检时发现。弥漫性脂肪瘤者可压迫神经,引起神经受压症状,或引起颈部活动受限,甚至影响呼吸及吞咽功能。

(七) 纤维瘤

纤维瘤(fibroma)较为少见。边界清楚,质硬,表面光滑,无压痛,与周围组织无粘连,可活动,多位于颈侧,可单发或多发,很少出现症状。

(八) 恶性淋巴瘤

恶性淋巴瘤(malignant lymphoma)好发于青壮年男性。可发生于全身各组织器官的淋巴组织,但多发生在颈部、腋窝、腹股沟、纵隔及腹部淋巴结,尤以浅表淋巴结肿大为显著。根据其细胞来源分为霍奇金淋巴瘤(Hodgkin lymphoma,HL)和非霍奇金淋巴瘤(non-Hodgkin lymphoma,NHL)两大型,颈部淋巴结肿大是 NHL 的常见症状。

(九) 甲状腺癌

甲状腺癌(thyroid carcinoma)多为甲状腺单一结节,质硬,形状不规则。可侵犯、压迫周围组织引起呼吸困难和声音嘶哑。容易发生颈部淋巴结转移,故常伴有同侧或双侧颈部淋巴结肿大。

(十) 转移性恶性肿瘤

转移性颈部恶性肿瘤(metastatic cancer of the neck)大多数来自头颈部原发性肿瘤(约占 80%),少数来自胸、腹及盆腔等处肿瘤。极少数原发部位不明,以颈部无痛性肿物作为唯一症状就诊,反复检查找不到原发灶,而肿物活检证实为转移性恶性肿瘤,在临床治疗转移灶的同时需继续寻找原发灶。

（房居高）

第六十八章 颈部先天性疾病

概　述：

　　颈部先天性疾病种类很多。本章主要讲述常见的甲状舌管囊肿及瘘管、鳃裂囊肿及瘘管、颈部水囊状淋巴管瘤。

一、甲状舌管囊肿及瘘管

　　甲状舌管囊肿及瘘管（thyroglossal cyst and fistula）是颈部最常见的先天性疾病，因发生于颈正中故又称颈正中线囊肿或瘘管，其发生与甲状舌管的胚胎发育异常有关。胚胎发育至第 4 周时，在原始口腔底部发生甲状舌管，下行至颈部，其下端发生甲状腺。甲状舌管未退化或未完全退化则形成甲状舌管囊肿及瘘管。甲状舌管瘘管分完全性和不完全性两种类型，完全性瘘管外瘘口位于颈前皮肤正中线或略偏一侧，内瘘口位于舌盲孔；不完全性瘘管无内瘘口。由于舌骨发育晚于甲状舌管的形成，而舌骨是由双侧鳃弓在中线融合而成，所以未萎缩的甲状舌管既可在舌骨后方，又可在舌骨前方或贯穿于舌骨中。

（一）临床表现

　　1. 甲状舌管囊肿　甲状舌管先天性畸形大部分形成囊肿，囊肿大小不一，多位于舌骨与甲状腺之间。一般无症状，多不会引起注意，常无意中发现。囊肿呈圆形，表面光滑，边界清楚，与周围组织及皮肤无粘连，无压痛，质较软，有囊性感，可随吞咽上下运动，有些囊肿上部可触及一条索样物。并发感染时，囊肿迅速增大，伴有局部疼痛及压痛。若破溃可形成长年不愈的瘘管。

　　2. 甲状舌管瘘管　可以为先天性，也可以继发于囊肿破溃后形成。外瘘口位于颈前皮肤正中或略偏一侧，瘘口较小，常有分泌物溢出。继发感染时瘘口周围红肿，有脓液溢出。

（二）鉴别诊断

　　甲状舌管囊肿应与下列疾病鉴别：

　　1. 皮样囊肿　为先天性囊肿，位于颈前正中，囊肿与皮肤粘连，质地柔软，不随吞咽上下运动。穿刺可抽出皮脂样物质。

　　2. 颏下淋巴结炎　可有邻近组织如牙周、下颌、下唇等处的炎症，肿物质地较硬，有压痛，不随吞咽上下运动。

　　3. 异位甲状腺　多位于舌根部，少数位于喉前正中者易误诊为甲状舌管囊肿，B 超及放射性核素 ^{131}I 检查可做出鉴别诊断。异位甲状腺若需手术，术前应特别注意在颈前正常位置上有无甲状腺组织。

（三）治疗

手术切除。术前或术中可由瘘管注入亚甲蓝，以利手术将囊肿连同瘘管彻底切除，减少术后复发。

二、鳃裂囊肿及瘘管

鳃裂囊肿及瘘管（branchial cyst and fistula）包括来源于第 1~4 鳃沟的囊肿和瘘管，其外瘘口大多数位于颈侧，故又称颈侧囊肿和瘘管。

（一）病因及病理

1. 第一鳃裂囊肿及瘘管　较少见，因第一、二鳃弓未正常融合所致，由于第一鳃裂腹侧的残余细胞随着胚胎发育，形成含外胚层上皮组织的管道和瘘口。瘘管的外瘘口多位于下颌角后下方至舌骨平面的胸锁乳突肌前缘，内瘘口位于外耳道软骨部或耳屏与对耳屏之间。瘘管与面神经关系密切，且变异较大。囊肿可位于瘘管的任何部位。

2. 第二鳃裂囊肿及瘘管　多见，由第二鳃弓或第二鳃囊闭合不全引起，瘘管分为原发性（生后即有）和继发性（囊肿破溃所致）。大多数外瘘口位于胸锁乳突肌前缘下 1/3 处，瘘管经颈阔肌和颈深筋膜浅层之下沿颈动脉鞘上行，穿越颈内、外动脉分叉，到达腭扁桃体下窝的内瘘口。囊肿多位于胸锁乳突肌前缘中 1/3 处，常与瘘管同时并存，囊肿与皮肤无粘连，并发感染则迅速增大，较大的囊肿可压迫颈交感神经，出现霍纳（Horner）综合征。

（二）临床表现及诊断

鳃裂瘘管主要表现为外瘘口持续性或间歇性有分泌物溢出，部分患者觉口内有臭味，继发感染时可出现瘘口周围红肿、疼痛，有脓性分泌物溢出，且反复发作。鳃裂囊肿一般无症状，常在无意中发现颈侧有一无痛性肿物，大小不一，圆形或椭圆形，与皮肤无粘连，可活动，呈囊性感；继发感染时则肿物迅速增大，局部压痛。若囊肿向咽侧壁突出，可引起咽痛、吞咽困难等。

根据病史及瘘管和囊肿所在位置，不难做出诊断。但瘘管应与颈部淋巴结结核瘘管鉴别。第一腮裂瘘管伴有耳内流脓者，应与化脓性中耳炎鉴别。囊肿者有时需与水囊状淋巴管瘤鉴别，后者位于颈后三角区，囊肿透亮呈多房性，透光试验阳性。

（三）治疗

彻底切除囊肿及瘘管。尤其是瘘管较细或有分支者，更应警惕瘘管残留及术后复发。如继发感染，先控制炎症，然后手术。术前或术中注入亚甲蓝于囊腔内，易于辨别囊肿范围和瘘管情况，以利完全切除病灶，减少复发。

三、颈部水囊状淋巴管瘤

（一）病因及病理

水囊状淋巴管瘤（cystic hygroma）为来源于淋巴组织的先天性疾病。胚胎时期，颈囊发育成淋巴系统的过程中，部分淋巴组织虽然发生，但仍保持胚胎期特点，且继续发育和增大，形成内含淋巴液和覆盖内皮的多层囊腔，并形成水囊状淋巴管瘤。多发生于颈部，其次是腋窝、胸壁和腹股沟处。

（二）临床表现及诊断

多数在出生后即出现，90% 发生在 2 岁以前，成年后出现者较少。多位于颈后三角区，囊肿大小不一，较小时，无症状而不被发现；较大时可占据整个颈侧部，向上达颊部及腮腺区，向前超过颈正中线，向下达锁骨上窝和腋窝，向后达肩部。囊肿质柔软，有弹性，多为多房性，囊壁甚薄，囊内为清亮液体，透光试验阳性。由于颈部皮肤与皮下组织松弛，尽管囊肿很大，除出现头颈部活动略受限外，很少出现压迫症状。若继发感染或囊内出血，囊肿迅速增大，可伴局部疼痛。肿物穿刺抽出草黄色透明不易凝固的液体，可含胆固醇结晶，B 超有助于诊断。

（三）治疗

手术切除。一般在 2 岁以后手术,若出现压迫症状宜尽早手术。因囊壁甚薄,剥离囊肿时应尽量轻巧细致,以保证囊壁完整剥离。

（胡国华）

第六十九章 颈深部感染

概 述: ⚬┄┄┄┄

　　颈深部感染可累及多个筋膜间隙,严重时可引起多种并发症,甚至危及生命。包含咽后间隙感染、咽旁间隙感染、气管前间隙感染、下颌下间隙感染等。本章重点论述气管前间隙感染和下颌下间隙感染。扁桃体周脓肿、咽后脓肿、咽旁脓肿内容详见第四十二章。

一、气管前间隙感染

(一)病因及病理

　　气管前间隙(pretracheal space)位于气管前筋膜与气管之间,向下通上纵隔,间隙内含丰富的淋巴组织、静脉及静脉丛。感染多由于喉咽或食管颈部前壁外伤、异物(鸡、鸭骨等)刺破、穿孔,导致感染扩散,若未能及时控制可形成脓肿,严重者可蔓延至上纵隔;少数见于甲状腺感染的直接蔓延。

(二)临床表现及诊断

　　全身发热,吞咽疼痛,患者不愿进食,常伴有失水,体质虚弱。由于患者喉部常发生炎性水肿,早期有不同程度的声嘶,随着炎性水肿范围的扩大和加重,可出现吞咽困难和进食流质呛咳,若感染继续发展可发生呼吸困难甚至窒息。

　　颈部检查可见患者颈上部舌骨水平肿胀、压痛,局部显饱满;若有穿孔,可发生皮下气肿,触之可闻及捻发音,如出现压凹性水肿,应考虑有脓肿形成。纤维喉镜或间接喉镜检查见喉咽黏膜充血水肿,可蔓延至梨状隐窝、杓状软骨、会厌、声门区,镜检时应注意局部黏膜破损情况及有无异物。

　　颈正、侧位 X 线、CT 检查可了解病变范围及脓肿情况,胸部 X 线正、侧位片可了解纵隔和肺部情况。

(三)治疗

　　早期应用足量广谱有效抗生素,并给予局部理疗及对症治疗。对有Ⅲ度呼吸困难的患者,应及时行气管切开,已形成脓肿者应行颈侧切开引流,并置引流管。术后患者应禁食,减少吞咽活动,并给以全身支持治疗。

　　经过上述治疗若病情未能控制,应警惕并发症,常见的有上纵隔感染、肺部感染,少数感染可由气管前间隙扩散至咽后间隙。

二、下颌下间隙感染

(一)病因及病理

　　下颌下间隙位于颏下间隙的后外侧,内侧为二腹肌前腹,后外侧为二腹肌后腹和茎突舌骨肌,顶为下颌舌骨肌和舌骨舌肌,底为颈深筋膜浅层,上界为下颌骨下缘,间隙内有下颌下腺、淋巴结和面动、静脉及舌神经、舌下神经通过。

拓展图片 69-1　口底感染示意图

下颌下间隙感染为下颌下、颏下、舌下多间隙的急性蜂窝织炎,伴有组织坏死、溶解和出血,其感染大部分起源于牙齿(拔牙后感染)和牙周感染或下颌骨感染。常见致病菌为金黄色葡萄球菌、樊尚螺旋体和厌氧菌。

(二)临床表现及诊断

下颌下间隙感染多为牙源性因素所致,常见于拔牙后第 3、4 天或口底感染。感染向口底扩散,因炎性肿胀将舌推向上方,有进行性张口困难;若感染未能控制,则炎症由舌下间隙穿透蔓延至口底,形成下颌下间隙蜂窝织炎[路德维希咽峡炎(Ludwig angina)],炎症迅速扩散,产生坏死,伴浆液血性脓性浸润,局部压痛明显,但触之坚硬如板状。由于感染是直接蔓延扩散,因此蜂窝织炎侵犯结缔组织、筋膜和肌肉,但不通过淋巴途径扩散。

口底炎症迅速发展,肿胀的舌体被推向下、向后,压迫会厌,若并发喉水肿可引起呼吸困难,当舌体活动时,可引起剧烈疼痛,患者只能微开口,不能吞咽,唾液外溢,炎症向下蔓延可达咽旁间隙、颈动脉鞘、纵隔,颈部皮肤呈暗红色,触之坚硬,无波动感,患者常伴有高热、寒战、头痛、衰竭等脓毒血症症状。

(三)并发症

炎症可蔓延至咽旁间隙,甚至进入颈动脉鞘,侵蚀血管或累及颈内静脉发生血栓性静脉炎;也可向下蔓延进入纵隔,导致纵隔炎;还可引起喉阻塞、败血症、感染性休克、心肌炎等并发症。

(四)治疗

早期应用大剂量广谱抗生素控制感染,并予适量的糖皮质激素,同时加强全身支持治疗。必要时作下颌下间隙切开引流,可在双下颌角间作横切口,沿切口垂直切开颈阔肌和下颌舌骨肌筋膜,结扎面动脉颏下分支,在二腹肌前、后腹交角处,游离颌下深面筋膜,暴露下颌下腺三角区和舌动脉,然后沿肌纤维方向垂直分开下颌舌骨肌,扩大并置入引流管。为了保证引流通畅,可以对下颌舌骨肌作多处切开,切开后引流管在病情有所改善后应及时拔除,一般不宜超过 72 h。注意支持疗法,改善患者体质,应用广谱有效抗生素。有Ⅲ度呼吸困难者应行气管切开。

拓展图片 69-2　下颌切口示意图

(马瑞霞)

第七十章 颈部外伤

概　述：

颈部外伤涉及多处重要的血管、神经及重要器官的损伤,诊疗紧急并且复杂。本章重点介绍以喉、甲状腺、气管、食管颈部、颈部大血管为主的颈部外伤的诊断及急救原则,其中喉外伤详见第五十三章。

颈部外伤是一种需要立即处理、可能威胁生命的外伤,包括穿透伤和钝性外伤(颈部闭合性外伤)。这些外伤往往导致上气道–消化道损伤、食管损伤,7% 的颈部外伤可导致颈部血管损伤,也可以累及颈椎。颈部损伤的范围及严重性与预后密切相关,因此对颈部外伤患者应密切观察病情变化,及时采取相应措施,减少并发症,降低死亡率。

闭合性外伤多由钝力撞击引起,如钝器撞击、车祸、勒缢。闭合性外伤由于皮肤无伤口,伤后一段时间症状及体征不明显,往往容易被忽视,若出现呼吸困难、休克等严重并发症,应引起重视。

一、气管外伤

(一) 病因

颈部穿透伤极易引起气管颈部损伤,气管损伤也可以由钝伤引起。气管前方有下颌骨与胸骨,后方有脊柱保护,一般气管创伤少见。但当钝力直接从正面撞击颈部时,气管被挤压在坚硬的脊柱上,可引起气管软骨环破碎及喉部软组织撕裂,甚至气管与环状软骨分离,损伤严重。当钝力从侧面撞击颈部时,气管可向对侧移位,损伤较轻,常无骨折及脱位,仅引起气管黏膜损伤。

各种原因引起的气管内压力升高,如气管插管麻醉、气囊压力过高、剧烈的痉挛性咳嗽等,亦可引起气管破裂。

(二) 临床表现

气管闭合性外伤往往伴有喉挫伤,其症状有:① 气管损伤处疼痛,吞咽或头部转动时疼痛加剧,可放射至同侧耳部。吞咽疼痛应警惕有否食管损伤,一旦损伤可并发气管食管瘘,重者可引起纵隔炎。② 咳嗽及咯血。气管壁损伤后血液流入气管,引起阵发性刺激性咳嗽,咳出带泡沫的血痰;若损伤血管,可引起大出血。③ 呼吸困难和发绀。气管黏膜损伤肿胀,软骨损伤或并发纵隔气肿、气胸等,均可引起呼吸困难和发绀,多呈进行性加重。若发生气管环状软骨脱位,可引起严重呼吸困难,甚至窒息死亡。④ 气肿。气体通过破裂的气管壁进入皮下组织,产生气肿,为气管损伤的一个重要体征。气肿可以是局限性的,也可以是进行性的,即在短时期迅速向上下扩张,甚至累及全身,严重者常并发纵隔气肿和气胸。⑤ 声嘶。伴有喉挫伤或喉返神经损伤者,可出现声嘶,重者失音。颈部开放性外伤多伴有喉、气管损伤,这类患者常有声嘶,气体由伤口逸出,出现不同程度的呼吸困难,由破口逸出的空气如不能顺利外逸,可直接进入颈部、胸壁、腹壁皮下组织而形成广泛的皮下气肿,若气体进入颈部组织间隙内可扩展到纵隔,形成纵隔气肿及气胸。

(三) 诊断

颈部钝器伤后,颈前气管处皮肤肿胀、淤血、压痛明显、咳嗽及咯血,有皮下气肿发生,伴有或不伴有呼吸困难,均应高度警惕有气管创伤。除密切观察呼吸情况,做好气管切开或气管插管准备外,应尽快进行颈部正、侧位 X 线检查或 CT 扫描以查明气管损伤情况,胸部透视或 X 线检查了解有无纵隔气肿及气胸发生。必要时行纤维支气管镜或硬质支气管镜检查,进一步明确诊断。

(四) 治疗

手术的原则和目的为修补气道缺损,改善通气,预防纵隔感染,减少远期气道狭窄的可能。

1. 气管颈部裂伤并伴有皮下气肿的患者,应立即行气管切开,气管导管长度应越过损伤部位。紧急情况下亦可行环甲膜切开术。

2. 气管颈部裂伤或断离的患者,应做颈部切口修补气管或断端吻合,并在吻合处下方做低位气管切开。

3. 胸部气管损伤应及时解决呼吸困难,可采用麻醉插管或硬质支气管镜,了解损伤部位,进行开胸修补气管损伤。

二、血管、神经损伤

颈部钝性伤引起的血管损伤少见,占钝性伤的 1%～3%,但病死率高于穿透伤引起的血管损伤。开放性血管损伤多因颈部直接损伤引起,刀伤和火器伤为颈部穿入伤常见原因。由于颈部动脉与静脉、神经伴行,因此血管损伤常伴有神经损伤(直接损伤或血肿压迫)。

(一) 临床表现

由于颈部损伤部位不同,穿入损伤类型、程度不同,临床表现也各异。

1. 出血　一侧破裂或穿通血管壁,出血一般较严重且不易自行止血;而血管横断虽开始出血剧烈,但因为血管痉挛,导致血栓形成,使管腔闭塞而自行止血。由于颈部血管丰富又均为重要血管,因此应密切观察患者血压、脉搏情况,尤其要注意穿入伤入口小但可以造成大血管断裂或穿孔,引起大量内出血而形成血肿。动、静脉血肿(动静脉瘘)一般较单独动脉血肿出现症状早,几小时即听到杂音,而搏动 3～4 天后才出现。

有急性大出血的伤者,因失血而导致休克使脑缺血,可伴发昏迷、偏瘫、失语等神经系统症状。

2. 神经受损　常与血管、肌肉损伤伴随,其损伤约占颈外伤的 12%,其中以臂丛、脊髓、喉返神经与迷走神经损伤较常见。

(二) 诊断及治疗原则

血管造影、CTA、B 超等对血管损伤的评估有较高的价值。应警惕假性动脉瘤、血栓形成的可能。

三、咽和食管损伤

食管颈部外伤往往同时伴有下咽损伤,继发于穿透伤的咽和食管损伤罕见。外漏的含有细菌的唾液渗透到咽或者食管导致颈深部间隙感染,当外伤的位置位于胸廓入口时,容易引起危及生命的纵隔、胸膜腔感染。临床表现除吞咽疼痛外,还可见唾液、血液、食物、空气由破口溢出。水溶性造影剂造影结合内镜检查、CT 检查有助于发现及判断破口位置。

四、甲状腺外伤

单纯甲状腺外伤罕见,但甲状腺外伤可引起不断扩大的血肿,最终压迫气管导致呼吸困难,需要立即处理或者手术。颈部 B 超、增强 CT 或者 CTA 检查有助于诊断。出现呼吸困难及声嘶持续加重时需要积极处理。

五、颈部开放性外伤的急救处理

急救处理应遵循创伤处理三原则:注意气道、出血和循环状态。

1. 解除呼吸困难　注意呼吸情况,如有呼吸困难应立即吸出口腔、咽喉或喉气管破口内的血液和分泌物。若有喉气管破口,可暂由破口处插入气管导管或其他塑料管以维持呼吸道通畅。在紧急情况下也可行环甲膜切开,插入气管导管和塑料管,以暂时解决患者的呼吸困难,情况稳定后再行正规气管切开。

2. 止血抗休克　颈部开放性损伤常损伤大、小血管,一般应压迫止血(图 70-1),忌用止血钳盲目钳夹止血,因为盲目钳夹不易正确夹住出血点,反而易损伤颈部的重要血管、神经。以上处理无效时,应及时送手术室探查止血。

颈部开放性外伤大量失血可以引起失血性休克,因此应及时测量血压、脉搏,一般收缩压低于 90 mmHg(12.0 kPa),脉搏大于 100 次/min,即应考虑休克的存在,应给以静脉输液、输血;对大失血患者,还可以采取动脉输血、输氧、镇痛、保温、头低位心电监护等。

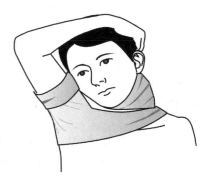

图 70-1　颈部加压包扎示意图

3. 颈椎损伤　疑有颈椎损伤的患者,急救时忌伸屈和扭转头部,搬运时应用颈架固定头颈部,行气管切开或气管插管等只允许在不仰头的情况下进行。

4. 抗感染　因为感染可引起颈部蜂窝织炎,食管周围炎,咽外侧间隙、咽后间隙、纵隔、肺部感染,因此应针对不同环境,及时采用有效的抗生素治疗。

(周水洪)

第七十一章

颈部原发性肿瘤

概　述：

　　颈部原发性肿瘤以甲状腺良、恶性肿瘤多见，另外，颈部副神经节瘤及颈部周围神经瘤虽然发生率较低，但具有区别于其他部位肿瘤的特殊表现。本章将重点介绍这三类肿瘤的临床表现、诊断及治疗原则。

　　原发于颈部的肿瘤以甲状腺良、恶性肿瘤多见，其次为神经鞘瘤、血管瘤、脂肪瘤及纤维瘤。由于甲状腺良、恶性肿瘤，颈部副神经节瘤及颈部神经鞘瘤具有区别于其他部位肿瘤的特征，本章着重介绍这三类肿瘤。

第一节　甲状腺肿瘤

　　对于任何年龄的患者，甲状腺肿瘤都是最常见的颈前肿物。根据肿瘤的生物学行为和病理特征，大致分为良性的甲状腺腺瘤和甲状腺癌两类。

　　（一）临床表现

　　1. 甲状腺腺瘤（thyroid adenoma）　多见于 40 岁左右的女性患者。肿瘤生长缓慢，若无囊壁血管破裂囊内出血引起胀痛，多无明显的症状。触诊发现肿瘤多位于一侧腺体，质地中等，表面光滑，无压痛，随吞咽上下运动。

　　2. 甲状腺癌（thyroid carcinoma）　早期多无明显症状，随肿瘤增大可出现吞咽时肿物活动度降低。压迫喉返神经、气管、食管，则出现声嘶、呼吸和吞咽困难。压迫颈交感神经节可引起 Horner 综合征。局部转移多见于颈部淋巴结，可触及硬而固定的淋巴结。远处转移可侵犯颅骨、椎骨等扁骨和肺，并产生相应症状。病理类型依恶性程度由高至低依次为未分化癌、髓样癌、滤泡状腺癌及乳头状腺瘤，其中乳头状腺瘤最为多见。

　　（二）诊断

　　流行病学资料显示，男性幼儿和女性青少年甲状腺肿瘤中甲状腺癌占有很高比例，所以临床上对于青少年患者甲状腺肿瘤要高度重视。诊断主要依靠病史、体检、甲状腺功能、超声、颈部增强 CT，必要时超声引导下穿刺活检，或进行核素扫描。

　　（三）治疗

　　甲状腺腺瘤可暂不处理，若出现局部压迫症状，或位于前后纵隔内，或具有功能自主性应考虑手术治疗。术中注意保护喉返神经和甲状旁腺。部分病例术后服用甲状腺素行内分泌治疗，抑制肿瘤复发。甲状腺癌依病理特征而治疗原则有所不同。滤泡样癌、乳头状腺癌以及髓样癌可进行手术切除,必要时行颈淋巴结清扫术。已发生转移的滤泡样癌在手术切除后仍需放射性碘治疗。未分化癌则以放射治疗为主。

第二节　颈部副神经节瘤

起源于副神经节细胞的一组肿瘤称为副神经节瘤(paraganglioma)。习惯上将位于肾上腺髓质者称为嗜铬细胞瘤,而位于肾上腺髓质外的副神经节瘤通常以其解剖位置结合功能活性而命名,如"颈动脉体副神经节瘤"。常见的头颈部副神经节瘤包括颈动脉体副神经节瘤、颈静脉球体瘤、迷走神经副神经节瘤。由于颈静脉球体瘤起源于侧颅底颈静脉孔区,将在第七十八章详述,本节不再讨论。

病理特征:典型的头颈部副神经节瘤直径多在 2~8 cm 之间,境界清楚,无包膜或包膜不完整,切面多为实性,均质状或分叶状,呈棕红色,可有出血或囊性变。镜下为血管纤维性间质包绕细胞巢形成细胞球样结构。与嗜铬细胞瘤不同,头颈部副神经节瘤罕有分泌血管活性物质的功能。绝大多数副神经节瘤为良性肿瘤,如伴有周围组织破坏和远处转移则高度提示为恶性肿瘤。

一、颈动脉体副神经节瘤

颈动脉体是位于颈动脉分叉处的副神经节体,是颈部副神经节细胞最大的集中部位。肿瘤另外的命名为化学感受器瘤,但真正准确的描述应为颈动脉体副神经节瘤。

(一)临床特征

虽然颈动脉体可感受动脉血 pH、血氧分压、血二氧化碳分压的变化并产生相应反应,但具有血管活性的颈动脉体瘤非常罕见。最常见的临床表现为位于颈动脉三角区的无痛性肿物,生长缓慢,病史长达数年或数十年;发生恶变者,短期内肿物迅速生长。肿物较小时,一般无症状,或仅有轻度局部压迫感;肿物较大者可压迫邻近器官及神经,出现声嘶、吞咽困难、舌肌萎缩、伸舌偏斜、呼吸困难及 Horner 综合征等。由于肿瘤与颈动脉相连,触诊可向外侧推动但不能上下移动。常可闻及血管流动音,在肿瘤表面可触及颈动脉搏动。

(二)诊断及鉴别诊断

根据症状、体征,结合辅助检查多能明确诊断,但需排除鳃裂囊肿、颈部转移性肿瘤、恶性淋巴瘤、颈动脉血管瘤。常用的辅助检查包括:B 型超声检查,可见颈动脉分叉处肿物将颈内、外动脉分开,其间距增宽;增强 CT 影像,可见特征性表现为颈动脉分叉处血管团块及颈内动脉推挤移位。由于肿瘤富含血管,严禁病理活检,以防发生难以控制的大出血。

(三)治疗原则

治疗手段为手术切除。

二、迷走神经副神经节瘤

约有 3% 的副神经节瘤起源于迷走神经,肿瘤极少具有代谢活性,多发于迷走神经某一节体。由于上节体靠近颈静脉窝,此处的肿瘤可为纺锤形,并使颈内动脉向前外侧移位。

(一)临床表现

声音嘶哑可以是患者就诊的首发症状。主要体征为单侧声带麻痹。根据肿瘤受累部位出现不同的临床表现。向上侵犯颈静脉孔可压迫舌咽神经、副神经,产生颈静脉孔综合征,表现为吞咽困难,患侧耸肩障碍,软腭瘫痪导致开放性鼻音及饮水呛咳。巨大的颈静脉孔区肿瘤还可导致舌下神经麻痹,出现舌肌萎缩、伸舌偏斜等症状。耳鸣和听力下降也是颈静脉孔区迷走神经副神经节瘤的临床表现。

（二）诊断及鉴别诊断

根据症状、体征,结合辅助检查多能明确诊断。可采用的辅助检查有:增强 CT,显示颈动脉分叉以上可增强的肿瘤,部分肿瘤可呈哑铃状。由颈动脉分叉以上突入咽旁间隙的血管性新生物,咽旁间隙神经鞘瘤虽有相似表现,但血管造影显示富含血管的肿瘤,提示副神经节瘤,若同时伴有颈动脉向中线或外侧移位,更有助于诊断。数字减影血管造影(DSA)是一种非创伤性的检查手段,用以确诊血管性新生物并判断其血液供应。由于肿瘤富含血管的特征,使病理活检成为禁忌,因为可能导致难以控制的大出血。

（三）治疗原则

手术切除是治疗的主要手段。难以耐受手术的患者可采用放射治疗和血管栓塞治疗。

第三节　周围神经瘤

典型的神经瘤是指来源于周围神经的肿瘤,在颈部通常表现为颈外侧的无痛性肿物,包括神经鞘瘤(又称施万瘤)、神经纤维瘤、创伤性神经瘤、神经纤维瘤病等。本节重点讲述神经鞘瘤。

神经鞘瘤(neurilemmoma)为起源于神经鞘施万细胞的实体瘤,可发生于迷走、舌咽、副、膈、颈交感、颈丛、臂丛等神经,较多发生于迷走、颈交感及舌咽神经。肿瘤沿外周神经呈离心性分布,可有囊性及退行性变。根据其典型的病理特征分为 Antoni A 型和 Antoni B 型。

（一）临床表现

神经鞘瘤多数为孤立性,生长缓慢,有完整包膜的实体性肿瘤,很少发生恶变,多位于颈动脉三角区,大小不一。肿物较小时,常无症状,有时患者无意中摸到肿物。肿物较大时,出现相应的神经症状。如迷走神经来源者出现声嘶,舌下神经来源者出现伸舌偏斜,颈交感神经来源者出现 Horner 综合征,膈神经来源者出现患侧膈肌升高。肿物位于咽侧间隙者可向咽侧壁突出,引起吞咽不畅及讲话含糊不清等。来源于椎间孔的神经鞘瘤可侵入椎管,形成哑铃状的肿瘤并出现脊髓受压和椎间孔扩大。

（二）检查

根据起源的神经不同,肿瘤位于不同部位。起源于迷走神经者,位于颈动脉三角区;舌下神经者,肿物多位于下颌角深处;颈丛者,多位于胸锁乳突肌后缘中部;臂丛者,位于锁骨上颈后三角区。肿物呈圆形或椭圆形,边界清楚,与周围组织无粘连,左右活动好,上下活动范围较小,质地中等;有囊性变者,可触及波动感。部分患者触诊可有压痛感。

（三）诊断及鉴别诊断

颈部出现孤立性肿物,生长缓慢,呈圆形或椭圆形,边界清楚,部分患者有压痛感,伴或不伴有神经压迫症状,即可做出诊断。影像学检查如 B 超、CT、MRI、DSA 检查可进一步明确诊断,但位于颈动脉三角区的神经鞘瘤有时难以与颈动脉体瘤鉴别。起源于迷走神经的神经鞘瘤多位于颈总动脉及颈内动脉的外后方,常将颈动脉向前方推移,在肿物表面可触及动脉搏动,推开动脉,可在其下摸到肿物,而颈动脉体瘤位于颈总动脉分叉处。DSA 对鉴别两种肿瘤具有重要意义。部分巨大的施万瘤难以辨别其原发神经。

（四）治疗

目前唯一有效的治疗方法是手术切除。根据肿物的部位和大小可采取经颈外、口内及颈外-口内联合径路三种途径。主要采用经颈外经路,其优点是术野暴露好,便于完整地切除肿物,并能保护神经、血管等重要结构免受损伤。若肿物主要向咽侧突出,体积较小,活动较好,可采用经口内径路,或需内镜辅助。若突向咽侧的肿物体积较大,并与颈部血管、神经关系密切,则可采用颈外-口内联合径路切除肿物。

（文卫平）

第七十二章 头颈部恶性淋巴瘤

概　述：

头颈部恶性淋巴瘤在头颈部肿瘤的诊断、治疗中占有重要地位。本章将重点讲述霍奇金淋巴瘤和非霍奇金淋巴瘤的病理特征、临床表现、诊断及治疗原则。

恶性淋巴瘤（malignant lymphoma）是起源于淋巴、造血组织的恶性肿瘤，以无痛性、进行性淋巴组织增生为特征。可发生于全身多种组织或器官，但绝大多数原发于淋巴组织或淋巴结，尤其是颈部淋巴结，以浅表淋巴结肿大为著，因而在头颈部肿瘤的诊断、治疗中占有一定的重要地位；但其也可见于消化道。在我国，恶性淋巴瘤按发病数计，居恶性肿瘤的第 11 ~ 13 位。我国恶性淋巴瘤发病每年至少超过 25 000 例，与白血病相仿。本病多发生于男性，好发年龄为 20 ~ 40 岁。根据病理、临床特点以及预后转归等可将淋巴瘤分为霍奇金淋巴瘤（Hodgkin lymphoma, HL）和非霍奇金淋巴瘤（non-Hodgkin lymphoma, NHL）两类，每类又分为若干亚型。

恶性淋巴瘤的发病与多种因素有关。目前趋向于认为免疫功能紊乱及长期抗原刺激，从而使淋巴细胞异常增殖导致发病。原发性免疫异常或缺陷为本病发病因素之一。病毒感染与本病发病也有密切关系。目前认为，人类 T 细胞白血病病毒（HTLV）是成人 T 细胞淋巴肉瘤的致病因素。此外，非洲儿童的 Burkitt 淋巴瘤，其致病因素是 EB 病毒。恶性淋巴瘤有家族聚集性，有些患者 14 号染色体发育异常。此外，长期使用抗肿瘤药、接受电离辐射等，均可导致本病。

一、霍奇金淋巴瘤

（一）病理

霍奇金淋巴瘤的病理学特点是在瘤组织内可见到 Reed-Sternberg 细胞（多核巨细胞）。Reed-Sternberg 细胞见于恶性淋巴瘤，在骨髓涂片中，为 15 ~ 45 μm 的多核巨型组织细胞，细胞边界清楚，半透明，呈多核性，有一个或两个以上胞核，核膜厚，核颗粒细，分布均匀，在核仁周围为无颗粒之透明环，核仁大而显著，呈圆形或长形，胞质较少，胞质及核仁均嗜酸，主要在门区集聚浸润，对霍奇金淋巴瘤有诊断价值。又被分为 4 种类型：一种是淋巴细胞耗竭型，有大量的 Reed-Sternberg 细胞和广泛的纤维化，此型预后较差；其余三型为淋巴细胞为主型、结节硬化型和混合细胞型。后三型在预后方面无明显差异。以上类型中以结节硬化型和混合细胞型为多见，各占 40%，其余两型各占 10%。

（二）临床表现

1. 淋巴结肿大　90% 的患者以淋巴结肿大就诊，大多表现为颈部淋巴结肿大和纵隔淋巴结肿大。淋巴结肿大常呈无痛性、进行性肿大。饮酒后出现疼痛是淋巴瘤诊断相对特异的表现。

2. 结外病变　晚期累及淋巴结外器官,可造成相应器官功能障碍,引起多种多样的临床表现。

3. 全身症状　20%~30% 的患者表现为发热、盗汗、消瘦。发热可为低热,有时为间歇高热。此外,可有瘙痒、乏力等症状。

4. 不同组织学类型的临床表现

(1)淋巴细胞为主型　男性多见,男女之比为 3∶1。病变通常累及周围淋巴结,初诊时多为早期局限性病变,约 80% 属Ⅰ、Ⅱ期,自然病程缓慢,预后好。治疗完全缓解率可达 90%,10 年生存率约 90%。但晚期(Ⅲ、Ⅳ期)患者预后差。

(2)结节硬化型　在发达国家最常见,多见于年轻成人及青少年,女性略多。常表现为纵隔及膈上其他部位淋巴结病变,预后较好。

(3)混合细胞型　在欧美国家占 15%~30%,不同年龄均可发病。腹腔淋巴结及脾病变常见,就诊时约半数患者已处晚期(Ⅲ、Ⅳ期),预后较差。

(4)淋巴细胞耗竭型　少见,约 1%,多见于老年人及人类免疫缺陷病毒(HIV)感染者。常累及腹腔淋巴结、脾、肝和骨髓,常伴全身症状,病情进展迅速,预后差。

(三)诊断

青壮年不明原因的慢性进行性、无痛性表浅淋巴结肿大,无急性炎症和结核表现,经抗感染治疗无效,应考虑本病并作病理活检。活检包括淋巴结活检及咽淋巴环活检。活检应选取较大的淋巴结整个切除送检。CT 扫描可用于评价膈下病变;淋巴结造影偶尔应用,可显示受累淋巴结的形状、大小和充盈情况;骨髓涂片查到 Reed-Sternberg 细胞对诊断有重要价值。

(四)治疗

局限性霍奇金淋巴瘤首选放射治疗加化学治疗;除了诊断目的外,很少需要手术;联合化学治疗是Ⅳ期患者的首选方法,如病变广泛或累及一个至多个淋巴外器官、脾或双侧膈下淋巴结,最常用的是 MOPP 方案,即将苯丁酸氮芥、长春新碱、丙卡巴肼(盐酸甲基苄肼)和泼尼松龙联合应用。

二、非霍奇金淋巴瘤

(一)病因与病理

非霍奇金淋巴瘤是具有很强异质性的一组独立疾病的总称。在我国也是比较常见的一种肿瘤,在常见恶性肿瘤排位中居前 10 位。非霍奇金淋巴瘤病变主要发生在淋巴结、脾、胸腺等淋巴器官,也可发生在淋巴结外的淋巴组织和器官的淋巴造血系统的恶性肿瘤。依据细胞来源将其分为三种基本类型:B 细胞、T 细胞和 NK/T 细胞非霍奇金淋巴瘤。临床上大多数非霍奇金淋巴瘤为 B 细胞型,占总数的 70%~85%。非霍奇金淋巴瘤在病理学分型、临床表现与治疗个体化分层上都比较复杂,但是一种有可能高度治愈的肿瘤。目前发病率在不同年龄阶段呈明显上升的趋势。

研究发现,在恶性淋巴瘤中染色体异常与特殊免疫表型及组织形态有联系,最常见的异常是 14 号染色体 q11-13、q22、q24 和 q32 带结构的重新排列,14 号染色体 q32 带受累最频繁,提示这个区域的重新排列在淋巴瘤恶性变的起始阶段可能是重要的。而且 14 号染色体 q11-13 带可能包含促进恶性变过程的基因。6 号染色体长臂缺失是另一种常见的染色体异常。据报告,常染色体异常在非霍奇金淋巴瘤患者中占 100%。另外,成人 T 细胞白血病/淋巴瘤,似乎与人类嗜 T 细胞病毒(HTLV-1)有关。而新近分离出来的人类疱疹病毒 6 型(HHV-6),则可能是艾滋病患者淋巴瘤的致病因子。

(二)临床表现

除淋巴结外,非霍奇金淋巴瘤最常见的部位是韦氏环(Waldeyer ring),此区恶性淋巴瘤约占咽部恶性肿瘤的 1/3,以腭扁桃体最为常见,其次是鼻咽、舌根、软腭及咽后壁。扁桃体恶性淋巴瘤往往呈外生性生长,但有时表面光滑而无溃疡。短期内形成较大的半球形或结节形肿物,占据腔内。初发症状可为颈部淋巴结肿大、鼻塞、听力障碍,还可出现咽痛、吞咽困难、咽异物感等症状。除此之外,还可侵犯涎腺、鼻窦、眼眶、甲状腺等,有40%的病例同时伴有颈部淋巴结肿大。非霍奇金淋巴瘤较多累及结外组织,通过淋巴道或血液循环向邻近及远处淋巴结及结外组织扩散,常见跳跃式的转移,亦可侵犯骨髓、中枢神经系统以及其他器官,如纵隔、肺、肝、脾、胃肠道、泌尿系统、骨骼、皮肤及神经系统等,引起多系统、多器官损害,出现相应症状和体征。

（三）诊断

本病诊断与霍奇金淋巴瘤基本相同,可进行细针穿刺抽吸细胞学检查、CT 扫描及淋巴结活检等。

（四）治疗

原发于淋巴结或早期的结外病变对 3 500～4 000 cGy 的放射量反应好。病变扩散者宜选用化疗,可采取 CHOP 方案,包括环磷酰胺、长春新碱和泼尼松龙。手术切除仅限于活检。

（余洪猛）

颈部转移癌

颈部转移癌以上呼吸道及消化道鳞癌发生颈部淋巴结转移为主,诊断和治疗上必须兼顾原发病灶。本章将重点讲述颈部转移癌的临床表现、诊断程序及治疗原则。

颈部转移癌(metastatic carcinoma of neck)是最常见的颈部恶性肿瘤。其主要来源于头颈部的原发灶,如口腔、鼻腔、咽、喉、唾液腺、甲状腺的肿瘤,少数来源于胸、腹、盆腔及其他躯体部位的原发灶,另有极少数原发灶不明。

(一)应用解剖

头颈部有 300 多个淋巴结,按解剖部位、引流的方向分为:头面部淋巴结:具体包括枕部、耳后、耳前、腮腺、面及舌淋巴结;颈部淋巴结:由位于浅面的颈前、颈浅、下颌下、颏下淋巴结以及颈深上、中、下三组、副神经、颈横等颈深淋巴结组成。颈部淋巴结转移癌的发生,其发生部位与原发灶淋巴引流部位密切相关,因此可以从转移淋巴结部位循淋巴引流途径寻找原发灶。

(二)颈部几种常见原发灶的转移

1. 鼻咽癌 发生颈部淋巴结转移率最高(占 60% ~ 80%),颈部肿物可以是患者就诊的首发症状。早期可出现患侧颈深上淋巴结肿大,单个或多个,质硬,不活动,无压痛。晚期转移至患侧颈深下淋巴结或对侧颈深淋巴结,肿物逐渐增大,可相互融合成巨大肿物,压迫第Ⅸ、Ⅹ、Ⅺ、Ⅻ对脑神经,而出现相应脑神经受压症状。

2. 扁桃体恶性肿瘤 常转移至下颌下及颈深上淋巴结,扁桃体肉瘤及淋巴源性恶性肿瘤最易出现早期淋巴结转移,与鼻咽癌相似,常以颈部肿物为首发症状就诊。肿物质硬,固定不活动,生长迅速,除非继发感染,一般无压痛。

3. 下咽癌 多为分化程度较差的肿瘤。下咽部淋巴组织丰富,较易发生淋巴结转移,早期常转移至患侧颈动脉三角区深部淋巴结,少数转移至气管旁及锁骨上淋巴结。

4. 喉癌 其中声带癌很少发生颈淋巴结转移。声门上及声门下癌易发生颈淋巴结转移,常转移至舌骨下、喉前、气管前及颈内静脉周围的淋巴结,以颈动脉分叉处最为多见。早期为一侧,晚期可出现双侧淋巴结转移。

5. 甲状腺癌 其中髓样癌及乳头状癌易发生颈淋巴结转移(50% ~ 70%),滤泡状癌较少发生转移(约10%)。常转移至喉、气管前、颈内静脉周围淋巴结,晚期转移至下颌下及锁骨上淋巴结。

6. 鼻腔鼻窦恶性肿瘤 早期较少出现颈淋巴结转移,晚期常转移至下颌下及颈深上淋巴结。

7. 颌面及口腔恶性肿瘤 其中舌癌、口底癌、软腭癌易出现淋巴结转移,常转移至下颌下、颏下及颈深上淋巴结;唇癌、颊癌、腮腺恶性肿瘤较晚发生颈淋巴结转移。

8. 来自胸腹腔恶性肿瘤的转移性恶性肿瘤　胸腹腔恶性肿瘤细胞可经胸导管转移至锁骨上淋巴结。左半胸腔、腹腔及盆腔器官的恶性肿瘤等转移至左侧锁骨上淋巴结,右半胸腔器官的恶性肿瘤转移至右侧锁骨上淋巴结。也可交叉,左侧锁骨上淋巴结转移多于右侧。

（三）诊断及鉴别诊断

颈部淋巴结转移癌多表现为颈部肿物。当原发肿瘤症状明显时,诊断并不困难。若原发肿瘤隐匿,则应综合分析病史、症状、体征,有序地进行诊断(图 73-1)。

1. 首先明确是否为颈部转移癌。凡颈部出现无痛性包块,持续增大且无急、慢性炎症表现,尤其是质硬,无压痛,与周围组织粘连,不活动,应考虑为恶性肿瘤。针吸穿刺活检是有效的诊断方法,尤其在无法判断原发肿瘤位置的情况下,可由此判断肿大的淋巴结内是否为鳞癌细胞。

2. 根据穿刺结果决定进一步诊断。如果穿刺活检提示淋巴瘤,因穿刺细胞学检查无法准确判断肿瘤的细胞类型,可行局部淋巴结切除后病理检查。如果穿刺结果为鳞癌细胞,则进行包括呼吸道、消化道在内的一系列检查,如内镜、X 线胸片、CT、MRI,必要时可做 PET-CT 检查。

3. 判断原发灶,从下列几个方面寻找原发灶。

（1）详细询问病史　患者常出现与原发肿瘤有关的症状。鼻咽癌患者可有头痛、涕血、耳鸣、听力下降等,喉癌患者有声嘶、咯血、呼吸困难,下咽癌患者有吞咽困难、饮水呛咳等。胃癌发生左锁骨上淋巴结转移,则可伴随腹痛、腹胀、体重减轻。

（2）淋巴结癌的位置　与原发灶淋巴结引流的区域有关,转移性淋巴结癌位于颈上中部 2/3 处,原发灶可能来自鼻腔、鼻窦、鼻咽、口咽、下咽、喉、舌等部位,应对这些部位进行仔细检查,发现可疑病变,进行活检。若淋巴结位于颈下 1/3 处,原发灶可能来自甲状腺、下咽、喉等。锁骨上阳性淋巴结,则提示胸、腹部恶性肿瘤转移。

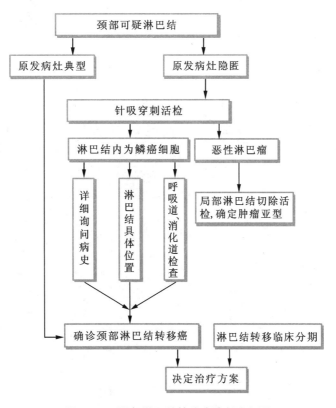

图 73-1　颈部淋巴结转移癌诊断流程图

4. 临床分期　明确颈部淋巴结转移癌的分期对于判断肿瘤恶性程度,建立个体化的治疗方案,进行预后评估具有重要意义。具体的淋巴结分期应根据原发肿瘤部位、病理分型确定。

5. 鉴别诊断　颈部转移癌应注意与颈部淋巴结结核相鉴别,后者多有肺结核病史,有全身结核中毒症状,可行穿刺或局部活检明确诊断。

(四) 相关辅助检查

1. 一般检查　应用前、后鼻镜,间接喉镜对鼻腔、鼻咽、口咽、下咽及喉部进行检查。还应检查肝、脾和全身淋巴结。

2. 内镜检查　包括鼻窦内镜、纤维喉镜、纤维支气管镜、纤维食管镜、胃镜、纤维结肠镜、电子喉镜等,以发现隐匿的微小病灶。

3. 超声检查　对颈部肿物、甲状腺、肝、脾等进行 B 超检查。

4. 影像学检查　鼻窦、鼻咽部、喉部、胸部、腹部的病变可行 X 线、CT 或 MRI 检查,必要时可行 PET-CT 检查。

5. 放射性核素扫描　主要用于甲状腺病变的诊断。

6. 血清学检查　VCA-IgA 和 EA-IgA 用于鼻咽癌的辅助诊断。

(五) 治疗原则

颈部淋巴结转移癌应根据原发灶不同,采取不同的治疗措施。例如,鼻咽癌转移者由于肿瘤对放疗敏感,可采取包括原发灶在内的放疗。局部复发和放疗后残存肿物可手术切除或化疗。喉癌、喉咽癌合并颈淋巴结转移,应进行原发病灶切除并根据淋巴结分期选择根治性、分区性、功能性颈廓清术,术后可补充放、化疗。鼻腔、鼻窦、甲状腺癌转移者多采取手术或综合治疗。胃癌伴左锁骨上淋巴结转移,应在手术切除原发灶和局部淋巴结清扫的基础上化疗。肿瘤晚期,手术难以切除或患者一般情况差不能耐受手术者,采用姑息性放疗或化疗。

(崔晓波)

第七十四章　颈淋巴结清扫术

概　述：

随着临床医学分科的不断完善,耳鼻咽喉头颈外科医生已完成大量的颈部转移癌及颈部原发肿瘤的外科治疗。颈淋巴结清扫术现已成为耳鼻咽喉头颈外科的基本手术,本章重点介绍颈淋巴结清扫术的基础知识。

(一) 概念

颈淋巴结清扫术(neck dissection,ND)是治疗颈部临床已证实为转移癌及隐匿癌的最常用的方法之一,同时也是切除颈部本身大的良性或恶性肿瘤的一种术式。

(二) 历史

据文献回顾,早在 1880 年 Kocher 在治疗舌癌时,即首次实施了原发灶加下颌下淋巴结转移灶一并切除术,可以说是颈部转移癌外科治疗的开端。1894 年,Halsted 在治疗乳腺癌时,确立了治疗局部病变的同时尚需解决区域性淋巴结转移灶的原则,后人称为 Halsted 原则。在该原则的影响下,1906 年,由 Crile 提出了颈淋巴结清扫术的观点,奠定了头颈外科治疗转移灶的手术基础。在此基础上,由头颈外科先驱 Martin 等对该术式进行严格的规范化,形成了经典的颈淋巴结清扫术,即根治性颈淋巴结清扫术(radical neck dissection,RND)。20 世纪 60 年代,由 Bocca 及其同道对 RND 进行了改进,提出改良性颈淋巴结清扫术(modified neck dissection,MND)或功能性颈淋巴结清扫术(functional neck dissection,FND),目的在于切除肿瘤的同时尽可能保留患者的外观及功能。近十余年,随着人们对于头颈部各种肿瘤转移规律不断的深入研究,以及微创手术(microinvasive surgery)经验的不断积累,人们对于传统的肿瘤外科各种根治术再次提出不同的改良方案,形成了择区性颈淋巴结清扫术(selective neck dissection,SND),即根据原发灶淋巴结特定引流区情况设计颈部的治疗方案,在根治肿瘤的同时减少不必要的手术创伤,从而更好地保留患者的外观及功能。相应地,据肿瘤侵犯范围需扩大切除病变组织,包括非颈部的淋巴组织或颈部的非淋巴组织结构,而形成了扩大的根治性颈淋巴结清扫术(extended radical neck dissection,eRND)。

(三) 分类

回顾历史不难看出,颈淋巴结清扫术可分为:根治性颈淋巴结清扫术(RND)、改良性颈淋巴结清扫术(MND)、择区性颈淋巴结清扫术(SND)和扩大的根治性颈淋巴结清扫术(eRND)。

(四) 临床意义

从头颈部恶性肿瘤转移规律来讲,头颈部恶性肿瘤首先的转移方式是颈淋巴结转移,且可在很长时间内停留于颈部,即使出现颈淋巴结转移,发生全身远处转移的机会也较小,是颈淋巴结清扫术治疗颈部转移的依据,同时也说明了颈淋巴结清扫术的临床意义。从解剖学角度而言,颈部的筋膜将颈部淋巴结分割局限于椎前筋膜（颈深筋膜深层）的浅层,转移灶绝大多数不会突破椎前筋膜,为手术彻底切除颈转移灶提供了可能;同时大量的临床资料证实,头颈部癌肿已发生颈转移者,其手术治愈率明显大于单纯放射治疗的治愈率。因此认为颈淋巴结清扫术是临床治疗颈部转移癌的有效手段。同时因其是一解剖手术,所以也是切除颈部本身大的良性或恶性肿瘤的基本术式。

（五）相关解剖学基础

1. 颈部的淋巴结　与筋膜相对应也分为浅、深两层。浅层淋巴结位于浅层筋膜的深面、深筋膜的浅面,少有肿瘤的转移,仅可见少数皮肤癌发生转移。而深层淋巴结位于颈深筋膜的浅、深层之间,通常分为 10 组:① 枕淋巴结,② 耳后淋巴结,③ 腮腺淋巴结,④ 下颌下淋巴结,⑤ 颏下淋巴结,⑥ 咽后淋巴结,⑦ 颈内静脉淋巴结,⑧ 喉、气管、食管周围淋巴结,⑨ 副神经淋巴结,⑩ 锁骨上淋巴结。颈淋巴结清扫术主要切除 4、5、7、9、10 组淋巴结。

2. 颈部淋巴结分区　根据临床治疗要求,1991 年,美国耳鼻咽喉头颈外科基金协会建议将颈部淋巴结分区划分(图 74-1)。

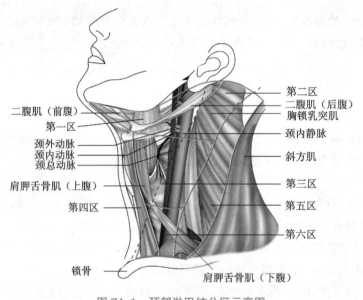

图 74-1　颈部淋巴结分区示意图

第一区(level Ⅰ):即颏下及下颌下淋巴结。

第二区(level Ⅱ):为颈内静脉淋巴结上组,即二腹肌下相当于颅底至舌骨水平,前界为胸骨舌骨肌侧缘,后界为胸锁乳突肌后缘,为该肌所覆盖,其中以副神经为界,前下段为第二 A 区,后上为第二B区。

第三区(level Ⅲ):为颈内静脉淋巴结中组,从舌骨水平至肩胛舌骨肌下腹与颈内静脉交叉处,前、后界与第二区相同。

第四区(level Ⅳ):为颈内静脉淋巴结下组,从肩胛舌骨肌下腹到锁骨上,前、后界与第二区相同。

第五区(level Ⅴ):为枕后三角区或称副神经淋巴链,包括锁骨上淋巴结,后界为斜方肌,前界为胸锁乳突肌后缘,下界为锁骨。

第六区(level Ⅵ):为内脏周围区或称前区(anterior compartment),包括环甲膜淋巴结、气管周围淋巴结、甲状腺周围淋巴结等,咽后淋巴结也属该组。

第七区(level Ⅶ):部分学者提出,将胸骨上缘至主动脉弓上缘上纵隔区淋巴结定义为第七区淋巴结。但有学者认为,上纵隔从解剖分区而言不属于颈部范围,不应该将上纵隔淋巴结归为颈部淋巴结。

（六）范围及适应证

1. 根治性颈淋巴结清扫术(RND)　为传统的清扫术,针对临床检查有肿大淋巴结、临床 TNM 分期

（$cN_{1～3}$）患者，清扫后病理阳性率（PN_+）在 60%～90% 之间。清扫的范围应包括颏下、下颌下、颈内静脉淋巴结链（第二至四区）及第五区淋巴结连同胸锁乳突肌、颈内静脉、副神经一并切除，保留的重要解剖结构为颈总动脉、颈内动脉、颈外动脉、迷走神经、舌下神经、舌神经等，根据原发癌部位及分期，其范围可相应做出调整。

2. 改良性颈淋巴结清扫术（MND,FND）　适应证为：① 临床颈淋巴结转移阴性病变；② 部分 N_1、N_2 病变（特别是术前或术后辅以放疗）；③ 分化好的甲状腺癌；④ 同期双侧颈淋巴结清扫术，其中对侧或病变范围较小侧颈部可行 MND。

功能性颈淋巴结清扫术仍为全颈淋巴结清扫术，清扫的范围同根治性颈淋巴结清扫术，但保留了颈内静脉、副神经、胸锁乳突肌，甚至颈外静脉、耳大神经、颈丛等多组解剖学结构，从而更好地保留患者的外观与生理功能，但一定程度上要增加手术时间，增加并发症发生的概率，增加病灶残留的风险，因而对外科医生提出更高的要求。

3. 择区性颈淋巴结清扫术（SND）　是基于对头颈部特定部位的肿瘤颈淋巴结转移规律的深入研究的结果，根据原发病变设计颈部手术的治疗方案，简单分为 5 种（表 74-1）。其适应证主要为上呼吸道、消化道鳞癌 cN_0 及颈部淋巴结第一组发生转移的 cN_1 患者，尤其对于临床颈淋巴结阴性（cN_0）但颈部隐匿性转移机会大于 20% 的患者，更具有临床治疗意义。

表 74-1　颈淋巴结清扫术术式及适应证

术式		淋巴结清扫范围
RND	颈全清扫术	Ⅰ～Ⅵ区
MND	颈改良性清扫术	Ⅰ～Ⅵ区
SND	颈肩胛舌骨肌上清扫术	Ⅰ～Ⅲ区：口腔及口咽癌，$cN_0～cN_1$ 病变
	颈侧清扫术	Ⅱ～Ⅳ区：喉癌、下咽癌，$cN_0～cN_1$ 病变
	颈前清扫术	Ⅵ区：甲状腺癌，cN_1 病变
	侧颈后清扫术	Ⅱ～Ⅴ区：头皮癌，$cN_0～cN_1$ 病变
eRND	颈全清扫术 + 非颈部淋巴结组织，如上纵隔淋巴结	
	非淋巴结组织，如椎前肌、颈交感链、颈总动脉等	

（七）颈淋巴结清扫术手术切口设计

颈淋巴结清扫术手术设计多种多样，需考虑以下因素作为切口选择的依据：① 原发灶切除切口，将两者统一考虑。② 颈部外观及远期手术瘢痕形成对颈部活动及美观的影响。③ 切口应尽量避开颈总动脉、颈内动脉。

对于喉癌及下咽癌颈部病灶的手术治疗，可选择大的水平弧形切口，切口沿颈部皮纹走行，两侧达胸锁乳突肌的外侧缘即可完成双侧颈淋巴结的手术要求。对于甲状腺癌，可选择低位（胸骨及锁骨上）大弧形切口可以满足手术要求。单纯颈淋巴结清扫术可选择 MacFee 切口，术后患者外观、功能保留良好。

颈淋巴结清扫术可因术者的手法及习惯采用不同的手术方式，具体操作步骤请参阅相关手术学内容。

（八）颈淋巴结清扫术的并发症

1. 出血　可分为两类：原发性出血，即在术后 24 h 或 48 h 出现；继发性出血，是指继发于颈部感染、皮瓣坏死，继而颈总动脉壁坏死破裂出血，或颈内静脉残端出血。

2. 乳糜瘘　为术中损伤胸导管，且处理不彻底或未发现致术后乳糜液外漏而形成。预防方法：手术中结扎左侧颈内静脉下端不宜太低，应在锁骨上 1.0 cm 处进行；若术中已造成胸导管损伤，应予以可靠结扎，并局部填塞止血纱布及肌肉组织,将问题在手术台上解决,一旦形成需采取积极措施。

3. 胸膜损伤与纵隔气肿　颈淋巴结清扫术中,当暴露气管前筋膜和椎前筋膜后,可以因患者强力呼吸,空气进入纵隔,形成张力性纵隔气肿,严重时气肿压迫上腔静脉及右心房影响静脉回流,患者可因此死亡;严重的纵隔气肿,气体可冲破胸腔,或沿大血管、气管周围进入胸腔造成气胸。一旦证实有纵隔气肿及气胸,需行气体引流。

4. 感染　一般甚少发生,可因创腔内积液(如喉及下咽手术,咽瘘形成)或气管切开创腔与颈清扫切口相通等造成感染。

5. 颈内静脉损伤　发生概率较小,静脉破裂除出血外,由于血管负压,可出现空气栓塞,严重者可致死。静脉破裂时,应立即压迫破口处,及时采取有效措施阻断静脉,以防空气栓塞。

6. 皮肤坏死　多见于放疗术后患者,一旦产生坏死,应加强换药,控制感染,必要时行植皮或皮瓣修复,应避免颈部大血管裸露。

7. 神经损伤　颈淋巴结清扫术中要注意保护迷走神经、臂丛、膈神经、舌神经、舌下神经等,否则有损伤以上神经的可能,并出现相应的临床症状。对于MND与SND,保留副神经是非常重要的手术环节与要求。

(九) 总结

颈淋巴结清扫术现已是临床耳鼻咽喉头颈外科、口腔颌面外科及普外科医生必须掌握的基本术式。

RND为传统术式,仍有一定的适应证。MND对外科医生提出了更高的要求。SND虽然手术范围减小,但手术操作难度却较高,正确掌握手术适应证、提高外科技能是治疗成功的重要保障。

(韩德民)

第 八 篇

颅 底 疾 病

第七十五章

颅底应用解剖学

概 述：

颅底解剖位置深，周围毗邻关系复杂，长期被认为是手术的"禁区"。近年来随着影像学、显微外科技术的进展，颅底解剖学飞速进步。本章简要介绍颅底的应用解剖学。

第一节 前颅底应用解剖

前颅底是由额骨（鳞部）、筛骨（筛板和鸡冠）、蝶骨（蝶骨体和小叶）构成的形似扇面的窝，位于鼻腔和眼眶的上方。前与额窦一板之隔，后由蝶骨小翼后缘、前床突、视神经管口及交叉沟构成，两侧为额骨眶部，窝内容纳大脑额叶、嗅神经、嗅球和嗅囊等。蝶骨小翼延伸至颅外形成额骨颧突，它是前颅底的最高点，也是该区域手术的重要解剖标志。

颅前窝底中央最突出的骨性标志是鸡冠，约 10% 气化，前与额窦相通。鸡冠两侧为筛板形成的嗅窝，为鼻腔上壁，亦为前颅底最低点。筛板上有许多小孔，有嗅纤维和筛动脉通过，该区域（筛顶、眶顶）骨性结构薄弱，是前颅底骨折和手术并发症导致脑脊液鼻漏的常见部位。

📺 拓展图片 75-1 *颅底解剖图谱*

（一）前颅底与鼻、鼻窦

鼻腔和筛窦顶壁即为颅前窝底，额窦后壁即为颅前窝前壁。鼻腔顶壁即筛骨水平板，薄、脆而多孔，由硬脑膜延续的鞘膜包绕嗅神经穿行于鼻腔和嗅球之间。蝶窦顶壁即垂体窝底（蝶鞍底），垂体窝容纳垂体，其两旁有颈内动脉沟，此沟之前端与视神经孔相距约 1.5 cm，后端即为颈内动脉管内口，海绵窦底位于此沟内。

（二）前颅底与眼眶、视神经管和眶内容物

眶上壁很薄，是颅前窝的底，额窦底多位于眶上壁内侧。眶的下壁是上颌窦的顶，其骨面上有沟，称眶下沟，向前移行为眶下管，通眶下孔；下壁后缘游离形成眶下裂，有眶下神经和动、静脉经过。眶的内侧壁很薄，主要由上颌骨额突、泪骨、筛骨眶板和蝶骨体的一部分构成，邻接筛窦；近前缘处上颌骨额突与泪骨形成泪囊窝，容纳泪囊，向下延伸为鼻泪管，通下鼻道；内壁后界是视神经眶口，在额筛缝中或附近，前后有 2 个孔，分别为筛前孔和筛后孔，内有同名动脉和神经通过。

眼眶交汇在眶尖，此处最重要的结构是视神经管（内侧）和眶上裂（外侧）。视神经管由蝶骨小翼和蝶骨体组成，其内侧毗邻蝶窦外侧或最后筛房，其内有视神经和眼动脉通过。颈内动脉通常在其下方，与视神经管形成外"八"字的走行关系。

第二节　中颅底应用解剖

中颅底大部分由蝶骨大翼构成,外侧与颞骨部相连,中后与颞骨岩部毗邻,可分为较窄的中间部及宽广深凹的两个外侧部。翼点为额、顶、颞及蝶骨大翼的交汇处,形如"H"。

(一) 鞍区

中颅底以马鞍形的蝶鞍为中心,前部被横置的隆起(即鞍结节)分成前方较浅的交叉前沟和后方深陷的垂体窝(容纳垂体)。交叉前沟向两侧经视神经管(孔)通眶,有视神经及眼动脉通过。垂体是鞍区重要的结构,其底面形状与鞍底一致;侧方和上方因无骨性边界,形态差异颇大;上方鞍膈被覆,有鞍膈孔,垂体柄经此孔与丘脑相连。

(二) 海绵窦

海绵窦位于蝶鞍两侧。外侧部低而深陷,容纳脑颞叶,其主要结构为一连串的孔、裂,其内有重要的血管、神经通过,排列在自前外侧弯向蝶骨体继而转向后外的一条弧线上(图 75-1)。如果颅底骨折伤及此处可引起海绵窦综合征,蝶骨体骨折则可损伤颈内动脉出现致死性出血。

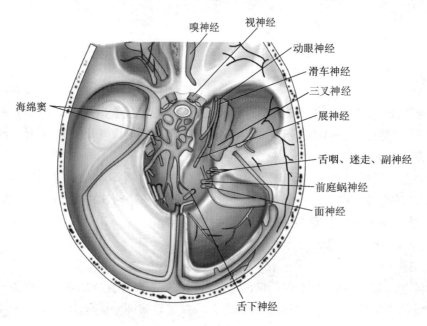

图 75-1　眶上裂及相关脑神经

(三) 岩骨前区

颞骨岩部前面的形态复杂。中心结构为近中点处的弓状隆起,其深部为上半规管。弓状隆起是颅中窝径路行内耳道手术的重要标志。

(四) 颞窝、颞下颌关节

颞窝为头颅侧方颞肌附着处,由颧骨、额骨、蝶骨大翼、顶骨和颞骨鳞部组成。外侧为颧弓,上界及后界为顶骨颞线,下方以颞下嵴与颞下窝相邻,前界为颧骨颞突。颞肌表面的颞肌筋膜分深、浅两层,其表面有颞浅动、静脉和耳颞神经及其分支。

颞下颌关节由颞骨的下颌窝、关节结节与下颌骨的髁状突构成。关节囊上起下颌窝和关节结节周缘,向下附于下颌颈。关节囊前部薄,后部厚,外侧有加强关节囊的韧带,称颞下颌韧带。在关节腔内有一关节盘,断面呈横位的"乙"字形,前部凹面向上,后部凹面向下,周边与关节囊相连。此盘将关节腔分为上、下两层。

（五）翼状间隙、颞下窝和翼腭窝

1. **翼状间隙**　位于咽旁，内侧与鼻咽和口咽部相邻；外侧是下颌骨支、腮腺深叶和茎突下颌韧带；上界是颅中窝底，包括蝶骨大翼、眶下裂、圆孔、卵圆孔、棘孔、颈动脉管、颈静脉、颞下颌关节窝和上颈椎横突；下界是二腹肌后腹和下颌下腺。翼状间隙内有翼肌，三叉神经的上颌支和下颌支，上颌动脉，面神经，茎突及其韧带和肌肉。

2. **颞下窝**　是上颌骨后方的不规则腔隙，是翼状间隙的一部分。其上界与翼状间隙相同；下界为翼内肌；内界为翼外板；外侧上部是颞下嵴，下部是下颌支；前方是上颌骨后外壁和颊肌；后方是腭提肌、腭张肌和蝶下颌韧带。颞下窝内有翼外肌、翼内肌、翼静脉丛、鼓索神经、三叉神经下颌支和上颌动脉分支。颞下窝可与翼腭窝及颅中窝交通，是处理颈静脉孔、岩部尖、鞍旁与斜坡等部位病变的重要径路之一。

3. **翼腭窝**　是上颌骨体后面与翼突间的狭窄间隙，是许多血管、神经的通路：向前有眶下动脉和神经、颧神经通眶，向内有蝶腭动脉和蝶腭神经的鼻后支经蝶腭孔通鼻腔，向后有上颌神经经圆孔通颅中窝及翼管神经、动脉经翼管通破裂孔，向下有腭降动脉、腭神经经腭孔通口腔。翼腭窝向外移行为颞下窝。

第三节　后颅底应用解剖

该区域位置最低，由蝶骨、颞骨、枕骨组成。前界为斜坡（后床突），由鞍背、蝶骨体及枕骨基底组成。前外侧为颞骨岩部。后外侧为横窦沟。中央为枕骨大孔，孔的外侧为舌下神经管内口，舌下神经、咽升动脉脑膜支等由此通过。两侧主要容纳小脑及脑干。

（一）颞骨

颞骨以外耳道口为中心分为颞鳞、鼓部、乳突部、岩部和茎突。其中颞骨岩部像三棱锥体，其底部与鳞部和乳突部衔接，部分组成鼓室内侧壁。

颞骨解剖详见第九章第一节。

（二）内耳道和小脑脑桥角

内耳道位于颞骨岩部内。内耳道解剖详见第九章第一节。

小脑脑桥角是颅后窝的重要结构，其内侧界为脑桥外面，前外侧界为颞骨岩部后面，后外侧界为小脑前面。小脑脑桥角近似三角形的蛛网膜下隙，第 V、Ⅶ ~ Ⅹ 对脑神经由脑干发出后经此间隙穿出颅后窝。

（三）颈静脉孔区

颈静脉孔由前外侧的颞骨岩部和后内侧的枕骨围成，分为较大的居后外侧的静脉部和较小的居前内侧的神经部，两部中间有纤维桥或骨桥分开。静脉部有颈内静脉、迷走神经（Ⅹ）、副神经（Ⅺ）和脑膜后动脉通过，神经部有舌咽神经（Ⅸ）和岩下窦通过（图 75-1）。

（四）枕骨大孔和颅颈交界区

枕骨大孔位于颅后窝中央，孔前为斜坡。斜坡上借鞍背下方的蝶枕软骨联合与蝶骨相接，下与寰椎、齿状突关系密切，两侧在岩枕裂与颞骨岩部相邻。颅外斜坡的前界是咽顶和鼻咽、口咽后壁黏膜，外侧为翼状间隙。颅内斜坡的外上界为岩部尖、颅中窝底和小脑幕切迹，外下界是小脑脑桥角和颈静脉孔。

枕骨髁在枕骨大孔前部两侧，与寰椎侧块相关节。舌下神经管位于枕骨髁前上方。枕骨髁内表面的舌下神经管上方，岩枕裂下端内侧有一隆起——颈结节，其后部有一浅沟，是第Ⅸ ~ Ⅺ对脑神经的径路。

（余洪猛）

第七十六章 颅底外科检查法

概 述:

颅底外科的检查对颅底疾病的定位、定性有重要意义。本章简要介绍 12 对脑神经的检查和影像学检查技术在颅底外科的应用。

颅底位置深,疾病的早期多无明显的症状,出现临床表现常涉及出颅的脑神经,所以颅底外科的常规检查主要是脑神经的检查。需要了解病变的位置、性质、范围、毗邻和发展趋势,现代影像学检查也是不可或缺的手段。少数疾病可致某些内分泌功能改变,因此还会涉及某些内分泌功能的检查。本章主要介绍 12 对脑神经的检查和影像学检查技术在颅底外科的应用,某些特殊检查在各论中介绍。

第一节 脑神经检查

脑神经共 12 对,检查脑神经对颅脑病变的定位诊断有重要的意义,通过综合分析甚至可以推断病变的范围和发展趋势,为诊断和治疗提供帮助。

(一)嗅神经

嗅神经为第 1 对脑神经。嗅神经的检查主要是嗅觉检查。首先需排除鼻腔阻塞、鼻黏膜病变引起的继发性嗅觉障碍。通过问诊初步了解嗅觉的敏感性后,两侧分别测试。

(二)视神经

视神经系第 2 对脑神经。主要检查视力、视野和眼底。视野检查对诊断视神经及视路疾病最为重要,是其不可或缺的重要手段。例如,视交叉中部的病变可出现双眼视野颞侧偏盲,视交叉以上的损害可出现双眼象限偏盲。

(三)动眼神经、滑车神经、展神经

动眼神经、滑车神经、展神经分别为第 3、4、6 对脑神经,共同支配眼球运动,合称为眼球运动神经,常同时检查。观察有无上睑下垂,眼裂是否对称,眼球有无凸出或内陷、偏斜和运动受限,还有复视和眼震的情况,以及瞳孔的对光反射和调节反射。

(四)三叉神经

三叉神经为第 5 对脑神经,控制面部感觉和咀嚼运动。感觉功能:分别用圆头针、棉签及装冷、热水的试管对比面部内外、左右侧皮肤的痛、温和触觉。还要注意区分中枢性和周围性的感觉障碍。运动功能:咀嚼时手按患者的颞肌、咬肌,感知其紧张程度,是否有肌无力、萎缩及是否对称等。然后观察张口时下颌有无偏斜,当一侧翼状肌瘫痪时,下颌偏向患侧。如一侧三叉神经麻痹,患侧的直接、间接角膜反射均消失。

（五）面神经

面神经为第 7 对脑神经,属混合神经,主要司面部表情肌的运动,并支配舌前 2/3 味觉。面神经的检查详见第十八章第二节。

（六）前庭蜗神经

前庭蜗神经系第 8 对脑神经,包括前庭神经和耳蜗神经。前庭蜗神经的检查详见第九章第一节。

（七）舌咽神经、迷走神经

舌咽神经、迷走神经系第 9、10 对脑神经,两者在解剖及功能上关系密切,常同时受累,故同时检查。观察有无声音改变,有无饮水呛咳及吞咽困难,腭垂是否居中,软腭是否上抬及对称等运动功能。感觉功能主要观察两侧软腭及咽后壁有无感觉,咽反射是否敏感等。舌咽神经还包括舌后 1/3 的味觉检查。

（八）副神经

副神经为第 11 对脑神经,支配胸锁乳突肌和斜方肌。观察肌肉有无萎缩、垂肩和斜颈,比较耸肩及转颈运动时的两侧肌力。

（九）舌下神经

舌下神经系第 12 对脑神经。观察舌在口腔中的位置和形态,有无舌肌萎缩、肌束颤动及伸舌偏斜。一侧麻痹时伸舌偏向患侧,双侧麻痹时伸舌受限或不能。核下性损害可见患侧舌肌肉萎缩,核性损害可见明显肌束颤动,核上性损害则仅见伸舌向病灶对侧偏斜。

第二节　颅底外科的影像学检查

颅底结构复杂,部位深在,想要了解颅底病变的具体位置、范围、性质,选择颅底手术入路,预估手术风险及预后,提高手术安全性,必须借助影像学检查技术。

（一）计算机体层成像（CT）

CT 目前已成为颅底外科常规的检查项目,对颅底骨结构侵蚀、破坏情况的显示有其独特的一面。快速高分辨率、多排螺旋 CT 扫描时间短,能够完成多平面成像、三维重建,通过血管造影增强剂,还能血管成像,获得脑血管、颅底骨以及肿瘤的三维立体影像。

（二）磁共振成像（MRI）

MRI 是分析、评估颅底软组织最理想的方法,其具有高三维空间精度和组织对比清晰度（T_2 加权和体积 T_1 加权序列）的图像,可提高目标组织轮廓化准确度,改善颅底肿瘤靶区勾画。磁共振血管成像（MRA）对判断血管是否被肿瘤压迫或推挤移位以及血管腔是否有血栓形成阻塞等也有重要的意义。

（三）血管造影术

目前应用较多的是数字减影血管造影术（DSA）,可通过削减无关的影像,使血管能够清晰显示出来。术前通过介入技术可以进行血管栓塞,可降低手术风险、减少术中术后出血。

（四）正电子发射断层成像（PET）

PET 以代谢显影和定量分析为基础,应用组成人体的主要元素的短半衰期核素为示踪剂,利用现代化计算机断层扫描技术将标记物所参与的特定代谢过程的代谢率以三维立体动态及全身显像的形式表达出来,从分子水平动态观察代谢物或药物在人体内的生理生化变化。但其费用昂贵,限制了应用。

第三节　颈内动脉侧支循环功能评估

颅底手术常常涉及颈内动脉,可能需要暂时阻断或结扎切除患侧颈内动脉,所以术前需要详细了解脑血流情况。

(一)压颈试验

压颈试验即 Matas 试验,是一种经典的测试和训练大脑动脉侧支循环开放的方法,又名"指压试验"。一般用手指压迫颈总动脉于第 6 颈椎横突上,时间从每次 10~15 min,逐渐延长到每次 30 min 以上,每日 5~6 次,最后达到无头晕、眼花及肢体活动障碍时为合格。这种方法的缺点是可靠性差,已很少单独使用进行脑缺血耐受预测。结合经颅多普勒超声(transcranial Doppler,TCD)检测法,常能比较精确地判断指压颈总动脉时颅内侧支循环建立的好坏。

(二)球囊闭塞试验

球囊闭塞试验(balloon occlusion test,BOT)是目前临床应用最广泛的评估大脑动脉环(willis circle)代偿状况的重要方法,经皮经血管用球囊闭塞颈内动脉,BOT 可帮助判断患者是否可以耐受动脉闭塞治疗。在颈内动脉闭塞期间,观察患者的神经功能变化,同时行 DSA 检查大脑动脉环的代偿程度。

(三)颈内动脉残压测量

手术中暂时阻断颈总动脉后,测量颈内动脉残压(stump pressure,SP)来评估处理颈内动脉的安全性。此法虽简便,但各中心标准不一,使用中应严格掌握。

(四)氙 CT

氙 CT(xenon CT)可检测大脑侧支循环供血情况。氙 CT 可提供脑血流图像,提示脑组织异常灌注区。方法为经股动脉导管介入颈内动脉,导管尾端气囊充气阻断颈内动脉 15 min,其间检查脑神经体征变化和脑电图,在 15 min 内出现任何病理性脑神经征者立即停止试验。重复上述试验,并让患者吸入一定浓度的氙气,然后行氙 CT 扫描,根据大脑影像中氙的放射性浓度计算相应的血流量。氙 CT 是测量局部脑血流绝对值的理想方法,可以敏感地反映脑血管的储备能力。

(五)正电子发射断层成像(PET)

经介入导管端气囊充气阻断颈内动脉血流,同时由静脉注入造影剂,用 PET 了解 10 min、45 min、90 min 脑血流量(cerebral blood flow,CBF)情况,若每分钟 CBF < 35 mL/100 mL,宜行颈动脉切除或结扎。在处理颅底肿瘤侵犯颈总动脉时,术前进行多种检查,综合考虑是很有必要的。

(六)经颅多普勒超声(TCD)检查

用 TCD 对大脑各主要血管,如大脑前动脉,大脑中动脉,大脑后动脉,前、后交通动脉及颈内动脉进行检测,得出平均血流速度及阻力指数等 6 项指标,排除颅内血管畸形。

在颅底外科检查时,头颈部和脑神经常规检查和功能试验之后,常先作 CT、MRI 和血管造影检查,如有颈内动脉受累,再评估颈内动脉侧支循环功能。侧支循环代偿好的患者,术前可做永久性球囊栓塞或术中结扎颈内动脉。不能耐受永久性颈内动脉阻断的患者,如必须阻断,应做颅内外血管旁路移植术或静脉移植术。

(李永新)

第七十七章　颅底肿瘤

概　述：

　　前中颅底手术治疗颅底肿瘤在医学上涉及耳鼻咽喉头颈外科、神经外科等多学科领域。本章重点介绍颅底中线的前颅底和中颅底肿瘤及原发于鼻腔、鼻窦或眶内向上累及颅底的肿瘤的病理、临床表现特点、诊断原则和治疗方法，强调不同外科手术入路治疗前颅底和中颅底肿瘤的优缺点，重点了解前颅底和中颅底肿瘤手术治疗的一般原则。

　　颅底肿瘤种类较多，可依据病变所在解剖部位进行分类，也可按病变来源进行分类。前颅底和中颅底肿瘤是指原发于相应颅底区域的肿瘤，或是原发于颅内的肿瘤向下侵犯颅底，也可以是原发于鼻腔、鼻窦或眶内的肿瘤向上侵犯颅底。与其他部位的肿瘤一样，该区域的颅底肿瘤也有良、恶性之分。常见的良性肿瘤包括骨瘤、骨化性纤维瘤、内翻性乳头状瘤、鼻咽血管纤维瘤、脑膜瘤、垂体腺瘤、颅咽管瘤、脊索瘤等。恶性肿瘤包括嗅神经母细胞瘤、恶性淋巴瘤、腺样囊性癌、侵犯颅底的鼻窦或鼻咽癌以及一些良性肿瘤的恶变（如内翻性乳头状瘤、脑膜瘤等）。本章主要介绍位于颅底中线的前颅底和中颅底肿瘤，原发于鼻腔、鼻窦或眶内向上累及颅底的肿瘤，如内翻性乳头状瘤、鼻咽血管纤维瘤和鼻咽癌等，请参阅有关章节。

第一节　嗅神经母细胞瘤

　　嗅神经母细胞瘤（olfactory neuroblastoma）起源于嗅神经的神经外胚层，一般发生在筛板或鼻腔嗅区黏膜。本病可见于任何年龄，但多发生于 10～20 岁或 50～60 岁，无明显性别差异。1993 年 WHO 肿瘤病理分类将嗅神经母细胞瘤归于神经源性恶性肿瘤，并加括号说明包括嗅神经上皮瘤。以往对本病认识不足，认为较为罕见，近年来文献报道有所增加。

（一）病理

　　光镜下表现为高密度的小圆形细胞，大小一致，少数纤维状胞质，核深染，瘤细胞排列成小叶状、片状或条索状，绝大多数病例存在多少不一、典型及不典型的菊形团结构，为本病的组织学特征。免疫组织化学染色瘤细胞对波形蛋白（vimentin）、S-100 蛋白、神经丝和神经元特异性烯醇化酶（NSE）呈阳性反应。

（二）临床表现

　　肿瘤发展缓慢，呈局部侵袭性生长，可侵及筛窦、上颌窦、蝶窦和额窦。早期症状不明显，可表现为单侧鼻塞、鼻出血，双侧嗅觉减退。随着肿瘤生长，可向眼眶、颅底和颅内侵犯，出现邻近器官受累症状，如眼球突出、视力下降、头痛、颅内压增高等，或出现颅内感染征象。文献报道，发生颈部淋巴结和远处转移（主要是肺）占 13%～24%。

鼻镜检查可见鼻腔顶部、中鼻道或嗅区有淡红色肉芽状肿物,外观似息肉,但质脆、硬,触之易出血。

(三) 诊断

嗅神经母细胞瘤的病程较长,临床表现无特异性,容易误诊为鼻息肉,确诊需依靠组织病理检查。多数病例在做出诊断时已侵犯额窦、前颅底和眼眶。

影像学检查可准确地了解肿瘤组织的浸润范围。CT扫描显示鼻腔上部、颅前窝底软组织肿物,形态不规则,边缘较清楚,可见瘤内钙化,颅底骨质受侵犯。MRI 表现为 T_1 加权像呈等信号或稍低信号,T_2 加权像呈高信号且不均匀强化。MRI 检查能清晰显示肿瘤组织向毗邻软组织,尤其是眼眶、颅底和颅内的浸润程度,对于病变的评估不可或缺(图 77-1)。

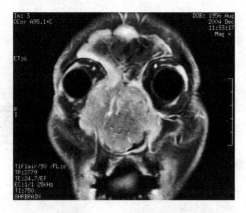

图 77-1　嗅神经母细胞瘤
MRI 冠状位增强 T_1WI 显示双侧鼻腔、筛窦肿物,呈混杂信号,侵犯右侧颅前窝,右侧颅底脑膜增厚

临床分期目前普遍采用 Kadish 分期法。Ⅰ期:肿瘤局限于鼻腔;Ⅱ期:肿瘤侵及鼻窦;Ⅲ期:肿瘤浸润眼眶和颅底,向颅内进展,或发生颈部转移。

(四) 治疗

1. 手术治疗　本病主要采用以外科手术为主的综合治疗。常用的手术方法有:① 经鼻内镜手术,适用于Ⅰ、Ⅱ期和部分Ⅲ期病变,创伤小;② 经鼻外入路,包括鼻侧切开术、面中部翻揭术等,已经较少采用;③ 颅面联合入路,适用于肿瘤较大、颅内侵犯范围广的病例。

2. 放疗和化疗　嗅神经母细胞瘤对放射线较敏感,但放疗对鼻腔黏膜有损伤,考虑经鼻手术者,可以采用术前诱导化疗。化疗不敏感者则直接经鼻手术。术后放疗,可以减少肿瘤复发,提高疗效。由于大剂量的放射线对正常脑组织破坏较大,故单纯放射治疗仅适用于失去手术机会或肿瘤复发者。

第二节　脑膜瘤

脑膜瘤(meningioma)是中枢神经系统的常见原发肿瘤之一,约占手术证实颅内肿瘤的 15%。颅底脑膜瘤有多种类型,如前颅底的嗅沟脑膜瘤、中颅底的鞍区脑膜瘤等。本病通常为良性,成年人发病多见,患者平均年龄 40 岁左右,女性略多于男性。侵犯前颅底的脑膜瘤有如下两种情况:① 原发于颅内的脑膜瘤,向下侵及鼻腔、鼻窦或眼眶;② 原发于鼻部的脑膜瘤,来源于脑神经鞘膜的蛛网膜细胞或异位的蛛网膜细胞,肿瘤可以与颅内不沟通,也可以突入颅内。

(一) 病理

脑膜瘤起源于硬脑膜上的蛛网膜细胞,或颅外迷走的胚胎性融合线上的异位蛛网膜细胞。病理组织类型依细胞成分的多少分为:① 内皮细胞型;② 成纤维细胞型;③ 血管型;④ 砂样型;⑤ 骨-软骨细胞型。免疫组织化学染色所有类型的脑膜瘤对波形蛋白和上皮膜抗原(EMA)均呈阳性反应,有时也可表达细胞角蛋白(cytokeratin)和 S-100 蛋白。

(二) 临床表现

1. 嗅沟脑膜瘤　是最常见的一种前颅底肿瘤,来源于筛骨的筛板,可生长于一侧,也可向两侧缓慢生长。比较大的脑膜瘤可压迫视神经和视交叉,有些肿瘤会长入筛窦。根据肿瘤的部位不同,可出现相应的局部受压症状,如眼球移位、视觉障碍、嗅觉减退甚至丧失等。患者有慢性头痛病史,通常位于额部,可放射至眼窝后部。

2. 鞍区脑膜瘤　多起源于前床突、鞍结节、鞍膈、鞍背或海绵窦处的硬脑膜,常见为鞍结节脑膜瘤,占颅内肿瘤的5%~10%。由于肿瘤压迫视神经和视交叉,早期即可出现视力减退和视野缺损,并多伴有头痛;随着肿瘤增大压迫垂体和邻近结构,可出现尿崩症(垂体内分泌障碍)、嗜睡(下丘脑损害)、脑积水和颅内压增高(第三脑室阻塞)等症状。

3. 原发于鼻部的脑膜瘤　发病年龄一般早于颅内脑膜瘤,20岁以下多见。肿瘤生长缓慢,病程较长,可出现鼻塞、鼻出血等症状,也可数年无症状。若肿瘤为颅内外沟通,则可导致颅内压增高、头痛、呕吐,甚至昏迷。部分病例鼻部检查可发现肿瘤呈圆形,光滑,色灰白或淡红。

(三)诊断

根据病史、临床表现和影像学检查,一般可做出初步诊断。影像学检查是了解肿瘤范围、提供诊断依据的主要手段。CT扫描显示肿瘤呈圆形或类圆形,边界清楚,增强后为均匀的强化灶,周围脑组织水肿,并可重点观察颅底钙化、侵蚀和骨质增生情况。MRI检查则在识别软组织占位性病变方面价值更大,表现为 T_1 加权像呈等信号或稍低信号, T_2 加权像信号变化不定,增强扫描病灶明显均匀强化,有时可见瘤体周围脑膜增厚强化(脑膜尾征)。

🖳 拓展图片 77-1　脑膜瘤

鞍区脑膜瘤应与垂体腺瘤鉴别,原发于鼻部的脑膜瘤则需与鼻息肉、鼻咽血管纤维瘤等鉴别,确诊依靠病理检查。

(四)治疗

1. 手术治疗　外科手术切除是脑膜瘤的首选治疗,可采用颅面联合入路、经面中部入路、内镜经鼻入路等手术方式,行肿瘤全切除或次全切除术。原则上,所有增生的颅底骨质应视为肿瘤而全部切除。术中需进行多层颅底重建修复。

2. 放射治疗　脑膜瘤通常属于良性肿瘤,但对于不能全切除以及不宜手术或不愿意手术的患者,适合采用放疗。

3. 药物治疗　根据脑膜瘤的激素依赖性,可应用抗孕酮药物米非司酮(RU-486)进行治疗,对缩小瘤体有一定效果。

第三节　垂 体 腺 瘤

垂体腺瘤(pituitary adenoma)多数起源于腺垂体,是鞍区最常见的肿瘤,约占颅内肿瘤的15%,仅少于脑胶质细胞瘤和脑膜瘤。本病主要发生于20~50岁,发病率为1/10万,尸检中发现率为10%~25%。肿瘤直径<10 mm者为微型腺瘤,10~30 mm者为大腺瘤,>30 mm者为巨大腺瘤。

(一)病理

光镜下可见瘤细胞圆形,胞质丰富,呈腺泡状或实性片巢状排列,无细胞异型性及核分裂象,间质为窦状血管。按肿瘤细胞分泌激素后细胞内颗粒的染色情况,可将垂体腺瘤分为嗜酸性、嗜碱性、嫌色性和混合性4种类型。免疫组织化学染色 AE1/AE3、神经内分泌标志物及相应垂体激素标志物呈阳性反应。

(二)临床表现

根据肿瘤内分泌功能活性可分为有功能和无功能两大类。功能性腺瘤进一步按内分泌状况分为生长激素瘤、促肾上腺皮质激素腺瘤、催乳素瘤、促性腺激素瘤、促甲状腺素瘤等类型。无功能性腺瘤即嫌色细胞瘤,临床最常见。因肿瘤类型不同,临床表现不一,主要有内分泌功能障碍和肿瘤局部压迫所致的症状。患者的症状轻重不一,轻者可以无症状,仅为影像学检查发现,重者可危及生命。

1. 内分泌功能障碍

(1)垂体内分泌功能减退　无功能性腺瘤初期可无症状;当肿瘤增大时,正常垂体受压,可导致垂体内分泌功能减退,多种激素水平降低。

(2)垂体内分泌功能亢进 一般为某种类型的功能性腺瘤所致,表现为单一或合并其他激素水平升高的症状。生长激素瘤可表现为巨人症(青春期前发病)或肢端肥大症(成年期发病)。促肾上腺皮质激素腺瘤表现为皮质醇增多症[又称库欣综合征(Cushing syndrome)]。催乳素瘤则表现为催乳素增高,伴雌激素减少,女性致闭经、溢乳和不育。促性腺激素瘤男性较多见,可表现为性功能减退、精子数目减少、睾丸萎缩等。促甲状腺素瘤导致促甲状腺激素分泌过多,表现为甲状腺功能亢进。

2. 局部压迫症状

(1)视功能障碍 肿瘤较小尚未压迫视神经时,一般无视觉障碍。随着瘤体增大而压迫视交叉的不同部位,出现视力减退和视野受损。

(2)头痛 鞍内压增高可引起早期头痛,主要位于眶后、前额和颞部,通常为轻度、间歇性发作。晚期头痛多因肿瘤向鞍旁发展,侵犯颅底硬脑膜和血管,并压迫三叉神经所致。若肿瘤坏死和出血导致瘤内压剧增、瘤体破裂或垂体卒中,可突然出现剧烈头痛。

(3)脑损害 随着肿瘤侵犯颅内多个部位,可发生尿崩症、下丘脑功能障碍、颅内压增高、精神症状、癫痫、嗅觉障碍以及第Ⅲ、Ⅳ、Ⅴ、Ⅵ对脑神经麻痹。若肿瘤侵及斜坡压迫脑干,可出现交叉性麻痹,甚至昏迷。

3. 鼻部症状 若肿瘤向下突入蝶窦、鼻腔和鼻咽部,可出现鼻塞、鼻出血、脑脊液鼻漏,并发颅内感染等。

(三)诊断

通过详细询问病史,依据临床表现、内分泌功能检查和影像学检查,一般不难做出诊断。头颅 CT 扫描(冠状位、轴位和矢状位)可见鞍区等密度或稍高密度的圆形或类圆形肿物。MRI 表现为鞍区实性占位性病变,边界清楚,T_1 加权像呈等信号,T_2 加权像呈稍高信号,增强扫描后病变明显强化,信号较均匀。MRI 检查能精确显示肿瘤与周围结构的关系,诊断准确率高,但确诊需要依靠病理检查。

💻 拓展图片 77-2 垂体腺瘤

(四)治疗

1. 手术治疗 理论上几乎所有垂体腺瘤都适宜手术切除,但对于无功能腺瘤或催乳素瘤等,应首先选择观察或药物治疗。常用的手术方法有:① 开颅手术,主要有额下入路、翼点入路、经眉锁孔入路;② 经蝶窦手术,包括经鼻中隔蝶窦入路、内镜经蝶窦入路。由于 95% 的垂体腺瘤可通过经蝶窦手术切除,效果满意且安全性好,目前首选内镜经蝶窦手术。

2. 放射治疗 对于手术不能全切除或有手术禁忌证的患者,可予以放射治疗。

3. 药物治疗 对于较小的垂体腺瘤,或者作为术前和术后的辅助治疗,可采用溴隐亭、生长抑素受体激动剂(SMS)及赛庚啶等药物,无效且持续有症状者,采用手术治疗。

第四节 颅 咽 管 瘤

颅咽管瘤(craniopharyngioma)是在胚胎发育蝶骨形成时,由于外胚叶首端腹侧的 Rathke 囊在颅和咽之间的颅咽管上皮残留,继续生长而形成的囊团状肿物。本病占颅内肿瘤的 4%~7%,是鞍区第二常见肿瘤,也是儿童最常见的先天性颅内肿瘤。发病年龄以 10~20 岁为多见。

(一)病理

颅咽管瘤的瘤体大小不一,有包膜,为囊性与实性混合存在,囊壁可有点状钙化。光镜下,瘤的外层为类似成釉质细胞的柱状上皮,或复层扁平上皮;内层为多边形或圆形细胞,伴有星状细胞及疏松组织。瘤体常有玻璃样变性及钙质沉着。

（二）临床表现

颅咽管瘤为缓慢生长的良性肿瘤,根据肿瘤的发展部位,临床症状有所偏重。

1. 内分泌功能障碍　为肿瘤累及垂体和下丘脑所致,患者出现生长发育停滞、性功能障碍、尿崩症、肥胖、食欲减退、精神障碍、基础代谢率低下等。

2. 局部压迫症状　肿瘤的典型部位多在鞍上,直接压迫视神经、视交叉和视束,出现视力下降和视野缺损。肿瘤向上生长可突入第三脑室,导致脑水肿而引起头痛、颅内压增高。也可影响第Ⅲ、Ⅳ、Ⅴ、Ⅵ对脑神经引起相应的症状。

3. 鼻部症状　肿瘤向下可侵入蝶鞍内,甚至破坏鞍底骨质,侵入蝶窦、鼻腔及鼻咽部,出现鼻塞、鼻出血、脑脊液鼻漏等症状。

（三）诊断

根据发病年龄、临床表现及影像学检查,诊断多不困难,但需与脑膜瘤、脊索瘤等鉴别,确诊依靠病理检查。头颅 CT 扫描可见鞍上囊实性占位,瘤组织有包膜,瘤体内可见散在钙化斑点块是其特征。MRI 表现为鞍上圆形、类圆形或不规则的囊实性肿物,边界清楚,钙化使得病灶内信号变化和差异较大,囊性部分的 T_1 加权像呈稍高于脑脊液的信号,T_2 加权像呈高信号;实质部分的 T_1 加权像呈等信号,T_2 加权像呈高信号;增强扫描显示结节灶及环壁明显强化。MRI 检查可了解肿瘤组织与其周围组织的关系,对诊断有较大帮助。

🖥 拓展图片 77-3　颅咽管瘤

（四）治疗

1. 手术治疗　手术切除为颅咽管瘤的主要治疗手段,常用的方法有:① 开颅手术,主要有翼点入路、双额大脑纵裂入路、经中轴入路。② 经蝶窦手术,适合切除起源于垂体窝的鞍膈下颅咽管瘤。

2. 放射治疗　由于颅咽管瘤周围解剖关系复杂且常与肿瘤有紧密粘连,难以完全切除,故主张进行术后辅助放射治疗。

第五节　脊索瘤

脊索瘤(chordoma)是起源于胚胎脊索残留组织的良性肿瘤。胚胎第 3~4 个月时,脊索发展成节段,并逐渐被吸收而消失,若有残余于出生后在颅底斜坡或脊柱和骶尾部形成细胞团聚,渐发展为脊索瘤。本病好发于脊柱的头、尾两端,发生于颅底的脊索瘤按发生部位可分为鞍内型、鞍旁型和斜坡型等。发病年龄多在 30~50 岁,无明显性别差异。

（一）病理

肿瘤呈粉红或棕红色胶冻样,表面有包膜。光镜下见瘤组织被纤维组织分隔成小叶或团块状,间有黏液基质,HE 染色呈蓝色,有时可见软骨细胞或钙化改变。瘤细胞大小不一,呈多角形、圆形或不规则形,胞质内含泡沫结构,内含糖原和类脂。

（二）临床表现

脊索瘤生长缓慢,病程较长,按侵犯部位不同,可有不同的临床表现。肿瘤多位于鞍区及其周围贴颅底生长,因而较多影响脑神经功能。

1. 鞍内型脊索瘤　常出现视神经受压症状,也有垂体功能减退等表现。

2. 鞍旁型脊索瘤　表现为第Ⅲ、Ⅳ、Ⅵ对脑神经麻痹,其中以第Ⅵ对脑神经受累最多见。

3. 斜坡型脊索瘤　主要表现为脑干受压症状、锥体束征以及第Ⅴ~Ⅶ对脑神经功能障碍,其中双侧第Ⅵ对脑神经损害为其特征。

若肿瘤向鼻咽部发展,可引起枕区头痛、鼻塞、鼻出血、耳鸣等症状。

（三）诊断

脊索瘤的症状并无特异性,且病程可以很长,诊断主要依赖及时的影像学检查。头颅 CT 扫描显示来源于颅底的占位性病变,可见肿瘤密度不均匀,边缘清但不规则,伴有钙化斑。MRI 通常表现为肿瘤在 T_1 加权像呈低信号,T_2 加权像呈高信号,增强后不均匀强化。MRI 检查可确定肿瘤侵犯范围,准确分辨肿瘤与脑干的关系以及向鼻咽部的进展情况,对诊断有较大价值。

💻 **拓展图片 77-4** *脊索瘤*

本病需与垂体腺瘤、脑膜瘤、颅咽管瘤、鼻咽血管纤维瘤及鼻咽癌等相鉴别,确诊依靠组织病理检查。

（四）治疗

1. 手术治疗 脊索瘤首选外科手术,但由于肿瘤广泛侵蚀颅底,累及多对脑神经,大多数无法完全切除。常用的手术方法有:① 开颅手术,适用于肿瘤以颅内生长为主的病例;② 经蝶窦手术,适用于肿瘤向蝶窦和斜坡生长的病例,有条件时可使用影像导航系统,以避开颈内动脉等重要结构;③ 经口咽手术,适用于肿瘤向下斜坡发展的病例。

2. 放射治疗 脊索瘤对放射治疗不敏感,但可能对减慢肿瘤生长速度有一定作用。

第六节 前颅底和中颅底外科

颅底有脑神经、大动脉及很多静脉窦穿过,使其成为极度危险的区域。外科处理该区域病变属于颅底外科的范畴。实施颅底肿瘤手术的关键是避免损伤脑组织、血管和神经系统,因此需要熟练掌握颅底解剖知识、影像诊断技术和外科手术技能。自 20 世纪 70 年代以来,在耳鼻咽喉科和神经外科等相关学科的共同努力下,颅底肿瘤的治疗由以前的"手术禁区",发展成为外科学中一个重要的交叉学科,手术效果和安全性较前有显著提高。

前颅底和中颅底肿瘤手术的一般原则为:① 术野暴露充分。② 手术径路短。③ 肿瘤的三维切除。④ 尽可能保留器官的结构和功能。⑤ 颅底骨质和硬脑膜的重建。⑥ 降低并发症和病死率。目前临床上应用较多的手术方法有:① 开颅手术。② 颅面联合入路。③ 经鼻外入路。④ 经鼻内入路,包括显微镜下鼻内入路和内镜经鼻入路。

一、颅面联合入路手术

颅面联合入路手术是采用开颅手术结合经颌面入路的一种手术方法。根据颅底的部位不同分别有三种:① Ketcham-Sisson 术式,即前颅底–颌面联合入路;② Terz 术式,即侧颅底–颌面联合入路;③ 前两种术式的结合。本节阐述的颅面联合入路手术为 Ketcham-Sisson 术式,其基本内容为额部冠状切口开颅,结合鼻侧切开术或改良鼻侧切开术。随着颅底外科技术的发展,传统的颅面联合入路手术逐渐被微创锁孔技术联合鼻内镜手术所取代。

1. 手术优缺点

（1）优点 术野暴露较充分,可沿着肿瘤安全边界整块切除肿瘤;方便处理颅内病变,易于避免对颅内正常结构的损伤;当颅底缺损较大时,方便修补。

（2）缺点 手术范围大,损伤相应较大,术后并发症及病死率相对较高。

2. 适应证 ① 原发于鼻腔、鼻窦和眼眶等部位的恶性肿瘤向上侵犯前颅底、颅内,或良性肿瘤侵犯前颅底范围较大者;② 原发于颅内、颅底向下侵犯鼻腔、鼻窦和眼眶的良、恶性肿瘤,如脑膜瘤、嗅神经母细胞瘤等。

💻 **拓展知识 77-1** *颅面联合入路手术方法*

二、经鼻外入路颅底手术

经鼻外入路颅底手术是指采用颌面部鼻外切口,包括鼻侧切开或面正中掀翻,再经鼻腔和鼻窦进行颅底肿瘤切除的手术方法。

(一)鼻侧切开术

1. 手术优缺点

(1)优点 可直接显露鼻腔、各组鼻窦和鼻颅底;手术切口可根据手术需要变通改向,如方便暴露额部、眼眶等。

(2)缺点 面部创伤大,遗留瘢痕。

2. 适应证 适用于额窦、筛窦、蝶窦或上颌窦肿瘤侵犯前颅底者。

💻 **拓展知识 77-2** 经鼻外入路颅底手术方法

(二)面中部翻揭术

1. 手术优缺点

(1)优点 术野宽敞,肿瘤暴露充分;术后面部不遗留瘢痕。

(2)缺点 难以暴露额窦区域,创伤相对较大。

2. 适应证 鼻腔、鼻窦(额窦除外)、翼腭窝、鞍区和斜坡等颅底的恶性及巨大良性肿瘤。

💻 **拓展知识 77-3** 面中部翻揭术手术方法

三、经鼻内入路颅底手术

经鼻内入路颅底手术主要包括显微镜下鼻内入路或内镜经鼻入路的颅底肿瘤切除术。这两种外科技术符合现代微创外科的先进理念,如能结合影像导航系统则具有更广的应用前景。尤其是内镜经鼻入路颅底手术,是现代鼻内镜外科技术的延伸和拓展。

(一)显微镜下鼻内入路颅底手术

1. 手术优缺点

(1)优点 照明亮,术野清晰,立体感强,可双手操作,创伤较小,恢复快。

(2)缺点 术野偏窄,只能直线观察,盲区相对较多。

2. 适应证 筛窦、蝶窦的脑脊液鼻漏,范围相对局限的前颅底和鞍区良性肿瘤。

💻 **拓展知识 77-4** 显微镜下鼻内入路颅底手术方法

(二)内镜经鼻入路颅底手术

1. 手术优缺点

(1)优点 术野清晰,利用不同角度的内镜,手术盲区少,创伤小,恢复快。

(2)缺点 单手持镜,单手操作,不易控制出血,手术操作难度较大。

2. 适应证 脑脊液鼻漏,鼻部脑膜脑膨出,侵犯颅底的鼻窦囊肿,前颅底和鞍区良性肿瘤及范围局限的恶性肿瘤。

💻 **拓展知识 77-5** 内镜经鼻入路颅底手术方法

（周 兵）

第七十八章

颞骨肿瘤及侧颅底外科

概 述：

颞骨与侧颅底的解剖十分复杂，重要结构密集，涉及多个学科。以往侧颅底手术开展较少，成功率低，一直是外科手术的难点。随着临床研究的深入，诊断及导航技术的进步，近年来颅底外科得以迅速发展，各种手术入路日渐完善。目前，侧颅底外科手术已成为耳鼻咽喉显微外科的主要内容之一，发展迅速，前景广阔。

颞骨肿瘤发生率虽低，但因解剖结构复杂、肿瘤种类较多，临床处理需谨慎。各疾病的临床表现主要与病变位置及周边解剖结构有关，因部位深在，早期多不典型，其诊断和术前评估均须借助现代检查手段，如计算机体层成像（CT）、磁共振成像（MRI）、数字减影血管造影（DSA）、正电子发射断层成像（PET）等。颅底外科中对血管的处理，特别是颈内动脉的处理尤为重要，一旦破裂出血被迫结扎，脑梗死发生率约26%，术前应根据颈内动脉有无受累，行压颈试验（Matas 试验）或球囊闭塞试验（BOT）等，对脑侧支循环进行评估。所以颅底外科的发展主要是借手术入路的进步和颈内动脉处理技术的完善才得以实现的。

（一）侧颅底常见肿瘤

颞骨及侧颅底肿瘤的临床表现特征性差，主要与侵犯部位有关。临床上将侧颅底分为6个区域：鼻区、咽鼓管区、神经血管区、内听道区、关节区和颞下区。侵及鼻区可有鼻塞、脓涕；累及咽鼓管区可有耳鸣、耳闷塞感及听力减退等；侵及神经血管区可有颈静脉综合征或脑神经受累症状；侵及内听道区多有耳鸣、听力减退，耳流脓或血性分泌物及面瘫等；关节区受累有张口困难和局部隆起；颞下区受累可有下颌区麻木和头痛。其常见疾病如下。

1. 颈静脉球体瘤（glomus jugulare tumor） 亦称副神经节瘤，是最常见的颞骨肿瘤之一。颈静脉球顶部外膜有一种类似颈动脉体组织的化学感受器，称为颈静脉球体（glomus jugulare）。颈静脉球体瘤外观与血管性肉芽组织相似，一般无明显包膜，色深红，富含血管，质脆，易出血。根据起源部位分成鼓室球体瘤和颈静脉球体瘤，两者表现不同。鼓室球体瘤位于鼓室，主要表现为传导性聋和单侧搏动性耳鸣，检查可见鼓膜下深蓝色或蓝色肿物，鼓气耳镜对鼓膜轻施压力，可见鼓室内肿瘤变苍白和搏动（Brown 征）。颈静脉球体瘤位于颈静脉球顶部，逐渐生长，破坏周围骨质，Ⅸ～Ⅻ脑神经麻痹，亦可侵入乳突、迷路致面瘫或感音神经性聋。若突入外耳道内常呈息肉或肉芽状，较硬，易出血。治疗根据病变范围采取手术切除和放射治疗，鼓室小肿瘤经鼓室入路切除，颈静脉球体瘤多用颞下窝入路，无法切除或术后复发者可放射治疗。

2. 面神经鞘瘤（facial nerve Schwannoma） 属上皮源性良性肿瘤，从神经鞘膜的施万细胞发生，有完整包膜，生长缓慢，很少恶变。肿瘤可发生于面神经的任何节段，以乳突段、鼓室段多见，早期可无症状，极易误诊。常有缓慢进行性面瘫，偶反复发作或突发，累及中耳引起传导性聋，鼓膜后上方可见灰白色息肉样物,迷路或耳蜗神经受累引起感音神经性聋,内耳前庭受累可出现眩晕。CT 可表现为面神经管骨质破坏,管腔内有软组织影,故需与面神经周围动静脉丛的血管瘤和面神经炎性病变鉴别。MRI 可显示肿瘤及其侵犯范围。最终确诊及肿瘤类型鉴别依据病理学检查。治疗以切除肿瘤、保存听力、恢复面神经功能为原则,常采用经乳突和颅中窝入路,以充分暴露迷路段的面神经。如无法恢复听力可采用经迷路入路,术后行面神经端端吻合或面神经移植。

3. 骨巨细胞瘤(giant cell tumor of temporal bone)　是一种较常见的骨肿瘤,好发于胫骨上端、股骨下端等长骨骨端的松质骨内,可能与外伤及炎症有关。颞骨骨巨细胞瘤早期可无症状,随着肿物增大可出现肿胀、疼痛、耳鸣、耳流脓、听力下降、面瘫甚至颅内症状。CT 示蜂窝状或均匀一致的透明区,确诊需病理学检查。治疗以彻底手术为主,但局部复发率高,可有远处转移,是潜在恶性肿瘤。

4. 先天性胆脂瘤(congenital cholesteatoma)　尽管不是严格意义上的肿瘤,但可引起邻近结构或骨质破坏,出现临床症状。颞骨先天性胆脂瘤可出现在中耳、膝状神经节周围、岩部尖和小脑脑桥角。临床表现与生长部位有关。位于中耳者有传导性聋,见鼓膜完整,但鼓室内有白色肿物膨出,常因中耳炎反复发作穿出至外耳道。膝状神经节周围及内听道胆脂瘤易出现面瘫,侵及迷路或内听道而出现感音神经性聋和前庭功能受累的症状,侵犯中耳亦可有传导性聋。CT 和 MRI 有助于诊断。治疗依部位不同采取不同入路。膝状神经节周围及岩尖胆脂瘤需经乳突、经颅中窝、经蝶入路,或联合入路。

5. 外耳道及中耳癌　以鳞癌最多见,其次为基底细胞癌和囊腺癌。早期多似炎症,表现为出血、耳痛,易被误诊。约 80% 的中耳癌患者有慢性化脓性中耳炎病史,因此持续耳痛及长期不愈的外耳道炎和中耳炎应考虑肿瘤的可能。鳞癌常似息肉样肿物;囊腺癌外观多为正常上皮,伴明显触痛感;基底细胞癌呈扁平的溃疡。耳聋多为传导性聋,累及内耳则有感音神经性聋或眩晕。面瘫、张口困难、腮腺区肿物和颈淋巴结肿大为晚期表现,提示预后不良。CT、MRI 有助于估计病变范围,确诊有赖于病理检查。早期治疗采用手术切除结合治疗,根据肿瘤范围可行乳突根治术、颞骨次全切除和颞骨切除术,有颈淋巴转移者应行颈部淋巴结清扫术。无法手术的晚期患者可进行放射治疗与化学治疗联合治疗。

6. 岩尖部肿瘤　原发于岩部尖的肿瘤多为良性或低度恶性的肿瘤,如神经鞘瘤、脑膜瘤、软骨瘤、脊索瘤和低恶度肉瘤等。症状依肿瘤部位及周边受累结构不同而有所变化。因部位深在,故影像学检查对术前评估十分重要。常采用颞下窝入路。

7. 横纹肌肉瘤(rhabdomyosarcoma)　是儿童最常见的中耳、乳突恶性肿瘤,临床表现为中耳炎的症状,耳流脓、听力下降、面瘫和耳道内肉芽样组织突出,易出血。治疗以手术切除为主,术后辅以化学治疗或放射治疗。

8. 咽旁间隙肿瘤(parapharyngeal space tumor)　主要为神经鞘瘤和涎腺来源肿瘤,颈部包块是其主要表现,压迫邻近器官可出现咽部不适、吞咽困难、耳鸣、听力下降、呼吸困难等症状,累及神经可出现颈部疼痛、咽痛、一侧耳痛、声嘶、发音不清等症状,CT、MRI 有助于估计病变范围,确诊有赖于病理检查。治疗以手术切除为主,根据肿瘤大小、位置、性质、侵犯范围等特点选择不同的手术方式。

(二)颞骨肿瘤常用侧颅底手术入路

颞骨肿瘤依病变部位和性质不同,切口选择和切除范围差异较大。医学影像技术的进步使病变的判定更加明确,使得临床医生可以设计出创伤更小、暴露更好的手术入路。同时,医学影像导航技术的出现和进步,为完整、精确地切除肿瘤创造了有利条件。此外,内镜和显微镜技术的"双镜结合"为组织的暴露提供了方便,能更加清晰地显露组织结构,减少创伤,避免重要结构损伤。

对于良性的中耳肿瘤,如果肿瘤体积小,甚至可以从耳道内进入切除肿瘤。较大的肿瘤可以从耳后切开经面隐窝切除。而对于外耳道及中耳的恶性肿瘤,可以对颞骨进行不同程度的切除。

　　📺 **拓展知识 78-1**　颞骨肿瘤常用测颅底手术入路

(李永新)

第七十九章　内镜鼻眼相关外科

概　述：

　　鼻和眼不仅解剖结构毗邻,在外伤、炎症、肿瘤等疾病的发生、发展方面也紧密相关,从鼻科学的角度去认识这些疾病,并通过鼻内镜去治疗这些疾病,称为内镜鼻眼相关外科学。本章主要介绍常见鼻眼相关疾病如外伤性视神经病、慢性泪囊炎、内分泌性突眼的临床特征、诊断及其经鼻内镜手术处理方式。

第一节　概　　述

　　鼻内镜有手术视野宽广、死角少、图像清晰、便于手术者之间合作等优点,在诊断和治疗鼻腔和鼻窦疾病方面这一技术已经比较成熟,在此基础上,一些学者探索在内镜下经鼻内进路治疗鼻眼区域的部分疾病,使得手术微创,外观美观,处理简单。

(一)内镜鼻眼相关外科学的解剖学依据

　　鼻眼在解剖关系上非常密切,眼眶的上方为额窦,内侧为筛窦,下方为上颌窦,眶尖部与后组筛窦或蝶窦密切毗邻,眼眶的 2/3 为鼻窦所包围。上述结构之间仅隔着一薄层骨板,甚至骨质缺损,使得从鼻内进路进入到眶内显得非常直接和简单。

(二)内镜鼻眼相关外科学的范围和手术适应证

　　从理论上来说,内镜鼻眼相关外科手术的范围可以达到任何内镜可以到达的范围,如上颌窦顶壁、眶内、视神经和泪囊,但一般来说,无论从眶内还是眶尖部,手术均应严格限制在视神经的内侧。

　　鼻眼相关外科手术的适应证包括:侵犯眶内的鼻腔、鼻窦良性肿瘤,位于视神经内侧的眶内原发性肿瘤(经鼻内镜肿瘤切除术),眶内异物取出术,内分泌性突眼和其他原因导致的眶内高压(眶减压术),鼻源性眶内并发症(经鼻清理和引流术),外伤性视神经病变和球后视神经炎(视神经管减压术),慢性泪囊炎(泪囊鼻腔开放术),眶底爆裂性骨折(骨折复位术)等。

(三)内镜鼻眼相关外科学的优点

1. 手术进路直接。
2. 无须面部切口,可减轻患者术后面部瘢痕的心理障碍。
3. 组织损伤小,术后恢复快。
4. 有较好的手术空间。
5. 手术疗效明显好于鼻外进路。

(四)内镜鼻眼相关外科手术的不足

内镜鼻眼相关外科手术过程中,也常常会遇到一些困难,包括:

1. 单手操作　内镜手术必须一手持镜,一手拿器械进行操作,在碰到出血较多时,同时清理术腔血液和操作比较困难。

2. 术腔出血　一直是鼻内镜手术主要的困难,尽管采用了控制性低血压、局部肾上腺素收缩等方法,有时仍无法避免术中出血污染镜头,这也可能是手术并发症的主要原因。

3. 并发症后果严重　内镜鼻眼相关手术主要围绕着眼眶内侧进行,术野有许多重要的器官和结构:眼球、视神经、眼动脉、颈内动脉和眶内神经、肌肉等,损伤时容易产生严重的并发症,如视力减退或失明、眼球活动障碍、大出血、眶内感染、上睑下垂等。

现就鼻眼相关外科常见的疾病及经鼻内镜手术作一简要介绍。

第二节　外伤性视神经病变与经鼻内镜视神经管减压术

外伤性视神经病变(traumatic optic neuropathy,TON)是指头面部受到撞击伤后导致的视神经功能障碍,发生率占头面部闭合性损伤的 0.5% ~ 5%,可同时伴有颅内损伤、额筛眶复合体骨折、眶底击出性骨折、上颌骨骨折等,导致严重的视力下降、视野缺损,甚至失明。

(一)病因与病理

在额部、眉弓或眉外侧受到撞击后,撞击力传递到视神经管,造成视神经管骨折或者变形,碎骨片直接压迫视神经;外伤后局部血管受压或循环障碍造成视神经水肿或坏死;外伤直接造成视神经水肿;视神经鞘膜下出血,凝血块压迫视神经;视神经直接断裂或轴索离断,导致了视力急剧下降,甚至失明,但眼球无损伤,这种视力障碍就属于视神经的间接损伤,与眼球贯通伤和视神经的直接损伤不同。

(二)临床症状

1. 头部外伤史　外伤性视神经病变常常发生于头面部的闭合性损伤,尤其是额部、眉弓部和眉外侧部。

2. 视力下降或失明　在撞击性损伤的同时或其后出现视力的部分或完全丧失。由于常常伴有闭合性颅脑外伤、心血管系统和呼吸系统的急诊危象,视力损伤的主诉常常被这些危及生命的重要体征所掩盖,从而延误诊断和治疗。

(三)体征

1. 眉弓或眶外侧撞击伤口,患眼眶周围软组织肿胀、淤血,或结膜下出血。

2. 瞳孔对光反射异常　出现 Marcus-Gunn 瞳孔,其主要临床特征为:患侧瞳孔呈潜隐性散大(遮盖健侧瞳孔后出现患侧瞳孔的散大),直接对光反射消失,间接对光反射存在。外伤后昏迷患者,在体检时如果出现 Marcus-Gunn 瞳孔,应高度怀疑外伤性视神经病变。

3. 眼和眼底检查　要排除眼前房、玻璃体内、眼底尤其是黄斑处的出血,晶状体脱位和外伤性晶状体混浊,视网膜脱离,眼底血液供应障碍,视神经盘水肿等因素引起的视力损害,排除上述损害后可以确定引起视力损害的部位在球后视神经。如果对侧视力和视野与术前相同,则表明视神经损害在视交叉之前,也就是说损伤在球后到视交叉之间,即视神经段。伤眼的眼底像在外伤性视神经病变后早期可以无明显改变,晚期可出现视神经萎缩。

(四)辅助检查

1. 影像学检查　应用轴位薄层 CT 扫描(2 mm),能较好地显示视神经管骨折的部位、眶内和眶尖部位的血肿、视神经的肿胀等病理改变,如果发现视神经管邻近鼻窦(后组筛窦、蝶窦)混浊,也要高度考虑是否有视神经管的问题。视神经管 MRI 可显示神经血肿或肿胀的程度,与周围解剖结构的关系等,具有较好的显示。

2. 电生理学检查　视觉电生理学检查还未常规用于外伤性视神经病变的诊断,但已证实其在评估和追踪视路功能异常方面有一定的作用。其中反映视网膜电活动的视网膜电图(electroretinogram,ERG)和反映视刺激导致的视网膜神经节细胞至视皮质的视觉诱发电位（visual evoked potential，VEP）为较客观的检查手段。ERG 是通过视网膜接受光刺激时从角膜或相应部位记录到的视网膜总和电位，能较好地显示视网膜的功能，提供视网膜神经节细胞是否有退行性病变；VEP 是视网膜在受到闪光或图形刺激后，经过视路传递，在枕叶视皮质诱发出的电活动，VEP 波形缺如、潜伏期延长均提示不同程度的视神经和视路的损伤。

（五）诊断及鉴别诊断

根据外伤后视力下降或失明，Marcus-Gunn 瞳孔，同侧眼底、玻璃体、晶状体及角膜无损伤，对侧眼视力和视野正常，CT 显示视神经管骨折，后组筛窦和蝶窦内密度增高，即可确诊。

（六）治疗

对于外伤性视神经病变的治疗，目前还有争论，但多数学者倾向于使用大剂量糖皮质激素和施行视神经管减压术。

1. 非手术治疗

（1）糖皮质激素治疗 一些学者认为，大剂量糖皮质激素对外伤性视神经病变有比较好的治疗效果。地塞米松 30 mg/d，治疗时间在 2 周左右，随后逐渐减量。其基本原理是糖皮质激素可以减轻视神经损伤性水肿，降低视神经挫伤性坏死的严重程度，同时降低伴随损伤的微循环血管痉挛程度。

（2）辅助药物治疗 神经营养药物：胞磷胆碱 500 mg，ATP，辅酶 A，维生素 B_1 等；血管扩张剂：活血化瘀药物，血栓通等。

2. 手术治疗 视神经管减压术是目前治疗外伤性视神经病变的主要方法，其基本原理是通过去除一部分视神经管，解除视神经管骨折和骨片对视神经和营养血管的压迫，视神经外伤后血肿的压迫，增加视神经的血液供应，防止视功能的进行性恶化，尽可能恢复或部分恢复视力。

视神经管减压术的方法有颅内进路、鼻外眶筛蝶窦进路、经上颌窦后筛蝶窦进路、经眶外侧进路和经鼻内镜筛蝶窦进路等，上述进路各有其优缺点，但从手术损伤、出血、患者生活质量、术中能见度、手术疗效、对眶内组织的影响等因素综合考虑，以经鼻内镜进路为优。

💻 **拓展知识 79-1** 经鼻内镜视神经管减压术

第三节 慢性泪囊炎与经鼻内镜泪囊鼻腔开放术

慢性泪囊炎（chronic dacryocystitis）的病因和发病机制尚不十分清楚，目前认为是在鼻泪管狭窄或阻塞的基础上，多种因素综合作用导致泪囊和鼻泪管炎性浸润、纤维化的一种疾病。常见于中、老年女性，与沙眼、泪道外伤、鼻中隔偏曲、鼻息肉、鼻腔肿瘤、下鼻甲肥大、鼻腔手术等因素有关，常见的致病菌为肺炎链球菌、链球菌、葡萄球菌等。

（一）临床表现

1. 持续性溢泪。

2. 压迫泪囊，有黏液性或者黏脓性分泌物从泪点流出。

3. 结膜充血。

4. 泪道冲洗不通畅，或有脓性分泌物冲出。

5. 泪囊造影显示鼻泪管不通畅。

（二）治疗

1. 非手术治疗 对症处理，用抗生素滴眼液滴眼，每日 4～6 次，定期进行泪道冲洗，将泪囊中的分泌物冲出来，再滴入抗生素滴眼液。

2. 手术治疗 临床上要重建泪道与鼻腔的通道，往往需要手术来解决，手术的方式有：

（1）经泪道激光或高频泪道再通术。

（2）经鼻外进路泪囊鼻腔吻合术（Toti,1904）。

（3）经鼻内镜泪囊鼻腔开放术（McDonogh,1989）。

（三）手术适应证

1. 慢性泪囊炎,长期溢泪。

2. 鼻部疾病引起的鼻泪管阻塞（包括炎症、外伤、手术等）。

（四）手术禁忌证

1. 泪囊部位以上的病变所致的泪道阻塞。

2. 鼻腔和泪囊的急性炎症。

💻 **拓展知识79-2　经鼻内镜泪囊鼻腔吻合术**

第四节　内分泌性突眼与经鼻内镜眶减压术

内分泌性突眼又称为 Graves 眼病、恶性突眼症、甲状腺功能亢进（简称甲亢）性眼肌病、甲状腺相关性免疫眼眶病,是引起成人眼球突出的最常见原因。

（一）病因与病理

本病发病原因目前并不十分清楚,多数学者认为是一种器官特异性自身免疫病,为甲亢患者血液中存在对甲状腺球蛋白的抗体和 T 淋巴细胞对眶内组织的致敏,眶内组织、眼外肌纤维是免疫攻击的对象。病理改变主要为眼球后隙中脂肪和结缔组织出现水肿和炎性细胞（如淋巴细胞、肥大细胞等）浸润,表现为这些软组织体积增大,从而引起眼内压增高,造成眼球外突;眼部肌肉发生炎症性变化,眼肌有淋巴细胞浸润、水肿、肌纤维断裂和坏死。上述病变导致眶内容物体积增加,眼内压增高,眼球突出,并容易引起一系列并发症。

（二）临床表现

1. 临床症状　多数患者有甲状腺激素分泌过多症状,如疲乏、怕热多汗、心悸、心动过速等。

2. 临床检查

（1）眼球检查

1）眼球突出　为双侧性,眼球突出度常常超过 20 mm,较正常突出 7 mm 以上。

2）眼睑和球结膜充血和水肿。

3）眼睑退缩　表现为睑裂增大,上部角膜及巩膜暴露,双眼向下看时,上睑不能立即随眼球向下移动。

4）复视及眼球运动障碍　眼睑闭合困难,瞬目动作减少,眼球下转时,上睑不能随之下垂;严重患者可以造成眼球固定、复视、视力减退、角膜炎、角膜溃疡等。

（2）辅助检查

1）疑有眼球突出者须进行眼球突出度检查,以 Hertel 三棱镜式突眼计最准确,简便的记录方式为:15.0（105）14.5,表示右眼突出度为 15.0,左眼突出度为 14.5,眶距 105 mm。眼球突出度的正常幅度较大（12~14 mm）,双眼差值一般不超过 2 mm。

2）甲状腺功能亢进者,表现为基础代谢率增高,^{131}I 吸收率增强,血清总三碘甲腺原氨酸（TT_3）和甲状腺素（TT_4）增高,T_3 抑制率降低,垂体促甲状腺激素（TSH）分泌减少。

3）眼部 CT 对突眼症的诊断具有重要意义,表现为眼外肌肥大,但肌腱不受累。

（三）诊断及鉴别诊断

根据典型的眼部临床表现和 CT 检查眼外肌肥大而肌腱不受累即可确诊。但单侧严重的内分泌性突眼应与眶内肿瘤相鉴别,内分泌性突眼为双侧发病,双眼突出度差异一般不超过 6 mm,如果双侧差异在

5 mm 以上,应该考虑眶内肿瘤和其他占位性病变,如眶内出血、血管瘤、黏液囊肿、皮样囊肿、炎性假瘤、眼眶肉瘤、神经胶质瘤等。

(四)并发症

1. 角膜炎　内分泌性突眼由于上、下睑闭合不良,角膜长期暴露,可导致角膜干燥、上皮脱落、暴露性角膜炎和角膜溃疡。

2. 视神经损伤　眶内压长期增高,容易导致视神经受压和视神经萎缩。

(五)治疗

1. 非手术治疗

(1)眼部保护性治疗　包括夜间涂眼膏防止或缓解暴露性角膜炎,白天用人工泪液保持眼球湿润。

(2)大剂量糖皮质激素　有一定疗效,可减轻对眼外肌的损害,减轻水肿和眶内压增高对视神经的压迫,但停药后容易复发。

(3)放射治疗　显效缓慢,并可能损害眼球。

2. 手术治疗　可行各种进路的眶减压手术,其中经鼻内镜眶减压术疗效显著,不良反应少,比较安全,被大多数医生所接受。

(六)手术适应证

1. 对于各种非手术治疗,如放射性核素 ^{131}I、大剂量糖皮质激素不能控制的内分泌性突眼,包括甲状腺切除术后突眼继续发展的患者,建议行眶减压术。

2. 眼球前突所致的暴露性角膜炎、角膜溃疡。

3. 肥大的眼外肌在眶尖部压迫视神经引起视神经病变,导致视力下降、视野缺损。

4. 患者要求改善眼球外突引起的外观不良。

(七)手术禁忌证

1. 甲亢未治愈,T_3 和 T_4 高,不能行眶减压术,以免引起甲亢危象。

2. 化脓性鼻窦炎。

3. 出血性疾病。

4. 病期长,疑有眶内软组织广泛纤维化者。

　　■ 拓展知识 79-3　经鼻内镜眶减压术

第五节　眶内疾病及经鼻内镜眶内手术

(一)概念及原理

眶内疾病由于其位置深邃,暴露欠缺,被眶内脂肪包裹,周围毗邻重要的神经和血管等原因,其手术处理一直是眼科的难点。随着鼻内镜手术的广泛开展和深入,近年一些鼻科学者在经鼻内镜眶内手术的领域做了一些尝试,即通过鼻内镜处理和切除眶内的一些病灶,达到治愈和缓解眶内疾病的目的,并取得了一定的成功。

(二)手术适应证

1. 眶内异物。

2. 眶内炎性肿物。

3. 眶内良性肿瘤,如血管瘤、神经鞘瘤、神经纤维瘤。

4. 眶内原发性或者转移性恶性肿瘤。

　　■ 拓展知识 79-4　经鼻内镜眶内手术

(朱冬冬)

第八十章 影像导航系统在颅底外科的应用

概　述：

　　影像导航技术的发展使医师在手术中将操作区域与影像中相应的部位对应起来。内镜与影像导航系统的结合具有很大优越性,极大推进了各种高难度鼻窦及颅底外科功能性微创外科的发展。

　　颅底是一个解剖复杂的区域,位置深在隐匿,许多与生命有关的重要血管和神经纵横交错,穿行于该区域。由于颅底解剖结构的高度复杂性,传统的手术方法往往望而却步或者破坏性很大,曾一度被视为外科手术的"禁区"。随着计算机人工智能技术和医学影像技术的日新月异,影像导航技术(imaging navigation techniques)[又称计算机辅助外科(computer-assisted surgery)或无框架立体定向外科技术应运而生],传统的外科观念受到巨大冲击,颅底外科作为一门新兴的学科得以快速发展,步入了功能性微创外科的崭新时代。

(一)影像导航技术的发展历史

　　影像导航技术是在神经外科有框架立体定向技术的基础上逐步发展起来的。1906 年,英国医生 Clarke 和 Horsley 研制出立体定向仪,但仅用于动物中枢神经系统的实验研究。1947 年,奥地利学者 Spiegel 和 Wycis 首次发明了用于人脑手术的立体定向仪。20 世纪 60—70 年代,随着 CT 和 MRI 技术的发展,提高了有框架导航系统的准确性和安全性,但主要应用于神经外科领域。1986 年,美国的 Roberts 将无框架立体定向神经导航应用于临床,开创了第一代影像导航技术。同年,德国亚琛大学医院 Schlöndorff 等研发了适用于耳鼻咽喉科手术的影像导航系统,即第一代机械臂型导航系统,用于耳显微及耳神经外科手术。1988 年,瑞士的 Reinhardt 发明了以超声为探头的非机械臂定位系统,用于耳神经外科手术。此后,电磁感应型和光感应型导航系统开始在临床应用,其抗干扰能力强,精确度更高,尤其适用于颅底手术。1994 年,美国医生 Anon 等首次报道计算机辅助内镜鼻窦手术(computer-assisted endoscopic sinus surgery),认为鼻内镜与影像导航系统的结合具有很大优越性,手术适应证包括高难度鼻窦手术及颅底手术。

(二)影像导航技术的基本原理

　　影像导航系统一般由计算机图像处理系统、信号接收传导系统和信号源三部分组成,由同轴电缆相连为一个整体。信号接收装置接收到的信号经计算机工作站处理后,将信号源叠加在相应的影像上,在工作站屏幕的图像上呈现当前所在的解剖部位,即导航序列影像与患者头颅结构之间建立对应关系。数字化坐标定位系统是影像导航系统中的核心部分。定位装置包括定位工具(探头)和三维数字转换器,导航系统能对手术医生手持的定位工具进行跟踪显示,随时确定探头尖部的位置和弧形轨迹,提供实时、连续的定位信息。根据不同的坐标定位技术,可以将影像导航系统分为以下 4 种类型。

　　1. 声导型　通过声波传播信息,但由于声波的不稳定性和易受干扰性,使其精确度往往达不到手术的要求,已不适用于临床。

2. 机械臂型 通过机械臂内部的感应器来测定连接在机械臂末端手术器械的位置情况,手术中患者必须固定头位,机械臂存在笨重、不灵便以及限制术者操作范围等缺点。

3. 电磁感应型 通过探测磁场中被安装在手术器械上的电磁感应器的位置,直接显示出器械的位置、手术路径及勾绘出来的结构,三维立体影像与镜下图像融为一体,精确度高,采用手柄可以灵活操作,但易受环境干扰。

4. 光感应型 根据发光标记原理分为主动型和被动型两种。光感应型导航系统不受磁场干扰,人机界面简便,手柄灵活性较高,还可与多种常用显微镜结合,实现显微镜下导航,但手术时光路不能有阻碍,因此手术空间要求较高。

目前,颅底外科常用的影像导航系统主要为电磁感应型和光感应型。

(三)影像导航技术在颅底外科的应用

颅底位置特殊,结构复杂,曾经被视为手术的"禁区"。颅底有内、外两个面,内面借蝶骨小翼后缘和颞骨岩部上缘分为前、中、后三个颅窝,外面借两侧翼内板与枕大孔外缘连线分为中线区和侧颅底区。影像导航技术利用特殊的计算机软件,将患者术前 CT 或 MRI 图像进行三维重建,并通过术中立体定位系统,对手术器械在术野中的位置进行精确定位,术者参照显示在计算机监视器上的三维影像(水平位、矢状位、冠状位)观察到手术器械的实际位置,从而达到术中导航的目的。影像导航系统与具有导航功能的手术显微镜或内镜相驳接,将手术视野扩展到显微镜及内镜视野之外,使手术者在术野中进行操作的同时,能通过导航系统顾及术野周围的重要神经、血管及组织结构,使颅底手术更加安全、精确和彻底。

尽管在理论上影像导航技术可应用于所有的内镜手术,但多数观点认为,对于解剖关系复杂或存在解剖变异的蝶筛窦手术、额隐窝-额窦手术,丧失解剖标志的修正性手术,脑脊液鼻漏修补术,视神经管减压术,复杂鼻咽血管纤维瘤切除术,以及多种类型颅底肿瘤(如鞍区占位性病变、前颅底骨化性纤维瘤、听神经瘤、岩部尖-斜坡肿瘤、翼腭窝和颞下窝肿瘤等)切除术等尤为适用。从技术角度来看,颅底手术是影像导航技术的理想应用之地。采用影像导航系统可以在术中精确定位重要解剖结构,如视神经骨管、颈内动脉骨管、颈静脉窝、乙状窦和海绵窦区等,并有助于准确判断病变部位和范围,从而避免严重的手术并发症。因此,影像导航系统已成为开展颅底外科手术极为重要的辅助设备。

颅底手术应用影像导航技术有许多优点:① 术前准确定出病变范围和术野所处的三维空间位置,显示手术过程中可能遇到的重要结构;② 帮助设计、模拟理想的手术入路和评估手术风险,即最合理、最安全地抵达目标手术部位;③ 在术中出血、解剖变异及各种复杂情况下,帮助术者正确判断局部的解剖标志以及与周围组织结构的关系,减少手术并发症,提高手术成功率;④ 体现功能性微创手术的理念,患者术后反应较轻,康复较快;⑤ 有利于在手术中相互交流、讨论和临床教学工作,也有利于保存影像资料进行科学研究。

然而影像导航颅底手术也具有一些不足之处需要注意:① 影像导航系统经过配准过程(registration)建立的实体与影像之间的对应关系,由于术中患者位置发生移动或其他原因导致对应关系的改变,则需要重新配准;② 现有的三维影像导航系统都是以术前 CT 或 MRI 图像为基础进行导航,不能实时反映术中的变化,尤其是软组织的位置或形态发生改变,不及时发现将增加手术风险;③ 术中出现直接观察的影像与导航的间接影像不一致时,术者往往难于选择,故不能一味依赖影像导航系统;④ 术前准备包括头架定位、配准和器械注册等,费时费力;⑤ 设备昂贵,增加医疗费负担。

(程 雷)

第九篇

特殊感染性疾病及自身免疫病

第八十一章 耳鼻咽喉及颈淋巴结结核

概 述：

耳鼻咽喉结核常继发于肺结核或胃肠结核。熟悉耳鼻咽喉结核的临床表现，及时诊断与抗结核治疗对于疾病的康复尤为重要。

结核病（tuberculosis）是由结核分枝杆菌（*Mycobacterium tuberculosis*，简称结核菌）引起的慢性传染病。近年来，由于多重耐药结核菌的大量出现，结核病的疫情在世界范围有回升趋势。特别是在我国，近年流动人口数量剧增，加之流动人员居住条件较差，助长了结核病的蔓延。结核病虽以肺结核为主，但也可累及全身多个器官。在耳鼻咽喉头颈外科，以颈淋巴结结核、喉结核最为多见，其次为咽结核、耳结核和鼻结核。

第一节 颈淋巴结结核

颈淋巴结结核（tuberculosis of cervical lymph nodes）俗称"瘰疬"，是最常见的肺外结核感染，好发人群为年轻人和女性。随着近年结核病发病率的增加，该病患者也有所增加，患者多以颈部肿物就诊。

（一）感染途径

1. 原发性颈淋巴结结核，结核菌在咽部感染后经淋巴回流侵入颈淋巴结，受累者多为单侧颈上淋巴结。

2. 肺结核内的结核菌随血行播散至颈淋巴结，两侧淋巴结多同时受累。

3. 肺门淋巴结结核经纵隔淋巴结上行累及颈部淋巴结，受累者多为颈下淋巴结。

（二）病理

结核菌通过上呼吸道或随食物在口腔或鼻咽部引起原发病灶，最常见的是扁桃体。口腔部原发病灶往往很快愈合，在临床上不易发现。结核菌通过淋巴管的传播往往首先在淋巴结周围引起炎症，逐渐向中心蔓延，淋巴结可发生干酪样坏死以至液化，终至穿破淋巴结被膜，感染深部组织；或穿破皮肤形成慢性经久不愈的瘘管。淋巴结周围的炎症使邻近的淋巴结相互粘连成为不规则的肿物。如干酪样物液化后完全排出，伤口可逐渐愈合形成瘢痕。继发肺内结核者，其他浅表淋巴结亦可同时受累，病变主要为增生性，很少发生干酪样坏死。

（三）临床表现

起病时症状轻重不一，有的甚至无任何不适，偶尔被自己发现。随病情进展可有下列表现：

1. 局部表现 视病理类型而异。

（1）结节型　多见于一侧或两侧颈上部。淋巴结无痛性肿大,初起体积较小,散在分布,质地较硬,触诊可活动,可有轻度压痛。

（2）浸润型　病变淋巴结逐渐增大,因与周围组织粘连,故活动度差,有时多个淋巴结粘连成串,故触诊可为形状不规则的肿物,可有压痛。

（3）脓肿型　肿大淋巴结中心干酪样坏死、液化,形成皮下寒性脓肿。继发感染时,局部皮肤红肿且有明显压痛。

（4）溃疡瘘管型　脓肿若自行破溃或被切开,有稀薄脓液流出,形成经久不愈的瘘管。

2. 全身表现　大多无全身症状,继发感染者可有低热、乏力等全身中毒表现。

（四）诊断及鉴别诊断

根据临床表现,有结核病病史或与结核病患者密切接触史,X 线胸片显示肺或纵隔淋巴结有结核病灶者,应高度怀疑本病。淋巴结穿刺细胞学检查一般可确诊。应注意与慢性淋巴结炎、恶性淋巴瘤和颈部转移癌等鉴别。

（五）治疗

1. 全身抗结核化学疗法　是本病的基本治疗,应与结核病专科医生密切合作。

结核病灶中的病菌有敏感菌株和原始耐药菌株,敏感菌株在抗结核疗程中又极易产生耐药性,故应采取联合用药,至少同时使用两种。至于二联、三联或四联,取决于病情程度。但用药一定要足量,疗程足够（至少 12 个月）。常用药有异烟肼、链霉素、利福平、吡嗪酰胺等。

2. 局部治疗　结节型或浸润型经化学治疗后仍不见缩小反而增大者,应切除病变淋巴结。已形成脓肿者应切开引流,清除干酪样物,脓腔置以异烟肼纱条引流。已形成瘘管者,应彻底切除瘘管。

第二节　喉　结　核

喉结核（tuberculosis of larynx）系耳鼻咽喉结核中最常见者,多继发于痰菌阳性的重症肺结核,而原发者较少见,但近年亦有增多趋势。一般好发人群为青年男性,然而随着老年肺结核发病率的增高,喉结核的好发年龄也开始向中老年偏移。

（一）感染途径

喉结核通过接触、血行或淋巴回流传播,多以接触传染为主。一般由肺部咳出带菌痰液附着于喉部黏膜或黏膜皱褶处后,结核菌经黏膜微小创口或腺管开口侵入黏膜深处并在此处繁殖所致。

（二）病理

结核病灶可发生于喉部任何部位,以往以黏膜腺体较多处最为常见,如喉后部的声门裂黏膜、室带黏膜、会厌黏膜等。如累及环杓关节,可致声带固定。但最近发现,声带、喉前部首先受累者增多。喉内结核病理变化分为浸润型、溃疡型和增生型三种。

1. 浸润型　黏膜局限性充血、水肿,黏膜下有淋巴细胞浸润,形成结节。

2. 溃疡型　结核结节中央发生干酪样坏死,形成结节性溃疡并常伴有继发性感染。其特点是溃疡周围有不整齐的潜行边缘,溃疡向深部发展可侵犯软骨膜及软骨,发生软骨膜炎。

3. 增生型　晚期浸润病灶纤维组织增生,病情好转时,可呈瘢痕愈合,视瘢痕部位及程度,对喉腔大小、发声或环杓关节运动可有轻重不同的影响。

（三）临床表现

早期症状依发病初期部位而异。如在喉后部、会厌等处可先出现喉痛,吞咽时加重,软骨膜受累时喉痛尤剧。如侵及室带、声带或环杓关节可出现声嘶,晚期可完全失声。喉内病变广泛者可因肉芽增生或软组织水肿而出现呼吸困难。颈部可有单个淋巴结肿大。此外,可伴有肺结核或其他器官结核的症状。

喉镜检查见黏膜充血或苍白、肿胀,可见溃疡呈虫蚀状,溃疡底部有肉芽增生(彩图81-1)。会厌及杓状会厌襞黏膜可水肿、增厚。若病变为增生性肉芽肿或结核球,极似息肉或肿瘤。病变若累及环杓关节,可致声带固定。软骨寒性脓肿向喉外穿破久不愈合,颈部可出现瘘管。病变广泛时,晚期喉部可呈瘢痕性狭窄。

(四)诊断

根据临床表现疑为本病时,应行胸部X线或肺、纵隔CT检查,可见肺部结核病变。但少数患者无明显肺部改变或仅有陈旧性病灶。应注意与喉息肉或肿瘤鉴别。最后需组织病理学检查确诊。

(五)治疗

主要行全身抗结核化学治疗。注意全身和喉部充分休息,减少说话。出现喉阻塞者应行气管切开术。近年随着抗结核药的品种增多及对结核病免疫机制的新认识,可在抗结核药的控制下,应用肾上腺皮质激素,以减轻过强的局部免疫反应,改善重症患者症状。

第三节　咽　结　核

咽结核(tuberculosis of pharynx)多为肺结核患者痰液中结核菌接触、滞留在咽部黏膜所致,或由喉结核向上蔓延而来,也可发生于结核菌的血行播散。孤立发生的咽结核较少见。

(一)临床表现

1. 鼻咽结核(tuberculosis of nasopharynx)　本病临床特点与鼻咽癌相似,可有鼻塞、涕中带血丝、听力减退,常伴颈淋巴结肿大,但疼痛不明显。鼻咽部检查可见病变黏膜苍白、表面不平或有结节状增生,也可有溃疡或肉芽。与鼻咽癌不同的是,结核病变好发在鼻咽顶部。病理检查可明确诊断。

2. 口咽及喉咽结核(tuberculosis of orohypopharynx)　通常并存,主要有粟粒型和溃疡型。

(1)粟粒型(急性型)　常继发于急性血行播散性肺结核,多伴有明显的全身中毒症状,如发热、盗汗、咳嗽,以及消瘦等。咽痛剧烈,吞咽时尤甚,常放散至耳部,严重者影响进食。咽部黏膜苍白,软腭、腭弓或咽后壁等处可见散在粟粒状灰黄色小点,若继续发展则成为边缘不规则的浅溃疡,被覆污秽假膜。

(2)溃疡型(慢性型)　好发于腭弓、咽后壁,扁桃体也可受累。表现为苍白、水肿的黏膜上有局限性溃疡病损,一处或多处不等;病变发展缓慢,如溃疡向深部发展,可致软腭穿孔、腭弓或腭垂缺损,愈合后遗留咽部瘢痕性狭窄或畸形。单纯腭扁桃体结核多无特殊症状,多在手术切除后的病理检查中发现。

(二)诊断

结合临床表现,依靠病理检查确诊。

(三)治疗

全身抗结核治疗,局部溃疡面可用20%硝酸银或30%三氯醋酸烧灼。

第四节　结核性中耳炎

结核性中耳炎(tuberculous otitis media)以小儿或青年人较多见。原发性中耳结核较少,大多继发于肺结核,也可由鼻咽结核、颈淋巴结结核、骨结核等播散而来。本病起病隐匿,多为无痛性耳溢液,分泌物较稀薄,黄色或淡红色。早期即可出现明显的听力下降,并迅速加重。初为传导性,听力可下降50~60 dB。如病变侵袭内耳则为混合性聋。鼓膜改变初起为多发性穿孔,后迅速融合为鼓膜紧张部大穿孔,边缘可达鼓沟。鼓室黏膜苍白,可见大量增生的肉芽。病变侵蚀面神经管或迷路骨质,可出现周围性面瘫及眩晕。乳突外侧骨壁破坏穿破皮肤,可形成耳后瘘管,耳周淋巴结可肿大。病变若侵入颅内,可引起结核性脑膜炎。影像学检查可见中耳乳突有边缘比较模糊的骨质破坏,并可见死骨形成。

本病常被误诊为化脓性中耳炎,对肉芽组织行病理检查常可确诊。应常规行胸部影像学检查。

治疗应结合全身抗结核治疗。对已有死骨形成、耳后瘘管、局部引流不畅或合并面瘫者,在全身抗结核药的控制下,若患者一般状态尚可,应行乳突根治术,去除死骨,清除病灶。

第五节 鼻 结 核

鼻结核(nasal tuberculosis)少见。原发者多因结核菌由外界侵入鼻部,患者用手挖鼻,轻微损伤黏膜或皮肤感染而成。继发者多继发于其他部位的结核。病损好发生于鼻中隔前段,也可侵及鼻前庭皮肤、鼻腔底及侧壁。病变多表现为黏膜溃疡,深浅不一,边缘不齐,创面被假膜或痂皮覆盖,其下为苍白色肉芽。重者可破坏鼻软骨,可致鼻中隔穿孔或外鼻变形,甚至有瘘管形成。

治疗除全身抗结核治疗外,局部可清除假膜或痂皮,用 20% 硝酸银或 30% 三氯醋酸烧灼肉芽。

（江红群）

第八十二章　耳鼻咽喉梅毒

概　述：

梅毒在世界上的分布性有增无减,并且病例在近年呈现上升趋势;作为一种慢性传染病,主要由梅毒螺旋体引起,在耳鼻咽喉的各个部位都可能引起不同类型的病变。

梅毒(syphilis)是由梅毒螺旋体引起的慢性传染病,可侵犯任何器官。本病分布于世界各地,近年有增多趋势。在耳鼻咽喉各部位可引起各种病变。

(一)感染途径

梅毒螺旋体可在人类、猿猴及家兔体内生存,离开宿主机体后抵抗力极差,普通消毒剂很易将其杀灭,但对寒冷的耐受力较强。病原体通过胎盘传给胎儿造成先天性梅毒。后天获得者系通过性交或接触尿液、乳汁、唾液、精液,通过完整皮肤、黏膜进入血液循环。

(二)病理

梅毒螺旋体进入人体后第6周,血清中就可查出特异性抗体。本病晚期,在病变部位形成肉芽肿,称为树胶肿,可造成所在器官的损害。病理损害分为三期:

第一期:梅毒螺旋体进入人体后,潜伏期约为3周,入侵的局部出现充血、水肿,继之破溃出现硬下疳,其特点为边缘隆起、基底洁净的溃疡,质较硬,镜下可见溃疡底部呈现闭塞性动脉内膜炎和血管周围炎,Levaditi染色和免疫荧光染色可检出螺旋体。

第二期:感染后8~10周,病原体大量进入血液,形成皮肤、黏膜的梅毒疹。其中为淋巴细胞和浆细胞浸润,形成非特异性炎症和闭塞性血管内膜炎、血管周围炎,同时全身淋巴结肿大。

第三期:病程进展数年,逐渐累及其他器官,常见于心血管系统、中枢神经系统。主要病理特征是树胶样浸润和瘢痕形成,终致受累器官功能衰竭。

(三)临床表现

先天性梅毒早期多发生于2岁以前,晚期多在8~15岁。早期症状不明显,晚期耳鼻咽喉部症状与后天性三期梅毒相似。梅毒在耳鼻咽喉部的主要表现如下。

1. 耳梅毒　较少见,各期梅毒均可侵犯耳部。侵犯中耳可出现分泌性或化脓性中耳炎症状。内耳梅毒多在二、三期,表现为听力下降,逐渐加重,最后形成严重感音神经性聋,伴有耳鸣、眩晕等症状。

2. 鼻梅毒　一期少见,多发生在鼻前庭及鼻中隔软骨部,类似丘疹。二期发生在鼻黏膜,形成灰白色黏膜斑,引起持续性鼻塞。三期为发生在鼻部各部位的树胶肿,出现鼻外形增大、鼻塞、梅毒性骨炎、局部疼痛、塌鼻等。

3. 咽梅毒　一期少见,可见一侧扁桃体下疳,表面有灰白色假膜,同侧颈淋巴结肿大。二期呈顽固性咽炎,黏膜点状红斑。三期为树胶肿,导致软腭穿孔、瘢痕性挛缩,造成咽部组织粘连、狭窄或闭锁畸形。

4. 喉梅毒 见于中年人。一期可见会厌下疳。二期类似喉炎,常伴有全身皮疹及咽部黏膜斑。三期由于树胶肿可出现声嘶、吞咽困难、喉部瘢痕以至喉狭窄,出现吸气性呼吸困难。

(四)诊断

详细询问患者性生活史或家族史,结合全身表现,疑为本病时,应行实验室检查。镜下检查病变部位的分泌物有无梅毒螺旋体,血清学检测病原体抗体。

(五)治疗

梅毒螺旋体对青霉素极为敏感,故首选青霉素,给予足量。局部病灶应予以清洁,可酌情对瘢痕、狭窄等进行相应处理。

（殷善开）

第八十三章

艾滋病在耳鼻咽喉头颈部的表现

概 述：

获得性免疫缺陷综合征发病率有逐渐增加的趋势，表现多样，可能不典型。在耳鼻咽喉科疾病诊疗中，要考虑此类特殊感染的可能，仔细询问病史并及时进行实验室的检查。

艾滋病即获得性免疫缺陷综合征（acquired immune deficiency syndrome, AIDS）的简称。AIDS 是由人类免疫缺陷病毒（human immunodeficiency virus, HIV）侵犯免疫系统，寄生于 CD4$^+$ T 细胞中，并在其中不断复制，造成人体免疫功能严重障碍的一种致死性传染病。本病自 1981 年首次发现，在全球迅速蔓延。本病患者男性多于女性，患者大多数为青壮年，亦有婴儿出生前即被感染。

（一）感染途径

AIDS 患者及 HIV 携带者为本病的传染源。HIV 存在于 AIDS 患者和 HIV 携带者的血液、精液、乳汁、唾液和其他体液中。主要有性传播，血液、血制品传播及母婴传播三种途径。近年随着宣传教育的不断普及，我国由性途径传播的发病率有所降低，但经血液传播的发病人数增多，如不正当的献血或输血、吸毒人群中共用注射器吸毒等。

（二）发病机制

HIV 是反转录病毒科慢病毒属中的一种，为单链 RNA 病毒，具有能在宿主体内终身存在的特点。目前 HIV 损伤人免疫功能的具体机制尚不清楚，一般认为，HIV 主要选择性攻击 CD4$^+$ T 细胞来破坏人体的免疫系统，当人体感染 HIV 后，HIV 吸附在 CD4$^+$ T 细胞表面受体上，并表达糖蛋白 gp120，继之穿过细胞膜进入细胞内，在反转录酶作用下变成 DNA，并整合到宿主细胞（CD4$^+$ T 细胞）的染色体中，使该细胞成为带 HIV 遗传信息的感染细胞。此病毒进入休眠状态，可持续十余年。若 HIV 进入"活跃状态"，则在宿主细胞内复制出大量的 HIV 并排出细胞外，进入血液或体液，并又吸附在其他 CD4$^+$ T 细胞上。如此周而复始，随着 HIV 复制的不断增加，CD4$^+$ T 细胞的破坏也随之增多，CD4$^+$ T 细胞数量下降，T 抑制淋巴细胞相对增多，使机体免疫功能呈现抑制状态，失去对多种病原体的防御能力，从而引起多种机会性感染及恶性肿瘤的发生。HIV 也可感染单核细胞和巨噬细胞。大多数 HIV 感染的成人和青少年可长期无症状，但所有感染阶段均有病毒复制，故 HIV 感染者都有可能最终发展为 AIDS 患者。

（三）病程分期与一般临床表现

1. 急性期 多发生在 HIV 感染后 2~6 周，主要表现如下：

（1）单核细胞增多症样综合征或流感样症状 发热、咽痛、皮疹和全身淋巴结肿大，或头痛、全身肌肉和关节痛、腹泻等，一般持续 3~14 天。大部分患者转入无症状期，约 1/3 患者可持续低热、消瘦、淋巴结肿大，此时查体有 HIV 抗原/抗体阳性。

（2）急性 HIV 脑膜炎 发生率约为 10%。表现为脑膜炎症状，检查可呈脑膜刺激征阳性，腰椎穿刺脑脊液检查见单核细胞增多，蛋白质增加。持续 2～3 周后症状消失或呈慢性反复发作。

2. 慢性期 可分 3 个时期。

（1）潜伏期 又称无症状感染期，可由数月至十多年。除血清中检测到 HIV 阳性外，可无任何自觉症状和临床体征。潜伏期的长短与患者自身状态、生活方式、感染途径等有关。约 30% 的感染者在 2～5 年发病。CD4$^+$ T 细胞计数是十分重要的预后判定指标。

（2）AIDS 相关综合征期 亦即 AIDS 前期，可持续 1 年至数年。早期反复持续发热、腹泻、疲乏、消瘦、夜间盗汗和体重减轻，随后出现全身多部位淋巴结肿大，持续 3 个月以上。还有反复出现的多形性皮疹、疱疹或软疣，伴瘙痒。骨髓造血功能障碍，出现贫血，白细胞和血小板减少。此期易发生感染或传染病。CD4$^+$ T 细胞 < 200/mm^3，CD4$^+$ T 细胞 /CD8$^+$ T 细胞 < 1.0，HIV 抗体阳性。

（3）AIDS 期 除 AIDS 前期的某些表现外，还有以下表现：

1）机会性感染 在正常机体上原本不致病的病原体此时可感染 AIDS 患者而导致其发病。如肺孢子菌肺炎、真菌和病毒感染等。

2）恶性病变及少见的肿瘤 如 Kaposi 肉瘤、非霍奇金淋巴瘤、慢性淋巴细胞白血病、口咽部肿瘤、其他器官恶性肿瘤等。

3）多器官多系统组织和功能损害 出现多器官功能衰竭。

约有 25% 的 HIV 阳性者发展为 AIDS 相关综合征期，10% 发展为 AIDS 期。

（四）耳鼻咽喉头颈部的表现

AIDS 患者有 40%～70% 出现耳鼻咽喉头颈部病变，主要是皮肤、口腔和咽部的 Kaposi 肉瘤、颈部淋巴结肿大、念珠菌感染等。Kaposi 肉瘤表现为单发或多发的紫红色改变，可见于皮肤或黏膜，外观为斑丘疹、结节或溃疡，也可为表面光滑的肿物。病理发现为大量梭形细胞增生，其间有细小血管介入和血管裂隙形成，周围有淋巴细胞和浆细胞浸润。

1. 耳部病变 外耳可发生 Kaposi 肉瘤，表现为高于皮肤的紫红色斑丘疹或结节，或为弥漫性和出血性斑块。中枢神经系统或听神经病变可表现为耳鸣、眩晕、感音神经性聋及面瘫。鼓室积液者可从中分离出 HIV。分泌物中可发现原虫、真菌或分枝杆菌等。

2. 鼻－鼻窦病变 有鼻塞、脓涕或鼻出血，系继发感染或 Kaposi 肉瘤引起的鼻黏膜肿胀、破坏所致，检查可见病变部位有结节状紫红色肿瘤，也可有巨大疱疹性溃疡自鼻前庭延伸至鼻中隔，或向外扩展至鼻翼和面部，系疱疹病毒感染。

3. 口腔及咽喉改变 HIV 感染者 42% 伴有口腔白念珠菌感染，表现为舌两侧、舌面或颊黏膜有高于黏膜或舌面数毫米、粗糙的毛状白斑，难以脱落。咽部的感染表现为假膜形成，去之创面呈红斑状。有明显吞咽困难。喉部感染则依病变程度不同出现声嘶、喘鸣和梗阻。Kaposi 肉瘤常发生于腭部、颊黏膜、牙龈黏膜和咽后壁，为凸起的紫红色结节，发生于喉部的 Kaposi 肉瘤为红蓝色结节。

4. 颈部病变 主要为淋巴结肿大引起的快速增大的颈部包块，多在胸锁乳突肌后缘。一般无触痛，可活动，可出现胀痛和神经压迫症状。

（五）诊断

根据病史、临床表现和实验室检查结果方能做出诊断。

1. 详细询问病史，有无不正常性接触史，注射吸毒或供血、接受血制品史。

2. 临床表现中的机会性感染和 Kaposi 肉瘤，为重要诊断依据。长期低热、腹泻、消瘦，全身淋巴结肿大并有口、咽部念珠菌感染者，应怀疑本病。

3. 实验室诊断

（1）免疫功能 CD4$^+$ T 细胞 < 200/mm^3，CD4$^+$ T 细胞 /CD8$^+$ T 细胞 < 1.0。

（2）HIV 检测　检测 HIV 抗原和抗体。一般感染 2 个月即可查出 HIV 抗体。

（六）治疗

AIDS 目前尚无根本治疗方法，亦无可靠、有效的预防疫苗。主要针对 HIV 侵袭、免疫功能低下、机会性感染等进行治疗。

1. 抗 HIV 治疗　抑制 HIV 复制。

2. 增强免疫功能　α 干扰素（α-interferon，α-IFN）、白细胞介素 -2（interleukin-2，IL-2）、粒细胞巨噬细胞集落刺激因子（granulocyte-macrophage colony stimulating factor，GM-CSF）等免疫调节剂可用于早期的治疗，减少机会性感染的发生和提高白细胞数量。

3. 机会性感染的治疗　机会性感染是本病致死的主要原因。因此要积极主动治疗机会性感染。治疗原虫感染首选复方磺胺甲噁唑（复方新诺明）或喷他脒，抗病毒感染用阿昔洛韦（无环鸟苷）或膦甲酸，如有真菌感染应积极应用抗真菌药。

4. 其他治疗　包括全身支持疗法，如有恶性肿瘤则行抗肿瘤治疗，耳部、鼻腔和口腔的清洁处理等。

（殷善开）

第八十四章 白　喉

概　述：

在我国的传染病等级分类中,白喉属于乙类传染病,主要是由白喉棒状杆菌引起,此传染病在我国的疫苗预防的政策干预下,已经比较少见。

白喉(diphtheria)是由白喉棒状杆菌引起的急性呼吸道传染病,常在秋冬和春季发病,多发生于儿童,以2~5岁居多。患本病后可获终身免疫,由于我国政府重视对本病预防疫苗的接种,现本病已属少见。白喉主要通过空气中飞沫传染,如接触带菌物品亦可间接传染。本病潜伏期为2~7天。病原菌侵入人体后,在上呼吸道黏膜上皮细胞内生长繁殖,由其释放的外毒素损害黏膜组织,组织坏死、纤维素渗出,引起纤维素性炎症改变。纤维素与坏死组织、炎细胞共同形成白色假膜,并向周围蔓延。咽部假膜附着牢固,喉部假膜附着较松,有时脱落咳出。白喉外毒素进入血液循环,抵达远处器官,如心、脑、肾等,引起受累器官细胞破坏,出现中毒性心肌炎、肾炎、周围神经炎或神经损害。

(一) 临床表现

1. 咽白喉　主要表现为轻度咽痛,扁桃体上点状或小片状灰白色假膜,不易拭去,强行拭去后病变部位渗血。全身症状轻微,无热或低热。如病变超越扁桃体范围,累及整个咽部,假膜呈片状,全身症状较明显,有发热、乏力、食欲缺乏、头痛和颈淋巴结肿大。较重者起病急,假膜迅速扩大,扁桃体、腭垂、软腭等重度肿胀,甚至引起颈部软组织肿胀、颈淋巴结肿大和淋巴结周围炎,致颈粗如"牛颈"。此型患者全身症状严重,表现为高热、烦躁不安、呼吸急促、面色苍白、四肢厥冷、脉细等,可并发心肌炎、肾炎等。

2. 喉白喉　多由咽白喉向下蔓延至喉部所致,少数原发于喉者。病变侵入喉腔,出现犬吠样咳嗽和声嘶。若喉黏膜肿胀或有假膜阻塞声门时,可引起程度不同的吸气性呼吸困难和喉喘鸣,重者发生喉阻塞,吸气时出现三凹征。病变也可向下呼吸道蔓延,出现下呼吸道阻塞。

3. 鼻白喉　原发者为白喉棒状杆菌直接感染鼻腔所致,继发者系咽白喉蔓延而来。鼻部症状与鼻炎类似,但涕中常带血。鼻腔黏膜表面有灰白色假膜,常见于鼻中隔,除去假膜见出血性黏膜溃疡。

4. 耳白喉　极少见,症状同化脓性中耳炎,耳痛剧烈,鼓膜穿孔后流出脓血性分泌物。

(二) 并发症

中毒性心肌炎是重症白喉常见并发症,多发生在发病第2周。其次为软腭瘫痪,此外尚有眼肌、面肌麻痹等。四肢、肋间肌麻痹少见。

(三) 诊断

根据本病流行季节和当地有无该类患者,结合临床症状,如发现咽部改变,应进一步行咽部分泌物检查,是否有白喉棒状杆菌。一次检查若阴性应再行检查。

（四）治疗

尽早应用白喉抗毒素,根据病情程度,用量在 1 万 ~ 4 万 U。必要时可重复注射一次。用前需行皮肤过敏试验。如有过敏,则行脱敏注射。青霉素宜及早足量使用,以杀灭白喉棒状杆菌。同时给予严格隔离,注意休息,及时清理口咽,有喉阻塞者及早行气管切开术。如有心肌损害,及时请专科医生会诊,共同治疗。

（殷善开）

第八十五章　耳鼻咽喉麻风

耳鼻咽喉麻风

概　述：

麻风(leprosy)是由麻风分枝杆菌引起的全身皮肤、黏膜和周围神经损伤的慢性传染病,可累及耳、鼻、咽、喉各部位。主要通过接触传染。其流行于热带、亚热带地区。在我国广东、山东等地发病较其他省份略高,在西藏等寒冷地区也可出现。

(一)临床表现

本病临床上分为瘤型、结核样型、偏瘤型界线类、中间界线类、偏结核样型界线类 5 型。在耳鼻咽喉科各部位的表现如下:

1. 耳麻风　主要在耳郭。耳郭皮肤呈多个结节,特别是耳垂处形成较大结节。结节可向周围浸润,形成溃疡破损,然后形成瘢痕、皮肤皱缩或缺损,使外耳畸形。

2. 鼻麻风　主要损伤鼻黏膜,早期出现充血、水肿、鼻塞,鼻黏膜形成结节,继之向四周浸润、破溃,出现血涕、溃疡、鼻中隔穿孔。晚期可出现瘢痕粘连,鼻背塌陷等。

3. 咽喉麻风　鼻麻风蔓延所致。也引起黏膜损害,表现为黏膜结节、溃疡形成、瘢痕形成,可有咽部结构形态异常,如软腭穿孔、腭垂和扁桃体缺损、咽部粘连等。喉部病理过程同上,会厌根部及前联合易受累,可见受累各部位溃疡、瘢痕或粘连,会厌缺损、增厚等。上述改变由于软腭、咽肌麻痹或喉腔狭窄可引起吞咽障碍或呼吸困难。

(二)诊断

根据麻风接触史和临床表现可做出初步诊断,分泌物涂片可查到麻风分枝杆菌,病理组织检查可发现大量麻风分枝杆菌。

(三)治疗

本病主要以砜类药物抗麻风治疗。可用糖皮质激素对症治疗。局部清理痂皮,防止继发感染,以1%~3% 链霉素液滴鼻,2.5% 鞣酸涂搽咽部。

(殷善开)

第八十六章　鼻硬结病

概　述：

鼻硬结病是一种慢性进行性肉芽肿病变，多认为由鼻硬结杆菌感染引起，可导致面容毁坏、呼吸困难甚至窒息等并发症。本章就鼻硬结病的病因、病理、临床表现、诊断及治疗等进行了阐述。

鼻硬结病(rhinoscleroma)是一种慢性进行性、传染性肉芽肿病变，常导致鼻部畸形和鼻腔瘢痕形成。常先发生于鼻部，逐渐扩展到鼻窦、软腭、硬腭、咽、喉、气管、支气管、鼻泪管和中耳等处。本病可在呼吸道各处散在并发或继发，因此又称呼吸道硬结病。

(一) 病因

多认为本病由鼻硬结克雷伯菌引起，也可能是鼻硬结克雷伯菌与病毒混合感染所致。本病有轻度传染性，但其传染途径不明。

(二) 病理

典型的病理表现为慢性炎性反应，病程一般较长，可分为三期。

1. 卡他期　黏膜层以及黏膜下层可见大量浆细胞浸润，组织间隙内可见鼻硬结克雷伯菌。

2. 硬结期　即肉芽肿期，可见大量泡沫细胞(Mikulicz 细胞)和品红小体(Russel 或 Unna 小体)，目前认为是浆细胞发生水肿和玻璃样变性所致，是鼻硬结病主要病理特征，也是鼻硬结病的病理诊断依据。

3. 瘢痕期　结缔组织增生，泡沫细胞与品红小体减少或消失，血管、淋巴管消失。结缔组织变性硬化，形成瘢痕。

(三) 临床表现

本病多首发于鼻部，下呼吸道首发者罕见。根据病程以及病变部位有以下表现：

1. 卡他期　初期表现为鼻黏膜干燥、鼻塞、流黏脓涕。随着病程发展，可表现为萎缩、结痂、出血，临床表现酷似萎缩性鼻炎，但无臭气，病变一般在鼻腔前部。检查可见鼻黏膜轻度水肿，结痂，痂皮不易取下。此期病程可持续数月甚或数年。

2. 硬结期　主要表现为肉芽肿性结节增生，多发生于鼻前庭、鼻中隔前端、下鼻甲前端等处。结节质硬如软骨，大小、数目不一，表面发亮，呈紫红色，如继发感染，肿物表面可发生溃烂，表面覆有脓痂，可有臭味。鼻小柱常被侵蚀破坏，造成鼻中隔穿孔。主要症状为鼻塞以及外鼻畸形。此期可持续数年乃至更长时间。

3. 瘢痕期　瘢痕挛缩造成相应部位的狭窄、畸形。此期常与硬结期同时存在，单独出现者少见。患者出现闭塞性鼻音、声嘶，严重者可出现呼吸困难。

(四) 诊断

根据病史、临床表现,诊断常可确定,但初期病变较易与萎缩性鼻炎相混淆。诊断要点如下:

1. 病程漫长,进行性发展。

2. 硬结多位于鼻腔前端,质硬,多无溃疡。可出现外鼻变形。

3. 局部无痛。

4. 病理诊断。活检发现 Mikulicz 细胞和 Russel 小体可确诊,但有时需要反复进行活检。

5. 细菌培养,鼻硬结克雷伯菌阳性。

6. 血清学检查,补体结合试验有高度可靠性,特别适用于早期病例。

(五) 并发症

瘢痕萎缩可导致面容毁坏,呼吸道严重阻塞可导致呼吸困难,病变累及支气管可引起窒息死亡,个别病例在损害周围发生骨溶解症。

(六) 治疗

1. 抗生素治疗　药物包括链霉素、卡那霉素、四环素、头孢类、喹诺酮类等。常用链霉素 1 g/d,肌内注射,总量 60~120 g,也可选用卡那霉素、头孢孟多肌内注射。

2. 放射治疗　可延缓病情发展,放射总量为 40~70 Gy。

3. 手术治疗　根据病情需要可手术切除瘢痕畸形。硬结组织不宜手术切除,否则可能引起更加严重的瘢痕收缩。呼吸困难者可行气管切开术。

（韩德民）

第八十七章

自身免疫病在耳鼻咽喉头颈部的表现

概　述：

　　自身免疫性疾病是机体对自身抗体发生免疫反应而引起的自身组织损害,可累及耳、鼻、咽喉等器官。本章重点介绍肉芽肿性多血管炎、复发性多软骨炎、IgG4 相关疾病以及淀粉样变等多种自身免疫疾病在耳鼻咽喉头颈外科的表现。

第一节　坏死性肉芽肿性血管炎

　　坏死性肉芽肿性血管炎(necrotizing granulomatous vasculitis,NGV)又称韦格纳肉芽肿(Wegener granulomatosis,WG),发病率为每年 0.4/10 万人,任何年龄均可发病,30～50 岁多见,男女比例为 1.6∶1,早期病变有时只局限于上呼吸道某一部位,常易误诊。NGV 特征为全呼吸道均可发生的肉芽肿性病变,可并发系统性坏死性血管炎和肾小球肾炎。70% 以上的患者呼吸道受累起病,表现为鼻咽部溃疡,鼻咽部骨与软骨破坏引起鼻中隔或软腭穿孔,甚至"鞍鼻"畸形。气管受累常导致气管狭窄。肺部病变见于70%～80% 的患者,出现咳嗽、咳痰、咯血、胸痛和呼吸困难,约 34% 的患者出现迁移性或多发性肺部病变,X 线检查可见中下肺野结节、浸润、空洞及胸腔积液。70%～80% 的患者在病程中出现不同程度的肾病变,重者可出现进行性肾病变导致肾衰竭。

(一)病因

　　抗中性粒细胞胞质抗体(antineutrophil cytoplasmic antibody,ANCA)的发现与免疫病理学研究证明本病系自身免疫病。2/3 以上的患者类风湿因子阳性也提示,本病系自身免疫反应形成的免疫复合物,激活补体介导一系列炎症反应所致。ANCA 的相对应抗原有蛋白激酶 -3(PR-3)和过氧化物酶,依照细胞染色的表现型前者称为 C-ANCA,后者称为 P-ANCA,在 NGV 中 C-ANCA 具有高度的特异性。C-ANCA 对血管内皮细胞、多型核细胞、CD4 淋巴细胞的细胞内或细胞表面物质也可发生相应的反应,并且可通过 TNF-α和可溶性 IL-2 受体刺激以上细胞,进一步说明了本病系免疫病理过程造成的血管炎。

(二)病理

　　以小血管全层炎症、坏死,伴或不伴肉芽肿形成为特点,可见纤维素样坏死和中性粒细胞、淋巴细胞、嗜酸性粒细胞等多种细胞浸润。

(三)临床表现

　　在耳鼻咽喉头颈中的表现:喉软骨和气管软骨受累可以出现声嘶、喘鸣、吸气性呼吸困难;耳软骨受累可出现耳郭红、肿、热、痛;耳部受累以中耳炎、感音神经性聋或传导性聋常见;鼻咽部表现为鼻咽部溃疡,鼻咽部骨与软骨破坏引起鼻中隔或软腭穿孔,甚至"鞍鼻"畸形;脓血涕、脓血性鼻痂、鼻塞是鼻窦受累的主要表现,一些患者会出现嗅觉减退或丧失。

(四)诊断

2021 年中华医学会风湿病学分会有关 NGV 分类诊断标准如下:

1. **鼻或口腔炎症** 痛或无痛性口腔溃疡、脓性或血性鼻分泌物。

2. **胸部 X 线异常** X 线胸片示结节、固定浸润灶或空洞。

3. **尿沉渣异常** 镜下血尿(>5 个红细胞 /HP)或红细胞管型。

4. **病理** 动脉壁、动脉周围或血管外部区域有肉芽肿炎症。

有 2 项阳性即可诊断 NGV。

(五)治疗

病变原发部位在上呼吸道时,利用 X 线局部照射可控制局部损害。糖皮质激素可缓解症状及延长患者寿命。近年来,利用免疫抑制剂治疗本病取得了较好效果,尤其是肾衰竭时,每天联合应用硫唑嘌呤 200 mg 和环孢素 0.5 mg。应用甲氧苄啶治疗伴有上呼吸道炎症的 NGV 取得了较好疗效。用生物碱如长春新碱与烷化剂环磷酰胺联合化学治疗,较单用糖皮质激素缓解症状快,而且停药后复发慢。在病情活动期联合应用糖皮质激素与环磷酰胺,也较单用糖皮质激素效果好。还可用其他抗风湿药如阿司匹林、保泰松等,作为糖皮质激素或细胞毒性药物的辅助治疗。必须注意在化学治疗过程中所造成的继发感染。当鼻窦有继发感染时,应及时进行相应的鼻窦穿刺,并给予有效的抗生素控制感染。

(六)预防

1. **一级预防**

(1)加强营养,增强体质。

(2)预防和控制感染,提高自身免疫功能。

(3)避免风寒湿,避免过累,忌烟酒,忌吃辛辣食物。

(4)室外活动时保护鼻部。

2. **二级预防** 早期诊断,了解感染情况,做好临床观察,早期发现各个系统的损害,早期治疗,控制鼻部感染。

3. **三级预防** 注意肺、肾、心及皮肤病变,并注意继发性金黄色葡萄球菌感染的发生。

第二节 复发性多软骨炎

复发性多软骨炎(relapsing polychondritis,RP)是一种少见的累及全身多系统的疾病,具有反复发作和缓解的进展性炎性破坏性病变,累及软骨和其他全身结缔组织,包括耳、鼻、眼、关节、呼吸道和心血管系统等。发病年龄多在 40 ~ 60 岁,无性别差异。临床上有 30% 左右的患者同时合并其他自身免疫病(如各种系统性血管炎、弥漫性结缔组织病等)或血液系统疾病(如骨髓增生异常综合征)等。

(一)病因

病因至今不明,可能与外伤、感染、过敏、酗酒、服用盐酸肼屈嗪等有关,也有人认为与中胚层合成障碍或蛋白水解酶异常有关,但通过对临床特点、实验室检查和病理的多年研究,提示本病由免疫反应介导,包括体液免疫和细胞免疫。

(二)病理

病理组织学特点是软骨溶解伴软骨膜炎。初期软骨和软骨膜交界处可见各种急性和慢性炎性细胞浸润,包括单核细胞、多核细胞、成纤维细胞、血管内皮细胞等,随后软骨基质内酸性黏多糖减少或消失,软骨基质变疏松,软骨细胞破坏。疾病进一步发展,软骨基质坏死、溶解、液化,并出现肉芽组织。最后残余的软骨组织消失,肉芽组织纤维化,瘢痕形成收缩,组织塌陷变形。

（三）临床表现

1. 最常见和特征性的表现是耳郭软骨炎,出现突发的耳郭红肿疼痛,一般不累及耳垂,几天至几周可自行消退,常反复发作致耳郭松弛、塌陷、畸形和局部色素沉着,称为"菜花耳""松软耳"。外耳道狭窄、中耳炎症、咽鼓管阻塞可导致传导性聋。还可累及内耳,出现听力下降和(或)前庭功能受累。

2. 累及鼻软骨可出现鼻塞、流涕、鼻出血、鼻黏膜糜烂及鼻硬结等,反复发作可导致"鞍鼻"畸形。

3. 约半数患者累及咽喉、气管及支气管软骨,表现为咽喉部疼痛和压痛、声嘶、刺激性咳嗽、呼吸困难和吸气性喘鸣,常合并呼吸道感染。咽喉和会厌软骨炎症可导致上呼吸道塌陷,造成窒息,严重者需行气管切开术。

（四）诊断

因起病隐匿,发病率低,且临床表现复杂,特异性差,症状涉及多学科,以及医务人员对该疾病认识不足,本病十分容易误诊、漏诊,因此诊断是个巨大的挑战。临床上仍沿用 1986 年 Michet 等提出的诊断标准。

1. 主要标准 ①耳软骨炎;②鼻软骨炎;③喉、气管软骨炎。

2. 次要标准 ①眼部症状:结膜炎,巩膜炎,巩膜外层炎,葡萄膜炎;②听力障碍;③眩晕:前庭综合征;④血清阴性多关节炎。

2 项主要标准,或者 1 项主要标准加 2 项次要标准可确诊。

耳部病变应与外伤、冻疮、丹毒、慢性感染、痛风、梅毒等鉴别。鼻软骨炎需要与各种肉芽肿性疾病如 NGV、结核、梅毒等疾病鉴别。

（五）并发症

血管炎是最常见的与 RP 共存的疾病,包括孤立的皮肤白细胞破碎性血管炎和累及多器官的系统性血管炎。RP 可与明确的血管炎共存,包括 NGV、白塞综合征、结节性多动脉炎等。

（六）治疗

急性发作期应卧床休息,注意保持呼吸道通畅,预防窒息。症状不严重的患者可以给予非甾体抗炎药。严重的患者应用糖皮质激素,起始剂量为 $0.5 \sim 1$ mg/(kg·d),对累及咽喉、气管及支气管、眼、内耳的急性重症患者,糖皮质激素的剂量可酌情增加,甚至行大剂量甲泼尼龙冲击治疗,症状好转后可逐渐减量,以最小维持剂量维持 $1 \sim 2$ 年或更长时间。可酌情加用免疫抑制剂如环磷酰胺、甲氨蝶呤、硫唑嘌呤、环孢素等。氨苯砜对部分患者的软骨炎和关节炎可能有效。持续气道正压通气可以防止软化的气道塌陷,减轻气道陷闭。对多处或较广泛的气管或支气管狭窄,可以在纤维支气管镜下或 X 线引导下置人工金属支架。有气道受累或合并其他疾病的患者预后较差。

（七）预防

1. 消除和减少或避免发病因素,改善生活环境空间,养成良好的生活习惯,防止感染,注意饮食卫生,合理膳食调配。

2. 坚持锻炼身体,增加机体抗病能力,不要过度疲劳、过度消耗,戒烟戒酒。

3. 早发现,早诊断,早治疗,树立战胜疾病的信心,坚持治疗,保持乐观情绪。

4. 预防感染,尤其是链球菌感染,是预防自身免疫性风湿病及并发症的关键。

第三节 IgG4 相关疾病

IgG4 相关疾病(IgG4-related disease,IgG4-RD)是一组涉及多器官多系统,以受累组织或器官大量 IgG4 阳性淋巴细胞、浆细胞浸润,从而引发受累组织或器官硬化及纤维化为主要特征的自身免疫性炎症性疾病。该病可涉及多个学科,如肿瘤科、风湿免疫科、肝胆外科、颌面外科、眼科等,因其临床表现复杂多样,可累及全身各个器官,表现为类似恶性肿瘤、淋巴瘤等疾病,易造成漏诊、误诊或延迟诊断,影响治疗。

（一）病因

IgG 有 4 个亚型，其中 IgG4 亚型含量最少，占 3% ~ 5%。IgG4 在疾病中的具体作用机制不明确，目前认为与自身免疫性反应、基因易感性、过敏机制及 IgG4 自身抗体作用等有关。

（二）病理

1. 大量 IgG4$^+$ 浆细胞浸润。恶性肿瘤及 NGV 也可以有部分 IgG4$^+$ 浆细胞浸润的表现，但大量 IgG4$^+$ 浆细胞浸润是 IgG4-RD 的特有表现。

2. 席纹样纤维化，主要由梭形细胞构成，呈螺旋状排列，在头颈部的病灶中，其形态并不十分明显。

3. 闭塞性静脉炎，特殊染色可见残余的静脉结构，大量的炎性细胞浸润可导致静脉完全性闭塞。

（三）临床表现

IgG4-RD 在耳鼻咽喉头颈中的表现：耳部 IgG4-RD 多表现为慢性进行性听力减退，耳痛，持续性耳鸣，间歇性眩晕等症状，部分患者以反复发作的乳突炎、分泌性中耳炎或者单纯的感音神经性聋为主要表现。鼻部 IgG4-RD 多表现为鼻腔结痂、流涕、鼻塞、鼻息肉、嗅觉减退等。鼻部症状可作为 IgG4-RD 的首发及单一表现。咽喉部 IgG4-RD 常表现为咽喉部肿物，后逐渐出现胆囊、肺、骨盆等多个部位肿物；也可表现为持续性咳嗽、咳棕色痰、吞咽疼痛、发音困难等症状，内镜检查发现咽喉部肿瘤；IgG4-RD 可以单独累及气道，可因喉和气管上部肿物引起特发性声门下狭窄。临床表现不典型，表现不一，在临床工作中医生需要警惕。

（四）诊断

目前耳鼻咽喉头颈相关 IgG4-RD 的诊断尚无统一的标准，主要参考 2011 年日本学者提出的全身性 IgG4-RD 的综合诊断，包含以下多个特征：

1. 单一或多个器官结节、肿物等表现。

2. 血清 IgG4 水平增高，大于 1.35 g/L。

3. 组织病理学检查：显著的淋巴细胞、浆细胞浸润和纤维化；IgG4$^+$ 浆细胞浸润：IgG4$^+$/IgG$^+$ 细胞 > 40%，且 IgG4$^+$ 浆细胞 > 10 个 /HP。

确定诊断需以上 3 项均符合，同时需除外肿瘤和器官表现类似的疾病。

（五）治疗

对于耳鼻咽喉头颈部病变为主要表现的 IgG4-RD 患者，其治疗方案目前无统一标准，应依据患者的局部和全身情况进行综合评估。临床上多选择糖皮质类激素作为其一线治疗药物。糖皮质激素治疗有一定的不良反应，可导致浆细胞数量的减少和 IgG4 表达的缺失，部分鼻部 IgG4-RD 患者因伴糖尿病等慢性疾病而不能全身应用糖皮质激素，可通过鼻腔局部吸入糖皮质激素治疗。免疫抑制剂有减少糖皮质激素用量及缓解病情的优点，常作为首选的二线药物，有硫唑嘌呤、吗替麦考酚酯等。利妥昔单抗（B 细胞耗竭性药物）是单克隆抗 CD20 的抗体，对难治性或复发性 IgG4-RD 有较好的疗效。对于 IgG4-RD 引起的感音神经性聋患者，早期应用糖皮质激素可有效提高听阈。对于糖皮质激素治疗效果差，肿物较大，影响气道通气的患者可先行手术治疗，术后辅助糖皮质激素治疗。

第四节　白塞综合征

白塞综合征（Behcet syndrome）也称贝赫切特病（Behcet disease，BD），是 1937 年由土耳其 Behcet 教授首先描述的一种以口腔和外阴溃疡、眼炎为临床特征，并累及多个系统的慢性疾病。病情呈反复发作和缓解交替，除因内脏受损死亡外，大部分患者的预后良好。本病依其内脏系统的损害不同而分为血管型、神经型、胃肠型等。血管型指有大、中动脉和（或）静脉受累者，神经型指有中枢或周围神经受累者，胃肠型指有胃肠道溃疡、出血、穿孔等。

有较强的地域分布差异,多见于地中海沿岸国家及中国、朝鲜、日本。各地区的患病率差异较大,土耳其最高,为(100~370)/10万,英国最低为0.6/10万,中国北方为110/10万。男性发病率略高于女性。

(一)病因

病因尚不清楚,可能与环境、遗传因素及感染有关。微生物感染如单纯疱疹病毒、丙型肝炎病毒等可能为致病因素,但无确切证据。

(二)病理

本病的病理改变为血管炎,受累部位的血管壁有炎症细胞浸润、管壁增厚、管腔狭窄,严重者有血管壁坏死、血管瘤形成,可以见到继发血栓形成。与其他血管炎不同的是,本病可以累及大、中、小、微血管,且动、静脉均可受累。

(三)临床表现

全身各系统均受累,较常见的是口腔、皮肤、生殖器和眼等,中枢神经系统、血管和消化道发病均较重。其中耳鼻咽喉头颈相关表现是本病基本症状,即复发性口腔溃疡。反复发作为其特点,每年发作至少3次,在颊黏膜、舌缘、唇、软腭等处出现多个痛性红色小结继以溃疡形成,直径一般为2~3mm,7~14天后自行消退,不留瘢痕;亦有持续数周不愈后遗瘢痕者,溃疡此起彼伏。本症状见于98%以上的患者,且是本病的首发症状,是诊断本病最基本且必需的症状。

(四)诊断

本病的诊断标准如下,出现下述5项中3项或3项以上者可诊为本病。

1. 反复口腔溃疡　指每年至少有3次肯定的口腔溃疡出现,并有下述4项症状中的任何2项相继或同时出现者。

2. 反复外阴溃疡　经医生确诊或本人确有把握的外阴溃疡或瘢痕。

3. 眼炎　包括虹膜睫状体炎、脉络膜炎、视网膜血管炎、裂隙灯显微镜下玻璃体内有炎细胞出现。

4. 皮肤病变　包括结节红斑、假性毛囊炎、丘疹性脓疱疹,未用过糖皮质激素、非青春期者出现的痤疮样结节。

5. 针刺试验呈阳性结果　针刺试验是本病目前唯一的特异性较强的试验。它的做法是:消毒皮肤后用无菌针头在前臂屈面中部刺入皮内然后退出,48h后观察针头刺入处的皮肤反应,局部若有红丘疹或红丘疹伴有白疱疹则视为阳性结果。同时进行多部位的针刺试验时,有的出现阳性结果,但有的却为阴性。患者在接受静脉穿刺检查或肌内注射治疗时,也会出现针刺阳性反应。静脉穿刺出现阳性率高于皮内穿刺。

因本病的口腔溃疡、关节炎、血管炎可在多种结缔组织病中出现,有时会造成鉴别诊断上的困难,如反应性关节炎、Steven-Johnson综合征和系统性红斑狼疮等都可以出现本病5个基本症状中的数个。即使是单纯的口腔溃疡,有时亦与本病早期很难鉴别,因此详细的病史采集和分析至关重要。

(五)治疗

对症治疗:根据患者的不同临床症状而应用不同的药物。

1. 非甾体抗炎药　对关节炎的炎症有效。

2. 秋水仙碱　对有关节病变及结节性红斑者可能有效,有时对口腔溃疡者也有一定疗效。剂量为0.5mg,每日3次。

3. 糖皮质激素制剂局部应用

(1)口腔溃疡者可涂抹软膏,可使早期溃疡停止进展或减轻炎症性疼痛。

(2)眼药水或眼药膏对轻型虹膜睫状体炎有一定的疗效。

4. 沙利度胺　对黏膜溃疡,特别是口腔黏膜溃疡有较好的疗效,每日剂量25~100mg,孕妇服用有引起胎儿短肢畸形的不良反应。

（六）预防

注意劳逸结合,保持良好情绪;注意清洁卫生,防止各种感染;加强营养,提高机体抗病能力,可缓解病情,减少复发。

第五节　其他自身免疫病

一、淀粉样变

详见第五十四章第二节。

二、自身免疫性内耳病

详见第十六章第六节。

（韩德民）

主要参考书目

[1] Anson B, Donaldson J. Surgical anatomy of the temporal bone and ear. 3rd ed.Philadelphia：Saunders，1981.

[2] Ballenger J J. Diseases of the nose，throat and ear. 14th ed.Philadelphia：Lea & Febiger，1991.

[3] 黄选兆，汪吉宝 . 实用耳鼻咽喉科学 . 2 版 . 北京：人民卫生出版社，2011.

[4] Cummings C，Harker L A. Otolaryngology–Head and Neck Surgery. 2nd ed. St. Louis：Mosby–Year Book Inc，1993.

[5] 孔维佳 . 耳鼻咽喉科学 . 北京：人民卫生出版社，2001.

[6] 刘兆华 . 现代喉外科学 . 北京：军事医学出版社，2001.

[7] 王天铎 . 喉科手术学 . 2 版 . 北京：人民卫生出版社，2007.

[8] 阎承先 . 小儿耳鼻咽喉科学 . 2 版 . 天津：天津科学技术出版社，1985.

[9] 韩德民 . 鼻内窥镜外科学 . 北京：人民卫生出版社，2001.

[10] 韩德民 . 耳鼻咽喉头颈科学 . 2 版 . 北京 . 高等教育出版社，2011.

[11] 韩德民，Sataloff RT，徐文 . 噪音医学 . 2 版 . 北京：人民卫生出版社，2017.

[12] 倪鑫，张天宇 . 实用儿童耳鼻咽喉头颈科学 . 2 版 . 北京：人民卫生出版社，2021.

中英文对照索引

郑重声明

高等教育出版社依法对本书享有专有出版权。任何未经许可的复制、销售行为均违反《中华人民共和国著作权法》，其行为人将承担相应的民事责任和行政责任；构成犯罪的，将被依法追究刑事责任。为了维护市场秩序，保护读者的合法权益，避免读者误用盗版书造成不良后果，我社将配合行政执法部门和司法机关对违法犯罪的单位和个人进行严厉打击。社会各界人士如发现上述侵权行为，希望及时举报，我社将奖励举报有功人员。

反盗版举报电话　(010)58581999　58582371
反盗版举报邮箱　dd@hep.com.cn
通信地址　北京市西城区德外大街4号　高等教育出版社法律事务部
邮政编码　100120

读者意见反馈

为收集对教材的意见建议，进一步完善教材编写并做好服务工作，读者可将对本教材的意见建议通过如下渠道反馈至我社。

咨询电话　400-810-0598
反馈邮箱　gjdzfwb@pub.hep.cn
通信地址　北京市朝阳区惠新东街4号富盛大厦1座　高等教育出版社总编辑办公室
邮政编码　100029

防伪查询说明

用户购书后刮开封底防伪涂层，使用手机微信等软件扫描二维码，会跳转至防伪查询网页，获得所购图书详细信息。

防伪客服电话　(010)58582300

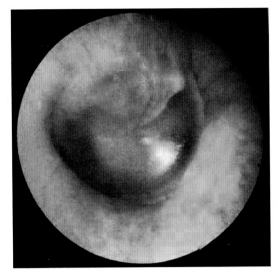

彩图 1-1　正常鼓膜像

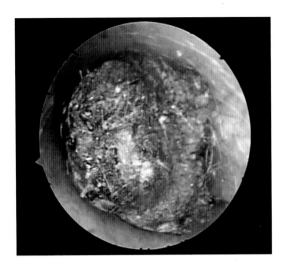

彩图 12-1　耵聍栓塞

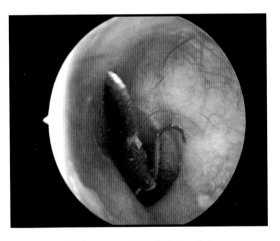

彩图 12-2　外耳道异物:昆虫

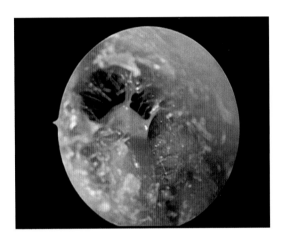

彩图 12-3　外耳道疖

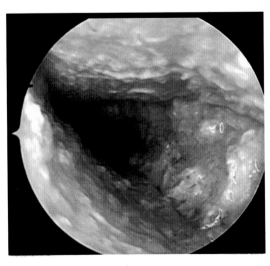

彩图 12-4　弥漫性外耳道炎

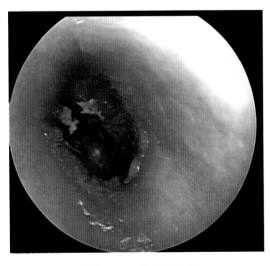

彩图 12-5　外耳道湿疹

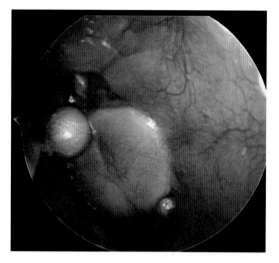

彩图 12-6　外耳道胆脂瘤

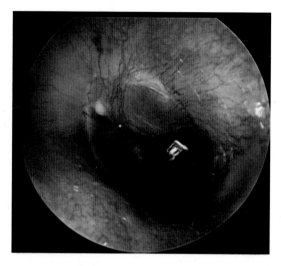

彩图 12-7　大疱性鼓膜炎

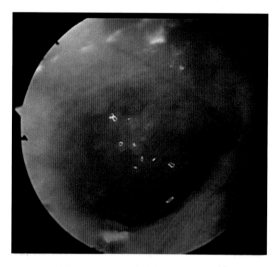

彩图 12-8　慢性肉芽肿性鼓膜炎

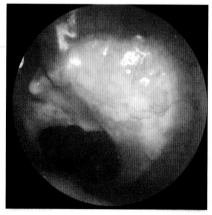

A. 镜下

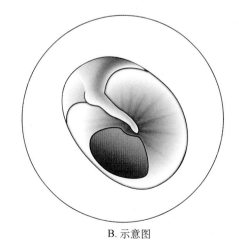

B. 示意图

彩图 13-1　鼓膜紧张部穿孔

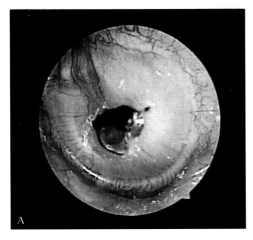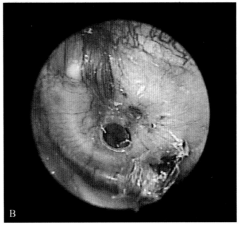

彩图 19-1

A. 耳内镜下鼓膜紧张部见血痂　B. 清理后见鼓膜紧张部小穿孔

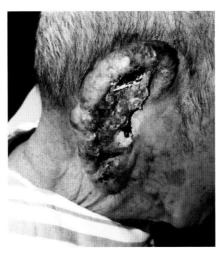

彩图 20-1　右耳巨大耳郭血管瘤

耳郭变形,皮肤表面可见异常血管结构,可触及动脉搏动

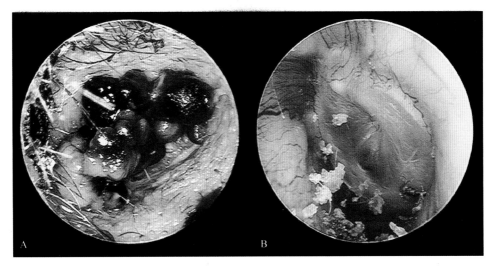

彩图 20-2　右侧外耳道乳头状瘤

A. 耳内镜下可见右侧外耳道内有红色新生物,表面乳头状结构　B. 正常左侧外耳道和鼓膜

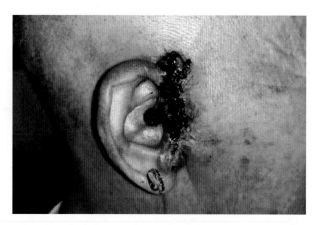

彩图 20-3　右侧外耳基底细胞癌

癌症侵犯耳屏、对耳屏、耳轮脚及耳甲腔,表面破溃,结痂,

界限不清

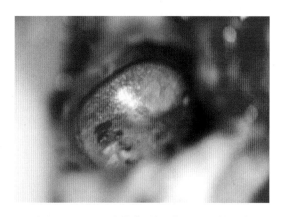

彩图 20-4　透过鼓膜,前下象限可见鼓室内

红色新生物

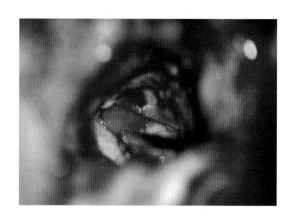

彩图 20-5　术中翻起鼓膜,鼓室内即可见红色肿

物,表面光滑,有搏动

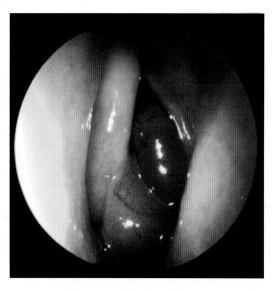

彩图 26-1　鼻腔息肉(鼻镜下)

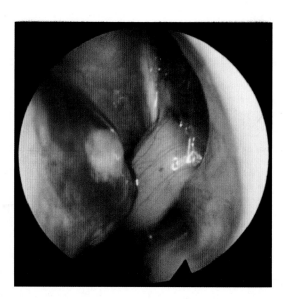

彩图 26-2　后鼻孔息肉(鼻镜下)

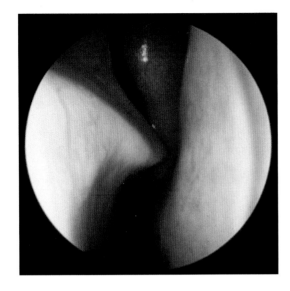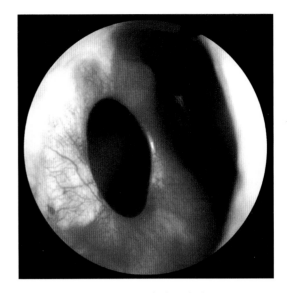

彩图 31-1　鼻中隔偏曲　　　　　　　　　　　　彩图 31-2　鼻中隔穿孔

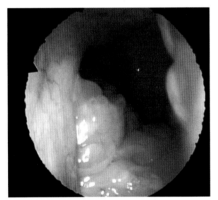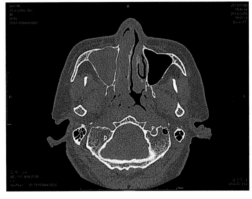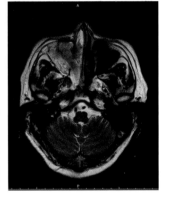

彩图 34-1　鼻腔鼻窦内翻性乳头状瘤
A. 鼻内镜所见　B. CT 水平位　C. MRI T₂ 加权像水平位

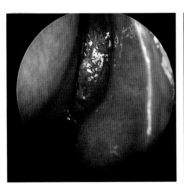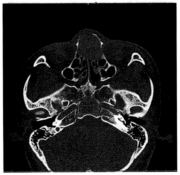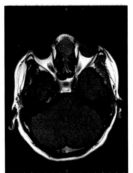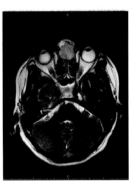

彩图 34-2　鼻腔鼻窦血管瘤
A. 鼻内镜所见　B. CT 水平位　C. MRI T₁ 加权像水平位　D. MRI T₂ 加权像水平位

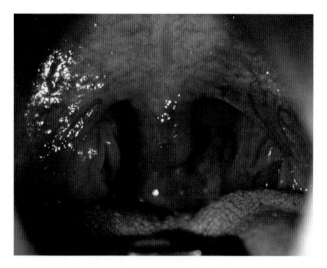

彩图 36-1　口咽结构

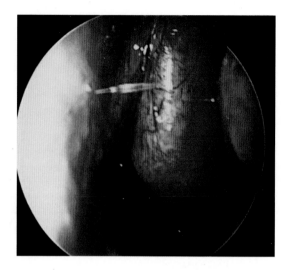

彩图 46-1　鼻咽血管纤维瘤内镜表现

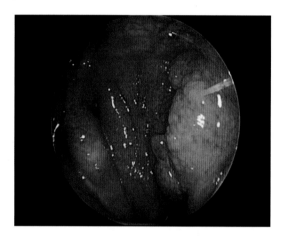

彩图 46-2　鼻咽癌

左侧隐窝可见粗糙肿物

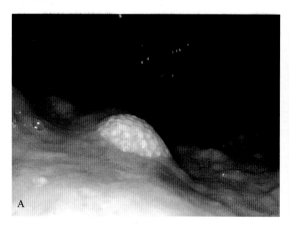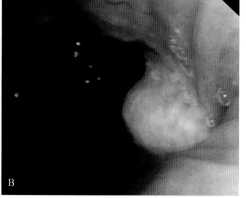

彩图 46-3　咽乳头状瘤

A:咽后壁乳头状瘤　B:扁桃体下极乳头状瘤

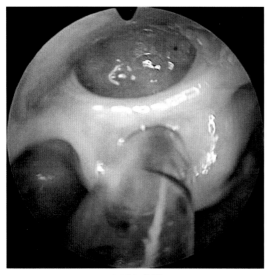

声门上喉蹼

声门区喉蹼

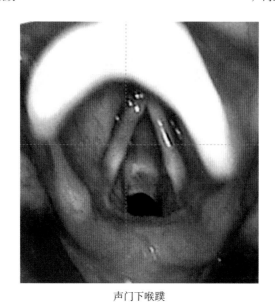

声门下喉蹼

彩图 49-1　先天性喉蹼

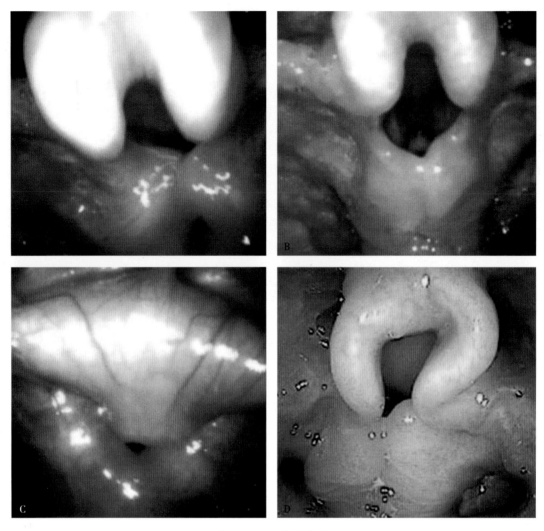

彩图 49-2 喉软化症

A. 喉软化症 I 型　B. 喉软化症 II 型　C. 喉软化症 III 型　D. 喉软化症混合型

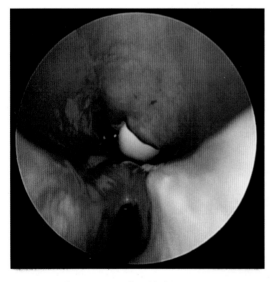

彩图 49-3 先天性喉裂 IIIa 型

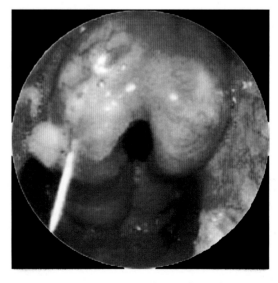

彩图 50-1 会厌脓肿

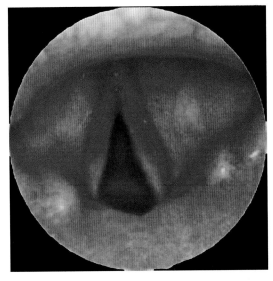

彩图 50-2　急性喉炎

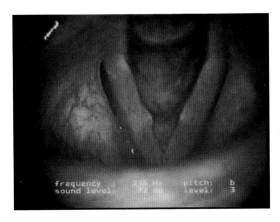

彩图 51-1　声带小结

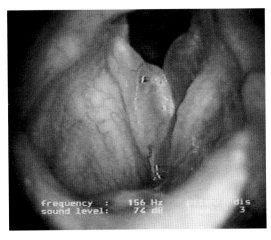

彩图 51-2　声带任克水肿

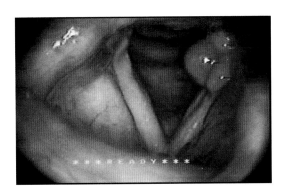

彩图 51-3　声带接触性肉芽肿

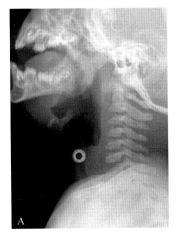

彩图 53-1　喉部金属异物

A. 颈部 X 线侧位片显示喉部圆形金属异物　B. 喉镜下可见圆形金属异物位于声门区

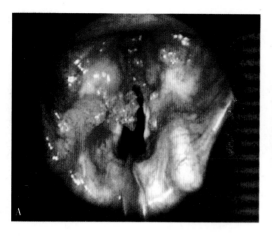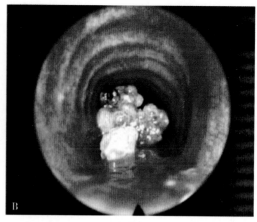

彩图 54-1　喉镜下观察喉和气管乳头状瘤,呈菜花样淡红色肿物

A. 喉部乳头状瘤　B. 气管内乳头状瘤

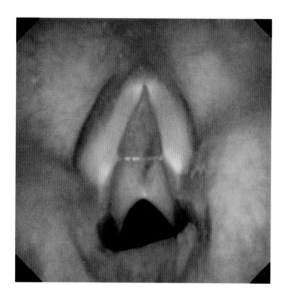

彩图 57-1　喉气管狭窄

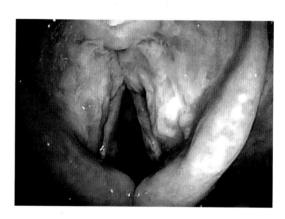

彩图 81-1　喉结核

喉部黏膜苍白、肿胀,可见溃疡和肉芽增生

10